Caminhos de Energia

ATLAS DOS MERIDIANOS E PONTOS PARA MASSOTERAPIA E ACUPUNTURA

Sidney Donatelli

Ator e Bailarino. Arte-educador. Instrutor de Movimento Consciente. Massoterapeuta. Acupunturista. Fundador da Escola Amor. Coordenador do Curso de Formação em Massoterapia da Escola Amor. Especialista em Liberação Miofascial pela Associação Brasileira de Rolfing e em Acupuntura pela Casa da Terra. Iniciação no Taoísmo pelo Mestre Wu Jyh Cherng. Colegiado do Conselho Brasileiro de Autorregulamentação da Massoterapia (CONBRAMASSO).

2ª edição

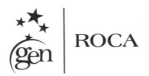

- O autor deste livro e a EDITORA ROCA empenharam seus melhores esforços para assegurar que as informações e os procedimentos apresentados no texto estejam em acordo com os padrões aceitos à época da publicação, *e todos os dados foram atualizados pelo autor até a data da entrega dos originais à editora.* Entretanto, tendo em conta a evolução das ciências da saúde, as mudanças regulamentares governamentais e o constante fluxo de novas informações sobre terapêutica medicamentosa e reações adversas a fármacos, recomendamos enfaticamente que os leitores consultem sempre outras fontes fidedignas, de modo a se certificarem de que as informações contidas neste livro estão corretas e de que não houve alterações nas dosagens recomendadas ou na legislação regulamentadora.

- O autor e a editora se empenharam para citar adequadamente e dar o devido crédito a todos os detentores de direitos autorais de qualquer material utilizado neste livro, dispondo-se a possíveis acertos posteriores caso, inadvertida e involuntariamente, a identificação de algum deles tenha sido omitida.

- **Atendimento ao cliente: (11) 5080-0751 | faleconosco@grupogen.com.br**

- Direitos exclusivos para a língua portuguesa
  Copyright © 2018 by
  EDITORA GUANABARA KOOGAN LTDA.
  Publicado pela Editora Roca, um selo integrante do GEN | Grupo Editorial Nacional
  Travessa do Ouvidor, 11
  Rio de Janeiro – RJ – CEP 20040-040
  www.grupogen.com.br

  Reservados todos os direitos. É proibida a duplicação ou reprodução deste volume, no todo ou em parte, em quaisquer formas ou por quaisquer meios (eletrônico, mecânico, gravação, fotocópia, distribuição pela Internet ou outros), sem permissão, por escrito, da EDITORA GUANABARA KOOGAN LTDA.

- Capa: Bruno Sales

- Editoração eletrônica: Anthares

- Ficha catalográfica

D731c
2. ed.

Donatelli, Sidney
Caminhos de energia : atlas dos meridianos e pontos para massoterapia e acupuntura / Sidney Donatelli. - 2. ed. - [Reimp.]. - Rio de Janeiro : Roca, 2022.
326 p. : il. ; 28 cm.

Inclui bibliografia
ISBN 978-85-277-3298-7

1. Pontos de acupuntura - Atlas. 2. Acupuntura - Atlas. 3. Massagem terapêutica. 4. Medicina chinesa. I. Título.

17-46570
        CDD: 615.8920223
        CDU: 615.814.1(084.42)

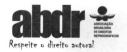

O universo é um só. No mundo em que vivemos, todas as coisas estão interligadas.

Assim, a religião, a filosofia e todo o conhecimento deveriam estar simplesmente num só corpo.

Contemplar a religião isoladamente seria como olhar para um lado de uma pirâmide de quatro faces e dizer que esta é constituída apenas por uma face. A ciência seria uma outra face, a filosofia outra, inúmeros outros conhecimentos comporiam o quarto segmento dela. Apesar das diferentes faces, tal pirâmide é uma só. Por isso os antigos mestres taoístas não faziam a separação entre ciência, filosofia, religião e demais elementos. A compreensão de não dividir, de saber e tentar sentir todas as coisas como uma só e vivê-las sem conflitos entre si é um dos propósitos dos mestres. E é bastante possível, bem razoável.

Cherng, 2000

Agradecimentos

Iniciei o estudo da Medicina Tradicional Chinesa (MTC) em 1982, por meio do meu querido amigo Armando Austregésilo, que já ministrava cursos na época. Meu aprofundamento em Taoísmo, que embasa a MTC, se deu por intermédio do meu querido Mestre Cherng, que me iniciou espiritualmente. Eles foram os portais que se abriram para que eu trilhasse este caminho; a eles, meu reconhecimento e profundo agradecimento.

Na longa gestação deste trabalho, todas as pessoas com as quais convivi, pacientes, alunos e professores da equipe da Escola Amor, foram fundamentais para o aprofundamento do estudo e a elaboração deste projeto; por todos, muita gratidão.

Para a concretização do livro, tive a disponibilidade destas pessoas, a quem agradeço e saúdo: Angela Adriana de Souza, Augusta Michaela, Cilene Matano, Claudia Passos, Deni de Oliveira, Joziane Rodrigues dos Santos, Marcos Lobo, Marilda Donatelli, Roberto Stajano, Rosana Fernandes e Sérgio Franceschini Filho, que ajudou muito nos detalhes técnicos.

Agradeço especialmente ao senhor Chow (**Zhōu Jǐn Qián**), que se dispôs a fazer todo o trabalho da escrita chinesa (ideogramas) e do sistema ortográfico **pīnyīn** nos meus livros, sem qualquer ônus. Nascido na China em 1917, formou-se engenheiro aeronáutico no Japão em 1937 e, em 1955, com a ajuda da Organização das Nações Unidas (ONU), veio para o Brasil. Conhece a língua japonesa, o chinês antigo e o contemporâneo. É um estudioso da civilização e da escrita chinesa, do Taoísmo e da prática *tai chi chuan* (**tàijí quán**). Ajudou o Mestre Cherng nos textos taoístas no método **pīnyīn** e ainda colabora com o sacerdote coordenador da Sociedade Taoísta do Brasil de São Paulo, Wagner Canalonga. Tenho muita admiração por sua humildade, seu conhecimento, sua bondade e sua disponibilidade. Para mim, é um exemplo da simplicidade de um taoísta; por isso faço essa saudação e homenagem.

Sidney Donatelli

Material Suplementar

Esta obra conta com o seguinte material suplementar:

- *Mapa dos Meridianos e Pontos.*

O acesso ao material suplementar é gratuito. Basta que o leitor se cadastre e faça seu *login* em nosso *site* (www.grupogen.com.br), clicando em Ambiente de Aprendizagem, no *menu* superior do lado direito.

O acesso ao material suplementar online fica disponível até seis meses após a edição do livro ser retirada do mercado.

Caso haja alguma mudança no sistema ou dificuldade de acesso, entre em contato conosco (gendigital@grupogen.com.br).

Apresentação

Com base na observação e vivência dos ciclos da natureza macrocósmica (meio ambiente universal) e microcósmica (meio ambiente interno do ser vivo), a civilização chinesa nos deixou um valioso legado: o Taoísmo e uma das suas vertentes, a Medicina Tradicional Chinesa (MTC), que abrange a fitoterapia, a moxabustão (**jīu**), a acupuntura (**zhēn**), a massagem (**tuīná**) e as práticas do *chi kung* (**qìgōng**) e do *tai chi chuan* (**tàijíquán**).

A MTC tem suas origens há 4.800 anos (2.800 a.C.), quando o imperador **Shénnóng**, não se sentindo bem, acomodou-se à beira de um rio, embaixo de uma árvore, para aquecer um pouco de água. Da árvore, caiu uma folha dentro do seu recipiente, tornando a água esverdeada e exalando um aroma. Ele ingeriu o líquido e percebeu uma alteração do seu estado. A partir de então, seu interesse pelo potencial curativo das plantas foi despertado. Ele deu a essa árvore o nome de **chá**[1] e passou a experimentar centenas de ervas e anotar seus efeitos, fundando a técnica do cultivo. É o autor do primeiro tratado chinês sobre ervas medicinais (**Shénnóng běncăo jīng**), atualmente denominada fitoterapia.

Shénnóng sucedeu **FúXī**, o primeiro dos cinco Imperadores Sábios do período civilizatório da China, que compreende a passagem do nomadismo para a moradia em aldeias. Na visão ocidental, que parte da comprovação arqueológica, a história da China é reconhecida a partir de 2.205 a.C.; assim, os Imperadores são considerados no seu aspecto mitológico, diferentemente de um mestre taoísta ou de um iniciado, que têm por referência a tradição oral e os Livros Sagrados.

FúXī, que pode ser considerado o líder ou a própria tribo, iniciou a elaboração do conceito **yīn/yáng** após a descoberta e o estudo de um objeto esférico com desenhos de constelações e linhas (Mapa do Rio) e dos oito trigramas do **Yì Jīng** (Tratado da Mutação). Desenvolveu a escrita, a caça, a pesca, os instrumentos de ferro e o cozimento de alimentos, o que possibilitou a nova cultura de **Shénnóng**: a agricultura.

Há aproximadamente 4.700 anos (2.697 a.C.), o Imperador **Huángdí** (Imperador Amarelo) e seus ministros solidificaram a cultura da China civilizada e a MTC. Desenvolveram as instituições culturais, a música, a arte, o transporte, a matemática, a escrita, o registro do tempo e o início do calendário chinês (a referência do ano 1 taoísta é, no Ocidente, 2.697 a.C.).

Huángdí elaborou os Tratados **Yīn Fú Jīng** (Tratado sobre a União Oculta) e o **Nèijīng** (Tratado do Interior) dividido em duas partes: **Sù Wèn** (Perguntas Essenciais), em nove capítulos em forma de diálogo com seu conselheiro **Qí Bó**, e **Líng Shū** (Eixo Espiritual), em nove capítulos sobre a prática. Este tratado é o clássico da MTC, descreve os Canais de Energia (**jīngluò**) ou Meridianos e os conceitos **yīn/yáng**, **wŭ xíng** e **zàng fŭ**, que são a base do diagnóstico e da aplicação para todos os métodos de acupuntura, moxabustão e massagem chinesa.

Posteriormente, ao longo das dinastias, esses tratados foram revisados e aperfeiçoados até chegarem ao formato de livro, e os conceitos do **Nèijīng** foram desenvolvidos nos aspectos de diagnose e aplicação. O princípio dessa medicina é a preservação da saúde (profilaxia), o fortalecimento do organismo e suas autodefesas (imunologia). Os médicos ou terapeutas da China antiga cuidavam das pessoas e comunidades para manter a saúde, observando e auscultando os sinais do organismo (íris, língua, rosto, mãos, pés, coloração do corpo, pulsos e palpação) e o comportamento dos indivíduos; então, aplicavam os recursos da MTC. Nessa cultura, a medicina não era aplicada apenas na ocorrência de doenças, não havia este conceito; era função dos médicos manter a saúde e a estabilidade das pessoas.

---

[1] O ideograma expressa uma pessoa junto a uma planta, segundo a experiência de **Shénnóng**.

O alicerce da MTC é a manutenção do fluxo de Energia (**qì**), que é a força plasmadora de tudo que existe e circula no organismo humano em trajetos precisos, na camada subcutânea, formando uma rede circulante. Segundo a MTC, esses Canais de Energia são responsáveis pela reserva, pelo abastecimento e pela transformação das substâncias vitais do organismo e podem ser estimulados, para sua desobstrução, por meio de massagem (toque), acupuntura (inserção de agulhas) e moxabustão (aproximação de calor).

❄

A partir da prática em consultório desde 1983, na elaboração de aulas e na convivência com o mestre taoísta Wu Jyh Cherng[2] (**Wǔ Zhì Chéng**), emergiu o pulso para o compartilhamento dos conceitos e da dinâmica do fluxo de Energia e a aplicação das práticas, o que resultou na edição de quatro obras: *Macro e Micro Cosmos* (Donatelli, 2015), que aborda a visão filosófica do Taoísmo e os conceitos da MTC, embasando o saber ancestral da China Antiga; *Linguagem do Toque: Massoterapia Oriental e Ocidental* (Donatelli, 2015), que aborda a vasta gama para a prática da massagem e seu entendimento como linguagem terapêutica e para a preservação da saúde; *Massagem para Gestantes* (Donatelli, 2013), que apresenta um sistema de cuidados com a gestante por meio de massagem e métodos corporais; e esta obra, que trata dos conceitos do legado da MTC de maneira mais técnica, mas sem perder a origem das informações e seu esclarecimento, instrumentalizando a prática dos Canais e Pontos de Energia no corpo, nos aspectos profilático e curativos. Estão detalhadamente descritos os 14 Canais Principais de Energia, com seus 361 Pontos, além dos Pontos Extras para estudo e utilização em massoterapia, acupuntura e moxabustão.

A primeira edição desta obra foi adotada, em 2013, pelo Senac de São Paulo, no curso técnico de Massoterapia e também como material didático nos cursos

de Naturologia da Universidade Anhembi Morumbi, na formação em Acupuntura da Associação Brasileira de Acupuntura e na pós-graduação em Acupuntura da Casa da Terra.

Nesta segunda edição, foi acrescentado um capítulo completo de avaliação terapêutica e diagnóstico, além de Pontos para tratamentos dos Canais Distintos, Unitários, Tendinomusculares e Extraordinários e de novos Pontos Extras com fotos para aplicação de acupuntura. Também foi feita uma revisão aprofundada das palavras chinesas, com atualização de termos e grafias.

Em linguagem descritiva, os sinais do corpo serão revelados nos aspectos somático, fisiológico, emocional e energético, complementados por tabelas com as manifestações e Pontos para a reorganização. Além disso, a obra também conta com:

- Fotos e localização anatômica dos Pontos dos 14 Canais Principais e dos Pontos Extras
- Figuras dos Meridianos, ossos e músculos
- Figuras do conceito dos Cinco Elementos ou Movimentos e sua aplicação
- Apêndice com figuras ampliadas dos Meridianos e Pontos
- Tabelas com as indicações das características dos Pontos de Comando, Pontos **Shù** Antigos, Pontos Especiais e Pontos de tratamentos de todos os Canais de energia
- Tabelas com funções energéticas a partir da fisiologia da MTC
- Efeito do toque nos tecidos moles
- Diagnóstico na MTC, incluindo Pulsologia e avaliação da língua.

Serão utilizadas a escrita chinesa (ideogramas) e a tradução para o português na nomenclatura dos conceitos, Canais e Pontos. Em todas as palavras chinesas, será aplicado, em negrito, o sistema **pīnyīn**, que faz a transliteração do som dos ideogramas e caracteres da língua chinesa para os idiomas ocidentais. Além do alfabeto latino, símbolos como os acentos ocidentais indicam a pronúncia original, baseada no acento verbal do dialeto mandarim do norte (Pequim). As palavras ligadas aos conceitos da MTC terão a primeira letra maiúscula (p. ex., Meridiano do Pulmão).

---

[2]Mestre Wu Jyh Cherng (1958-2004). Sacerdote taoísta, fundador e regente da Sociedade Taoísta do Brasil, era o pontífice máximo do Taoísmo no Brasil e na América Latina. Recebeu de seus superiores, em Taiwan, o título de Monge Kao Kon Fa Shi (Mestre de Alto Ofício, Mestre da Lei).

Sidney Donatelli

Prefácio à 1ª Edição

Muito me orgulhou ter recebido o convite para fazer o prefácio desta obra, porém, quando comecei a elaborar este texto, percebi a dificuldade que teria pela frente.

Primeiro, o que dizer do autor, Sidney Donatelli? Uma pessoa que dedica grande parte de sua vida aos seus alunos e pacientes, ao ensino e a tratamentos baseados na Medicina Tradicional Chinesa; um grande divulgador, estudioso e entusiasta da pura e tradicional MTC. Uma pessoa que, em sua maneira de viver, segue à risca os princípios do TAO, sempre estudando para poder se aperfeiçoar cada vez mais nessa magnífica arte que é a Medicina Chinesa. Todos que o conhecem sabem da grandiosidade desta obra, pois está alicerçada na milenar sabedoria chinesa utilizada pelo autor em seus cursos e no seu dia a dia.

Segundo, o que escrever sobre o Atlas? Um trabalho que surgiu da necessidade de preparar um material didático que facilitasse o aprendizado de um grande número de alunos dos cursos do Prof. Sidney, uma obra elaborada com todos os detalhes necessários ao entendimento e à compreensão dos Meridianos e Pontos da MTC. Acredito que, quando um professor elabora um material pensando em seus alunos, ele está empenhado em prepará-lo de maneira a facilitar o entendimento e a servir de base para estudos futuros.

Tenho certeza de que este Atlas vem preencher uma lacuna existente no mercado brasileiro. A exigência do autor em detalhes em uma obra iniciada há muitos anos só poderia dar origem a um atlas sem igual. Uma obra deste porte facilita muito o estudo dos Pontos e Trajetos dos Meridianos energéticos chineses.

Temos, a partir de agora, um atlas brasileiro que se equipara aos melhores já publicados no mundo. Temos os canais energéticos descritos com seu nome em

chinês, seu nome em **pīnyīn**, com a acentuação correta (o que se encontra em pouquíssimas ou quase nenhuma obra), a tradução do nome para o português e todos os detalhes inerentes às bases da MTC. As figuras facilitam a localização dos pontos, pois possuem as medidas das distâncias no próprio desenho, tornando a visualização muito didática.

Ainda na parte referente aos Pontos, tem-se a mesma qualidade de informações: a grafia, a localização anatômica, a função, as indicações, as contraindicações, bem como todos os fundamentos da MTC, além de fotos que mostram os pontos em detalhes e, vale ressaltar, com a mão do autor – nos sentidos figurado e literal do termo.

Um trabalho deste porte não pode ser considerado somente um atlas, pois possui também várias tabelas dedicadas à explicação dos fundamentos básicos da MTC. Portanto, é um material completo que vai facilitar muito os estudos da, hoje tão cobiçada, MTC.

Fico muito feliz por prefaciar esta obra e por poder indicá-la a estudantes, acupunturistas, massoterapeutas e amantes da MTC, tendo a certeza de que o conteúdo muito contribuirá para o crescimento desse apaixonante método terapêutico em nosso país. Um novo e completo atlas brasileiro dedicado à antiga tradição chinesa.

Prof. Sérgio Franceschini Filho
Biomédico, acupunturista e fitoterapeuta.
1ª habilitação em Acupuntura do Brasil.
Coordenador da Casa da Terra Cursos
e Educação Continuada. Mestre em
Acupuntura e Especialista em Fitoterapia
pela Universidade de Shandong, China.

Prefácio à 2ª Edição

Quando fui convidado para prefaciar a primeira edição desta obra, a palavra que me veio à mente foi "orgulho", por poder iniciar um atlas que representava muitos anos de estudo de um grande amigo. Desta vez, na segunda edição, a palavra é "gratidão", por poder participar novamente de um trabalho ainda mais completo, que primou pelos detalhes fundamentais da Medicina Tradicional Chinesa, mostrando a grande importância dos três pilares básicos: observação, inspeção e palpação – fundamentos da MTC que demonstram a importância de primeiro observar, depois inspecionar e, por fim, palpar. Só assim consegue-se um diagnóstico preciso para um tratamento eficiente.

Nesta nova edição a obra ganhou com muito mais conteúdo, prezando por todos os detalhes importantes para um bom diagnóstico, como etiopatogenia, Oito Critérios, desarmonias, língua e pulso, as bases da MTC necessárias para se entender o paciente como um todo e tratar o desequilíbrio, restaurando e mantendo a saúde.

Além das bases, o tratamento também passa a ser priorizado, e é a partir dos Meridianos Distintos, Unitários, Tendinomusculares e Extraordinários que se pode entender como a Energia circula através do corpo e que pontos podem ser utilizados para gerar o equilíbrio necessário para tratar as desarmonias. A utilização desses Meridianos pode facilitar o tratamento, fazendo com que a saúde do paciente se restabeleça com maior facilidade. Esta edição coloca à disposição todos os meios importantes de diagnóstico e tratamento, deixando este material completo para todos os terapeutas que sentem a necessidade de se aprofundar na técnica e facilitar o tratamento de seus pacientes.

A MTC nos ensina a simplicidade, mas para entendê-la é preciso de muito estudo, visto que está totalmente baseada na natureza, da qual nós estamos cada vez mais distantes. Este trabalho mostra exatamente isso: observar e sentir, para facilitar o diagnóstico, e estimular, para favorecer a circulação da Energia.

Conhecendo-se as bases teóricas e com a descrição e visualização dos pontos, passa-se a ter um guia prático e muito eficiente de MTC. Tenho certeza de que este livro será de suma importância para todos os alunos, professores e interessados nas técnicas, uma vez que sua nova formatação permite uma utilização ainda mais eficiente, com a descrição de todos os pontos, a qual sempre reputei a mais completa.

Um atlas atualizado, de fácil entendimento e que leva em consideração as bases primordiais da tradição chinesa me remete a uma frase que sempre utilizo em minhas aulas: "cuidar da saúde para não precisar tratar da doença".

Gratidão por poder participar deste trabalho.

Gratidão por poder verificar a evolução deste atlas.

Gratidão por poder utilizar este manual com meus alunos.

Gratidão por poder ter um material didático totalmente confiável.

Gratidão por poder ver a MTC de qualidade crescendo no Brasil.

Gratidão por poder acompanhar a vida do autor, dedicada ao estudo e ao ensino de um valioso legado.

Prof. Sérgio Franceschini Filho
Biomédico, acupunturista e fitoterapeuta.
1ª habilitação em Acupuntura do Brasil.
Coordenador da Casa da Terra Cursos
e Educação Continuada. Mestre em
Acupuntura e Especialista em Fitoterapia
pela Universidade de Shandong, China.

Sumário

1 Canais (jīngluò) de Energia (qì) ou Meridianos..**1**
Introdução..1
A Grande e a Pequena Circulação de Energia.........3
Relógio Cósmico...3

2 Funções dos Pontos (xuè)......................**9**
Introdução..9
Pontos de Comando | Especiais ou Específicos......9
Pontos Principais..10
Pontos de Energia Psíquica..............................10
Pontos Janelas do Céu (tiān chuāng)................10
Pontos Quatro Mares (sìhǎi)............................11
Seis Pontos de Comando ou Dominantes............11
Ponto de Reunião ou de Influência (bā huì)........11
Pontos huì de Reunião Inferior.........................11
Pontos huì de Reunião Alto e Baixo...................11
Pontos de Entrada e Saída dos Canais Principais.....11
Pontos de outros Canais e Colaterais...............12
Pontos dos Colaterais (lùo mài)........................12
Pontos lùo para o equilíbrio dos Meridianos Acoplados......12
Pontos lùo para o equilíbrio dos dois lados dos
Meridianos Principais...................................12
Conjugação dos Pontos de Conexão (lùo) com
os Pontos Fonte (yuán)................................12
Pontos lùo de grupo.......................................12
Pontos dos Canais Distintos
ou Divergentes (jīng bíe)..............................12
Pontos dos Canais Unitários (liù jīng)...............13
Pontos dos Canais Tendinomusculares (jīng jīn)....13
Pontos dos Canais Extraordinários, Curiosos
ou Vasos Maravilhosos (qì jīng bā mài).............13
Pontos Shù Antigos (wǔ shù)..........................15
Pontos dos Cinco Movimentos.........................15
Pontos Shù Antigos e Cinco
Movimentos relacionados..............................17

Cinco Movimentos ou Elementos (wǔ xíng)..........18
Regras para tonificar e sedar um Meridiano.........18
Estratégias para aplicação dos Pontos Shù..........20
Distâncias (cùn, pronuncia-se "tsun").................21

3 Atlas dos Meridianos e Pontos..................**23**
Introdução..23
Indicações para tratamentos.............................23
Fatores emocionais, da psique e da consciência.....26
Aspectos da consciência (shén).........................27
Contraindicações..28
Funções energéticas.......................................28
Qì (fluxo de Energia).......................................28
Yīn e yáng...28
Substâncias Fundamentais................................28
Fisiologia das Substâncias Fundamentais.............29
Fatores Patogênicos..29
Xuě..29
Ascendência e descendência.............................30
Efeitos do toque...30
Tuī ná e do in...30
Liberação miofascial..30
Meridianos
Pulmão...31
Intestino Grosso..36
Estômago..46
Baço-Pâncreas...64
Coração..74
Intestino Delgado..79
Bexiga..89
Rim...117
Circulação-Sexo ou Pericárdio.........................129
Triplo Aquecedor...134
Vesícula Biliar...146
Fígado...164
Vaso da Concepção..172
Vaso Governador ou Sistema Nervoso................183
Pontos Extras..194

xvi Caminhos de Energia

Apêndice | Figuras Ampliadas 204
Pontos de Alarme (*mú*) 213
Pontos de Assentamento ou Assentimento (*beì shù*) 219
Pontos de Tonificação, Sedação, Fonte (*yuán*), Acúmulo (*xī*),
  Horário (ou Energia Máxima) e Conexão (*luò*) 223

4 Avaliação das Manifestações e dos Sinais Energéticos e Físicos do Organismo 229

Avaliações terapêuticas.................................... 229

Etiopatogenia 229
Fatores Exógenos 230
Fatores Endógenos (*nèiyīn*) 231
Processo patogênico e resistência do organismo 232
Aspectos anímicos 232
Manifestações de desequilíbrio da energia (*qì*)
  nos Meridianos 234

Identificação dos Padrões de Desarmonia 234
Diferenciação pelos 8 Princípios ou Critérios
  (*bā gāng biànzhèng*) 236
Yīn-Yáng 236
Interior ou Profundo (*lǐ*) | Exterior ou Profundo (*biǎo*) 237
Frio (*hán*) | Calor (*rè*) 237
Deficiência ou Vazio (*xū*) | Excesso, Plenitude ou Cheio (*shí*) 237

Observação e Inspeção 237
Olfação 237
Audição 241
Rosto 241
Expressões faciais 241
Olhos 242
Postura 242
Organização do corpo em pé 243
Pés...243
Esquemas posturais 244
Língua...245
Exame da língua 246

Palpação.. 246
Pulsologia (*Qiè zhěn*) 246
Pulsos das Nove Regiões 250
Pulsos Radiais 251
Localização 251
Qualidades do Pulso 252
Frequência 253
Ritmo 253
Profundidade 253
Força 254
Amplitude 254
Largura 254
Comprimento 254
Consistência 254
Aspectos para a medição 254
Pulso normal 254
Alterações nas estações do ano 254
Gênero e faixa etária 255
Exame 255

Os 28 Tipos de Pulsos...255
Agrupamento dos Pulsos 255
Integração do diagnóstico pelo Pulso e pela Língua 259
Registro da avaliação dos Pulsos 261
Com referência nos opostos *yīn* e *yáng* 261
Qualidades dos Pulsos..262
Grupos dos Pulsos Análogos 262
Tecidos moles 263
Pele 263
Fáscias 263
Músculos 263
Meridianos e Pontos 263
Meridianos e Pontos em geral 264
Pontos específicos para a verificação do fluxo do *qì* 264
Pontos **Ã shì** 264
Mãos e pés 264
Fichas para o atendimento 265

5 Utilização dos Pontos a partir dos Sinais e Sintomas 269

Pontos Principais para o equilíbrio das
  Substâncias Fundamentais 269
Pontos Principais para o equilíbrio orgânico,
  a partir dos Fatores Patogênicos ou
  6 Excessos (**Lìu yín**) 270
Pontos Principais para o equilíbrio a partir
  dos sinais orgânicos................................... 272
Pontos para o equilíbrio das manifestações
  emocionais, psíquicas e mentais...................... 288

6 Aplicação Terapêutica nos Meridianos e Pontos 295

Introdução...295
Princípios para utilização dos Meridianos
  e Pontos.. 295
Escolha dos Pontos no próprio Meridiano ou
  no Meridiano Acoplado..................................295
Escolha dos Pontos nos outros Canais 295
Escolha dos Pontos à distância..............................295
Escolha dos Pontos locais.....................................295
Escolha dos Pontos mais sensíveis ou doloridos
  na apalpação (Pontos **āshi**)............................295
Aplicação em Massoterapia............................. 295
Aplicação em Acupuntura................................ 295
Aplicação em Moxabustão ou Moxaterapia 297

7 Preventivo, Terapêutico e Curativo.............. 301

Glossário dos Termos Chineses 303

Bibliografia 309

1 Canais (**jīngluò**) de Energia (**qì**) ou Meridianos[1]

INTRODUÇÃO

Segundo a Medicina Tradicional Chinesa (MTC), o termo **jīngluò** engloba todos os Canais de Energia na camada subcutânea do corpo; estes não são visíveis, mas são sensíveis. A tradução de **jīng**[2] é "via" e de **luò** é "rede". Esses Canais são chamados de Meridianos e Ramificações (ou Colaterais) por onde percorre o fluxo de Energia (**qì**). O sistema geral se classifica conforme descrito a seguir e apresentado na Tabela 1.1.

Meridianos Principais ou Regulares (**jīngmài**). Compostos por 12 Canais pares, dispostos simetricamente nos lados direito e esquerdo do corpo, têm fluxo direcionado e possuem seus próprios Pontos. São as principais passagens do fluxo de Energia (**qì**) e Sangue (**xuě**), conectam-se com os Órgãos (**zàng**) que transformam e armazenam as Substâncias Fundamentais e as Vísceras (**fǔ**), que recebem e transportam os sólidos e líquidos e que excretam os resíduos. São sinalizadores das alterações internas (sinais e sintomas), regulam as condições de Deficiência (**yīn**) e Excesso (**yáng**) de Energia e promovem a prevenção da invasão dos Fatores Patogênicos e o equilíbrio sistêmico do organismo.

Meridianos Extraordinários, Particulares ou Curiosos, ou Vasos Maravilhosos (**qì jīng bā mài**). Compostos de oito Canais, quatro ímpares e quatro pares, somente dois possuem seus próprios pontos, os outros utilizam os pontos dos Meridianos Principais. Funcionam como reservatório dos Meridianos Principais, podendo absorver o Excesso ou transferir o **qì** em codições de Deficiência. Assim, regulam o **qì** e o Sangue (**xuě**) nos Meridianos Principais, nos Órgãos (**zàng**), nas Vísceras (**fǔ**), na coluna, nos ossos, na medula, no cérebro, no útero, no feto e nas regiões específicas do corpo, de acordo com seus trajetos. São ligados diretamente com o Rim e a Essência (**jīng**) e atuam no fortalecimento do sistema imunológico e no equilíbrio dos sistemas neurológico e psíquico.

Meridianos Distintos ou Divergentes (**jīng bíe**). Compostos por 12 Canais pares bilaterais, formando seis Confluências, utilizam os pontos dos Meridianos Principais. Ligam Internamente dois Meridianos Principais Acoplados, reforçando a sua comunicação; estabelecem ligação entre Superfície (**yáng**) e Profundidade (**yīn**); atingem locais onde os Principais não chegam, ampliando as áreas de tratamentos; fazem a conexão dos **záng** com o Coração (**xīn**) e atuam em distúrbios emocionais.

Unitários (**liù jīng**). Compostos por seis Canais pares bilaterais, cada um é a união de dois Canais Principais com as mesmas características **yáng** ou **yīn**; **tài** (Velho) ou **shào** (Jovem); **jué** (Mínimo) ou **míng** (Máximo), sendo um da mão (**shǒu**) e outro do pé (**zú**). O fluxo desses Canais é bidirecional e promove a união, no fluxo do **qì**, da parte alta do corpo com a baixa e vice-versa. São benéficos nos tratamentos de algias.

Meridianos Tendinomusculares (**jīng jīn**). Compostos de 12 Canais secundários, percorrem nas áreas externas dos Meridianos Principais e iniciam nas extremidades dos membros (segundo Yamamura, no Ponto **jīng** ou **ting** dos Pontos **shù** Antigos) do próprio Meridiano, em direção à cabeça. Distribuem o **qì** e o Sangue (**xuě**) para nutrir os músculos e mantêm a coesão do conjunto do corpo, ligando esqueleto, tendões, músculos e articulações, permitindo sua mobilidade. São benéficos os tratamentos de algias.

Zonas ou Regiões Cutâneas (**pí bù**). São 12 áreas superficiais cutâneas dos Meridianos Principais que se ligam ao seus Colaterais. Podem sinalizar as alterações

---

[1] Os conceitos de Energia dos Meridianos e dos Pontos podem ser vistos no livro *Macro e Micro Cosmos – Visão Filosófica do Taoísmo e Conceitos da Medicina Tradicional Chinesa* (Donatelli, 2007). Nesta obra são enfatizadas as tabelas, visando à utilização dos recursos.
[2] O ideograma traz o significado de caminhar ou dirigir, por isso foi usado como inspiração para o título desta obra.

2 Caminhos de Energia

internas por intermédio de aspecto, coloração, temperatura e sensação e defendem o corpo dos Fatores Patogênicos.

Colaterais, Conexão ou Ramificações (**luòmài**). São divididos em Longitudinais e Transversais. Tradicionalmente, os Longitudinais são 15 Meridianos secundários, relacionados com os 12 Principais, somando ainda o do VC (**rèn mài**), do o VG (**dū mài**) e o Grande Canal

Luò do Baço. Os relacionados com os 12 Principais nascem no seu Ponto **luò** e os outros três, seus Pontos de origem, seguem pelo próprio Meridiano e se ramificam para a superfície do corpo. Os Transversais também nascem no Ponto **luò** e vão para o Ponto Fonte do Meridiano Acoplado. Regularizam a relação entre os Meridianos **yīn** e **yáng** Acoplados, a do Exterior e Interior e promovem a livre circulação do **qì** e do (**xuě**).

Tabela 1.1 Jīngluò.

Jīngluò	Jīng Meridianos	Jīngmài Principais ou Regulares Os Pontos se encontram no Capítulo 3	3 **yīn** da mão, bilaterais	**shǒu tàiyīn fèi jīng.** Pulmão
				shǒu shào yīn xīnjīng. Coração
				shǒu jué yīn xīn bāo jīng. Circulação-Sexo
			3 **yáng** da mão, bilaterais	**shǒu yáng míng dà cháng jīng.** Intestino Grosso
				shǒu tàiyáng xiǎocháng jīng. Intestino Delgado
				shǒu shào yángsān jiāo jīng. Triplo Aquecedor
			3 **yáng** do pé, bilaterais	**zú yáng míng wèi jīng.** Estômago
				zú tàiyáng pángguāng jīng. Bexiga
				zú shào yáng dǎn jīng. Vesícula Biliar
			3 **yīn** do pé, bilaterais	**zú tàiyīn pí jīng.** Baço-Pâncreas
				zú shào yīn shèn jīng. Rim
				zú juéyīn gān jīng. Fígado
		Qì jīng bā mài Extraordinários, Curiosos ou Vasos Maravilhosos	2 ímpares	**chōng mài** (Vaso penetrador), **dài mài** (Vaso da Cintura)
			2 ímpares com pontos próprios	**dū mài** (Vaso Governador), **rèn mài** (Vaso da Concepção)
			4 pares	**yīn qiào mài** (Vaso **yīn** do calcanhar ou de motilidade), **yáng qiào mài** (Vaso **yáng** do calcanhar ou de motilidade), **yīn weí mài** (Vaso de ligação **yīn**), **yáng weí mài** (Vaso de ligação **yáng**) Os Pontos se encontram na Tabela 2.14, p. 14.
		Jīngbié Distintos ou Divergentes	12 Canais bilaterais	Os 12 Canais correspondem aos Principais, têm a sua união dos Acoplados e formam 6 Confluências com seus devidos Pontos Os Pontos se encontram na Tabela 2.11, p. 13.
		Liù jīng Unitários	6 Canais bilaterais	**tái yáng**: União de Bexiga/ Intestino Delgado **shào yáng**: União de Triplo Aquecedor/ Vesícula Biliar **yáng míng**: União de Intestino Grosso/ Estômago **tái yīn**: União de Pulmão/Baço-Pâncreas **jué yīn**: União de Circulação-Sexo/ Fígado **shào yīn**: União de Coração/ Rim Os Pontos se encontram na Tabela 2.12, p. 13.
		Outros Meridianos		**jīng jīn** Tendinomusculares. 12 Canais Os Pontos se encontram no Capítulo 2, p. 13.
				pí bù 12 Zonas ou Regiões Cutâneas
	Luòmài Colaterais, Conexões ou Ramificações	15 Canais Longitudinais que unem superfície e profundidade		**shǒu tái yīn luò mài, shǒu shào yīn luò mài, shǒu jué yīn luò mài, shǒu yáng míng luò mài, shǒu tái yáng luò mài, shǒu shào yáng luò mài zú yáng míng luò mài, zú tái yáng míng luò mài, zú shào yáng luò mài, zú tái yīn luò mài, zú shào yīn luò mài, zú jué yīn luò mài** **luò de rèn mài, luò de dú mài,** grande **luò de pí** (Baço) Os Pontos se encontram na Tabela 2.2, p. 10.
		Ramos Transversais ligados aos 12 Canais Principais		**sūn luò**
				fú luò

* Existem dois tipos de numeração para os Pontos, nas costas, do Meridiano da Bexiga; indicam-se os dois.

São benéficos nos tratamentos de inflamações dos órgãos e vísceras.

Na MTC, a intervenção nos Canais e nos seus Pontos atua como fator de equilíbrio e/ou como tratamento para o indivíduo. O equilíbrio se processa no aspecto sistêmico da energia circundante no organismo, por meio da aplicação da massagem (**tuīná, Shiatsu**) nos trajetos dos Canais **jīngmài, rèn mài, dū mài** e pela aplicação de massagem, acupuntura e moxabustão em Pontos particulares englobados nos conceitos dos Cinco Movimentos e Pontos **Shù** Antigos, somados à qualificação dos hábitos pessoais e coletivos, incluindo a alimentação.

Os tratamentos são selecionados a partir dos sinais e sintomas do organismo (ver Capítulo 4) e têm uma grande variedade de recursos desenvolvidos na história da MTC. A Tabela 1.2 apresenta uma visão sintética no uso dos Canais, dividindo-se em Cinco Níveis relacionados a cinco camadas do corpo, da mais superficial até a mais profunda, pois o Fator Patogênico Exterior penetra na pele e se aprofunda.

As técnicas para os tratamentos, isto é, os Pontos e a maneira de utilizá-los, podem ser vistas no Capítulo 2.

Além da utilização de toque, acupuntura e moxabustão, a fitoterapia também é fator fundamental para os tratamentos na MTC – embora não seja tema desta obra, este estudo encontra-se em diversas obras, como no Guia Completo de Fisioterapia (McIntyre, 2012).

A GRANDE E A PEQUENA CIRCULAÇÃO DE ENERGIA

Serão abordados detalhadamente os 14 Canais (Tabela 1.3) que contêm seus próprios Pontos, os quais englobam os recursos para a utilização dos outros Canais e Colaterais para a aplicação de massagem, acupuntura e moxabustão, divididos em:

- Grande Circulação de Energia: 12 Meridianos Principais (**jīngmài**), correspondentes aos **zàng fǔ** (Órgãos e Vísceras), são pares e simétricos; segundo os conceitos da MTC, eles fazem a ligação entre céu, terra e seres (visão macrocósmica)

- Pequena Circulação de Energia[3]: 2 meridianos ímpares (que fazem parte dos **qì jīng bā mài**, Vasos Maravilhosos); fecham um circuito do corpo, preservando a frequência ancestral (visão microcósmica).

Na Grande Circulação a soma é de 309 Pontos, mas, como são bilaterais, o total é 618 Pontos. Já na Pequena Circulação, a soma é de 52 Pontos, totalizando 670 Pontos. E existem ainda os Pontos Extras, que serão descritos no Capítulo 3.

Na Figura 1.1 pode-se visualizar o trajeto da Grande Circulação de Energia no corpo. Na Figura 1.1A, têm-se os seis Meridianos **yīn**, no sentido da terra para o céu: três se iniciam nos pés e terminam no tronco, que são Rim, Baço-Pâncreas e Fígado, e três se iniciam no tronco e terminam nas mãos: Pulmão, Circulação-Sexo e Coração. Nas Figura 1.1 B e C veem-se os seis Meridianos **yáng**, no sentido do céu para a terra: três se iniciam na mão e terminam na cabeça, que são Intestino Grosso, Triplo Aquecedor e Intestino Delgado, e três se iniciam na cabeça e terminam nos pés, que são Bexiga, Estômago e Vesícula Biliar.

Na Pequena Circulação existem dois Canais: Vaso da Concepção (**rèn mài**) e Vaso Governador (**dū mài**), que são os Vasos Maravilhosos. A Energia sobe pela camada subcutânea nas linhas médias anterior e posterior e desce internamente formando um circuito no corpo (Figura 1.2).

RELÓGIO CÓSMICO

O conceito de Relógio Cósmico está ligado à inter-relação entre macro e micro. Para cada ciclo, dia e noite, a Terra faz um movimento de rotação que dura 24 h. Nesse ciclo, durante 2 h, cada um dos 12 Meridianos da Grande Circulação de Energia tem sua maior atividade em potencial e na sua sensibilidade.

Na Figura 1.3, podem-se observar:

- Os três ciclos de 8 h, que são os períodos de captação, assimilação e utilização da Energia
- Os horários de potencialização dos Meridianos

---

[3] O conceito "Pequena Circulação de Energia" é citado no livro *Acupuntura – Teoria e Prática* (Sussmann, 1993).

Tabela 1.2 Uso dos Canais.

Regiões tratadas	Canais utilizados	Exemplos de manifestações
Pele	**Pí bù** (cutâneos)	Eczemas, fungos, erupções
Tecidos moles	**Jīng jīn** (tendinomusculares)	Algias, contusões, lesões
Vasos	**Luòmái** (colaterais)	Inflamações, febre, distúrbios motores e cognitivos
Órgãos/vísceras	**Jīngmài** (regulares)	Alterações na funcionalidade fisiológica
Sistemas imunológico/ neurológico e esquelético	**Qì jīng bā mài** (Vasos Maravilhosos) **Jīng bíe** (Distintos)	Hérnia de disco, rinite, psoríase, enfisema pulmonar, insuficiência renal, reumatismo

4 Caminhos de Energia

Tabela 1.3 Os 14 Canais.

Nome chinês	Ideograma	Nome	Abreviação	Número de pontos
Rèn Mài	任脈	Vaso da Concepção	VC	24
Dū mài	督脈	Vaso Governador	VG	28
Shǒu tàiyīn fèi jīng	手太陰肺經	Pulmão	P	11
Shǒu yángmíng dàcháng jīng	手陽明大腸經	Intestino Grosso	IG	20
Zú yángmíng wèi jīng	足陽明胃經	Estômago	E	45
Zú táiyīn pí jīng	足太陰脾經	Baço-Pâncreas	BP	21
Shǒu shào yīn xīn jīng	手少陰心經	Coração	C	9
Shǒu tàiyáng xiāocháng jīng	手太陽小腸經	Intestino Delgado	ID	19
Zú táiyáng pángguāng jīng	足太陽膀胱經	Bexiga	B	67
Zú shào yīn shèn jīng	足少陰腎經	Rins	R	27
Shǒu juéyīn xīnbāo jīng	手厥陰心包經	Circulção-Sexo	CS	9
Shǒu shào yángsān jiāo jīng	手少陽三焦經	Triplo Aquecedor	TA	23
Zú shào yáng dǎn jīng	足少陽膽經	Vesícula Biliar	VB	44
Zú juéyīn gān jīng	足厥陰肝經	Fígado	F	14

- As duplas de Meridianos acoplados que formam um sistema (p. ex., Pulmão e Intestino Grosso)
- As polaridas **yīn** e **yáng** de cada Meridiano
- Oposições de 12 horas: quando um Meridiano é estimulado intensamente, o Meridiano que está no horário de oposição de 12 h será afetado, a príncipio, com o efeito oposto ao estímulo original. Por exemplo, Pulmão das 3 às 5 h com Bexiga das 15 às 17 h; ao tonificar o Pulmão, a Bexiga será sedada ou, ao sedar o Pulmão, a Bexiga será tonificada. Seguindo esse exemplo, se a Bexiga não necessitar do efeito oposto ao estímulo, ela também será equilibrada. A tendência nesse recurso é normalizar o fluxo de **qì** nos dois Canais envolvidos.

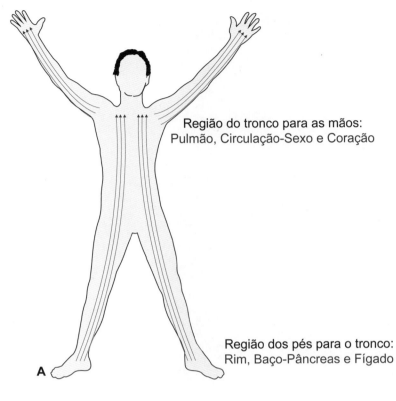
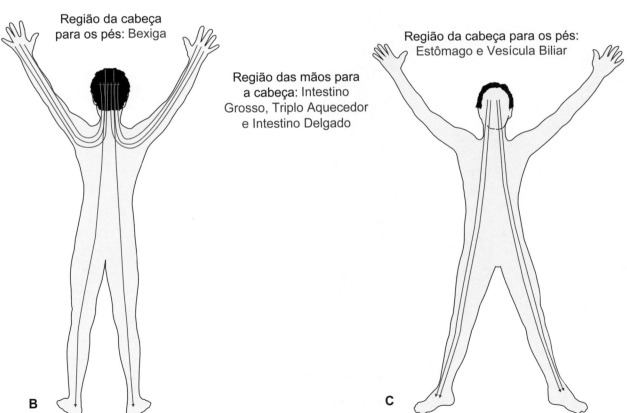

Figura 1.1 Grande Circulação. **A.** Meridianos de natureza **yīn** (**zàng**). **B** e **C.** Meridianos de natureza **yáng** (**fǔ**).

Vaso da Concepção (VC)

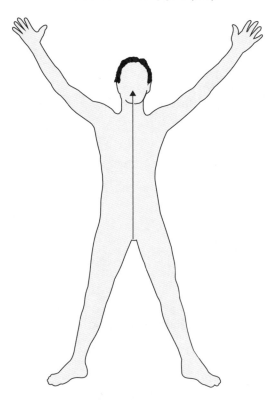

Vaso Governador (VG)

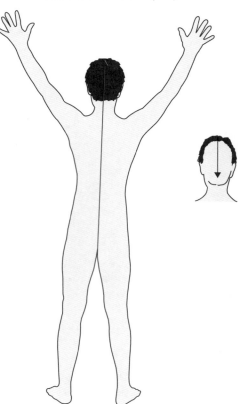

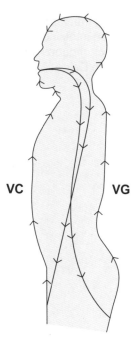

VC   VG

Figura 1.2 Pequena Circulação.

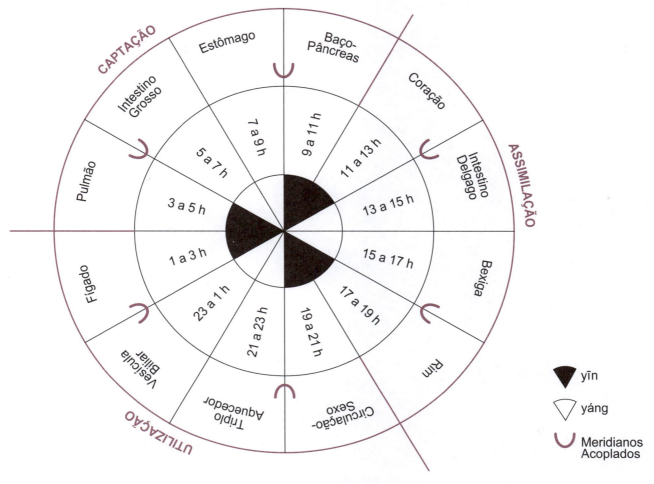

Figura 1.3 Relógio Cósmico.

2 Funções dos Pontos (**xuè**)

INTRODUÇÃO

O ideograma **xuè** significa caverna, abrigo ou cova. Os Pontos são portais de passagem da pele para o circuito dos Meridianos e são localizados no corpo em uma pequena "cova", uma reentrância. Por meio deles pode-se identificar o estado energético de cada Meridiano, discernir um desequilíbrio e ordenar o fluxo de energia, de acordo com a necessidade. Para isso, são utilizados os Pontos de Comando dos Meridianos Principais, Pontos Principais, Pontos dos outros Canais e Colaterais, Pontos **Shù** Antigos, Pontos dos Cinco Movimentos, apresentados neste capítulo, e Pontos para o equilíbrio a partir dos sinais e sintomas, descritos nos Capítulos 3 e 5.

PONTOS DE COMANDO | ESPECIAIS OU ESPECÍFICOS

O termo Pontos de Comando será utilizado para reunir as propriedades principais dos efeitos dos Pontos dos Meridianos Principais, sendo que cada uma delas tem um Ponto para cada Meridiano (Tabela 2.1). Esse termo é empregado por Sussmann no livro *Acupuntura – Teoria e Prática* (1993), mas também é utilizado para descrever seis pontos específicos que têm efeito em determinadas regiões do corpo; por isso, outros autores nomeiam essas categorias, aqui denominadas Pontos de Comando, como Pontos Especiais ou Específicos.

O método para a aplicação do toque e da agulha, para tonificar, sedar e harmonizar o Ponto, encontra-se no Capítulo 6.

Tabela 2.1 Propriedades dos Pontos de Comando.

Ponto de Alarme (mù)	Verificador do fluxo de energia no Meridiano, também tem efeito terapêutico para equilibrar o sistema do Meridiano, principalmente nos **fǔ** (Vísceras), em sintomas agudos e em desarranjos locais
Ponto de Tonificação	Aumenta o fluxo de energia no Meridiano
Ponto de Sedação	Diminui o fluxo de energia no Meridiano
Ponto de Assentamento ou Assentimento ou Shù Dorsal (bèi shù)	Combate sintomas crônicos, sendo usado em tratamentos dos Meridianos. Tem maior efeito nos **zàng** (Órgãos) e em desarranjos locais e serve também como verificador do fluxo de energia no Meridiano
Ponto Fonte (yuán)	Fortalece as funções do Meridiano, principalmente nos Canais **yīn** (**yuán yīn**). Nos Canais **yáng** (**yuán yáng**), expele os fatores patogênicos. Serve também como verificador do fluxo de energia no Meridiano
Ponto de Acúmulo (xī)	Combate sintomas agudos, sendo usado para conter as crises do sistema do Meridiano e algias. Geralmente precisa ser sedado
Ponto Horário ou Energia Máxima	Ponto a ser usado no intervalo de 2 h, correspondente ao maior fluxo de energia do Meridiano; deve ser sedado nesse horário. É também uma ferramenta de destaque na utilização nos Pontos **Shù** Antigos, onde é denominado Ponto Dominante ou Energia Máxima
Ponto Conexão (luò)	Ponto a ser usado quando os Meridianos Acoplados estão em desequilíbrio em forças opostas: um com Deficiência de fluxo (**yīn**) e o outro com Excesso (**yáng**). Usa-se a estratégia de tonificar o ponto **luò** do Canal em Deficiência ou sedar o ponto **luò** do Canal em Excesso. Também é utilizado quando há um desequilíbrio em forças opostas dos lados direito e esquerdo do Canal, empregando-se a mesma estratégia

10 Caminhos de Energia

A técnica **shù mù**, que são os Pontos de Assentamento e Alarme, é usada para o equilíbrio do **yīn** e **yáng** dos Meridianos Principais, para tratamentos de algias toracoabdominais, nos hipocôndrios (laterais superiores do abdome) e na região dorsal e para a síndrome consumptiva (perda involuntária de peso maior que 10% do indivíduo).

A Tabela 2.2 resume os Pontos de Comando dos 12 Meridianos Principais, os quais também podem ser visualizados nas descrições do Capítulo 3.

Existem também os Pontos **luò** do VC, do VG e o Grande do Baço:

- **luò** de **rèn mài** (VC): VC17
- **luò** de **dū mài** (VG): VG1
- Grande **luò** de **pí** (Baço): BP12.

Os Pontos a seguir também são chamados de Assentamento, mas se relacionam a partes do corpo e ao Meridiano Vaso Governador:

- VG: B16
- Diafragma: B17
- Sacro: B29
- Ânus: B30.

Além das propriedades dos Pontos de Comando, existem outros Pontos Principais para o equilíbrio do fluxo do **qì** nos Canais e para tratamentos.

PONTOS PRINCIPAIS

Pontos de Energia Psíquica

Estes Pontos têm efeito sobre aspectos mentais, alterações emocionais e transtornos psíquicos e sua ação é potencializada quando somada aos Pontos de Assentamento correspondentes ao Canal em questão (Tabela 2.3). Estão na segunda linha do Meridiano da Bexiga (3 distâncias da linha média), paralelos aos Pontos de Assentamento.

Pontos Janelas do Céu (tiān chuāng)

Estes Pontos são utilizados para facilitar o fluxo do **qì** e do Sangue (**xuě**) no cérebro. Harmonizam o fluxo de energia da cabeça com o corpo. A saber:

- E9
- VC22
- IG11
- ID16
- ID17
- TA16

Tabela 2.2 Pontos de Comando.

Meridianos	Pontos							
	Alarme	Tonificação	Sedação	Fonte	Assentamento	Acúmulo ou xī	Horário	Conexão ou luò
Pulmão	P1	P9	P5	P9	B13	P6	P8	P7
Intestino Grosso	E25	IG11	IG2	IG4	B25	IG7	IG1	IG6
Estômago	VC12	E41	E45	E42	B21	E34	E36	E40
Baço-Pâncreas	F13	BP2	BP5	BP3	B20	BP8	BP3	BP4
Coração	VC14	C9	C7	C7	B15	C6	C8	C5
Intestino Delgado	VC4	ID3	ID8	ID4	B27	ID6	ID5	ID7
Bexiga	VC3	B67	B65	B64	B28	B63	B66	B58
Rim	VB25	R7	R1	R3	B23	R5	R10	R4
Circulação-Sexo	CS1 R11 VC17*	CS9	CS7	CS7	B14	CS4	CS8	CS6
Triplo Aquecedor	VC5(Geral) VC15 VC7/12/17**	TA3	TA10	TA4	B22	TA7	TA6	TA5
Vesícula Biliar	VB24 VB23***	VB43	VB38	VB40	B19	VB36	VB41	VB37
Fígado	F14	F8	F2	F3	B18	F6	F1	F5

* Citações de autores: Felix Mann, CS1; Sussmann, CS1 como alarme da circulação e R11 da sexualidade; Yamamura e Maciocia, VC17.
** O VC5 é o Ponto geral do TA, descrito na maioria das publicações pesquisadas. Felix Mann indica, além do principal (VC5), os Pontos ligados ao Aquecedor Inferior (VC7), Médio (VC12) e Superior (VC17). Yamamura indica o VC15.
*** A maioria das publicações cita o VB24. Sussmann indica o VB23, já Felix Mann e Ednea Iara Martins indicam VB24 como Alarme principal e VB23 como secundário.

Tabela 2.3 Pontos de Energia Psíquica.

Meridiano	Pontos Psíquicos	Pontos de Assentamento	Manifestações
P	B37 (42)*	B13	Tristeza, mágoa, angústia, incapacidade de perceber-se
CS	B38 (43)*	B14	Expectativa, desprazer
C	B 39 (44)*	B15	Euforia, ausência de exteriorização
F	B42 (47)*	B18	Raiva, irritabilidade, falta de iniciativa
BP	B44 (49)*	B20	Fixações, apatia
R	B47 (52)*	B23	Medo retido, autoritarismo, falta de noção de limites

* Existem dois tipos de numeração para os Pontos, nas costas, do Meridiano da Bexiga; indicam-se os dois.

- B10
- VG16
- P3
- CS1.

Pontos Quatro Mares (sìhǎi)

Estes Pontos agrupados têm forte efeito sobre o equilíbrio do sistema relacionado: Sangue (**xuě**), medula e digestão (Tabela 2.4).

Tabela 2.4 Pontos Quatro Mares.

Mar de qì	E9 + VC17 + VG15 + VG14
Mar da medula	VG20 + VG16
Mar de xuě	B11 + E37 + E39
Mar de água	E30 + E36

Seis Pontos de Comando ou Dominantes

Estes Pontos têm a mesma terminologia de outros, porém não são os de Comando nem os Dominantes dos Pontos **Shù** Antigos. Têm amplos efeitos para harmonizar a parte do corpo relacionada, podendo ser usados em todos os tipos de desarranjos da região e manifestações agudas ou crônicas (Tabela 2.5).

Tabela 2.5 Os seis Pontos de Comando.

Região	Ponto de Comando
Abdome	E36
Região lombar	B54 (40)*
Cabeça e face anterior do pescoço	P7
Face e boca	IG4
Coração e tórax	CS6
Fraqueza, apatia, colapso	VG26

*Existem dois tipos de numeração para os Pontos, nas costas, do Meridiano da Bexiga; indicam-se os dois Pontos.

Ponto de Reunião ou de Influência (bā huì)

Estes Pontos promovem a conexão dos sistemas aos tecidos do corpo, além do **qì** e do Sangue (**xuě**), e têm uma influência específica para equilibrar essas funções (Tabela 2.6).

Tabela 2.6 Pontos de Reunião ou de Influência.

Sistemas/Tecidos/qì/Sangue (xuě)	Pontos
Órgãos **zàng**	F13
Qì	VC17
Tendões e músculos	VB34
Ossos	B11
Vísceras **fǔ**	VC12
Sangue (**xuě**)	B17
Vasos sanguíneos	P9
Medula	VB39

Pontos huì de Reunião Inferior

Estes Pontos estão nos Meridianos **yáng** da perna, pois têm o potencial de trazer o **qì** para baixo. São utilizados para afecções agudas das Vísceras (Tabela 2.7).

Tabela 2.7 Pontos **huì** de Reunião Inferior.

Víscera desequilibrada	Ponto para o equilíbrio
IG	E37
E	E36
ID	E39
B	B54(40)*
TA	B53(39)*
VB	VB34

* Existem dois tipos de numeração para os Pontos, nas costas, do Meridiano da Bexiga; indicam-se os dois.

Pontos huì de Reunião Alto e Baixo

Estes Pontos harmonizam o fluxo do **qì** das partes superior e inferior do corpo, equilibrando **yīn** e **yáng**. Para tanto, utilizam-se as duplas: IG4 + F3 ou IG11 + E36.

Pontos de Entrada e Saída dos Canais Principais

O fluxo do **qì** segue uma sequência nos Canais Principais: do Pulmão para o Intestino Grosso, deste para o Estômago e assim por diante. Os Pontos de Entrada são os primeiros Pontos dos Canais, com exceção do

Intestino Grosso (IG4), e se ligam ao Canal anterior. Já os Pontos de Saída estão no final nos Canais; em alguns, são os últimos Pontos, em outros, estão próximos aos últimos, e ligam-se ao Canal posterior (Tabela 2.8).

A tonificação do Ponto de Entrada promove a tonificação do próprio Canal, desde que o Canal anterior esteja com excesso de energia. A sedação do Ponto de Saída promove a sedação do próprio Canal, desde que o Canal posterior esteja com deficiência de energia. O Capítulo 5 apresenta os métodos para sedar, tonificar e harmonizar um Ponto.

Tabela 2.8 Pontos de Entrada e Saída dos Canais Principais.

Meridianos	Pontos de Entrada	Pontos de Saída
P	P1	P7
IG	IG4	IG20
E	E1	E42
BP	BP1	BP21
C	C1	C9
ID	ID1	ID19
B	B1	B67
R	R1	R22
CS	CS1	CS8
TA	TA1	TA23
VB	VB1	VB41
F	F1	F14

PONTOS DE OUTROS CANAIS E COLATERAIS

Pontos dos Colaterais (lùo mài)

No Capítulo 1, foram descritos os Canais Colaterais **lùo mài**, que têm como Ponto específico o Ponto de Conexão ou **lùo** (Tabela 2.9). Existem alguns recursos para a utilização desses Pontos, descritos a seguir.

Pontos lùo para o equilíbrio dos Meridianos Acoplados

Quando há um desequilíbrio nos Meridianos Acoplados em forças opostas, ou seja, um com Deficiência de fluxo (**yīn**) e o outro com excesso (**yáng**), tonifica-se o Ponto **lùo** do Meridiano em Deficiência ou seda-se o Ponto **lùo** do Meridiano em Excesso. Assim, o estímulo em um Ponto é o suficiente para o fluxo nos dois Meridianos.

Pontos lùo para o equilíbrio dos dois lados dos Meridianos Principais

Quando há um desequilíbrio em forças opostas nos lados direito e esquerdo de um Meridiano, ou seja, um com Deficiência de fluxo (**yīn**) e o outro com Excesso (**yáng**), tonifica-se o Ponto **lùo** do lado em Deficiência ou seda-se o Ponto **lùo** do lado em Excesso, equilibrando ambos.

A verificação da disparidade dos lados é feita pela palpação dos Pontos de Sedação e Tonificação do Meridiano.

Tabela 2.9 Pontos Fonte e de Conexão.

Fonte (yuán)	Conexão (lùo)
P9	IG6
IG4	P7
E42	BP4
BP3	E40
C7	ID7
ID4	C5
B64	R4
R3	B58
CS7	TA5
TA4	CS6
VB40	F5
F3	VB37

Conjugação dos Pontos de Conexão (lùo) com os Pontos Fonte (yuán)

Na situação de uma inflamação ou distúrbio funcional fisiológico, tonifica-se o Ponto Fonte (**yuán**) do Meridiano que passa pela região do distúrbio e seda-se o Ponto de Conexão ou **lùo** do Meridiano Acoplado. Alguns exemplos de tratamentos utilizando esse recurso são:

- Labirintite: tonifica-se o Ponto **yuán** do TA (TA4), pois este Meridiano passa na região afetada, e seda-se o Ponto **lùo** do CS (CS6), que é o Acoplado do TA
- Conjuntivite: tonifica-se o Ponto **yuán** do VB (VB40), pois este Meridiano passa na região afetada, e seda-se o Ponto **lùo** do F (F5), que é o Acoplado do VB
- Dor nos testículos ou ovário: tonifica-se o Ponto **yuán** do F (F3), pois este Meridiano passa na região afetada, e seda-se o Ponto **lùo** da VB (VB37), que é o Acoplado do F.

Pontos lùo de grupo

Estes Pontos têm ação de equilibrar um grupo de Meridianos **yīn** ou **yáng** nas quatro regiões onde circulam os Canais (Tabela 2.10). Os Pontos dos Canais **yáng** atuam em dores no braço (TA8) e na perna (VB39).

Tabela 2.10 Pontos **lùo** de grupo.

Grupos de meridianos	Ponto luò de grupo
Três Canais **yīn** da perna: R – F – BP	BP6
Três Canais **yīn** do braço: P – CS – C	CS5
Três Canais **yáng** do braço: IG – TA – ID	TA8
Três Canais **yáng** da perna: B – VB – E	VB39

Pontos dos Canais Distintos ou Divergentes (jīng bié)

Estes Pontos reforçam a ligação entre os Meridianos Principais Acoplados (Tabela 2.11), estabelecem a ligação entre Superfície (**yáng**) e Profundidade (**yīn**) e fazem a conexão dos **zàng fǔ** com o Coração (**xīn**). São benéficos em casos de distúrbios emocionais.

Tabela 2.11 Pontos dos Canais Distintos ou Divergentes.

Meridianos	P	IG	E	BP	C	ID	B	R	CS	TA	VB	F
Início	P1	IG1	E30	BP12	C1	ID10	B54(40)*	R10	CS1	VG20	VB23	F5
Confluência		IG18		E9		VC17/B1/1D16	B10			TA16		VB1/ID17

*Existem dois tipos de numeração para os Pontos, nas costas, do Meridiano da Bexiga; indicam-se os dois.

Os Pontos de Confluência são, em sua maioria, os Pontos Janelas do Céu (p. 10 e 11), com exceção dos VC17, B1 e VB1, que estão acompanhados por um Ponto Janelas do Céu (ID16, ID17).

Pontos dos Canais Unitários (liù jīng)

Estes Pontos promovem a união, no fluxo do **qì**, da parte alta do corpo com a baixa e vice-versa, além de mobilizar a Energia Nutritiva (**yíng qì**) para os **zàng fǔ** correspondentes. São benéficos nos tratamentos de algias, casos em que se localiza precisamente a área mais afetada (ponto mais dolorido) e qual Meridiano Principal que por ali percorre, seleciona-se o Canal Unitário composto pela dupla dos Meridianos (Tabela 2.12), inicia-se pontuando os dois Pontos mais distais em relação ao ponto dolorido (de um Meridiano da dupla) e, posteriormente, os outros dois Pontos mais proximais da área da dor (do outro Meridiano da dupla). Os Pontos são usados unilateralmente no lado da dor, mas também se usa de modo contralateral. Quando a algia está relacionada aos **zàng fǔ**, os Canais são usados bilateralmente.

Tabela 2.12 Pontos dos Canais Unitários.

Meridianos	Pontos
Tái yáng ID/B	ID2, ID3, B55, B56
Shiào yáng TA/VB	TA2, TA3, VB42, VB43
Yáng míng IG/E	IG2, IG3, E43, E44
Tái yīn P/BP	P9, P10, BP2, BP3
Jué yīn CS/F	F2, F3, CS7, CS8
Shiào yīn R/C	R2, R3, C7, C8

Pontos dos Canais Tendinomusculares (jīng jīn)

Quando há uma algia, localiza-se com precisão a área mais afetada (ponto mais dolorido) e qual Meridiano Principal que por ali percorre. O tratamento se dá tonificando o Ponto **jīng** dos Pontos **Shù** Antigos, sedando o Ponto dolorido e sedando o Ponto de Reunião dos Tendinomusculares (Tabela 2.13).

Os Pontos **jīng** são:

- Pulmão: P11
- Intestino Grosso: IG1
- Estômago: E45
- Baço-Pâncreas: BP1
- Coração: C9

- Intestino Delgado: ID1
- Bexiga: B67
- Rim: R1
- Circulação-Sexo: CS9
- Triplo Aquecedor: TA1
- Vesícula biliar: VB44
- Fígado: F1.

Alguns exemplos para tratamentos no uso deste recurso:

- Lombalgia: como o Meridiano da Bexiga passa na região lombar, tonifica-se o B67 (Ponto **jīng**), seda-se o ponto dolorido e seda-se o Ponto ID18 (reunião dos **yáng** do pé)
- Síndrome do túnel do carpo: como o Meridiano Circulação-Sexo passa na região, tonifica-se o CS9 (Ponto **jīng**), seda-se o ponto dolorido e seda-se o Ponto VB22 (reunião dos **yīn** da mão).

Tabela 2.13 Pontos de Reunião dos Canais Tendinomusculares.

Meridianos	Pontos
yīn da mão: P, CS e C	VB22
yīn do pé: R, BP e F	VC3*
yáng da mão: IG, TA e ID	VB13
yáng do pé: B, E e VB	ID18

* Para alguns autores, o Ponto é VC13.

Pontos dos Canais Extraordinários, Curiosos ou Vasos Maravilhosos (qì jīng bā mài)

Estes oito Canais são organizados em pares e cada um tem seu Ponto Mestre ou de Abertura. A maioria da literatura sugere a utilização do Ponto Mestre do Canal junto com o Ponto Acoplado, que é o Ponto Mestre do seu par. Por exemplo, para mobilizar o **rèn mài**, inicia-se estimulando o P7 (seu Ponto Mestre) e, em seguida, o R6 (seu Acoplado, que é o Mestre do **yīn qiào mài**), e assim ocorre em todos os pares (Tabela 2.14).

Na visão do mestre Yang Jizhou (1572-1619), pode-se usar o Ponto Mestre com a combinação de outros Pontos, sem o Acoplado. Também é possível, para a eficácia do tratamento, usar os Pontos Acoplados somando-se outros Pontos. Assim, inicia-se com o Ponto Mestre do Canal optado, depois os outros Pontos escolhidos e finaliza-se com o Ponto Acoplado.

14 Caminhos de Energia

Tabela 2.14 Pontos dos Canais Extraordinários.

Canal	Ponto Mestre ou de Abertura	Características	Tratamentos
rèn mài 任脈 Vaso da Concepção. Mar dos Canais **yīn**	P7	Fortalece a Energia Nutriente (**yìng qì**) Move a estagnação do **qì** no ventre, no útero, nas mamas, no Coração e no Pulmão Transforma a Umidade do Triplo Aquecedor Inferior Regulariza a menstruação, a fertilidade, a gestação, o parto e a menopausa Seus pontos estão descritos no Capítulo 3	Amenorreia, asma, enfisema pulmonar, distúrbios ginecológicos, esterilidade, hipotensão, insuficiência renal, leucorreia, menstruação irregular, osteoporose, retrocolite, psoríase. Ansiedade (principalmente feminina), Dor no abdome, no tórax e na garganta, dores e inchaço nos testículos e escroto
yīn qiào mài 阴蹻脈 Vaso **yīn** do calcanhar ou de motilidade	R6	É uma extensão do Meridiano do Rim e tem grande influência para o equilíbrio do sono. Para equilibrar os lados esquerdo e direito do corpo, usa-se juntamente com o **yáng qiào mài** (B62) Pontos do seu trajeto: R2 (textos recentes) R6, R8, VC2 (trajeto interno), E12 E9, B1	Afecções nos olhos, artrite deformante (idosos), espasmos, falta de motricidade e distrofia nos membros inferiores, insônia, sonolência. Distúrbios mentais. Dores nos membros inferiores, no abdome e nos olhos
Dū mài 督脈 Vaso Governador Mar dos Canais **yáng**	ID3	Fortalece o sistema nervoso Nutre o cérebro, a mente, a medula e a coluna Tonifica o **yáng** do corpo, do Rim e do Coração Expele o Vento Exterior, controla Vento Interior Equilibra o **yáng** na cabeça	Acidente vascular cerebral, cefaleia, convulsões, epilepsia, hérnia de disco, nevralgias cervicoespinais e intercostais, poliartrites, zumbido nos ouvidos, Parkinson. Distúrbios mentais, dificuldade de se "levantar" na vida. Dor nas costas, na coluna e na cabeça
yáng qiào mài 阳维脈 Vaso **yáng** do calcanhar ou de motilidade	B62 VB20	É uma extensão do Meridiano da Bexiga Expele Vento Exterior (Vento-Frio e Vento-Calor). Pontos do seu trajeto: B62, 61,59, VB29, ID10, IG15,16, E4(7), 3(6), 1(4), B1	Afecções nos olhos, falta de motricidade nas pernas. Dor nas pernas, costas, pescoço e olhos
chōng mài 衝脈 Vaso Penetrador Mar do Sangue (**xuě**)	BP4	Promove a conexão com o **qì** Pré-Celestial e Pós-Celestial Nutre e move a estagnação do Sangue (**xuě**) Regula as funções ascendentes e descendentes Regulariza o útero e a mestruação (junto com o **rèn mài**) Resgata a divindade feminina Pontos do seu trajeto: VC1, R11, VC4, R121, R27, VC23. Ramificação do R11 para o E30	Cólica abbdominal, deficiência de leite, dismenorreia (cólica menstrual), infertilidade, menstruação irregular, metrorragia (hemorragia uterina), refluxo, transtornos ginecológicos, vômitos com sangue. Depressão feminina. Dores no abdome e no tórax
yīn weí mài 阴维脈 Vaso de ligação **yīn**	CS6	Faz a conexão entre todos os Canais **yīn** Tonifica o **yīn**, o Coração e o Sangue (**xuě**), acalma a mente (**shén**) Pontos do seu trajeto: R9, BP13, 14, 15,16, F14, VC22, 23, 24	Claustrofobia, esclerose múltipla, hipertensão, gastralgia. Dores na região do estômago, precordial e no peito
dài mài 带脈 Vaso da Cintura	VB41	É o único Vaso horizontal do corpo, localiza-se no quadril Fortalece a Energia defensiva (**wèi qì**) e o sistema imunológico Dispersa o Fogo e a hiperatividade do Fígado, dispersa Calor-Umidade dos órgãos genitais Resgata a divindade masculina Pontos do seu trajeto: VB26, 27, 28	Afecções reumatológicas, artrites gerais e principalmente no quadril, esgotamento, fibromialgia, distúrbios hormonais, impotência tensional, leocorreia, lombalgia, prostatite. Depressão masculina. Dores no quadril e na genitália
yáng weí mài 阳维脈 Vaso de ligação **yáng**	TA5	Faz a conexão com todos os Canais **yáng** Dispersa o Vento-Calor e a hiperatividade do Fígado Expele Fatores Patogênicos Exteriores Pontos do seu trajeto: B63, VB35, VB29, ID10, TA15, VB21, VB13, VB14, VB15, 16, 17, 18, 19, 20, 16, VG16, 15	Alternância de frio e calor, enxaqueca. Dores nas laterais da perna, no tronco, no pescoço e no ouvido

Existem diferentes visões sobre estímulo bilateral, homolateral ou contralateral. Neste capítulo, segue-se a referência da bilateralidade com algumas exceções nas quais a algia se apresenta. Por exemplo:

- Espondilolistese lombar, com dor na lombar à esquerda que irradia para a perna.
  - No lado direito, sedar CS6 e tonificar BP4
  - No lado direito, tonificar TA5 e sedar VB41
- Artrite na coluna e quadril, com dor do lado esquerdo:
  - No lado esquerdo, sedar TA5 e tonificar VB41
  - No lado direito, tonificar ID13 e sedar B62.

Os Canais **rèn mài** e **dū mài** têm seus próprios Pontos, descritos no Capítulo 3. Os outros Canais Extraordinários fazem seu trajeto com os Pontos dos Canais Principais.

PONTOS SHÙ ANTIGOS (WǓ SHÙ)

Os Pontos **Shù** Antigos são utilizados desde a Antiguidade na China. Estão localizados nos 12 Meridianos Principais, nas extremidades dos quatro membros. Seguem uma ordem estabelecida, fazendo uma analogia do fluxo de energia (**qì**) com o fluxo das águas na Terra. São cinco Pontos correspondentes a cinco tipos de força, apresentados na Tabela 2.15.

Em parênteses, apresentam-se os termos chineses usados em outras obras, que não estão atualizados no método pīnyīn. A importância dos tons (acentos) é fundamental, pois palavras iguais, como **Jīng** e **Jǐng**, têm significados e sons diferentes.

Quando os sistemas **yīn** *são afetados, use o ponto nascente.*
Quando a patologia afeta a mudança da compleição, use o ponto manancial.
Quando a patologia se manifesta intermitentemente, use os pontos riacho.
Quando a patologia afeta a voz e há estagnação do **qì** *e do Sangue (***xuè***), use os pontos rio.*
Quando o estômago é afetado e a pessoa apresenta anorexia, use os pontos mar.

Nèijīng Líng Shū

PONTOS DOS CINCO MOVIMENTOS

Cada meridiano da Grande Circulação de Energia contém Pontos dos Cinco Movimentos ou Elementos: Madeira, Fogo, Terra, Metal e Água. O ponto **Dominante, Principal ou de Energia Máxima** de cada Meridiano é aquele que tem o mesmo Movimento ou Elemento do Meridiano. Por exemplo, Fígado é um Meridiano do Elemento Madeira, então o Ponto Dominante do Fígado é o Ponto Madeira do Meridiano do Fígado (F1).

Tabela 2.15 Pontos **Shù** Antigos.

Ideograma	Nome chinês	Tradução	Imagem	Localização	Indicações
井	**Jǐng** (TING)	Poço; fonte da água	Água nascendo no **poço** ou **nascente**	Ângulos ungueais	**Aumenta a produção de qì** Opressão no tórax, palpitações, distúrbios mentais, convulsão, desmaio, reanimação, emergências
榮	**Xíng** (YING, YUNG, IONG)	Reservatório; armazenagem da água	Aumentando o fluxo, forma o **riacho** ou **manancial**	Regiões metacarpofalângicas e metatarsofalângicas	**Ativa a circulação do qì no Meridiano** Febres, distúrbios que alteram a cor da pele
俞	**Shù** (IU)	Abertura; saída da água	Pequenos riachos formando **lagoas** ou **arroios**	Nos carpos/metacarpos, próximo aos punhos, ou nos tarsos/metatarsos, próximo aos tornozelos	**Fortelece a imunidade e o qì no Meridiano** Dores articulares, afecções reumáticas, peso, umidade
經	**Jīng** (KING)	Caminho; corrente da água	Fluindo como um grande **rio**	Punhos e antebraços, tornozelos e pernas	**Estimula a Energia nutriente (yíng qì)** Tosse, asma, desarranjos de garganta e voz
合	**Hé** (HO) Pronuncia-se "ho", de forma expirada	União; convergência da água	Entrando no **mar**	Cotovelos e joelhos	**Reúne o fluxo de qì do profundo ao superficial** Desarranjos gastrintestinais, diarreia É o ponto de saída e entrada de Energia

As Figuras 2.1 e 2.2 apresentam os Pontos Dominantes e a relação dos Movimentos com os Pontos **Shù**. Observando a Figura 2.1, tem-se:

- F1 é o ponto Madeira do Meridiano do Fígado. Ponto Dominante, ponto **Jīng** do Fígado
- F2 é o Ponto Fogo do Meridiano do Fígado. Ponto **Xíng** do Fígado
- F3 é o Ponto Terra do Meridiano do Fígado. Ponto **Shù** do Fígado
- F4 é o Ponto Metal do Meridiano do Fígado. Ponto **Jīng** do Fígado.
- F8 é o Ponto Água do Meridiano do Fígado. Ponto **Hé** do Fígado.

O mesmo ocorre com os outros Meridianos **yīn**. Observando a Figura 2.2, tem-se:

- VB41 é o Ponto Madeira do Meridiano da Vesícula. Ponto Dominante, **Shù** da Vesícula

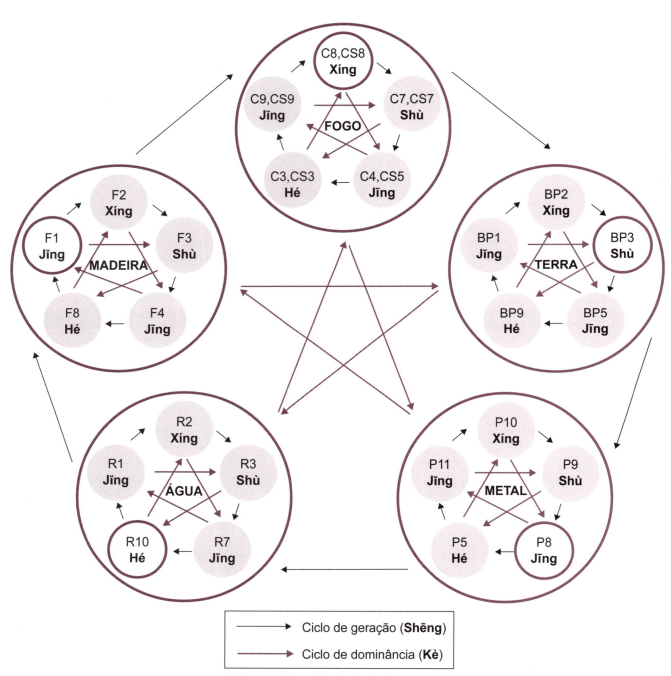

Figura 2.1 Zàng (Órgãos). Meridianos **yīn**.

- VB38 é o Ponto Fogo do Meridiano da Vesícula. Ponto **Jīng** da Vesícula
- VB34 é o Ponto Terra do Meridiano da Vesícula. Ponto **Hé** da Vesícula
- VB44 é o Ponto Metal do Meridiano da Vesícula. Ponto **Jīng** da Vesícula
- VB43 é o Ponto Água do Meridiano da Vesícula. Ponto **Xíng** da Vesícula.

O mesmo ocorre com os outros Meridianos **yáng**.

PONTOS SHÙ ANTIGOS E CINCO MOVIMENTOS RELACIONADOS

Como visto nas Figuras 2.1 e 2.2, cada Meridiano tem seus Pontos dos Cinco Movimentos ou Elementos. Na Tabela 2.16, mostra-se a correspondência dos Pontos dos Movimentos com os Pontos **Shù**. Os Pontos em **negrito** são os pontos Dominantes ou de Energia Máxima. Observa-se que CS e C são do Elemento Fogo e que os Pontos CS8 e C8 são Pontos Fogo.

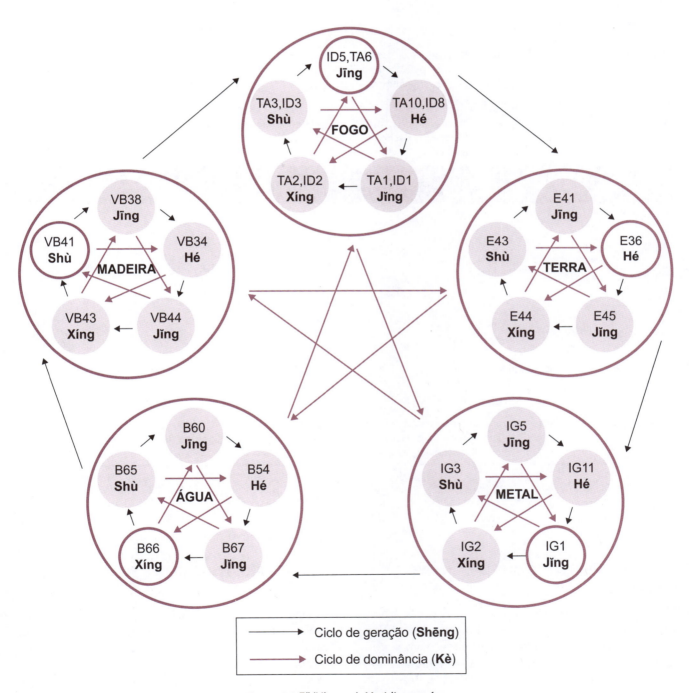

Figura 2.2 **Fǔ**(Vísceras). Meridianos **yáng**.

18 Caminhos de Energia

Tabela 2.16 Pontos dos Movimentos com os Pontos **Shù.**

Meridianos yīn	Jǐng Madeira	Xíng Fogo	Shù Terra	Jīng Metal	Hé Água
P	P11	P10	P9	**P8**	P5
CS	CS9	**CS8**	CS7	CS5	CS3
C	C9	**C8**	C7	C4	C3
BP	BP1	BP2	**BP3**	BP5	BP9
F	**F1**	F2	F3	F4	F8
R	R1	R2	R3	R7	**R10**
Localização	Ângulos ungueais	Regiões metacarpofalângicas e metatarsofalângicas	Punhos e tornozelos	Punhos ou antebraços e tornozelos ou pernas	Cotovelos e joelhos
Energia	"Água nascendo no **poço**"	"Aumentando o fluxo forma-se o **riacho** ou **manancial**"	"Pequenos riachos formam **lagoas** ou **arroios**"	"Fluindo como um **grande rio**"	"Entrando no **mar**"
Meridianos yáng	**Jǐng Metal**	**Xíng Água**	**Shù Madeira**	**Jīng Fogo**	**Hé Terra**
IG	**IG1**	IG2	IG3	IG5	IG11
TA	TA1	TA2	TA3	**TA6**	TA10
ID	ID1	ID2	ID3	**ID5**	ID8
E	E45	E44	E43	E41	**E36**
VB	VB44	VB43	**VB41**	VB38	VB34
B	B67	**B66**	B65	B60	B54(40)*
Localização	Ângulos ungueais	Regiões metacarpofalângicas e metatarsofalângicas	Punhos e tornozelos	Punhos ou antebraços e tornozelos ou pernas	Cotovelos e joelhos
Energia	"Água nascendo no **poço**"	"Aumentando o fluxo forma-se o **riacho** ou **manancial**"	"Pequenos riachos formam **lagoas** ou **arroios**"	"Fluindo como um **grande rio**"	"Entrando no **mar**"

* Existem dois tipos de numeração para os Pontos, nas costas, do Meridiano da Bexiga; indicam-se os dois.

Nos Meridianos **yīn**, os pontos **Shù** são os mesmos dos Pontos Fonte (**yuán**).

CINCO MOVIMENTOS OU ELEMENTOS (WǓ XÍNG)

Na Figura 2.3 visualiza-se uma síntese do conceito dos Cinco Movimentos. Na visão do Taoísmo, o equilíbrio se dá ao vivenciar todos os movimentos, sem se fixar nem ultrapassar qualquer um deles. É referência também para o diagnóstico na MTC e para a aplicação dos Pontos, que serão vistos a seguir. O aprofundamento do conceito dos Cinco Movimentos encontra-se no livro *Macro e Micro cosmos* (Donatelli, 2015).

REGRAS PARA TONIFICAR E SEDAR UM MERIDIANO

No ciclo de geração (**shēng**), um Movimento ou Elemento gera o outro e a relação entre eles é chamada de mãe e filha. No ciclo de dominância (**kè**), um predomina sobre o outro e essa relação é chamada de avó e neta. Pensando terapeuticamente, têm-se as regras apresentadas na Tabela 2.17.

Capítulo 2 ❖ Funções dos Pontos (xuè)

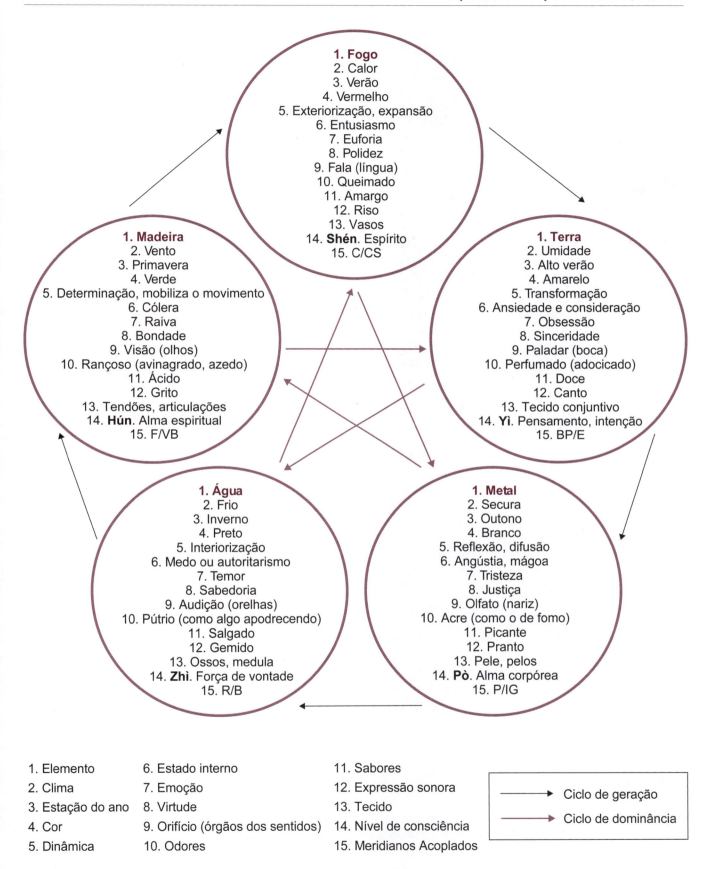

1. Elemento
2. Clima
3. Estação do ano
4. Cor
5. Dinâmica
6. Estado interno
7. Emoção
8. Virtude
9. Orifício (órgãos dos sentidos)
10. Odores
11. Sabores
12. Expressão sonora
13. Tecido
14. Nível de consciência
15. Meridianos Acoplados

→ Ciclo de geração
→ Ciclo de dominância

Figura 2.3 Características de cada Movimento.

20 Caminhos de Energia

Tabela 2.17 Regras para tonificar e sedar um meridiano.

Ciclo de Geração	Ao tonificar a mãe, tonifica-se a filha Ao sedar a filha, seda-se a mãe "No caso de Deficiência, tonificar a mãe; e no caso de Excesso, sedar a filha" (**Nàn Jīng**)
Ciclo de Dominância	Ao tonificar a avó, seda-se a neta Ao sedar a avó, tonifica-se a neta "Se o Fígado está alterado, pode invadir o Baço" (**Nàn Jīng**)

A partir dos conceitos "Cinco Movimentos ou Elementos" e "Pontos **Shù**", seguindo a relação dos "parentes" (filha/mãe/avó), podem-se tonificar ou sedar os Meridianos para regularizar o fluxo de **qí**. Existem vários métodos para isso e é fundamental observar cada situação individualmente, sem generalizar a tabela dos Pontos.

Há duas maneiras complementares de utilização relacionadas aos parentes:

- Nos Pontos do próprio Meridiano relacionados aos outros Movimentos. Por exemplo:
  - P11 é o Ponto Madeira do Meridiano do Pulmão
  - P10 é o Ponto Fogo do Meridiano do Pulmão
  - P9 é o Ponto Terra do Meridiano do Pulmão
  - P8 é o Ponto Metal do Meridiano do Pulmão (Dominante ou de Energia Máxima, por ser Metal no Metal)
  - P5 é o Ponto Água do Meridiano do Pulmão
  - Neste caso, como o Pulmão é Movimento Metal, para tonificá-lo tonifica-se a mãe, Ponto Terra (P9), e seda-se a avó, Ponto Fogo (P10)
  - Para sedá-lo, seda-se a filha, Ponto Água (P5), e tonifica-se a avó, Ponto Fogo (P10).
- Nos Pontos dos outros Movimentos correspondentes. No mesmo exemplo:
  - Para tonificar o Pulmão, tonifica-se o Movimento mãe, que seria o Ponto Dominante da Terra (BP3), e seda-se o Ponto Dominante da avó (C8)
  - Para sedá-lo, seda-se o Movimento filha, Ponto Dominante da Água (R10), e tonifica-se o Ponto Dominante da avó (C8).

Observa-se que sempre é usado o Ponto Dominante, como se ele fosse um embaixador, ou seja, o representante máximo de um "estado", no caso, um Movimento para o outro. Além desse papel, o Ponto Dominante também tem efeito no próprio Meridiano para harmonizá-lo, promovendo a circulação do **qì**.

Somando-se estas regras, chega-se à síntese para tonificar ou sedar um Meridiano:

1. Para tonificar um Meridiano:

- Tonifica-se o ponto do Meridiano relativo ao Movimento mãe. Exemplo no Meridiano do Pulmão: P9, que é o Ponto Terra do Pulmão (Metal). Este tópico corresponde ao ponto de Tonificação dos Pontos de Comando
- Tonifica-se o Ponto Dominante do Movimento mãe. Exemplo: BP3 (Terra) para tonificar P (Metal)
- Seda-se o Ponto do Meridiano relativo ao Movimento avó. Exemplo: P10, que é o Ponto Fogo do Pulmão (Metal)
- Seda-se o Ponto Dominante do Movimento avó. Exemplo: C8 (Fogo) para tonificar P (Metal).

2. Para sedar um meridiano:

- Seda-se o Ponto do Meridiano relativo ao Movimento filha. Exemplo no Meridiano do Intestino Grosso: IG2, que é o Ponto Água do Intestino Grosso (Metal). Este tópico corresponde ao Ponto de sedação dos Pontos de Comando
- Seda-se o Ponto Dominante do Movimento filha. Exemplo: B66 (Água) para sedar IG (Metal)
- Tonifica-se o Ponto do Meridiano relativo ao Movimento avó. Exemplo: IG5 que é o Ponto Fogo do IG (Metal)
- Tonifica-se o Ponto Dominante da avó. Exemplo: ID5 (Fogo) para sedar IG (Metal).

Há uma exceção à regra "tonifica-se a mãe, tonifica-se a filha" na relação do Movimento Água para a Madeira, pois a Água é **yīn**, não tendo o potencial de tonificar o **yáng** da Madeira (que é **yáng**); assim, o Ponto F8 (Ponto Água da Madeira) tonifica o **yīn** do Fígado.

O Capítulo 5 descreve como aplicar a massagem e a agulha para tonificar e sedar um Ponto.

ESTRATÉGIAS PARA APLICAÇÃO DOS PONTOS SHÙ

A partir de um quadro diagnóstico em que se deve tonificar e sedar alguns Meridianos, tem-se na Tabela 2.18 quatro pontos potenciais; porém, devemos selecioná-los de acordo com a circunstância:

- Se só há um Meridiano desarmônico, pode-se usar os quatro Pontos
- Se há mais de um Meridiano desarmônico, é necessário verificar o quadro geral ao usar os Pontos Dominantes, observando-se que:
  - Não se pode tonificar e sedar um mesmo Ponto. Exemplo: Pulmão e Coração em Excesso. Para sedar o P, sedar-se-ia o R10 (regra "seda-se filha, seda-se mãe"). Para sedar o C, tonificar-se-ia o R10

Tabela 2.18 Aplicação dos Pontos **Shù** Antigos.

Meridiano	Para tonificar				Para sedar			
	Ciclo de geração Trabalhar tonificando		Ciclo de dominância Trabalhar sedando		Ciclo de geração Trabalhar sedando		Ciclo de dominância Trabalhar tonificando	
P	P9	BP3	P10	C8	P5	R10	P10	C8
IG	IG11	E36	IG5	ID5	IG2	B66	IG5	ID5
E	E41	ID5	E43	VB41	E45	IG1	E43	VB41
BP	BP2	C8	BP1	F1	BP5	P8	BP1	F1
C	C9	F1	C3	R10	C7	BP3	C3	R10
ID	ID3	VB41	ID2	B66	ID8	E36	ID2	B66
B	B67	IG1	B54	E36	B65	VB41	B54	E36
R	R7	P8	R3	BP3	R1	F1	R3	BP3
CS	CS9	F1	CS3	R10	CS7	BP3	CS3	R10
TA	TA3	VB41	TA2	B66	TA10	E36	TA2	B66
VB	VB43	B66	VB44	IG1	VB38	ID5	VB44	IG1
F	F8	R10	F4	P8	F2	C8	F4	P8
Pontos Shù	Relativo ao elemento da mãe	Dominante da mãe	Relativo ao elemento da avó	Dominante da avó	Relativo ao elemento da filha	Dominante da filha	Relativo ao elemento da avó	Dominante da avó
Pontos de Comando	Tonificação	Horário		Horário	Sedação	Horário		Horário

(regra "tonifica-se avó, seda-se neta"). Assim, não se usaria este Ponto
- Não se pode usar o Ponto quando ele equilibra um Meridiano, mas acirra o desequilíbrio em outro. Exemplo: Pulmão e Rim em Deficiência. Para tonificar o Pulmão, tonificar-se-ia o BP3 (regra "tonifica mãe, tonifica filha"), mas, ao fazer isso, sedar-se-ia o Rim (regra "tonifica a avó, seda filha"). Assim, não usaria este Ponto.

DISTÂNCIAS (CÙN, PRONUNCIA-SE "TSUN")

Tamanho entre as pregas articulares da segunda falange do dedo médio, ou da largura maior do nó articular da falange do polegar do paciente (Figura 2.4). Essas distâncias são usadas para localizar precisamente os Pontos no trajeto dos Meridianos e estão descritas na Figura 2.5, que apresenta uma numeração em linhas paralelas nos membros, no abdome e na curva da cabeça.

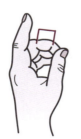 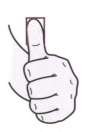 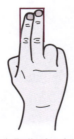 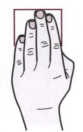

1 distância   1 distância   1,5 distância   3 distâncias

Figura 2.4 Distâncias (**cùn**).

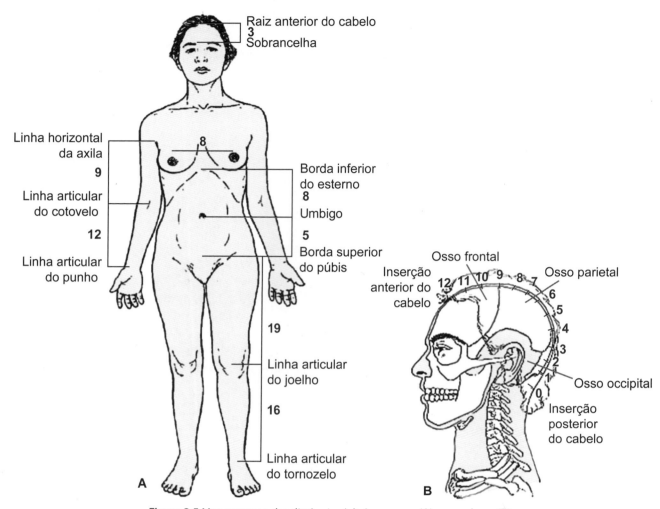

Figura 2.5 Mapeamento das distâncias (**cùn**) no corpo (**A**) e na cabeça (**B**).

3 Atlas dos Meridianos e Pontos

INTRODUÇÃO

Este atlas está dividido didaticamente em descrição dos Canais e descrição dos Pontos. Na descrição de cada Canal, é apresentada uma visão ampla do contexto e do trajeto do Meridiano. No início da página, consta o nome simplificado do Meridiano que corresponde a um Órgão ou Víscera (**zàng fǔ**) – exceto Triplo Aquecedor e Circulação-Sexo, que são sistemas energéticos – e seu contexto nos seguintes aspectos:

- Sua região no corpo: circula nos braços (**shǒu**) ou nas pernas (**zú**)
- Sua natureza: **yīn** ou **yáng**
- Sua denominação: velho (**tài**), jovem (**shào**), mínimo (**jué**) ou máximo (**míng**).

Exemplo do Pulmão (**fèi**): **shǒu táiyīn fèi jīng**. Tradução: Meridiano velho **yīn** do braço.

Em seguida, o contexto do Meridiano dentro dos conceitos:

- Relógio Cósmico, horário de maior atividade no ciclo dia e noite
- Cinco Movimentos ou Elementos ligados ao ciclo do ano.

Na sequência, apresenta-se a figura do Meridiano inserido no esqueleto com os pontos e as distâncias (**cùn**) e, ao final da página, a localização descritiva do trajeto do Meridiano na linguagem da nômina anatômica (Figura 3.1).

Já para a descrição dos Pontos conta-se com os seguintes recursos, apresentados na Figura 3.2:

- Figura do Meridiano inserida no sistema muscular, com Pontos ressaltados
- Nome do Ponto em chinês, em **pīnyīn** e a tradução
- Localização descritiva do Ponto na linguagem da nômina anatômica, com referências ósseas fa-

cilmente localizáveis e os músculos onde o Ponto se encontra

- Foto da localização do Ponto com digitopuntura
- Indicações terapêuticas e contraindicações, selecionadas com base em ampla pesquisa e experiência prática
- Funções energéticas organizadas em uma linguagem sintética, acessível e precisa
- Utilização do toque para a reorganização dos tecidos do corpo.

A disposição dos Canais segue a ordem da sequência do fluxo energético, no ciclo da rotação da Terra (Relógio Cósmico), dos 12 Meridianos Principais, iniciando pelo Pulmão, já que este é a referência do marco inicial e derradeiro na vida humana. Os dois Vasos Maravilhosos (VC e VG) finalizam a sequência dos Canais.

Para melhor compreensão dos conceitos apresentados na descrição dos Pontos, é importante esclarecer algumas noções e abordagens, explicadas detalhadamente a seguir.

INDICAÇÕES PARA TRATAMENTOS

As indicações para tratamentos são referências dos potenciais que os Pontos têm. Com base em pesquisas bibliográficas e experiência em atendimento, é possível esclarecer os desarranjos, organizando as informações encontradas. Na primeira frase, indicam-se os sintomas fisiológicos (em ordem alfabética) e, na segunda, as regiões com dores, deixando na primeira termos usuais que indicam dores, como cervicalgia, lombalgia ou Síndrome da Obstrução Dolorosa em alguma região – este termo é usado por Maciocia e indica a síndrome **bì** (**bì zhèng**), caracterizada por sintomas de dor decorrentes de Padrões de Desarmonia Frio, Vento e Umidade.

Na terminologia dos sintomas indica-se primeiramente a manifestação, seguida do termo patológico

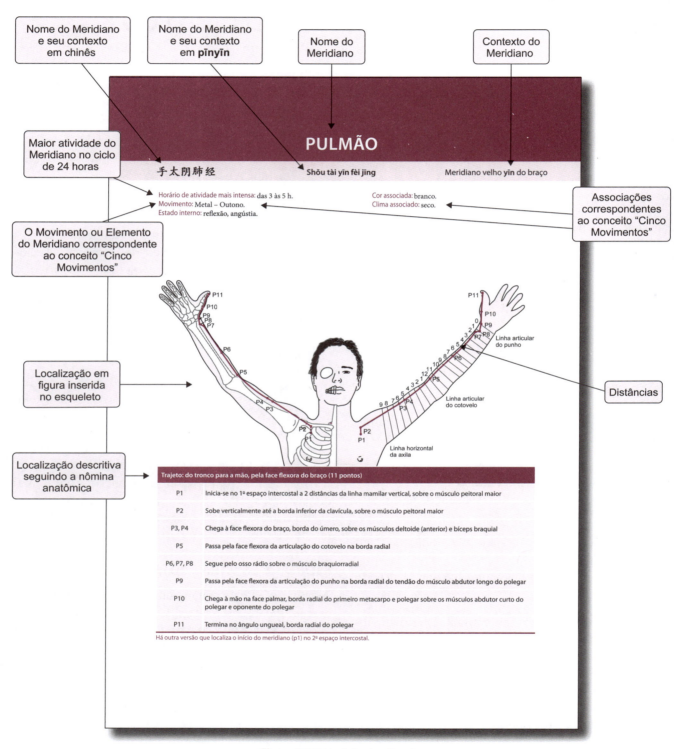

Figura 3.1 Descrição dos Canais.

Capítulo 3 ❖ Atlas dos Meridianos e Pontos   25

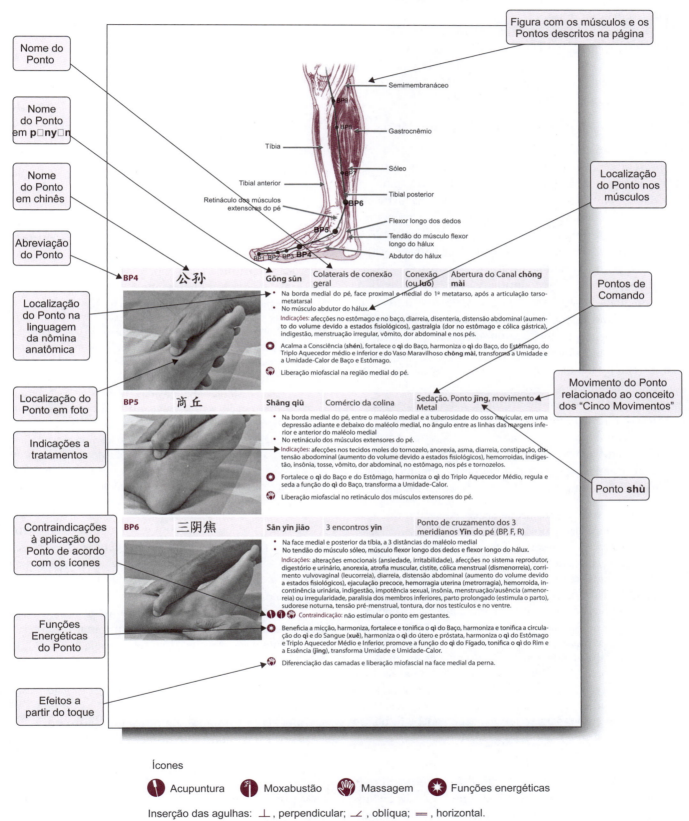

Figura 3.2 Descrição dos pontos.

(dos sintomas não comuns). Por exemplo, dificuldade de respirar (dispneia), inflamação nas mamas (mastite), sangramento no nariz (epistaxe), vômito com sangue (hematêmese).

Os sintomas ligados ao fluxo menstrual localizam-se em "menstruação", em ordem alfabética, seguidos do desarranjo (amenorreia, menorragia e irregularidade). A dismenorreia está indicada em "cólicas menstruais" e a metrorragia em "hemorragia uterina".

Fatores emocionais, da psique e da consciência

Procurou-se utilizar uma linguagem descritiva para apresentar os sintomas ligados às emoções, à psique e à mente, em virtude da complexidade do tema. Na visão ocidental, seria possível generalizar os distúrbios como psicopatologias, dividindo-os didaticamente em doenças neurológicas e genéticas (p. ex., síndrome de Down, retardo mental, autismo, hidrocefalia) e psiquiátricas (p. ex., paranoia, esquizofrenia, psicose, fobias, pânico, delírio), entre outras. Como afirma Helena Campiglia, em seu livro *Psique e Medicina Tradicional Chinesa*: "nas primeiras [neurológicas e genéticas], há uma má formação cerebral ou alteração de atividades cognitivas; e, nas segundas [psiquiátricas], existe uma impossibilidade de estruturação da personalidade, havendo, desta forma, cisões na estrutura psíquica".

Neste atlas, esses desarranjos foram classificados como distúrbios mentais, transtornos psíquicos e alterações emocionais. Na visão ocidental, serão consideradas as alterações emocionais partindo-se das referências abordadas por Antonio Damásio, médico neurocientista, em seu livro *O Mistério da Consciência*:

> A menção da palavra emoção em geral traz à mente uma das assim chamadas emoções primárias ou universais: alegria, tristeza, medo, raiva, surpresa ou repugnância [...] e outros comportamentos chamados de emoções secundárias ou de fundo como embaraço, ciúme, orgulho, bem-estar, mal-estar, calma, tensão. Emoções são conjuntos complexos de reações químicas e neurais, formando um padrão; todas as emoções têm algum tipo de papel regulador a desempenhar, levando, de um modo ou de outro, à criação de circunstâncias vantajosas para o organismo em que o fenômeno se manifesta; as emoções estão ligadas à vida de um organismo, ao seu corpo, para ser exato, e seu papel é auxiliar o organismo a conservar a vida.

Emoções não são desarranjos; ao contrário, são potenciais que permitem a relação dos estados internos com o meio. Esses potenciais ou emoções são encontrados no conceito dos Cinco Movimentos do Taoísmo e na Medicina Tradicional Chinesa (MTC):

- Raiva (ou cólera, irritabilidade) ligada ao elemento Madeira
- Alegria (ou entusiasmo) ligada ao elemento Fogo
- Ansiedade (ou preocupação) ligada ao elemento Terra
- Tristeza (ou mágoa, angústia) ligada ao elemento Metal
- Medo ligado ao elemento Água.

Em algumas traduções do **NèiJīng Sù Wèn**, a emoção do elemento Terra é interpretada como consideração ou simpatia. Há autores que criticam essa tradução, mas ela faz sentido, já que o elemento Terra transita entre todos os outros e representa a receptividade e a transformação, segundo o trigrama Terra (três linhas **yīn**) do livro **Yì Jīng** (*Tratado das Mutações*), o primeiro material escrito do Taoísmo. Assim, quando estão presentes esses termos das emoções nos sintomas, significa que há uma alteração nesses potenciais, ou seja, excesso ou dispersão na emoção, ou, mais claramente, a emoção reprimida (não expressa) ou a hiperafetação por meio dela, de maneira que a emoção já não tem mais um papel regulador, mas etiopatogênico.

> Somos tão incapazes de impedir uma emoção quanto de impedir um espirro. Podemos tentar impedir a expressão de uma emoção, mas em essência, o que conseguimos adquirir é uma capacidade para disfarçar algumas das manifestações externas de emoção, sem jamais podermos bloquear as mudanças automáticas que ocorrem nas vísceras e no meio interno [...] Propus que o termo emoção seria usado para designar o conjunto de reações, muito delas publicamente observáveis, e sentimento fosse reservado para a experiência mental privada de uma emoção. (Damásio, 2005)

Segundo a MTC, alterações emocionais, transtornos psíquicos e doenças prolongadas, genéticas e congênitas são considerados fatores etiológicos de todas as doenças mentais, isto é, todos esses fatores podem ser a origem das alterações mentais. Nos livros clássicos sobre acupuntura, há uma diversidade de termos usados indistintamente para descrever os sintomas das alterações mentais. Neste atlas, a terminologia foi dividida didaticamente em:

- Alterações emocionais, nomeando a emoção desequilibrada
- Transtornos psíquicos, nomeando a síndrome
- Distúrbios mentais, sem nomear, considerando a observação do parágrafo anterior ou nomeando a patologia (a partir dos clássicos de acupuntura).

Os pontos **jǐng** de todos os Meridianos, dos Pontos **shù** Antigos, são utilizados para distúrbios mentais e/ou convulsão e desmaios.

Separaram-se dos três tópicos anteriores outros sintomas que podem ser considerados desarranjos do sistema nervoso: anorexia, bulimia, convulsão, desmaio, insônia e agitação mental, que estarão em ordem alfabética nas indicações adiante.

Os textos clássicos da MTC e do Taoísmo mostram a relação entre distúrbios mentais, psíquicos e emocionais no conceito **shén**, traduzido como "consciência" ou "espírito".

> Em chinês, **shén** também é chamado de Rei de Jade, que significa consciência pura, serena, silenciosa, porém repleta de vida, pode ser traduzido como Deus, ou Deuses, espírito ou consciência. Quando o Cristianismo entrou na China, os primeiros tradutores da Bíblia, os missionários jesuítas, usaram a palavra **shén** para significar Deus [...] É uma consciência universal, comum a todos os seres, pequenos seres, desde insetos, passando por grandes, como pedras e montanhas, a imensos, como planetas e galáxias, todos possuem essa consciência sem forma própria, transparente. (Cherng, 2000)

No **NèiJīng Sù Wèn**, encontra-se:

> O que é o espírito (**shén**)? O espírito não pode ser escutado com o ouvido. O olho deve ser brilhante de percepção e o Coração deve ser aberto e atento para que o espírito se revele subitamente através da própria consciência de cada um. Não se pode exprimir pela boca; só o Coração sabe exprimir tudo quanto pode ser observado. Se se presta muita atenção, pode-se ficar a saber subitamente, mas também se pode perder de repente esse saber. Mas **shén**, o espírito, torna-se claro para o homem como se o vento tivesse varrido as nuvens. Por isso se fala dele como espírito.

Na visão da MTC, **shén** também é traduzido como "mente", lembrando que na cultura Taoísta não há a divisão entre corpo e mente, mas distingue-se o corpo como a aparência física, onde se pode investigar os desequilíbrios, e a mente como um instrumento da Consciência (**shén**) alojado no Coração. "Como um copo ou cálice, o Coração contém o Sangue e o **shén**, que são o seu conteúdo, seu vinho sagrado" (Campiglia, 2004).

Por outro lado o ideograma **xīn** (coração) também é interpretado como sentimento, pensamento ou mente. Em uma visão mais atual, pode ser interpretado como um potencial do córtex ligado ao sentimento. Assim, o **shén** é uma Consciência universal que se aloja no Coração (do sentido essencial dos seres), atua nas faculdades mentais, representa a origem da psique e da consciência individual (**hún**) e da potência criativa da vida. Em psicologia é o nosso *self* (si mesmo), mas sua força imensurável quando se fixa nos pensamentos e nos níveis

restritos de consciência egoica causa as neuroses, os desequilíbrios psiquiátricos e o desgaste do **qì** ancestral.

Nas indicações para tratamentos no tópico transtornos psíquicos não foi citado o termo *neurose*; preferiu-se relativizá-lo, pois ao se observar esta perturbação psíquica, todos a vivenciam em graus diferentes. As neuroses podem se manifestar como uma válvula de transformação, mas também pode ser um fator patogênico.

Deve-se estar ciente de que a aplicação dos Pontos não deve ser vista de maneira reducionista, na busca de cura para uma doença mental ou psiquiátrica, mas sim em uma abordagem holística, para a qual cooperam também fatores como alimentação, hábitos, trabalhos corporais e respiratórios, comportamento interpessoal, fitoterapia e apoio terapêutico psicológico, energético e medicinal.

> As psicopatologias mais graves dificilmente poderão ser abordadas somente com a MTC [...] seria insuficiente para dar suporte a um ego desestruturado, e para as doenças genéticas ou congênitas. A abordagem na MTC pode, no máximo, melhorar as condições do paciente para que ele tolere maiores variações do meio externo, sem sofrer a ameaça de desintegração ou cisão de sua estrutura psíquica. Por exemplo, o tratamento ajuda a amenizar uma crise e diminuir o número das crises desencadeadas em um paciente psicótico. Já no caso das fobias mais leves e até nos ataques de pânico, os relatos de casos são positivos em relação à MTC. Com o aumento da reserva de energia do paciente, ele consegue, muitas vezes, não desencadear o processo que o levará à resposta fóbica ansiosa. (Campiglia, 2004)

Aspectos da consciência (shén)

> O Coração encerra o **shén**...O Baço encerra o **yì**...O Fígado encerra o **hún**...O Pulmão encerra o **pò**...O Rim encerra o **zhì**. (**NèiJīng Líng Shù**)

O **shén** universal se desdobra em cinco aspectos na Consciência humana, relacionados com os Cinco Movimentos ou Elementos e aos Meridianos correspondentes (Tabela 3.1). As alterações nesses aspectos se expressam em manifestações psíquicas, emocionais e de comportamento, ou, no sentido inverso, alteram um ou mais aspectos essenciais da Consciência (**shén**).

O **zhì** é traduzido como força de vontade, mas não se trata da vontade como intenção, pois esta está relacionado com o **yì**; trata-se de uma capacidade interior para realizar. Na linguagem chinesa, usa-se juntamente o **yì zhì**, expressando vontade e intenção. O termo ocidental "volição" esclarece bem essa força, é o pulso da

Tabela 3.1 Cinco aspectos do **shén**.

Aspecto	Faculdades	Movimento ou Elemento	Meridiano (zàng)	Alterações
Shén Espírito ou Consciência individual	Consciência, mente, memória, cognição Neocórtex Capacidade de reconhecer as emoções Visão psicológica: *self*	Fogo	Coração	Doenças neurológicas, psicopatologia Euforia, alegria excessiva, expectativa na relação e desejo ardente Ausência de comunicação e exteriorização e desprazer
Pò Alma corpórea	Instinto, reflexos, sentidos, reação de luta e fuga Cérebro reptiliano Capacidade de estruturar o corpo, homeostase física Visão psicológica: *id, anima* (no homem) e o *eros* (na mulher)	Metal	Pulmão	Baixa de imunidade, vulnerabilidade às doenças e desestabilidade ao se relacionar com os outros Mágoa, angústia exacerbada e melancolia Incapacidade de se perceber, egoísmo e dissimulação
Hún Alma espiritual	Movimento e pulsões de vida, emoções, impressões subjetivas, decisão Cérebro: sistema límbico Capacidade de autodiscernimento, inspiração, visão e projeção no mundo Visão psicológica: memória inconsciente, *animus* (na mulher) e *logos* (no homem)	Madeira	Fígado	Excesso de arbitrariedade e da força egoica ou falta de projeção no mundo Raiva, irritabilidade, descontrole, agressividade, indignação e frustração Indecisão, preguiça, culpa, perda de motivação e tédio
Yì Intenção, pensamento	Pensamento, inteligência, concentração, memorização, vontade Direção do pensamento, intenção Capacidade de produção e armazenamento das ideias Visão psicológica: imagem corporal	Terra	Baço	Excesso de pensamento Ansiedade exacerbada, obsessividade (ideias fixas e recorrentes) Apatia, falta de concentração, dificuldade de raciocínio lógico
Zhì Força de vontade	Hereditariedade, vontade de viver Direcionamento para a mobilização da energia vital Capacidade de realização, imunidade, persistência Visão psicológica: autopreservação.	Água	Rim	Sentimento de inferioridade Medo, pânico e fobias Falta de noção dos limites e autoritarismo

vontade e da intenção, como um impulso de vida, sem um objeto externo projetado.

CONTRAINDICAÇÕES

Nas contraindicações ao Ponto, pode haver diferenças de acordo com a experiência profissional dos autores. Uma síntese das indicações de vários autores da acupuntura, moxabustão, **tuīná**, **do in** foi feita nesta obra, além da experiência do autor em clínica desde 1983. Para conhecer os autores pesquisados, ver a Bibliografia.

FUNÇÕES ENERGÉTICAS

Qì (fluxo de energia)

O estímulo nos Pontos busca a manutenção do fluxo do **qì**, por isso são usados os termos "circular", "difundir", "descongestionar", "desobstruir" ou "harmonizar" o **qì**.

Yīn e yáng

A circulação do **qì** está ligada à complementaridade do **yīn** e **yáng** (Figura 3.3). A energia **yīn** é uma força que abre o caminho e transforma, já a energia **yáng** mobiliza e ativa. Quando essas forças estão desarmônicas, podem estar em Excesso (**shí**) ou Deficiência (**xū**); por isso, utilizam-se os termos "tonificar", "sedar", "harmonizar" ou "regular" o **qì**.

Substâncias Fundamentais

O **qì**, os Líquidos Orgânicos (**jīngyè**), a vitalidade do Sangue (**xuě**) e o **qì** Ancestral, chamado de Essência

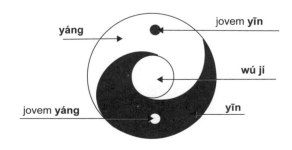

Figura 3.3 Tài jí.

(**jīng**), são a base das Substâncias Fundamentais e formam o **yuánqì** ou Energia Original, ou da Fonte –, que reside no Rim. O fluxo do **qì** promove a reserva, o abastecimento e a transformação das Substâncias Fundamentais e, por meio do Meridiano Triplo Aquecedor, chega a todos os Meridianos nos Pontos Fonte, mantendo a função dos Órgãos e Vísceras (**zàng fŭ**).

Fisiologia das Substâncias Fundamentais

A fonte de Energia adquirida (**jīng qì** Adquirido) se processa na alimentação e respiração. Os alimentos captados no Estômago serão transformados pelo Baço e produzem a Energia dos Alimentos, chamada de **gú qì**. A Energia do ar (**kōng qì**), processada pela respiração por meio do Pulmão e difundida pelo Coração, soma-se àquela captada da alimentação e produz o **qì** do tórax, chamado de **zōng qì** (Figura 3.4). A soma do **zōng qì** com o **yuánqì** forma o **zhèng qì** ou Energia Verdadeira ou Correta, que circula em todos os Meridianos e tem seu aspecto de proteção no **qì** Defensivo (**wèi qì**), que é uma força **yáng**, da resistência do organismo e o **qì** de Reabastecimento ou de Nutrição (**yíng qì**), uma força **yīn** que subsidia o Sangue (**xuě**).

A forma mais sutil do **qì** no corpo é o **shén**. São utilizados os termos "acalmar", "afastar", "estabilizar", "desbloquear", "fortalecer", "harmonizar", "nutrir", "regular", "restaurar", "produzir" e "tonificar" essas Substâncias Fundamentais. Os Pontos para a regulação das Substâncias Fundamentais constam no Capítulo 5.

Fatores Patogênicos

Cada um dos Cinco Movimentos está associado a um clima. Quando em Excesso ou Deficiência, o clima pode ser um fator patogênico atuando internamente nos Canais – esses desequilíbrios são denominados Energia Perversa (**xiéqì**). Adotam-se os termos "dispersar o Calor, o Frio e o Vento" e "transformar a Umidade", que são fatores de Excesso de **qì**, e "umedecer a Secura", que é um Padrão de Deficiência. Quando esses termos são citados, referem-se ao próprio Canal em questão, por exemplo: no ponto ID 1, dispersa o Vento-Calor (do próprio ID); e, quando o Ponto abordado tem o efeito em outro Canal, este é citado como no exemplo do ID 1 (dispersa o Calor do Coração). Os Fatores Patogênicos serão mais aprofundados no Capítulo 4, e os Pontos para seu reequilíbrio constam no Capítulo 5.

Xuě

O Sangue (**xuě**) também é uma forma de **qì**, embora mais densa. Tem sua base no **qì** dos Alimentos (**gú qì**)

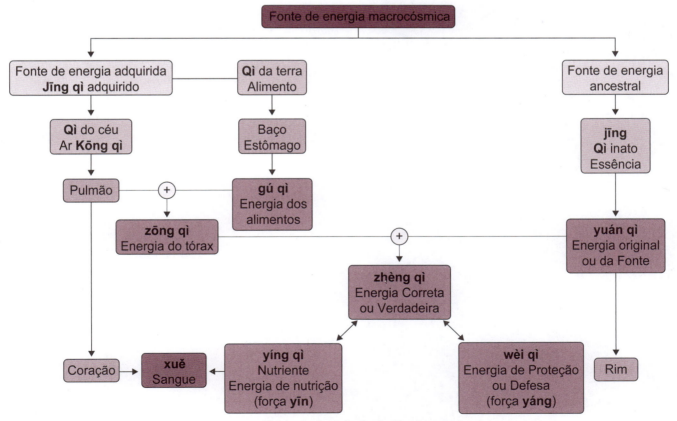

Figura 3.4 Fisiologia das Substâncias Fundamentais.

e circula o **qì** Nutritivo (**yíng qì**). Para a sua circulação, precisa da força motriz do **qì**, e este depende do Sangue (**xuě**) para a nutrição e para a sua base material no corpo. O Sangue (**xuě**) é gerado e nutrido pelo **qì** e, ao mesmo tempo, nutre e abastece o **qì** Essencial (**jīng**). São apontados os Fatores Patogênicos do Sangue (**xuě**): Deficiência, Exaustão, Acúmulo, Calor e Estagnação (em outros livros encontra-se o termo estase). São usados os termos: "circular", "dispersar o Calor", "desobstruir a estagnação", "estimular", "fortalecer", "harmonizar", "nutrir", "revigorar" e "tonificar o Sangue" (**xuě**) ou o **qì** do Sangue (**xuě**).

Ascendência e descendência

> Sem ascendência e descendência, não haveria nascimento, crescimento, transformação, colheita e armazenamento. Todos os sistemas dependem destas funções. (**NèiJīng Sù Wèn**)

O bom funcionamento fisiológico também está ligado às direções do fluxo do **qì**. O Pulmão e o Coração direcionam o **qì** em descendência ao Rim. O Estômago direciona o **qì** (impuro) em descendência, e o Baço (que transforma) direciona o **qì** (puro) em ascendência para Pulmão e Coração. O Rim direciona o **qì** em ascendência ao Pulmão e ao Coração, e o Fígado, apesar de impulsionar o **qì** para todas as direções, também é ascendente. A desorganização dessas direções desequilibra o sistema (p. ex., a descendência do Baço causa diarreia, a ascendência do Estômago provoca náuseas e vômito e a ascendência do Pulmão causa dispneia).

> Quando o Pulmão é afetado, o **qì** rebela-se em ascendência, causando dispneia e dores nos ombros e costas. (**Nèijīng Sù Wèn**)

São utilizados os termos "estimular" a descendência ou ascendência do **qì** do Canal ou "redirecionar" o **qì** em contracorrente.

EFEITOS DO TOQUE

Tuīná e do in

Na utilização do toque, o Ponto deve ser estimulado, em média, por 3 min. No Capítulo 5 são indicados outros recursos.

Liberação miofascial

O sistema miofascial é constituído pelo conjunto do tecido conjuntivo e forma uma rede que une todos os segmentos do corpo: da fibra muscular (célula), passando pelas artérias, veias, medula (meninge), órgãos (pericárdio, no coração), ossos (periósteo), tendões e ligamentos até o envolvimento do músculo, onde é chamado de fáscia.

Entre outras funções, esse sistema mantém a capacidade de movimento interno entre os tecidos moles. Quando os tecidos estão restritos ou aderidos, impedem a movimentação do corpo. O toque promove a hidratação do tecido restrito, a substância fundamental que, inicialmente em estado gel, se torna mais solúvel – essa mudança chama-se tixotropia. Utiliza-se o termo "liberação miofascial" como síntese desse processo, além de outros termos como diferenciação das camadas miofasciais, deslocamento das fáscias entre duas estruturas, redistribuição das pressões teciduais e desobstrução da densidade tecidual.

PULMÃO

手太阴肺经   **Shǒu tàiyīn fèi jīng**   Meridiano velho **yīn** do braço

Horário de atividade mais intensa: das 3 às 5 h.
Movimento: Metal – Outono.
Estado interno: reflexão, angústia.

Cor associada: branco.
Clima associado: seco.

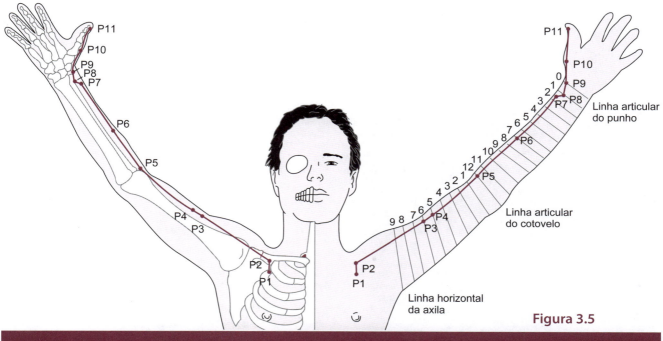

Figura 3.5

Trajeto: do tronco para a mão, pela face flexora do braço (11 pontos)	
P1	Inicia-se no 1º espaço intercostal a 2 distâncias da linha mamilar vertical, sobre o músculo peitoral maior
P2	Sobe verticalmente até a borda inferior da clavícula, sobre o músculo peitoral maior
P3, P4	Chega à face flexora do braço, borda do úmero, sobre os músculos deltoide (anterior) e bíceps braquial
P5	Passa pela face flexora da articulação do cotovelo na borda radial
P6, P7, P8	Segue pelo osso rádio sobre o músculo braquiorradial
P9	Passa pela face flexora da articulação do punho na borda radial do tendão do músculo abdutor longo do polegar
P10	Chega à mão na face palmar, borda radial do primeiro metacarpo e polegar sobre os músculos abdutor curto do polegar e oponente do polegar
P11	Termina no ângulo ungueal, borda radial do polegar

Há outra versão que localiza o início do meridiano (P1) no 2º espaço intercostal.

32 Caminhos de Energia

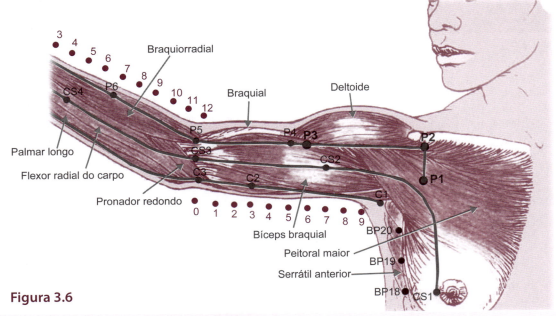

Figura 3.6

| P1 | 中府 | **Zhōng fǔ** | Palácio central | Alarme |

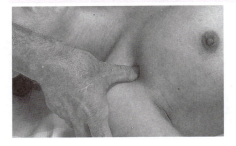

- No tórax, no 1º espaço intercostal, a 2 distâncias laterais da linha do mamilo (ou 6 distâncias da linha média), na linha vertical axilar, 1 distância abaixo da borda inferior da clavícula (do Ponto P2). Alguns autores localizam no 2º espaço intercostal
- Nos músculos peitorais maior e menor, intercostais e margem medial do deltoide anterior. ∠ 0,5 a 0,8 **cùn**

  Indicações: asma, bronquite, dificuldade de respirar (dispneia), pneumonia, tosse. Dor na região torácica.

✳ Descongestiona o **qì** do Triplo Aquecedor Superior, dispersa o Calor, estimula a descendência do **qì** do Pulmão, tonifica o **qì** da Essência (**jīng**).

✿ Liberação miofascial na região dos músculos peitorais e diferenciação tecidual dos músculos peitoral maior e deltoide.

| P2 | 云门 | **Yú mén** | Porta da nuvem |

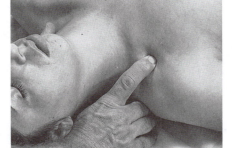

- No tórax, na borda inferior da clavícula, a 6 distâncias da linha média, na linha vertical do Ponto P1
- Na depressão formada pelos músculos peitoral maior e deltoide anterior. ∠ 0,5 a 0,8 **cùn**

  Indicações: asma, bronquite, dificuldade de respirar (dispneia), pneumonia, Síndrome da Obstrução Dolorosa do ombro, tosse. Dor nos braços, nos ombros e na região torácica.

✳ Dispersa o fluxo excessivo do **qì** no Pulmão, estimula a descendência do **qì** do Pulmão.

✿ Liberação miofascial na região dos músculos peitorais e diferenciação tecidual dos músculos peitoral maior e deltoide.

| P3 | 天府 | **Tiān fǔ** | Palácio celestial |

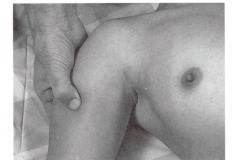

- Na face flexora do braço, na borda radial do úmero, 3 distâncias abaixo da linha horizontal axilar ou 6 distâncias acima da articulação do cotovelo
- Na borda radial do músculo bíceps braquial. ⊥ 0,3 a 0,5 **cùn**

  Indicações: alterações emocionais (estado depressivo, tristeza), bronquite, dificuldade de respirar (dispneia), resfriado, sangramento no nariz (epistaxe), tosse, transtornos psíquicos (agorafobia, transtorno bipolar ou maníaco-depressivo, claustrofobia, confusão mental). Dor nos braços.

✳ Atua nas alterações emocionais decorrentes da desarmonia do Pulmão, dispersa o Calor, regula o **qì** do Pulmão.

✿ Diferenciação tecidual dos músculos bíceps braquial, tríceps braquial e braquial, relaxamento do bíceps braquial e do deltoide.

Capítulo 3 ❖ Atlas dos Meridianos e Pontos   33

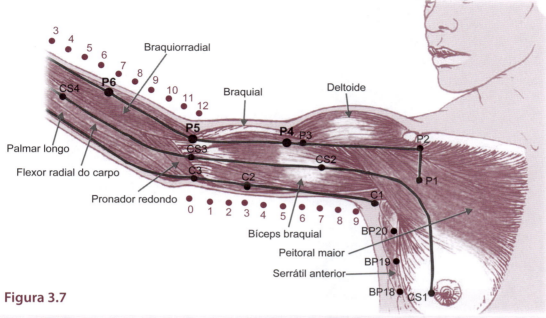

Figura 3.7

P4 侠白 Xiá bái — Pressão do branco

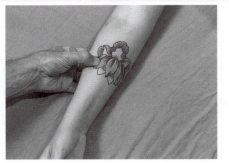

- Na face flexora do braço, na borda radial do úmero, 4 distâncias abaixo da linha horizontal axilar ou 5 distâncias acima da articulação do cotovelo
- Na borda radial do músculo bíceps braquial. ⊥ 0,3 a 0,5 **cùn**

Indicações: dificuldade de respirar (dispneia), tosse, vômito com sangue (hematêmese). Dor nos braços.

✳ Regula o **qì** do Pulmão.

✋ Diferenciação tecidual dos músculos bíceps braquial e braquial, relaxamento do bíceps braquial.

P5 尺泽 Chǐ zé — Pântano de um pé — Sedação — Ponto **hé**, movimento Água

- Na face flexora do braço, na borda radial da linha articular do cotovelo
- Na borda radial do tendão do músculo bíceps braquial e nos músculos braquial e braquiorradial. ⊥ 0,5 a 0,8 **cùn**

Indicações: Alterações emocionais (estado depressivo, irritabilidade, preocupação, tristeza), bronquite, convulsão infantil, desarranjos gastrintestinais, dificuldade de respirar (dispneia), inflamação nas mamas (mastite aguda), pneumonia, tosse. Dor na garganta, nos braços, nos cotovelos e na região torácica.

✳ Dispersa o Calor e Vento-Calor, dispersa o Calor do Triplo Aquecedor Superior, dispersa o excesso de **qì** do Pulmão, estimula a descendência do **qì** do Pulmão, estimula o fluxo do **qì** no braço na direção das mãos.

✋ Liberação miofascial e relaxamento dos tendões na região radial do cotovelo.

P6 孔最 Kǒng zuì — Passagem suprema — Acúmulo (ou **xī**)

- Na face flexora do braço, na borda anterolateral do rádio, 5 distâncias abaixo da articulação do cotovelo
- No músculo braquiorradial e mais profundamente nos músculos pronador redondo e flexor longo do polegar. ⊥ 0,5 a 0,8 **cùn**

Indicações: alterações emocionais (preocupação, prolongamento do pesar, tristeza), asma (crise aguda), cefaleia, dificuldade de respirar (dispneia), hemorroidas, tosse. Dores articulares, dor nos braços, nos cotovelos e na garganta.

✳ Alivia as crises respiratórias, dispersa o Calor do Pulmão e do Sangue (**xuě**), dispersa o excesso e regula o **qì** do Pulmão, estimula a descendência do **qì** do Pulmão, estimula o fluxo do **qì** no braço na direção da mão.

✋ Relaxamento do músculo braquiorradial, estimula a funcionalidade da pronação do antebraço.

34 Caminhos de Energia

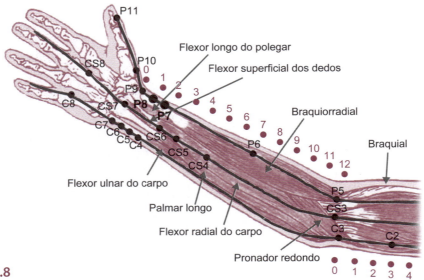

Figura 3.8

| P7 | 列缺 | Liè què | Brecha divergente | Conexão (ou **luò**) | Abertura do Canal **rèn mài** |

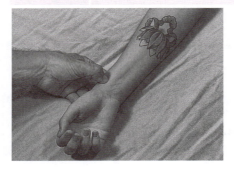

- Na face flexora do antebraço, na borda anterolateral do rádio, próximo a sua apófise estiloide, 1,5 distância acima da articulação do punho
- Na borda lateral do tendão do braquiorradial e nos músculos pronador quadrado e flexor longo do polegar. ∠ 0,2 a 0,3 **cùn**

Indicações: alterações emocionais (emoções reprimidas, estado depressivo, introspecção excessiva, lamentações, preocupações, tristeza), bronquite, cefaleia, dificuldade de respirar (dispneia), espirros, fraqueza do punho, resfriado, rinite, sinusite, transtornos psíquicos (transtorno bipolar), tosse. Dor nos dentes e na garganta.

✺ Estimula a descendência do **qì** do Pulmão, harmoniza a Consciência (**shén**), dispersa o Vento, dispersa o **yáng** excessivo do Pulmão, regula a conexão entre Pulmão e Intestino Grosso, regula o **qì** do Vaso da Concepção (**rèn mài**), tonifica o **qì** do corpo, tonifica o **qì** Defensivo (**wèi qì**).

✋ Liberação miofascial da região do punho, relaxamento dos tendões da face radial do punho.

| P8 | 经渠 | Jīng qú | Passagem do **qì** do Canal | Horário | Ponto **jīng**, movimento Metal |

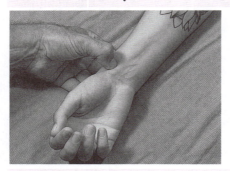

- Na face flexora do antebraço, na borda anterolateral do rádio, em uma depressão na apófise estiloide do rádio, 1 distância acima da articulação do punho
- Na borda lateral do tendão do braquiorradial e no tendão do músculo abdutor longo do polegar. ⊥ 0,2 a 0,3 **cùn**

Indicações: amigdalite, asma, bronquite, distúrbio osteomuscular relacionado ao trabalho (DORT) no punho, tosse. Dor nos braços, na garganta, nos punhos e na região torácica.

✺ Por ser o Ponto Dominante (movimento Metal no Meridiano Metal), tem o potencial de circular o **qì** do Pulmão, tonificar o Rim e sedar o Baço, no ciclo de geração, e tonificar ou sedar o Fígado, no ciclo de dominância. Estimula o fluxo do **qì** do braço para a mão.

✋ Relaxamento dos tendões da face radial do punho.

Ponto de Assentamento | B13

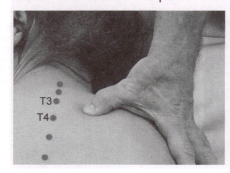

- Nas costas, na altura da borda inferior do processo espinhoso da 3ª vértebra torácica, a 1,5 distância da linha média
- Nos músculos trapézio, romboide, serrátil posterior superior, eretor da espinha e semiespinhal do tórax. ∠ ou ⊥ 0,5 a 0,8 **cùn**

Capítulo 3 ❖ Atlas dos Meridianos e Pontos 35

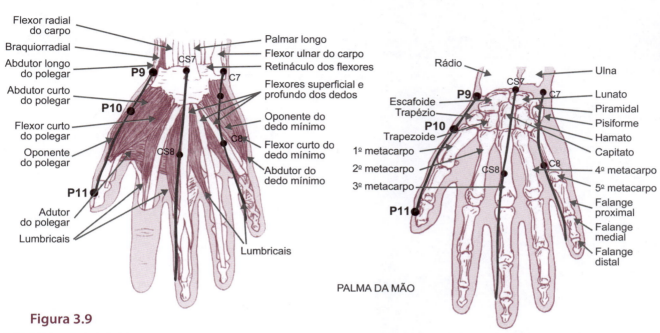

Figura 3.9

| P9 | 太渊 | Tài yuān | Lago profundo | Tonificação | Fonte | Ponto **shù**, movimento Terra |

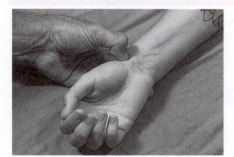

- Na face flexora do punho, na borda radial da linha articular do punho
- No retináculo dos músculos flexores, na borda ulnar do tendão do músculo abdutor longo do polegar. ⊥ 0,2 a 0,3 **cùn**

Indicações: afecções reumáticas, alterações emocionais (ansiedade, desânimo, introversão), amigdalite, bronquite, cefaleia, dificuldade de respirar (dispneia), DORT no punho, resfriado, tosse. Dores articulares, dor nos braços, na garganta, nos punhos e na região torácica.

✳ Dispersa o Vento, estimula o fluxo do **qì** do braço para a mão, fortalece a função do Canal do Pulmão, promove a ligação do **qì** do Pulmão com o Triplo Aquecedor Superior, tonifica o **qì** do Pulmão e do Sangue (**xuě**), tonifica o **qì** torácico (**zōng qì**), transforma a Umidade-Calor.

✋ Liberação das aderências teciduais na face radial do retináculo dos músculos flexores, relaxamento dos tendões da face radial do punho.

| P10 | 鱼际 | Yú jì | Borda do peixe | Ponto **xíng**, movimento Fogo |

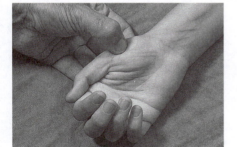

- Na margem lateral da eminência tenar da mão, na borda radial do 1º metacarpo, na passagem da palma e do dorso da mão
- Nos músculos abdutor curto do polegar e oponente do polegar. ⊥ 0,5 a 0,8 **cùn**

Indicações: afonia, febre, tosse. Dor na garganta.

✳ Dispersa Calor e Vento-Calor, promove a circulação do **qì** da garganta, regula e fazem circular o **qì** do Pulmão.

✋ Liberação miofascial na eminência tenar da mão, estimula a mobilidade do polegar.

| P11 | 少商 | Shào shāng | Comércio ou Metal mínimo | Ponto **jīng**, movimento Madeira |

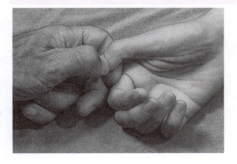

- Na margem radial do polegar, na face dorsal da falange distal, a 0,1 de distância do canto inferior da unha, no ângulo ungueal
- No periósteo (bainha fibrosa que reveste exteriormente os ossos e fornece nutrição sanguínea para as células ósseas). ⎯ 0,2 a 0,3 **cùn**

Indicações: cefaleia, convulsão, desmaio, febre, perda de consciência, pneumonia, resfriado, sangramento no nariz (epistaxe), tosse. Dor na garganta.

✳ Acalma a Consciência (**shén**), dispersa o Calor e Vento-Calor, estimula a circulação do **qì** do Pulmão, estimula a descendência do **qì** do Pulmão.

✋ Desobstrui a densidade tecidual de mãos, braços e ombros.

O Pulmão e o Coração controlam a descendência do **qì** no organismo; os Pontos P1, P2, P5, P6, P7 e P11 a estimulam.

INTESTINO GROSSO

手阳明大肠经　　　Shŏu yáng míng dá cháng jīng　　　Meridiano máximo **yáng** do braço

Horário de atividade mais intensa: das 5 às 7 h.
Movimento: Metal – Outono.
Estado interno: reflexão, angústia

Cor associada: branco.
Clima associado: seco.

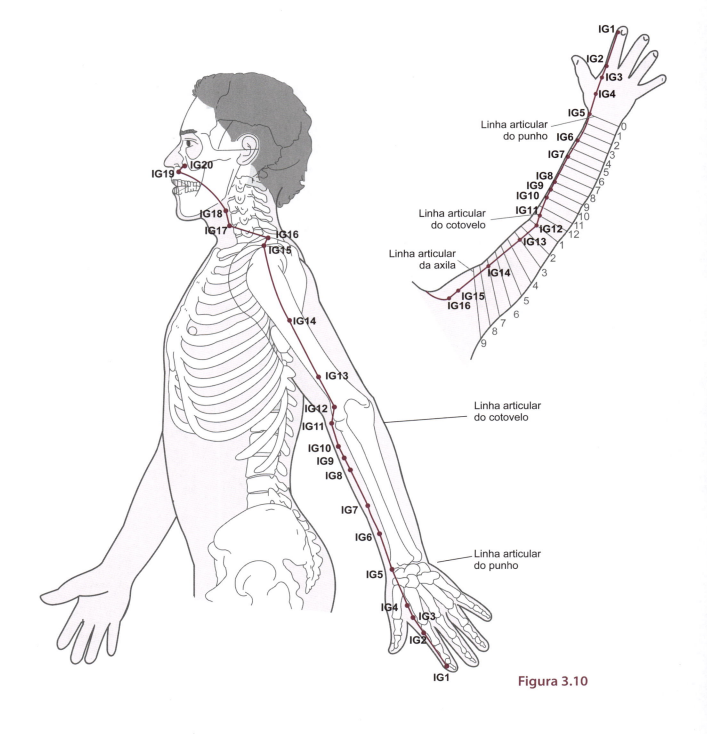

Figura 3.10

Trajeto: da mão para a cabeça, pela face extensora do braço (20 pontos)	
IG1	Inicia-se no ângulo ungueal do indicador na face correspondente ao polegar
IG2, IG3, IG4	Segue pelo dedo indicador e segundo metacarpo, pela face correspondente ao polegar, passando pelos músculos adutor do polegar e interósseo dorsal
IG5	Passa pela articulação do punho na face extensora, borda radial entre os tendões dos músculos extensor longo e extensor curto do polegar
IG6, IG7, IG8, IG9, IG10	Chega à face extensora do braço, segue pelo rádio passando pelos músculos extensor curto do polegar, abdutor longo do polegar e extensor radial curto do carpo
IG11	Passa pela face extensora da articulação do cotovelo, borda radial
IG12, IG13, IG14	Segue pela face extensora do braço, borda radial na região do úmero, passando pelos músculos extensor radial longo do carpo, tríceps braquial e deltoide
IG15	Passa pela face extensora da articulação do ombro na borda radial do úmero
IG16, IG17, IG18	Segue para o pescoço, passando pelos músculos supraespinhal, trapézio e esternocleido-occiptomastóideo
IG19	Chega à face cruzando a mandíbula
IG20	Termina a 0,5 distância da asa do nariz, sobre o músculo levantador do lábio superior

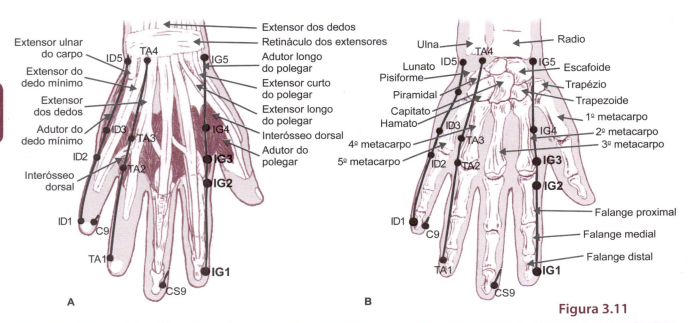

Figura 3.11

| IG1 | 商阳 | **Shāng yáng** | Comércio do **yáng** ou metal **yáng** | Horário | Ponto **jǐng**, movimento Metal |

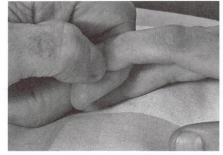

- Na margem radial do dedo indicador, na face dorsal da falange distal, a 0,1 distância do canto inferior da unha no ângulo ungueal
- No periósteo (bainha fibrosa que reveste exteriormente os ossos e fornece nutrição sanguínea para as células ósseas). ∠ 0,2 a 0,3 **cùn**

Indicações: convulsão, desmaio, febre, perda de consciência. Dor nos dentes, na garganta e nos ouvidos.

✳ Por ser o Ponto Dominante (movimento Metal no meridiano Metal), tem o potencial de circular o **qì** do Intestino Grosso, tonificar a Bexiga e sedar o Estômago, no ciclo de geração, e tonificar ou sedar a Vesícula, no ciclo de dominância. Dispersa o Calor e o Vento do Intestino Grosso, dispersa o Calor do Pulmão, fortalece o **qì** da garganta.

✋ Desobstrui a densidade tecidual do dedo indicador, da mão, do braço e do ombro.

| IG2 | 二间 | **Èr jiān** | Segundo espaço | Sedação | Ponto **xíng**, movimento Água |

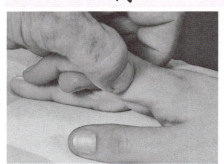

- Na face extensora do indicador, na borda radial da falange proximal, em uma depressão após a articulação metacarpofalângica
- No tendão do músculo 1º interósseo dorsal. ⊥ 0,2 a 0,3 **cùn**

Indicações: febre, visão turva. Dor nos dentes e na garganta.

✳ Dissipa o excesso e estimula a circulação do **qì** do Intestino Grosso, dispersa o Calor e o Vento-Calor, estimula o fluxo de **qì** do dedo para a mão.

✋ Liberação miofascial na região da articulação do indicador com o 2º metacarpo.

| IG3 | 三间 | **Sān jiān** | Terceiro espaço | | Ponto **shù**, movimento Madeira |

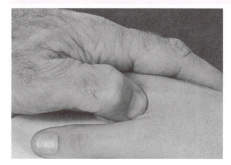

- Na face extensora da mão, na borda radial do 2º metacarpo, na sua extremidade distal, próximo à articulação metacarpofalângica
- No músculo 1º interósseo dorsal. ⊥ 0,3 a 0,5 **cùn**

Indicações: afecções reumáticas, calor no corpo, dores articulares, nevralgia ocular. Dor nos dentes e na garganta.

✳ Harmoniza o **qì** do Intestino Grosso, transforma a Umidade-Calor.

✋ Liberação miofascial na região do músculo interósseo entre o 1º e o 2º metacarpo.

Capítulo 3 ❖ Atlas dos Meridianos e Pontos 39

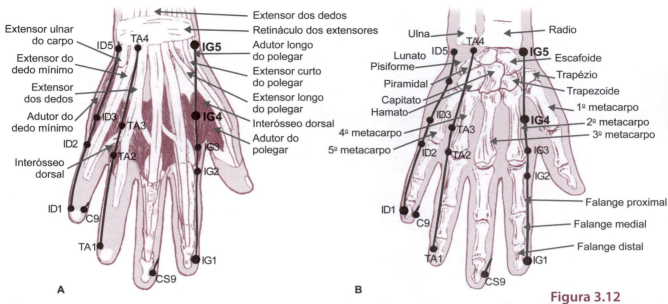

Figura 3.12

| IG4 | 合谷 | Hé gǔ | Vale convergente | Fonte |

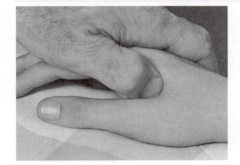

- Na face extensora da mão, no centro da borda radial do 2º metacarpo, sobre uma saliência muscular entre o 1º e o 2º metacarpo quando se faz a adução do polegar
- Nos músculos 1º interósseo dorsal e adutor do polegar. ⊥ 0,5 a 0,8 **cùn**

Indicações: ação calmante e antiespasmódica, afonia, alterações emocionais (ansiedade e irritabilidade), cefaleia, constipação, disenteria, enxaqueca, febre, indigestão, ausência de menstruação (amenorreia) ou irregularidade, parto prolongado (estimula o parto), resfriado, sangramento no nariz (epistaxe), Síndrome da Obstrução Dolorosa do braço e ombro. Dor abdominal, nos braços e ombros, dor nos dentes, na garganta e na parte superior do corpo em geral.

Contraindicação: não utilizar em gestantes.

Anestesia para cabeça e pescoço. Ativa a circulação do **qì** e do Sangue (**xuě**) nos vasos sanguíneos, circula o Calor interno para a superfície, dispersa o Vento, dispersa o excesso de **qì** no Coração, desobstrui o **qì** estagnado dos Canais Energéticos, fortalece a função do **qì** do Intestino Grosso, harmoniza o fluxo do **qì** ascendente e descendente no organismo, incentiva o fluxo do **qì** da mão para o braço e para os dedos, tonifica o **qì** Defensivo (**wèi qì**).

Liberação miofascial na região do espaço entre o 1º e o 2º metacarpo, estimula a mobilidade do polegar.

| IG5 | 阳溪 | Yáng xī | Riacho do **yáng** | Ponto **jīng**, movimento Fogo |

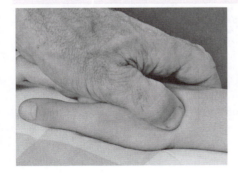

- Na face extensora do punho, na borda radial da linha articular do punho
- No retináculo dos músculos extensores, entre os tendões dos músculos extensor longo e extensor curto do polegar. ⊥ 0,3 a 0,5 **cùn**

Indicações: asma, cefaleia, inflamação nos olhos, DORT no punho, tinido, tosse. Dor nos dentes, na garganta, nos olhos e nos punhos.

Acalma a Consciência (**shén**), dispersa o Vento e Vento-Calor, transforma a Umidade-Calor.

Diferenciação dos tecidos dos tendões dos músculos extensores da mão e retináculo dos extensores, relaxamento dos tendões da face radial no punho.

40 Caminhos de Energia

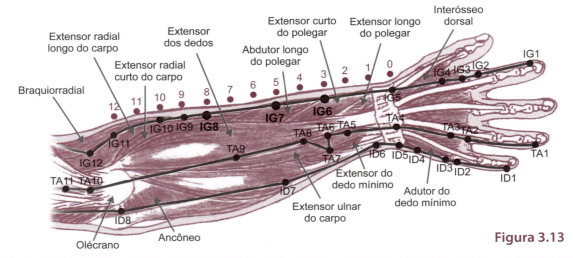

Figura 3.13

IG6 偏历 Piān lì — Passagem divergente — Conexão (ou **luò**)

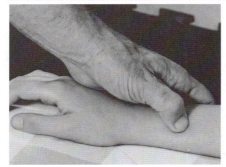

- Na face extensora do antebraço, na borda lateral do rádio, 3 distâncias acima da linha articular do punho
- Nos músculos extensor curto do polegar e abdutor longo do polegar. ∠ 0,3 a 0,5 **cùn**

Indicações: paralisia facial, sangramento no nariz (epistaxe), tinido, vermelhidão nos olhos. Dor nos antebraços e na garganta.

✴ Descongestiona o **qì** estagnado da garganta, dispersa o Calor e o Vento, circula o **qì** do Pulmão, regula a conexão entre Intestino e Pulmão.

✋ Redistribuição das pressões teciduais da região do antebraço.

IG7 温溜 Wēn liú — Aquecendo o canal — Acúmulo (ou **xī**)

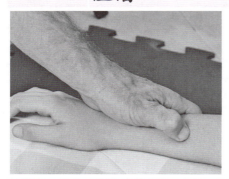

- Na face extensora do antebraço, na borda lateral do rádio, 5 distâncias acima da linha articular do punho
- No músculo abdutor longo do polegar. ⊥ 0,5 a 0,8 **cùn**

Indicações: cefaleia, epilepsia, enfermidades da boca. Dor abdominal, na garganta, nos ombros e dores agudas no intestino grosso.

✴ Fortalece o **qì** do Intestino Grosso e Estômago, acalma a Consciência (**shén**), harmoniza o **qì** do Intestino Grosso, transforma a Umidade.

✋ Redistribuição das pressões teciduais do antebraço.

IG8 下廉 Xiá lián — Brecha inferior

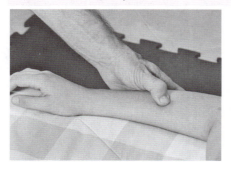

- Na face extensora do antebraço, na borda lateral do rádio, 4 distâncias abaixo da linha articular do cotovelo
- Nos músculos extensor radial longo e curto do carpo, mais profundamente no músculo supinador. ⊥ 0,5 a 0,8 **cùn**

Indicações: cefaleia, enfraquecimento motor dos membros superiores, indigestão, inflamação nas mamas (mastite), vertigem. Dor abdominal, nos braços, cotovelos e nos olhos.

✴ Estimula o fluxo do **qì** do antebraço para o braço, dispersa o Vento.

✋ Liberação miofascial na região extensora do antebraço, estimula a funcionalidade da prono-supinação do antebraço e a extensão do cotovelo.

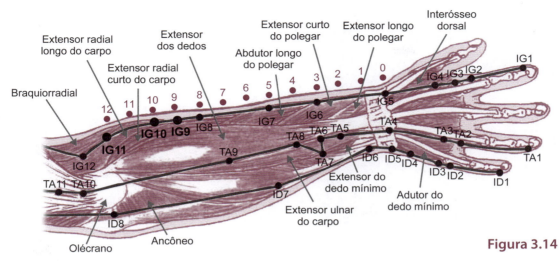

Figura 3.14

IG9 上廉   Shàng lián   Brecha superior

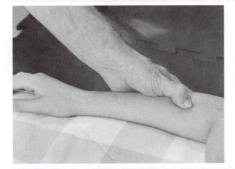

- Na face extensora do antebraço, na borda lateral do rádio, 3 distâncias abaixo da linha articular do cotovelo
- Nos músculos extensor radial longo e curto do carpo, mais profundamente no músculo supinador. ⊥ 0,5 a 0,8 **cùn**

Indicações: cefaleia, enfraquecimento motor dos membros superiores, indigestão, sensação desagradável na pele (parestesia), nas mãos e nos braços. Dor abdominal, nos ombros e nas escápulas.

✺ Estimula o fluxo do **qì** do antebraço para o braço e beneficia o ombro, dispersa o Vento.

✋ Liberação miofascial na região extensora do antebraço, estimula a funcionalidade da pronossupinação do antebraço e extensão do cotovelo.

IG10 手三里   Shŏu sān lĭ   Três distâncias do braço

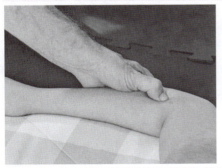

- Na face extensora do antebraço, na borda lateral do rádio, 2 distâncias abaixo da linha articular do cotovelo
- Nos músculos extensor radial longo e curto do carpo, mais profundamente no músculo supinador. ⊥ 0,5 a 0,8 **cùn**

Indicações: diarreia, epicondilite, indigestão, transtornos motores dos membros superiores. Dor abdominal, nos dentes, nos braços e nos ombros.

✺ Desobstrui a estagnação dos Canais de Energia, dispersa o Vento, estimula o fluxo do **qì** na passagem do braço para o antebraço, harmoniza o **qì** dos Intestinos, Estômago e Triplo Aquecedor Médio.

✋ Liberação miofascial na região extensora do antebraço, estimula a funcionalidade da prono-supinação do antebraço e extensão do cotovelo.

IG11 曲池   Qù chí   Lagoa tortuosa   Tonificação   Ponto **hé**, movimento Terra

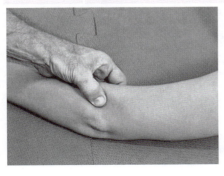

- Na face extensora do braço, na borda radial da linha articular do cotovelo
- Nos músculos extensor radial longo do carpo e braquiorradial. ⊥ 0,8 a 1,2 **cùn**

Indicações: alterações emocionais (estado depressivo, angústia), cervicobraquialgia, desarranjos gastrintestinais, diarreia, disenteria, DORT nos extensores do punho, epicondilite, febre, tosse, transtornos motores dos membros superiores, vermelhidão nos olhos, vômito. Dor abdominal, nos dentes, na garganta, nos braços e nos cotovelos.

✺ Desobstrui o **qì** dos Canais do braço, estimula a circulação do **qì** e do Sangue (**xuě**) nos Canais de Energia, dispersa o Vento, a Umidade e o Calor do Intestino Grosso, harmoniza o **qì** da Essência (**jīng**), regula o **qì** Defensivo (**wèi qì**) e dos Alimentos (**gú qì**), regula, tonifica e umedece o **qì** do Intestino Grosso.

✋ Liberação do adensamento tecidual no cotovelo, estimula a mobilidade do cotovelo.

42 Caminhos de Energia

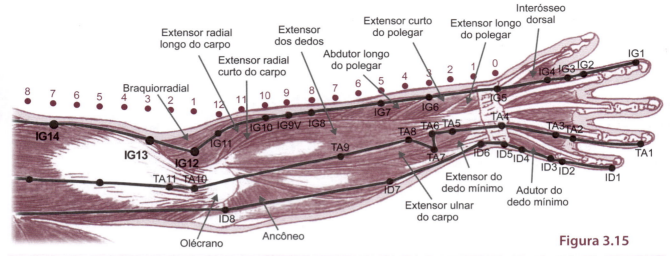

Figura 3.15

IG12 肘髎 Zhǒu liáo — Fenda do cotovelo

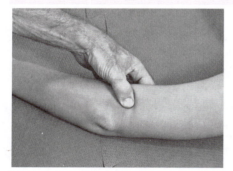

- Na face extensora do braço, na borda radial do úmero, 1 distância acima da linha articular do cotovelo
- Nos músculos extensor radial longo do carpo e braquiorradial. ⊥ 0,5 a 0,8 **cùn**

Indicações: epicondilite, inchaço nos braços, inflamações nos cotovelos. Dor nos braços, cotovelos e ombros.

✳ Relaxa o **qì** nos tendões no cotovelo.

✋ Redistribuição das pressões teciduais da região extensora do braço, estimula a mobilidade do cotovelo.

IG13 手五里 Shǒu wǔ lǐ — Cinco distâncias do braço

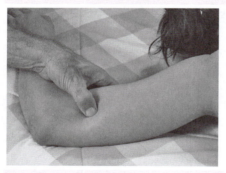

- Na face extensora do braço, na borda radial do úmero, 3 distâncias acima da linha articular do cotovelo
- Nos músculos braquiorradial e na borda radial do tríceps braquial. ⊥ 0,5 a 0,8 **cùn**

Indicações: artrite. Dor nos braços, cotovelos, ombros e na região cervical.

✳ Relaxa o **qì** nos tendões, promove o fluxo do **qì** para desobstruir a estagnação do Sangue (**xuě**).

✋ Liberação e diferenciação das camadas miofasciais na região extensora do braço.

IG14 臂臑 Bì nào — Proeminência muscular do braço

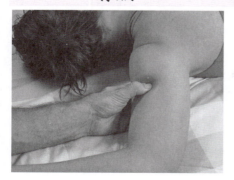

- Na face extensora do braço, na borda radial do úmero, 7 distâncias acima da linha articular do cotovelo ou 2 distâncias abaixo da linha horizontal axilar
- Na borda radial do músculo tríceps braquial e abaixo do músculo deltoide. ⊥ 0,5 a 1 **cùn** ou ∠ 0,8 a 1,2 **cùn**

Indicações: afecções nos olhos, paralisia dos membros superiores. Dor nos braços, nos ombros, na nuca, nos olhos e na região cervical.

✳ Beneficia os olhos, dispersa o Vento e o Vento-Calor, estimula o fluxo do **qì** do antebraço para o braço, relaxa o **qì** nos tendões.

✋ Liberação e diferenciação das camadas miofasciais na região extensora do braço.

Capítulo 3 ❖ Atlas dos Meridianos e Pontos 43

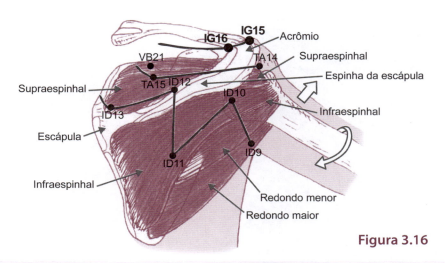

Figura 3.16

| IG15 | 肩髃 | Jiān yú | Dobra do ombro |

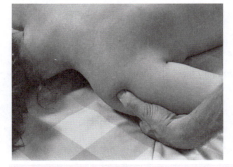

- Na face lateral do ombro, em uma depressão abaixo da articulação acromioclavicular, entre o acrômio e o tubérculo maior do úmero, com o braço abduzido, localiza-se a depressão logo abaixo do ombro
- No músculo deltoide, tendão do músculo supraespinhal. ⊥ 0,5 a 0,8 **cùn**

Indicações: bursite na articulação escapuloumeral, inflamação no músculo supraespinhal, preguiça (ligada à energia densa), Síndrome da Obstrução Dolorosa do braço e ombro, transtornos motores dos ombros e membros superiores. Dor nos braços, nos ombros e na região cervical.

✺ Afasta Energias Perversas (**xiéqì**), ativa a circulação do Sangue (**xuě**), estimula o fluxo do **qì** na articulação do ombro, dispersa o Calor e o Vento, relaxa e fortalece o **qì** dos tendões.

✋ Liberação miofascial na região dos músculos deltoide e supraespinhal, estimula a mobilidade do braço com o ombro.

| IG16 | 巨骨 | Jù gǔ | Osso largo |

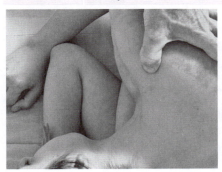

- No ombro, em uma depressão próxima à articulação acromioclavicular, no ângulo entre a clavícula e o acrômio
- Nos músculos trapézio e supraespinhal. ⊥ 0,3 a 0,5 **cùn**

Indicações: bursite na articulação escapuloumeral, cervicobraquialgia, torcicolo, tosse, transtornos motores nos membros superiores. Dor nos dentes e nos ombros.

✺ Estimula o fluxo do qì na articulação do ombro, desobstrui a estagnação do Sangue (**xuě**), fortalece o **qì** do ombro, promove a circulação dos Canais de Energia.

✋ Relaxamento dos tendões e músculos locais, liberação miofascial na região do supraespinhal, estimula a mobilidade do ombro.

44 Caminhos de Energia

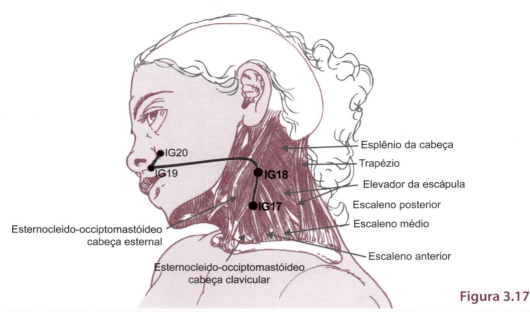

Figura 3.17

IG17　天鼎　Tiān dǐng　Utensílio do paraíso

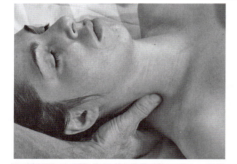

- Na face anterolateral do pescoço, a 3 distâncias laterais da linha média anterior, na linha horizontal na margem inferior da cartilagem tireóidea (pomo de Adão)
- Na margem posterior do músculo esterno-occiptomastóideo, músculo escaleno anterior. ⊥ 0,3 a 0,6 **cùn**

Indicações: afonia aguda, amigdalite, soluço, torcicolo, tosse. Dor na garganta.

✳ Promove a circulação do qì do Pulmão.

✋ Diferenciação das camadas miofasciais das faces dos músculos esternocleido-occiptomastóideo, escalenos anterior e médio.

IG18　扶突　Fú tù　Suporte da proeminência

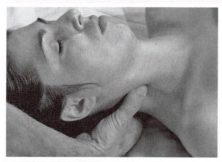

- Na face anterolateral do pescoço, a 3 distâncias laterais da linha média na margem superior da cartilagem tireóidea (pomo de Adão), na linha horizontal dos Pontos VC23 e E9
- Na margem posterior do músculo esternocleido-occiptomastóideo e no músculo levantador da escápula. ⊥ 0,5 a 0,8 **cùn**

Indicações: afonia, amigdalite, asma, dificuldade de respirar (dispneia), nódulos nas cordas vocais, tosse. Dor na garganta.

✳ Circula e difunde o qì do Pulmão, dispersa o Calor da garganta e do tórax, transforma a Umidade. Anestesia em cirurgia de tireoide.

✋ Diferenciação das camadas miofasciais nos músculos esternocleido-occiptomastóideo, levantador da escápula e escaleno médio.

Ponto de Assentamento | B25

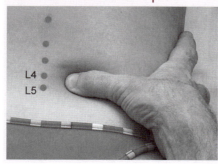

- Nas costas, na altura da borda inferior do processo espinhoso da 4ª vértebra lombar, a 1,5 distância da linha média (do Ponto VG3) na fáscia do músculo latíssimo do dorso
- Nos músculos eretor da espinha e quadrado do lombo, profundamente no músculo psoas maior. ∠ ou ⊥ 0,5 a 0,8 **cùn**

Capítulo 3 ❖ Atlas dos Meridianos e Pontos 45

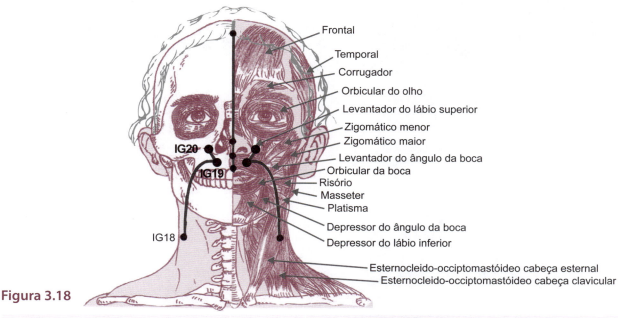

Figura 3.18

IG19 禾窌   Hé liāo   Cavidade de guardar o grão

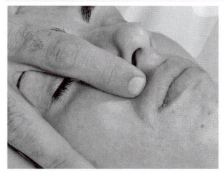

- Na face, no osso maxilar, 0,5 distância abaixo da narina, a 0,5 distância na linha média (do Ponto VG26)
- No músculo orbicular da boca, na fixação inferior do levantador do lábio superior. ⊥ 0,3 a 0,5 **cùn**

Indicações: amigdalite, desmaio, obstrução nasal, paralisia facial, perda de consciência, rinite, sangramento no nariz (epistaxe), sinusite. Dor nos dentes.

- Contraindicação: não aplicar moxabustão.
- Desperta a Consciência (**shén**), dispersa o Vento.
- Relaxamento da fáscia do músculo orbicular da boca.

IG20 迎香   Yíng xiāng   Receber a fragrância

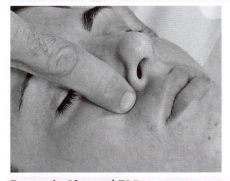

- Na face, no osso maxilar, no sulco nasolabial, a 0,5 distância lateral da asa do nariz
- No músculo levantador do lábio superior. ⊥ 0,1 a 0,2 **cùn** ou ∠ 0,3 a 0,5 **cùn**

Indicações: obstrução nasal, paralisia facial, rinite, sangramento no nariz (epistaxe), sinusite. Dor nos dentes.

- Contraindicação: não aplicar moxabustão.
- Dispersa Calor, Vento, Vento-Frio e Vento-Calor, desobstrui a estagnação do **qì** do nariz.
- Relaxamento da fáscia do músculo elevador do lábio superior.

Ponto de Alarme | E25

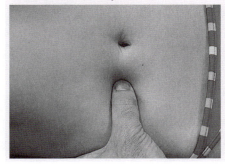

- No abdome, na altura do umbigo, a 2 distâncias laterais da linha média (do Ponto VC8)
- No músculo reto do abdome. ⊥ 0,8 a 1,2 **cùn**

ESTÔMAGO

足阳明胃经　　　Zú yángmíng wèi jīng　　　Meridiano máximo **yáng** da perna

Horário de atividade mais intensa: das 7 às 9 h.
Movimento: Terra – Alto verão.
Estado interno: transformação, ansiedade.

Cor associada: amarelo.
Clima associado: umidade.

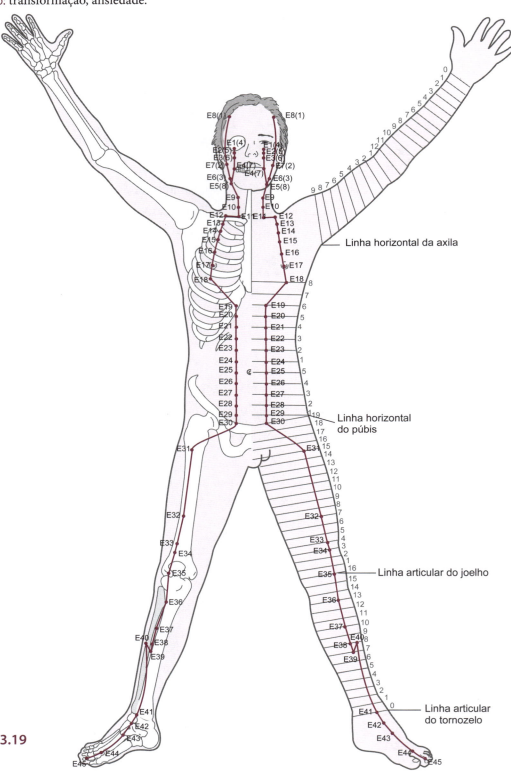

Figura 3.19

Trajeto: da cabeça para o pé, pelo rosto, face anterior do pescoço e tronco e face anterolateral da perna (45 pontos)	
E1	Inicia-se entre o bulbo do olho e o meio da cavidade orbital inferior, sobre o músculo oblíquo inferior do bulbo do olho
E2, E3, E4, E5	Desce verticalmente pela face até o canto da boca e segue para o ângulo da mandíbula, passando pelos músculos orbicular do olho, levantador do lábio superior, orbicular da boca, abaixador do ângulo da boca, abaixador do lábio inferior e masseter
E6, E7,E8	Sobe pela lateral da face, pela mandíbula, cruza os músculos zigomático menor e maior e segue até o ângulo do osso frontal, até a raiz anterior dos cabelos, passando pelos músculos masseter e temporal
E9, E10, E11, E12	Desce pela face anterior do pescoço sobre o músculo esterno-occiptomastóideo chegando à clavícula, onde faz uma linha horizontal
E13, E14, E15, E16, E17, E18	Desce verticalmente pelo tórax na linha do mamilo até ao 5º espaço intercostal, passando sobre os músculos peitoral menor, peitoral maior e intercostais
E19, E20, E21, E22, E23, E24, E25, E26, E27, E28, E29, E30	Continua a descer, passando pelo abdome, a 2 distâncias da linha média, sobre o músculo reto do abdome, até a borda anterossuperior do ilíaco
E31	Cruza a cintura pélvica e chega à coxa anterior, medialmente ao trocanter maior, sobre o músculo sartório
E32, E33, E34	Desce pela face anterior da coxa, passando pelos músculos reto femoral e vasto lateral
E35	Cruza a articulação do joelho pela face lateral da patela
E36, E37, E38, E39, E40	Desce pela face anterior da perna, na borda lateral da tíbia, passando sobre o músculo tibial anterior
E41	Passa pelo centro anterior da articulação do pé
E42, E43, E44	Segue para o espaço entre o 2º e o 3º metatarso, passando pelos músculos extensor longo do hálux, extensor longo dos dedos e interósseo
Não há pontos	Segue pela borda lateral do 2º artelho
E45	Termina no ângulo ungueal lateral do 2º artelho

Há outra versão, que numera os Pontos E1 a 8 (entre parênteses nas indicações) da seguinte maneira:

- Inicia-se no ângulo do osso frontal na raiz anterior dos cabelos, na margem superior do músculo frontal no Ponto E1 (correspondente ao E8 da versão descrita)
- Desce pela lateral da face até o músculo masseter acima do ângulo da mandíbula nos Pontos E2 e 3 (correspondentes aos E7 e 6 da versão descrita)
- Desce da cavidade orbital inferior até o canto da boca verticalmente e segue para o ângulo da mandíbula nos Pontos E4, 5, 6, 7 e 8 (correspondentes aos E1, 2, 3, 4 e 5 da versão descrita).

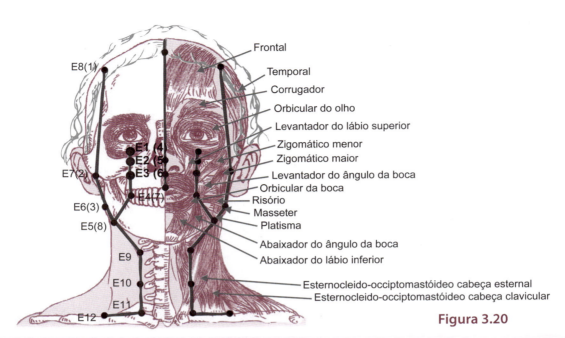

Figura 3.20

E1(4) 承泣   Chéng qī   Recipiente das lágrimas

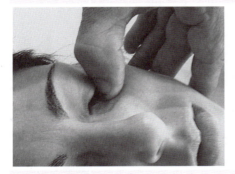

- Na face, no centro da borda inferior da cavidade orbital, na linha vertical da pupila, o Ponto está entre o bulbo do olho e a borda óssea
- No músculo orbicular do olho. ⊥ 0,3 a 0,6 **cùn**

Indicações: atrofia do nervo óptico, cefaleia frontal, conjuntivite, paralisia facial. Dor nos olhos.

Contraindicação: não aplicar moxabustão.

Alivia os olhos, ativa a circulação do **qì** no Sangue (**xuě**) e nos Canais, dispersa o Calor e Vento de Estômago e Intestino Grosso.

Redistribui as pressões teciduais nos músculos orbicular, oblíquo e reto inferior do bulbo do olho.

E2(5) 四白   Sì bài   Quatro brancos

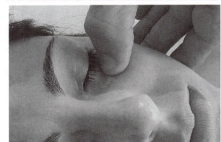

- Na face, no centro da borda inferior da cavidade orbital, na linha vertical da pupila, o Ponto está em uma reentrância óssea no forame infraorbital a 0,3 de distância do Ponto E1
- Nos músculos orbicular do olho e levantador do lábio superior. ⊥ 0,2 a 0,3 **cùn**

Indicações: conjuntivite, nevralgia do trigêmeo, paralisia facial, rinite, sinusite. Dor nos olhos.

Contraindicação: não aplicar moxabustão.

Analgesia para cirurgias oculares. Clareia e beneficia a visão, dispersa o Vento e Frio, fortalece o **qì** da Vesícula Biliar, relaxa o **qì** dos músculos faciais.

Liberação miofascial na região dos músculos orbicular do olho e levantador do lábio superior.

E3(6) 巨髎   Jù liáo   Grande fenda

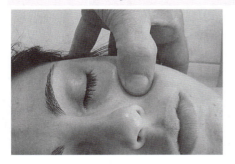

- Na face, no osso maxilar, o ponto está no cruzamento da linha vertical da pupila com a linha horizontal da margem inferior da narina. ⊥ 0,3 a 0,6 **cùn**
- No músculo levantador do lábio superior. ⊥ 0,3 a 0,6 **cùn**

Indicações: nevralgia do trigêmeo, obstrução nasal, paralisia facial, rinite, sinusite, sangramento no nariz (epistaxe), tique nas pálpebras. Dor nos dentes e nos olhos.

Ativa a circulação de Sangue (**xuě**) nos Canais, clareia e beneficia a visão, dispersa o Vento e o Frio, desobstrui o **qì** no Canal do Estômago, relaxa o **qì** dos músculos faciais.

Liberação miofascial da região dos músculos levantador do lábio superior e levantador do ângulo da boca.

Capítulo 3 ❖ Atlas dos Meridianos e Pontos 49

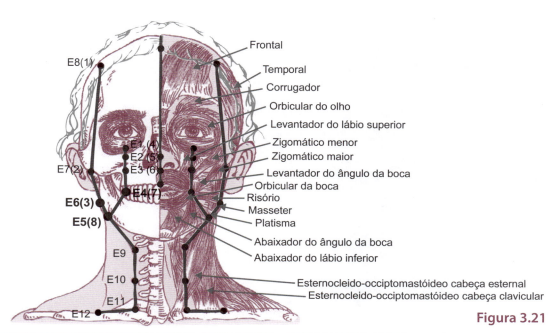

Figura 3.21

E4(7) 地仓 — Dì cāng — Celeiro da terra

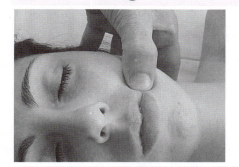

- Na face, a 0,4 de distância do canto da boca, na linha vertical da pupila
- Nos músculos orbiculares da boca e bucinador. ⊥ 0,2 **cùn** ou ⸺ 0,5 a 0,8 **cùn**

Indicações: nevralgia do trigêmeo, paralisia facial, tique nas pálpebras. Dor nos dentes.

Desobstrui o **qì** no Canal do Estômago, dispersa o Vento e o Frio do Estômago e do Intestino Grosso, fortalece as funções energéticas do Estômago, fortalece o **qì** antipatogênico, relaxa o **qì** nos músculos faciais.

Liberação miofascial da região dos músculos orbicular da boca e bucinador.

E5(8) 大迎 — Dà yíng — Recepção grande

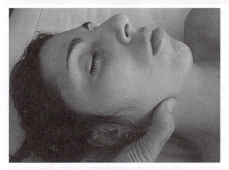

- Na mandíbula, na sua área inferior na passagem para o pescoço, o Ponto está em uma depressão óssea a 1,3 distância anterior ao ângulo da mandíbula
- Na borda medial do músculo masseter, nos músculos depressor do ângulo da boca e platisma. ∠ 0,2 a 0,3 **cùn**

Indicações: inflamação nas bochechas, paralisia facial. Dor nos dentes.

Estimula o fluxo de **qì** da face para o pescoço, promove o fluxo do **qì** e Sangue (**xuě**).

Liberação miofascial na região dos músculos masseter, depressor do lábio inferior e depressor do ângulo da boca.

E6(3) 频车 — Jiá chē — Veículo da mandíbula

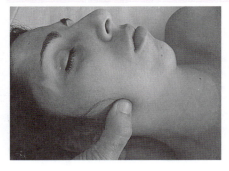

- Na mandíbula, acima e anterior ao ângulo da mandíbula, em uma proeminência muscular quando se cerram os dentes.
- No músculo masseter. ⊥ 0,3 a 0,4 **cùn** ou ∠ 0,7 a 0,9 **cùn**

Indicações: inflamação nas bochechas, paralisia facial. Dor nos dentes.

Dispersa o Vento, o Frio e o Calor, harmoniza o **qì** do Estômago, harmoniza o **qì** da ATM, relaxa o **qì** dos músculos faciais.

Liberação miofascial na região do músculo masseter, relaxamento da bochecha, estímulo da funcionalidade da ATM.

50 Caminhos de Energia

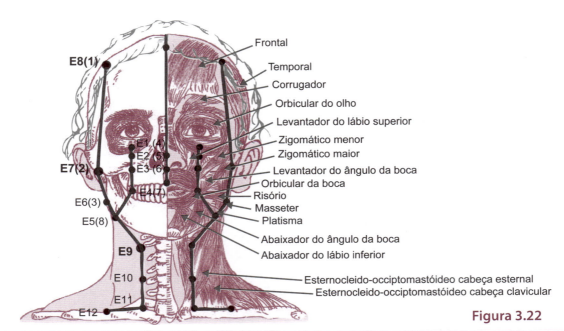

Figura 3.22

E7(2) 下关   Xià guān   Dobradiça inferior

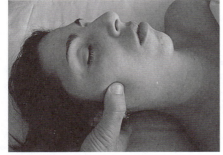

- Na face, na margem inferior do arco zigomático anterior à ATM, o Ponto se localiza em uma depressão quando a boca está fechada (com a boca aberta há uma proeminência muscular)
- Na borda lateral dos músculos masseter e pterigoideo lateral. ⊥ 0,3 a 0,5 **cùn**

Indicações: artrite na ATM, enfermidades da boca, gengivite, nevralgia no trigêmeo. Dor nos dentes e na ATM.

✳ Dispersa o Vento e o Vento-Calor de Estômago e Intestino Grosso, estimula o fluxo do **qì** no ouvido.

✋ Liberação miofascial na região dos músculos masseter e pterigoideo lateral, relaxamento da bochecha, estímulo da funcionalidade da ATM.

E8(1) 头维   Tóu wéi   Canto da cabeça

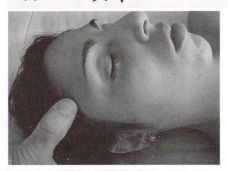

- Na passagem da face para o crânio, no ângulo do osso frontal, a 0,5 distância posterior da linha de inserção dos cabelos, a 4 distâncias laterais da linha média (do Ponto VG24)
- Na aponeurose epicrânica entre os músculos temporal e frontal. ═ 0,5 a 0,8 **cùn**

Indicações: cefaleia, conjuntivite, paralisia facial, tique nas pálpebras, vertigem. Dor nos ouvidos e nos olhos.

✳ Alivia a tontura, clareia a visão, dispersa o Vento e o Calor de Estômago e Intestino Grosso, incentiva o fluxo do **qì** da face para o crânio.

✋ Desobstrução tecidual na aponeurose epicrânica.

E9 人迎   Rén yíng   Pulso do homem

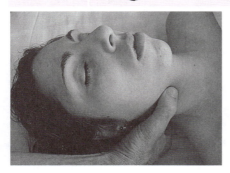

- Na face anterior do pescoço, na altura da margem superior da cartilagem tireóidea (no pomo de Adão), a 1,5 distância lateral da linha média, na horizontal do Ponto VC23
- Na margem medial do músculo esternocleido-occiptomastóideo e no músculo platisma. ⊥ 0,2 a 0,4 **cùn**

Indicações: afecções na garganta, amigdalite, asma, cefaleia, dificuldade de respirar (dispneia), hipertensão arterial, tosse, vertigem. Dor na garganta.

⛔ Contraindicações: ponto de alto risco para acupuntura e moxabustão (devido à artéria carótida).

✳ Estimula o fluxo do **qì** e umedece a garganta, difunde o **qì** do Pulmão, dissipa os nódulos físicos e anímicos, regula o Sangue (**xuě**).

✋ Redistribui as pressões teciduais na região da garganta. Com o toque, trabalhar um lado por vez.

Capítulo 3 ❖ Atlas dos Meridianos e Pontos 51

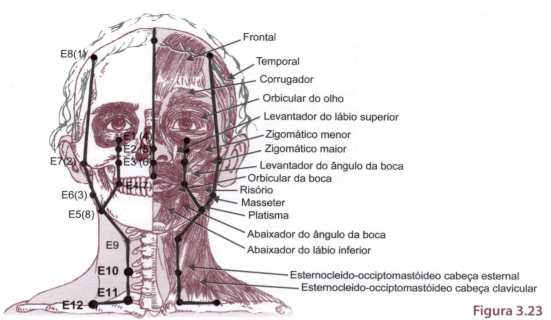

Figura 3.23

E10 水突 Shuǐ tù — Proeminência da água

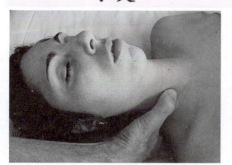

- Na face anterior do pescoço, a 1,5 distância da linha média na região da cartilagem tireóidea, a 0,5 distância entre os Pontos E9 e E11 (na clavícula)
- Na margem medial do músculo esternocleido-occiptomastóideo e no músculo platisma. ⊥ 0,3 a 0,4 **cùn**

Indicações: Afecções na garganta, amigdalite, asma, cefaleia, dificuldade de respirar (dispneia), doenças nas cordas vocais, soluço, tosse. Dor na garganta.

✴ Desobstrui a estagnação do **qì** do Canal do Estômago.

✋ Redistribui as pressões teciduais na região da garganta. Libera a rotação da cabeça. Com o toque, trabalhar um lado por vez.

E11 气舍 Qì shè — Residência do **qì**

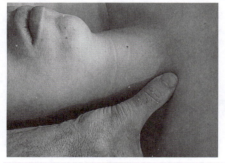

- Na base anterior do pescoço, na borda superior da clavícula, a 1,5 distância lateral da linha média na região da articulação esternoclavicular
- Na margem lateral da face esternal do músculo esternocleido-occiptomastóideo ou entre as suas faces esternal e clavicular
- Nos músculos esterno-hióideo e platisma. ⊥ 0,3 a 0,4 **cùn**

Indicações: amigdalite, asma, soluço, tosse, dor na garganta. Dor e rigidez na nuca.

✴ Dispersa o Calor do Pulmão, estimula o fluxo do **qì** do pescoço para o tórax.

✋ Diferenciação das camadas miofasciais da região supraclavicular medial. Com o toque, trabalhar um lado por vez.

E12 缺盆 Quē pén — Bacia vazia

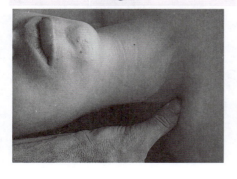

- Na borda superior da clavícula, a 4 distâncias laterais da linha média
- Na margem lateral da face clavicular do músculo esternocleido-occiptomastóideo e nos músculos escaleno anterior e platisma. ⊥ 0,2 a 0,4 **cùn**

Indicações: asma, dificuldade de respirar (dispneia), insônia, tosse. Dor na garganta e na cintura escapular.

⊘ Contraindicações: ponto de alto risco (pode lesar o pulmão). Não aplicar acupuntura e moxabustão em gestantes.

✴ Estimula o fluxo do **qì** do ombro para o tórax.

✋ Diferenciação das camadas miofasciais da região supraclavicular medial, melhora a funcionalidade da inclinação lateral da cabeça.

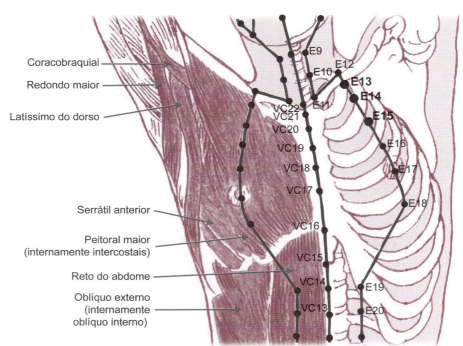

Figura 3.24

E13 气户   Qì hù   Residência do **qì**

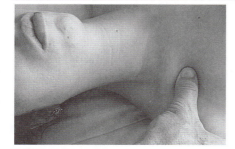

- No tórax, na borda superior da 1ª costela, a 4 distâncias laterais da linha média (do Ponto VC21), na vertical do mamilo
- Nos músculos peitoral maior, intercostais e subclávio. ⊥ ou ∠ 0,2 a 0,4 **cùn**

Indicações: asma, dificuldade de respirar (dispneia), soluço, tosse. Dor no tórax.

✸ Circula e harmoniza o **qì** torácico (**zōng qì**).

✋ Liberação miofascial na região do músculo subclávio.

E14 库房   Kù fáng   Armazém

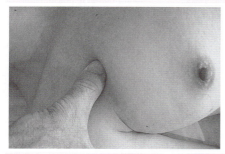

- No tórax, no 1º espaço intercostal, a 4 distâncias laterais da linha média (do Ponto VC20), na vertical do mamilo
- Nos músculos peitoral maior, peitoral menor e intercostais. ∠ 0,5 a 0,8 **cùn**

Indicações: Asma, dificuldade de respirar (dispneia), soluço, tosse. Dor e opressão no tórax e nos hipocôndrios, dor nos braços e ombros.

✸ Dispersa tumores da glândula tireoide, desobstrui o fluxo do **qì** no Canal do Pulmão, incentiva o fluxo do **qì** na direção do órgão pulmão.

✋ Redistribui as pressões teciduais da região alta do tórax.

E15 屋翳   Wū yì   Casa do ventilador

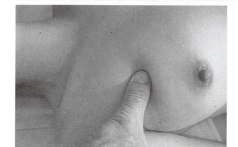

- No tórax, no 2º espaço intercostal, a 4 distâncias laterais da linha média (do Ponto VC19), na vertical do mamilo
- Nos músculos peitoral maior, peitoral menor e intercostais. ⊥ 0,2 a 0,3 **cùn** ou ∠ 0,5 a 0,8 **cùn**

Indicações: asma, dificuldade de respirar (dispneia), inflamação nas mamas (mastite), tosse. Dor e opressão no tórax e nos hipocôndrios.

✸ Desobstrui o **qì** do Triplo Aquecedor superior, harmoniza o **qì** torácico (**zōng qì**).

✋ Redistribui as pressões teciduais da região alta do tórax, liberação miofascial nos músculos peitorais e intercostais.

Capítulo 3 ❖ Atlas dos Meridianos e Pontos 53

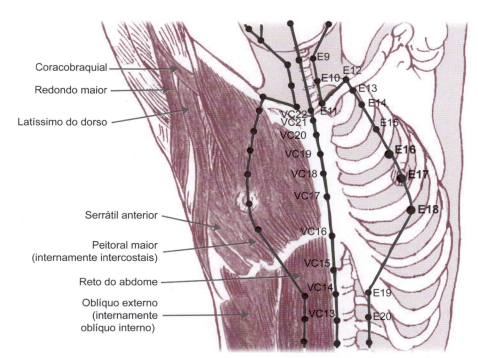

Figura 3.25

E16 膺窗   Yīng chuāng   Janela do tórax

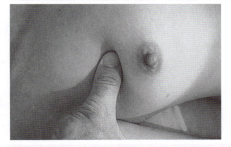

- No tórax, no 3º espaço intercostal, a 4 distâncias laterais da linha média (do Ponto VC18), na vertical do mamilo
- Nos músculos peitoral maior, intercostais e borda medial do peitoral menor. ⊥ 0,2 a 0,3 **cùn** ou ∠ 0,5 a 0,8 **cùn**

Indicações: asma, diarreia, dificuldade de respirar (dispneia), inflamação nas mamas (mastite), tosse. Dor e opressão no tórax e nos hipocôndrios.

- Desobstrui o fluxo do **qì** no Canal do Estômago, estimula a descendência do **qì** do Pulmão, harmoniza o fluxo do **qì** na circulação do sangue.

- Redistribui as pressões teciduais da região alta do tórax.

E17 乳中   Rǔ zhōng   Centro da mama

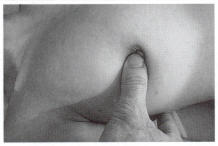

- No tórax, no 4º espaço intercostal, a 4 distâncias laterais da linha média (do Ponto VC17), no centro do mamilo
- No seio, sobre os músculos peitoral maior e intercostais.

Indicações: enfermidades no mamilo (Ex.: fissura, abscessos, úlcera). Dor nos mamilos.

- Contraindicações: não aplicar acupuntura e moxabustão.

- Estimula a circulação do **qì** e desobstrução da densidade tecidual dos seios, sensibiliza os terminais nervosos (sensibilidade erógena).

E18 乳根   Rǔ gēn   Raiz da mama

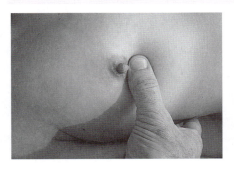

- No tórax, no 5º espaço intercostal, a 4 distâncias laterais da linha média (do Ponto VC16), na vertical do mamilo
- Nos músculos peitoral maior, intercostais e oblíquo externo do abdome. ∠ 0,5 a 0,8 **cùn**

Indicações: alterações gastrintestinais, asma, diarreia, enfermidades no mamilo (Ex.: fissura, abscessos, úlcera), displasia mamária, gastralgia (dor no estômago e cólica gástrica), insuficiência láctea, inflamação nas mamas (mastite), parto prolongado, soluço, tosse, vômito. Dor em queimação no estômago, no tórax e nos hipocôndrios.

- Contraindicação: ponto de alto risco para aplicação de acupuntura (pode lesar o pulmão).

- Desobstrui a estagnação do **qì** do tórax, harmoniza a circulação do **qì** nos seios, promove a lactação.

- Redistribui as pressões teciduais da região baixa do tórax, liberação miofascial nos músculos peitoral maior e intercostais.

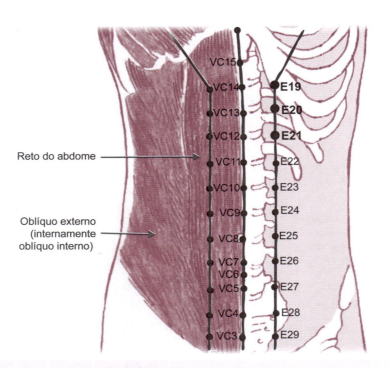

Reto do abdome

Oblíquo externo (internamente oblíquo interno)

Figura 3.26

E19 不容   Bù róng   Limite do recipiente

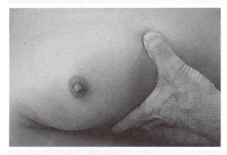

- No tórax, na cartilagem costal, a 2 distâncias laterais da linha média (do Ponto VC14), 6 distâncias acima do umbigo
- No músculo reto do abdome. ⊥ 0,5 a 0,8 **cùn**

Indicações: alterações gastrintestinais, anorexia, diarreia, enjoo, gastralgia (dor no estômago e cólica gástrica), nevralgia intercostal, vômito. Dor em queimação no estômago, no tórax e nos hipocôndrios.

✳ Desobstrui o **qì** do Triplo Aquecedor Médio, estimula o fluxo do **qì** do tórax para o abdome.

✋ Liberação miofascial na região do músculo subclávio, descolamento dos tecidos do músculo reto abdominal da cartilagem costal.

E20 承满   Chéng mǎn   Recebimento satisfeito

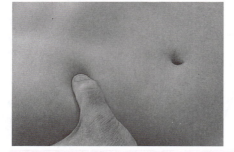

- Na margem superior do abdome, abaixo da borda inferior da caixa torácica, a 2 distâncias laterais da linha média (do Ponto VC13), 5 distâncias acima do umbigo
- No músculo reto do abdome. ⊥ 0,5 a 0,8 **cùn**

Indicações: anorexia, diarreia, distensão abdominal (aumento do volume devido a estados fisiológicos), enjoo, gastralgia (dor no estômago e cólica gástrica), tensão pré-menstrual, vômito. Dor em queimação no estômago.

✳ Fortalece o **qì** do Estômago e Baço, incentiva a eliminação de alimentos não digeridos.

✋ Liberação miofascial na região do músculo reto do abdome.

E21 梁门   Liáng mén   Porta do alimento

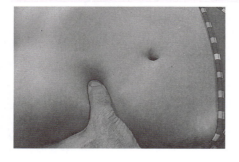

- No abdome, 4 distâncias acima do umbigo, a 2 distâncias laterais da linha média (do Ponto VC12)
- No músculo reto do abdome. ⊥ 0,5 a 0,8 **cùn**

Indicações: anorexia, diarreia, distensão abdominal (aumento do volume devido a estados fisiológicos), enjoo, gastralgia (dor no estômago e cólica gástrica), vômito. Dor abdominal e dor em queimação no estômago.

✳ Dispersa o Calor do Triplo Aquecedor Médio, dissolve a estagnação alimentar, fortalece e harmoniza o **qì** dos Canais do Triplo Aquecedor Médio, Baço e Estômago.

✋ Liberação miofascial na região do músculo reto do abdome.

Capítulo 3 ❖ Atlas dos Meridianos e Pontos 55

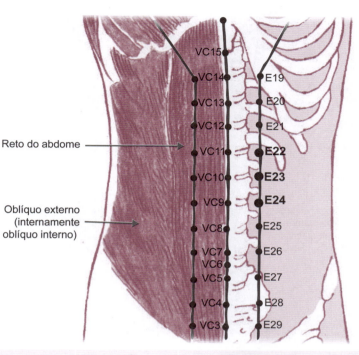

Reto do abdome

Oblíquo externo (internamente oblíquo interno)

Figura 3.27

| E22 | 关门 | **Guān mēn** | Portas fechadas |

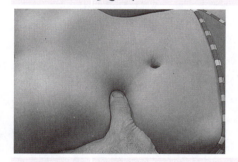

- No abdome, 3 distâncias acima do umbigo, a 2 distâncias laterais da linha média (do Ponto VC11)
- No músculo reto do abdome. ⊥ 0,8 a 1,2 **cùn**

Indicações: anorexia, diarreia, distensão abdominal (aumento do volume devido a estados fisiológicos), gastralgia (dor no estômago e cólica gástrica), vômito. Dor abdominal.

✳ Auxilia na tonificação do **qì** do Estômago, dissolve a estagnação alimentar.

✋ Liberação miofascial na região do músculo reto do abdome.

| E23 | 太乙 | **Tài yǐ** | Grande yǐ (2º tronco dos 10 troncos celestes) |

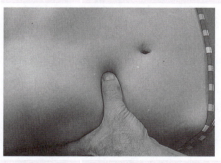

- No abdome, 2 distâncias acima do umbigo, a 2 distâncias laterais da linha média (do Ponto VC10)
- No músculo reto do abdome. ⊥ 0,8 a 1,2 **cùn**

Indicações: alterações emocionais (angústia, ansiedade, obsessividade, irritabilidade), anorexia, diarreia, distensão abdominal (aumento do volume devido a estados fisiológicos), gastralgia (dor no estômago e cólica gástrica), transtornos psíquicos (depressão, mania), vômito. Dor intestinal.

✳ Promove a eliminação dos alimentos não digeridos, regula a função energética de Estômago e Intestinos.

✋ Liberação miofascial na região do músculo reto do abdome.

| E24 | 滑肉门 | **Huá ròu mén** | Escorregando no portão da carne |

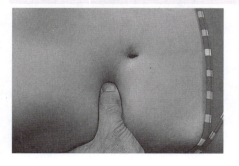

- No abdome, 1 distância acima do umbigo, a 2 distâncias laterais da linha média (do Ponto VC9)
- No músculo reto do abdome. ⊥ 0,8 a 1,2 **cùn**

Indicações: alterações emocionais (obsessividade, estado depressivo), anorexia, constipação, distensão abdominal (aumento do volume devido a estados fisiológicos), espasmos no estômago (epigastralgia), gastralgia (dor no estômago e cólica gástrica), transtornos psíquicos (esquizofrenia, psicose), vômito. Dor no abdome.

✳ Regula a função energética de Estômago, Intestino e Triplo Aquecedor Médio.

✋ Liberação miofascial na região do músculo reto do abdome.

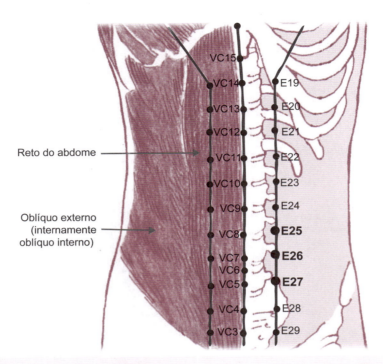

Figura 3.28

E25 天枢   Tiān shū   Pivô central   Alarme do Intestino Grosso

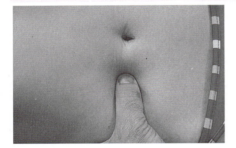

- No abdome, na altura do umbigo, a 2 distâncias da linha média (do Ponto VC8).
- No músculo reto do abdome. ⊥ 0,8 a 1,2 **cùn**

Indicações: alterações emocionais (ansiedade, obsessividade, irritabilidade), afecções crônicas do estômago e intestino grosso, apendicite, cólica menstrual (dismenorreia), colite, constipação, disenteria, diarreia, distensão abdominal (aumento do volume devido a estados fisiológicos), hemorragia uterina (metrorragia), lombalgia, menstruação irregular, vômito. Dor abdominal.

✳ Transforma a Umidade e Umidade-Calor, dissolve a estagnação alimentar, harmoniza o **qì** Nutritivo (**yíng qì**), harmoniza e tonifica o **qì** do Intestino Grosso, promove a evacuação e eliminação de parasitas, produz líquidos orgânicos (**jīnyè**).

✋ Liberação miofascial na região do músculo reto do abdome.

E26 外陵   Wài líng   Lado de fora do túmulo

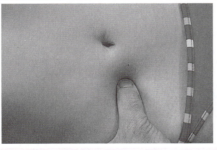

- No abdome, 1 distância abaixo do umbigo, a 2 distâncias da linha média (do Ponto VC7)
- No músculo reto do abdome. ⊥ 0,8 a 1,2 **cùn**

Indicações: apendicite, cólicas menstruais (dismenorreia), enfermidades dos sistemas urinário reprodutor, dos intestinos, constipação, distensão do ventre (aumento do volume devido a estados fisiológicos), hérnia inguinal, menstruação irregular. Dor abdominal e no baixo-ventre.

✳ Regula a função do **qì** do Estômago promovendo a circulação do Sangue (**xuě**).

✋ Liberação miofascial na região do músculo reto do abdome.

E27 大巨   Dà jù   Grande gigante

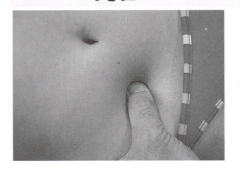

- No abdome, 2 distâncias abaixo do umbigo, a 2 distâncias da linha média (do Ponto VC5)
- No músculo reto do abdome. ⊥ 0,8 a 1,2 **cùn**

Indicações: apendicite, cansaço, cólicas menstruais (dismenorreia), constipação, ejaculação precoce, distensão no ventre (aumento do volume devido a estados fisiológicos), impotência, menstruação irregular. Dor abdominal.

✳ Regula a função do **qì** do Estômago eliminando alimentos não digeridos, fortalece a resistência do corpo.

✋ Liberação miofascial na região do músculo reto do abdome.

Capítulo 3 ❖ Atlas dos Meridianos e Pontos 57

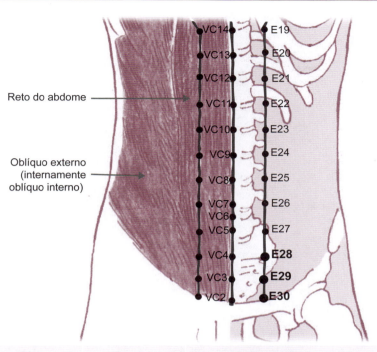

Reto do abdome

Oblíquo externo
(internamente
oblíquo interno)

Figura 3.29

E28 — 水道 — Shuǐdào — Passagem das águas

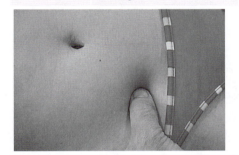

- No abdome, 3 distâncias abaixo do umbigo, a 2 distâncias da linha média (do Ponto VC4)
- No músculo reto do abdome. ⊥ 0,8 a 1,2 **cùn**

Indicações: afecções ginecológicas, cistite, cólicas menstruais (dismenorreia), constipação, diarreia, distensão do ventre (aumento do volume devido a estados fisiológicos), impotência, menstruação irregular. Dor abdominal e nos genitais externos.

✱ Dispersa o Calor do Triplo Aquecedor Inferior, fortalece o **qì** da Bexiga, regulariza a Via das Águas (excreções líquidas), transforma a Umidade.

✋ Liberação miofascial na região do músculo reto do abdome.

E29 — 归来 — Guī lái — Retorno

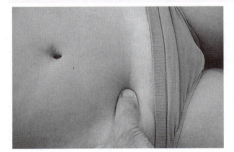

- No abdome, 1 distância acima da borda superior do osso púbis, a 2 distâncias da linha média (do Ponto VC3)
- No músculo reto do abdome. ⊥ 0,8 a 1,2 **cùn**

Indicações: cólicas menstruais (dismenorreia), distensão do ventre (aumento do volume devido a estados fisiológicos, hérnia inguinal, impotência, ausência de menstruação (amenorreia) ou irregularidade. Dor na genitália.

✱ Regula a função do **qì** do Estômago promovendo a circulação do Sangue (**xuě**), fortalece a função dos Rins.

✋ Liberação miofascial na região do músculo reto do abdome.

E30 — 气冲 — Qì chōng — Qì torrencial

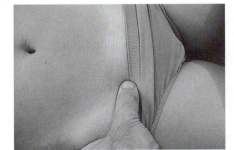

- Na margem inferior do abdome, acima da borda superior do osso púbis, a 2 distâncias da linha média (do Ponto VC2)
- Na borda lateral do músculo reto do abdome, músculos oblíquo externo do abdome, oblíquo interno do abdome e profundamente o iliopsoas. ⊥ 0,8 a 1,2 **cùn**

Indicações: cólicas menstruais (dismenorreia), enfermidades dos órgãos reprodutores, hemorragia uterina (metrorragia), hérnia inguinal, impotência, lombalgia, menstruação irregular, parto prolongado, vômito. Dor abdominal, no baixo-ventre, no pênis e nos testículos.

✱ Estimula o fluxo do **qì** do abdome para a pelve, harmoniza o **qì** Nutritivo (**yíng qì**), harmoniza o Sangue (**xuě**), harmoniza o **qì** da Bexiga e do útero, regulariza o fluxo do **qì** ascendente do Estômago, tonifica a Essência (**jīng**), tonifica a função e desobstrui a estagnação do **qì** do Estômago, tonifica o **qì** do Triplo Aquecedor Médio.

✋ Diferenciação das camadas miofasciais na região dos músculos do abdome e iliopsoas.

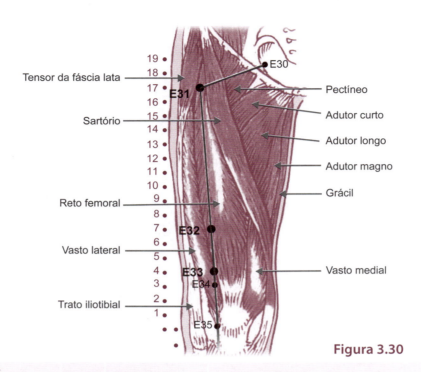

Figura 3.30

E31　髀关　　Bì guān　　Articulação femoral

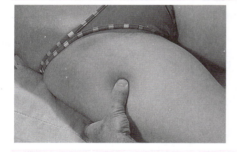

- Na face anterossuperior da coxa, o Ponto está na região inferior e mediana ao trocanter maior do fêmur, na linha vertical da espinha ilíaca anterossuperior, na linha horizontal da margem inferior da sínfese púbica
- Entre os músculos sartório e tensor da fáscia lata, músculo reto femoral. ⊥ 0,6 a 1,2 **cùn**

Indicações: atrofia muscular e paralisia dos membros inferiores, lombalgia, sensação de frio nos joelhos. Dor no baixo-ventre e nas coxas.

✹ Dispersa o Frio e o Vento, fortalece o **qì** do quadril, promove a circulação do **qì** e do Sangue (**xuě**), regula o fluxo do **qì** nas pernas relaxando os músculos e tendões, transforma a Umidade.

❀ Diferenciação das camadas miofasciais na região alta da coxa, estimula a funcionalidade dos movimentos da articulação coxofemoral.

E32　伏兔　　Fú tù　　Coelho escondido

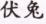

- Na face anterior da coxa, a 7 distâncias da linha articular do joelho, na linha que une a espinha ilíaca anterossuperior à borda lateral da patela
- Na passagem dos músculos reto femoral e vasto lateral, profundamente no músculo vasto intermédio. ⊥ 0,6 a 1,2 **cùn**

Indicações: lombalgia, sensação de frio nos joelhos, paralisia nos membros inferiores. Dor na cintura, na pelve e nos testículos.

✹ Desobstrui o fluxo do **qì** no Canal do Estômago, descongestiona o fluxo do **qì** na coxa, dispersa o Frio e o Vento, transforma a Umidade.

❀ Redistribui as pressões e diferencia as camadas miofasciais na região da coxa, promovendo descontração.

E33　阴市　　Yīn shì　　Estagnação do yīn

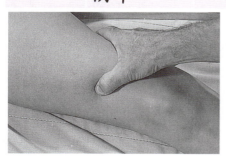

- Na face anterior da coxa, a 4 distâncias da linha articular do joelho, na linha vertical da borda da patela
- Na passagem dos músculos reto femoral e vasto lateral, profundamente no músculo vasto intermédio. ⊥ 0,5 a 1 **cùn**

Indicações: distensão abdominal (aumento do volume devido a estados fisiológicos), hérnia inguinal, paralisia dos membros inferiores, sensação de frio nos joelhos. Dor nas coxas e nos joelhos.

✹ Descongestiona o fluxo do **qì** na coxa, dispersa o Vento.

❀ Redistribui as pressões e diferencia as camadas miofasciais na região da coxa, promovendo descontração.

Capítulo 3 ❖ Atlas dos Meridianos e Pontos 59

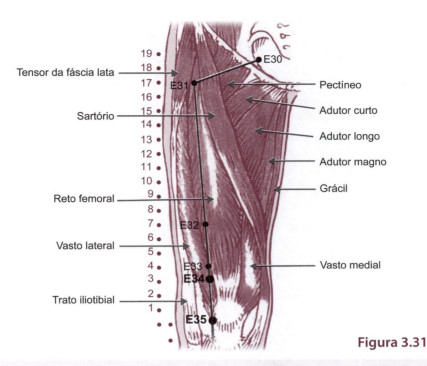

Figura 3.31

| E34 | 梁丘 | **Liáng qiū** | Cume da colina | Acúmulo (ou **xī**) |

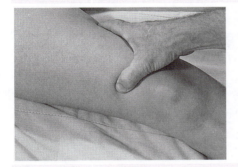

- Na face anterior da coxa, a 3 distâncias da linha articular do joelho, na linha vertical da borda da patela
- Na passagem dos músculos reto femoral e vasto lateral, profundamente no músculo vasto intermédio. ⊥ 0,5 a 0,8 **cùn**

Indicações: afecções no joelho e tecidos moles adjacentes, diarreia, espasmos no estômago (epigastralgia), gastralgia (dor no estômago e cólica gástrica), inflamação nas mamas (mastite), soluço, vômito. Dor abdominal e nos joelhos.

✴ Dispersa o Vento, fortalece e circula o **qì** do Estômago, harmoniza o fluxo do **qì** do Triplo Aquecedor Médio, transforma a Umidade.

✋ Redistribui as pressões e diferencia as camadas miofascias na região da coxa e joelho, relaxa os músculos e tendões da área.

| E35 | 犊鼻 | **Dú bí** | Nariz do bezerro |

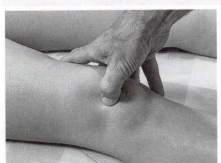

- Na face anterolateral do joelho, na linha articular do joelho, em uma depressão na lateral da patela
- Entre o ligamento patelar e o retináculo lateral da patela. Na fixação do tendão do músculo vasto lateral. ∠ 0,5 a 1,2 **cùn**

Indicações: afecções no joelho e tecidos moles adjacentes, paralisia dos membros inferiores, vômito. Dor nos joelhos e nas pernas.

✴ Alivia as dores tópicas, ativa o fluxo do **qì** no Canal do Estômago, dispersa o Vento e o Calor, fortalece o **qì** do joelho.

✋ Liberação das aderências teciduais da lateral do joelho. Estimula a funcionalidade dos movimentos do joelho.

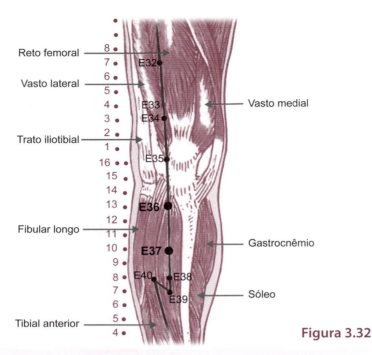

Figura 3.32

E36 足三里   Zú sān lǐ   Três distâncias da perna   Horário   Ponto **hé**, movimento Terra

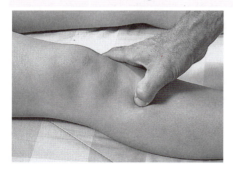

- Na face anterolateral da perna, 3 distâncias abaixo da linha articular do joelho, imediatamente abaixo do ângulo formado por tíbia e fíbula
- Entre os músculos tibial anterior e extensor longo dos dedos. ⊥ 0,5 a 1,5 **cùn**

Indicações: alterações emocionais (ansiedade, irritabilidade), asma, cefaleia, constipação, desarranjos gastrintestinais, disenteria, diarreia, distensão abdominal (aumento do volume devido a estados fisiológicos), distúrbios mentais, espasmos no estômago (epigastralgia), fadiga, gastralgia (dor no estômago e cólica gástrica), gastrite, lombalgia, Síndrome da Obstrução Dolorosa de joelhos e punhos, soluço, tensão pré-menstrual, transtornos psíquicos (neurastenia, histeria), vômito. Dor no estômago, nos joelhos e nas pernas.

✦ Por ser o Ponto Dominante (movimento Terra no Meridiano Terra), tem o potencial de circular o **qì** do Estômago; tonificar o Intestino Grosso e sedar o Intestino Delgado, no ciclo de geração; e tonificar ou sedar a Bexiga, no ciclo de dominância. Desobstrui o **qì** de joelhos e pernas, dispersa o Frio e o Vento, estimula a formação dos líquidos orgânicos (**jīnyè**), fortalece o **qì** do Estômago e Baço, regulariza o fluxo do **qì** ascendente e descendente no organismo, restaura o **qì** das Vísceras (**yáng qì**), tonifica o Sangue (**xuě**), o **qì** da Essência (**jīng**), o **qì** Defensivo (**wèi qì**) e o **qì** Nutritivo (**yíng qì**), transforma a Umidade e a Umidade-Calor.

✋ Desobstrui a densidade tecidual na região distal do joelho.

E37 上巨虛   Shàng jù xū   Grande vazio superior   Ponto **hé** (união inferior) do Intestino Grosso

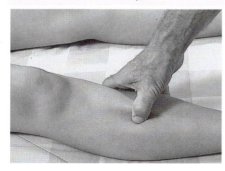

- Na face anterolateral da perna, 6 distâncias abaixo da linha articular do joelho, na borda lateral da tíbia
- No músculo tibial anterior. ⊥ 0,5 a 1,2 **cùn**

Indicações: Constipação, disenteria, diarreia, lombalgia. Dor abdominal e nos joelhos.

✦ Estimula o fluxo do **qì** na perna na direção do pé, desobstrui a estagnação do **qì** nas Vísceras (**yáng qì**), harmoniza e circula o fluxo do **qì** do Estômago e Intestino Grosso, transforma a Umidade-Calor do Estômago e do Intestino Grosso.

✋ Liberação miofascial na região do músculo tibial anterior.

Capítulo 3 ❖ Atlas dos Meridianos e Pontos 61

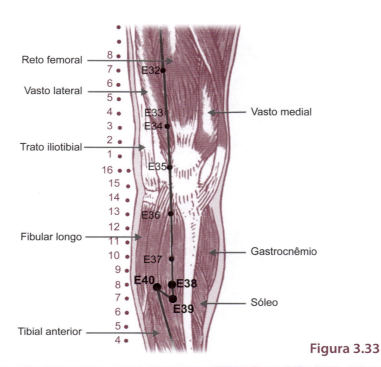

Figura 3.33

E38 条口 | **Tiáo kǒu** | Boca estreita

- Na face anterolateral da perna, no meio da distância entre a linha articular do joelho e do tornozelo, ou a 8 distâncias destes, na borda lateral da tíbia
- No músculo tibial anterior e mais profundamente no músculo sóleo. ⊥ 0,5 a 0,9 **cùn**

Indicações: câimbras na panturrilha (batata da perna), paralisia dos membros inferiores, transtornos motores nos membros inferiores. Dor abdominal e nas pernas.

✺ Ativa a circulação do Sangue (**xuě**), dispersa o Frio e o Vento, harmoniza o **qì** de Baço e Estômago, promove a circulação do **qì** dos Intestinos, relaxa o **qì** dos músculos e tendões.

✋ Diferenciação das camadas fasciais entre os músculos tibial anterior e sóleo e liberação na região do tibial anterior.

E39 下巨虛 | **Xià jù xū** | Grande vazio inferior | Ponto **hé** (união inferior) do Intestino Delgado

- Na face anterolateral da perna, 7 distâncias acima da linha articular do tornozelo, na borda lateral da tíbia
- Nos músculos tibial anterior e extensor longo dos dedos. ⊥ 0,5 a 0,9 **cùn**

Indicações: Atrofia e paralisia dos membros inferiores, diarreia com sangue, inflamação nas mamas (mastite). Dor abdominal, nas escápulas, na região lombar, na pelve, nos ombros e no pênis.

✺ Estimula o fluxo do **qì** na perna na direção do pé, harmoniza o fluxo do **qì** do Estômago e dos Intestinos, transforma a Umidade-Calor.

✋ Liberação miofascial na região dos músculos tibial anterior e extensor longo dos dedos.

E40 丰隆 | **Fēng lóng** | Plenitude e abundância | Conexão (ou **luò**)

- Na face anterolateral da perna, no meio da distância entre a linha articular do joelho e do tornozelo, ou a 8 distâncias destes, a 1 distância lateral da borda lateral da tíbia (do Ponto E38)
- Nos músculos extensor longo dos dedos e fibular curto. ⊥ 0,5 a 1,2 **cùn**

Indicações: alterações emocionais (ansiedade, estado depressivo, medo), asma, atrofia e paralisia dos membros inferiores, cefaleia, constipação, distúrbios mentais, epilepsia, irregularidade ou ausência de menstruação (amenorreia), transtornos psíquicos (esquizofrenia, fobias), tontura, vertigem. Dor nos joelhos e na região torácica.

✺ Acalma a Consciência (**shén**), dispersa o Calor, regula a conexão entre Estômago e Baço, transforma a Umidade, a Umidade-Calor e a Mucosidade.

✋ Diferenciação das camadas fasciais entre os músculos tibial anterior, extensor longo dos dedos e fibular curto.

62 Caminhos de Energia

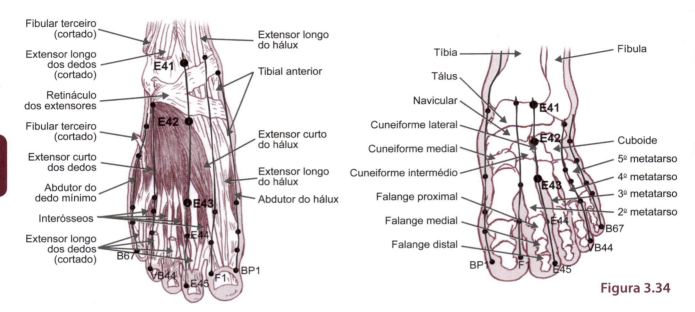

Figura 3.34

| E41 | 解溪 | Jiě xī | Alívio do fluxo | Tonificação, Ponto **jīng**, movimento Fogo |

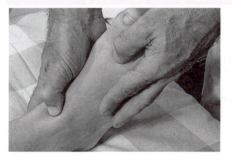

- Na face anterior do tornozelo, na linha articular do tornozelo a 0,5 distância dos maléolos
- Entre os tendões dos músculos extensor longo do hálux e extensor longo dos dedos. ⊥ 0,4 a 0,6 **cùn**

Indicações: afecções na garganta, atrofia e paralisia dos membros inferiores, cefaleia, constipação, distensão do ventre (aumento do volume devido a estados fisiológicos), enjoo, tontura, vertigem. Dor abdominal, dor em queimação no estômago, na região do tornozelo e do pé.

✱ Acalma a Consciência (**shén**), dispersa o Calor e o Vento, transforma a Umidade, estimula o fluxo do **qì** da perna para o pé, fortalece o **qì** do Baço, harmoniza as funções energéticas de Estômago e Intestinos, tonifica o **qì** do Estômago dos músculos e tendões.

✋ Diferenciação das camadas miofasciais dos tendões anteriores no tornozelo, estímulo da funcionalidade do movimento do tornozelo.

| E42 | 冲阳 | Chōng yáng | **Yáng** pulsante | Fonte |

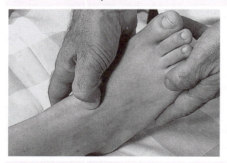

- No dorso do pé, a 1,5 distância da linha articular do tornozelo (do Ponto E41), no osso cuboide na direção do espaço interósseo entre o 2º e o 3º metatarso, no ponto mais alto do dorso do pé
- No tendão do músculo extensor longo dos dedos, na face medial do músculo extensor curto do hálux. ⊥ 0,2 a 0,3 **cùn**

Indicações: atrofia dos membros inferiores, edema da face, gastralgia (dor no estômago e cólica gástrica), paralisia facial, Síndrome da Obstrução Dolorosa do pé, transtornos psíquicos (depressão, esquizofrenia, histeria, psicose). Dor nos dentes e no dorso do pé.

✱ Acalma a Consciência (**shén**), dispersa o Calor e o Vento, estimula o fluxo do **qì** no pé, fortalece o **qì** de Estômago e Baço.

✋ Diferenciação das camadas miofasciais dos tendões extensor curto e extensor longo do hálux, estimula a funcionalidade do movimento das articulações do pé.

| E43 | 陷谷 | Xiàn gǔ | Vale profundo | Ponto **shù**, movimento Madeira |

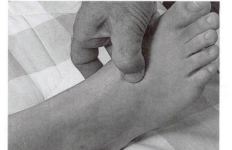

- No dorso do pé, abaixo do ângulo interósseo formado pelos 2º e 3º metatarsos, na borda do 2º metatarso
- No músculo interósseo entre o 2º e o 3º metatarso e extensor curto dos dedos. ⊥ 0,3 a 0,5 **cùn**

Indicações: afecções reumáticas, distensão abdominal (aumento do volume devido a estados fisiológicos), edema facial, conjuntivite, doenças febris, resfriado. Dor abdominal, nas pernas e no dorso dos pés.

✱ Dispersa o Vento, estimulam o fluxo do **qì** nas articulações do pé, harmoniza o **qì** do Estômago, transforma a Umidade.

✋ Liberação miofascial na região entre o 2º e o 3º metatarso, estimula a funcionalidade do movimento das articulações do pé.

Capítulo 3 ❖ Atlas dos Meridianos e Pontos 63

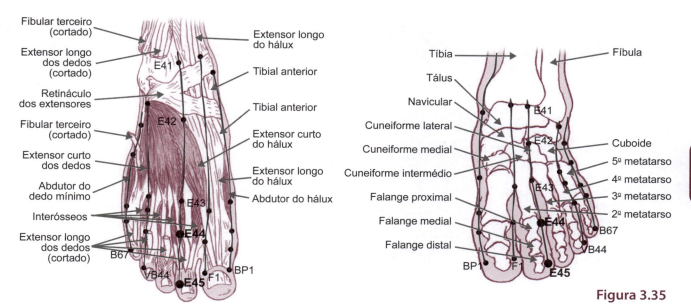

Figura 3.35

E44 内庭 | Neì jīng | Pátio interno | Ponto **xíng**, movimento Água

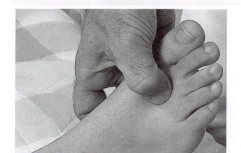

- No dorso do pé, na linha da articulação metatarsofalângica, entre as cabeças do 2º e 3º metatarsos
- No músculo interósseo. ⊥ ou ∠ 0,3 a 0,5 **cùn**

Indicações: alterações emocionais (ansiedade, obsessividade), cefaleia, diarreia, disenteria, distensão abdominal (aumento do volume devido a estados fisiológicos) doenças febris, gastralgia (dor no estômago e cólica gástrica), insônia, nevralgia do trigêmeo, regurgitação ácida, sensação de frio nos pés, transtornos psíquicos (mania, psicose). Dor abdominal, de dente, dor com queimação no estômago e no dorso dos pés.

✳ Dispersa Calor e Vento-Calor, estimula o fluxo do **qì** no 2º artelho, harmoniza o **qì** de Estômago e Intestinos, mobiliza a digestão, transforma a Umidade-Calor.

✋ Liberação miofascial na região do músculo interósseo entre o 2º e o 3º artelho, estimula a funcionalidade da articulação metatarsofalângica do 2º e 3º artelhos.

E45 厉兑 | Lì duì | Porta fundamental | Sedação. Ponto **jǐng**, movimento Metal

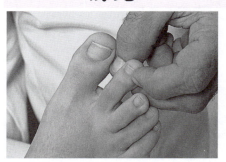

- Na margem lateral do 2º artelho, na face dorsal da falange distal, a 0,1 de distância do canto inferior da unha, no ângulo ungueal
- No periósteo. ∠ 0,2 a 0,3 **cùn**

Indicações: alterações emocionais (alegria excessiva, ansiedade), amigdalite, desmaio, distúrbios mentais, distúrbios do sono, indigestão, transtornos psíquicos (histeria, neurastenia). Dor nos dentes e na garganta.

✳ Acalma a Consciência (**shén**), alivia a retenção dos alimentos, dispersa o Calor, harmoniza e seda o **qì** do Estômago, transforma a Umidade.

✋ Desobstrui a densidade tecidual do dorso do pé.

Ponto de Alarme | VC12

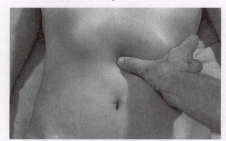

- No abdome, na linha média anterior, 4 distâncias acima do umbigo, ou a 0,5 distância entre o umbigo e a borda inferior do esterno
- No músculo reto abdominal. ⊥ 0,5 a 1 **cùn**

Ponto de Assentamento | B21

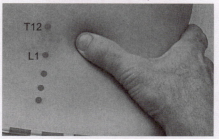

- Nas costas, na altura da borda inferior do processo espinhoso da 12ª vértebra torácica, a 1,5 distância da linha média
- Na aponeurose toracolombar, no tendão do músculo latíssimo do dorso e nos músculos serrátil posterior inferior e eretor da espinha. ∠ ou ⊥ 0,5 a 0,8 **cùn**

BAÇO-PÂNCREAS

足太阴脾经   Zú tàiyīn pí jīng   Meridiano velho **yīn** da perna

Horário de atividade mais intensa: das 9 às 11 h.
Movimento: Terra – Alto verão.
Estado interno: transformação, ansiedade.

Cor associada: amarelo.
Clima associado: umidade.

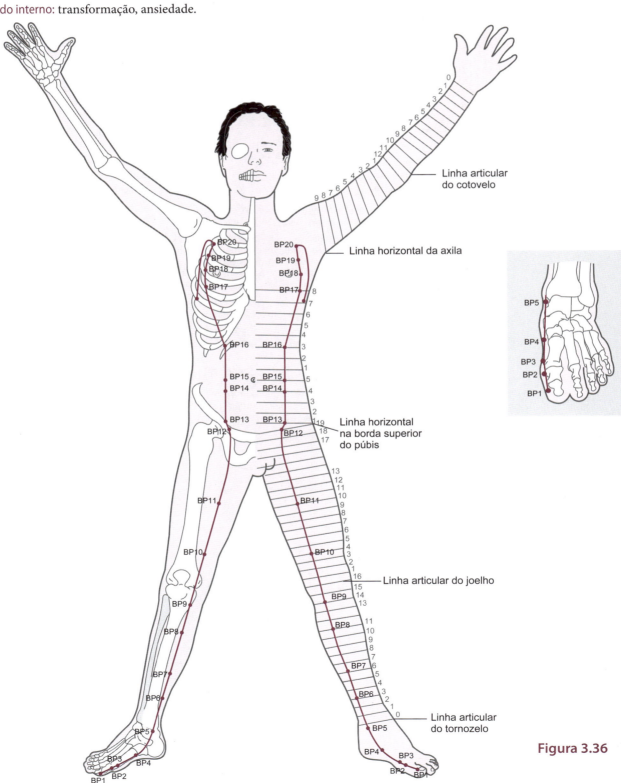

Figura 3.36

Trajeto: do pé para o tronco, pela face medial do pé e da perna, e face anterior da pelve e do tronco (21 pontos)	
BP1	Inicia-se no ângulo ungueal medial do hálux
BP2, BP3, BP4	Sobe pela face medial do pé, passando pelo músculo abdutor do hálux
BP5	Passa pela articulação do pé anteriormente ao maléolo medial
BP6, BP7, BP8, BP9	Sobe pela face medial da perna na borda da tíbia, passando pelos músculos flexor longo dos dedos e sóleo, tendões dos músculos semimembranáceo e semitendíneo
BP10, BP11	Passa pela face medial da articulação do joelho e sobe pela face medial da coxa na altura do fêmur, passando pelos músculos vasto medial e sartório
BP12	Passa pela face anterior da cintura pélvica a 3,5 distâncias da linha média
BP13, BP14, BP15, BP16	Sobe pelo abdome a 4 distâncias da linha média, passando pelos músculos oblíquo interno, externo e transverso do abdome
BP17, BP18, BP19, BP20	Sobe pelo tórax até o 2º espaço intercostal, a 6 distâncias da linha média, passando sobre os músculos intercostais, serrátil anterior e peitoral maior
BP21	Termina no sexto ou sétimo espaço intercostal na vertical da linha axilar, sobre os músculos serrátil anterior e intercostais

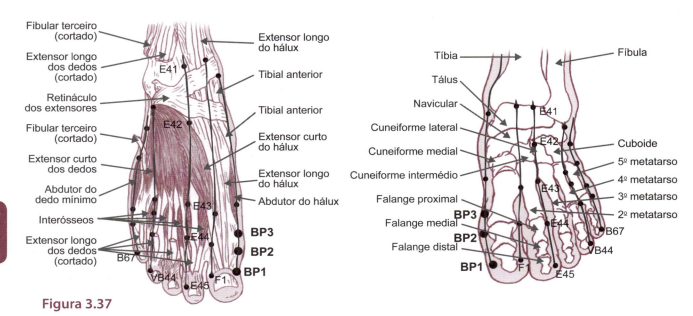

Figura 3.37

BP1 隐白 Yǐn bái — Branco escondido
Ponto jǐng, movimento Madeira

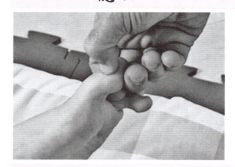

- Na margem medial do hálux, na face dorsal da falange distal, a 0,1 de distância do ângulo ungueal
- No periósteo. ∠ 0,1 cùn

Indicações: alterações emocionais (agitação, ansiedade, preocupação), cólica menstrual (dismenorreia), corrimento vulvovaginal (leucorreia), desmaio, distensão abdominal (aumento do volume devido a estados fisiológicos), hemorragia uterina (metrorragia), menstruação/excesso de fluxo (menorragia), opressão no tórax, transtornos psíquicos (transtorno bipolar ou maníaco-depressivo, histeria), transtornos dos sonhos. Dor abdominal.

✴ Acalma a Consciência (**shén**), harmoniza o **qì** do Baço, regulariza e nutre o Sangue (**xuě**) e promove sua circulação.

✋ Desobstrui a densidade tecidual da região medial do pé.

BP2 大都 Dà dū — Grande proeminência
Tonificação. Ponto xíng, movimento Fogo

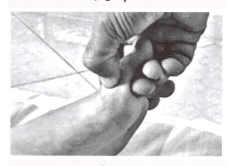

- Na margem medial da falange proximal do hálux, em uma reentrância óssea, após a articulação metatarsofalângica
- No tendão do músculo abdutor no hálux. ⊥ 0,3 a 0,5 cùn

Indicações: anorexia, afecções febris, constipação, diarreia, disenteria, distensão abdominal (aumento do volume devido a estados fisiológicos), excesso de gases (meteorismo), gastralgia (dor no estômago e cólica gástrica), indigestão, náuseas, opressão no tórax, vômito. Dor abdominal e no hálux.

✴ Dissolve a estagnação do tubo digestivo, dispersa o Calor, harmoniza e fortalece o **qì** de Baço e Triplo Aquecedor Médio, restaura o **yáng** diminuído e incentiva a reação em estado de colapso, tonifica o Canal.

✋ Liberação miofascial na região medial do hálux.

BP3 太白 Tài bái — Branco máximo
Fonte, Horário. Ponto shù, movimento Terra

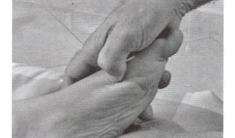

- Na borda medial do pé, na extremidade distal do 1º metatarso, antes da articulação metatarsofalângica
- No tendão do músculo abdutor do hálux. ⊥ 0,3 a 0,5 cùn

Indicações: anorexia, constipação, diarreia, disenteria, distensão abdominal (aumento do volume devido a estados fisiológicos), gastralgia (dor no estômago e cólica gástrica), hemorroidas, lombalgia, náuseas, paralisia dos membros inferiores, sensação de peso no corpo, vômito. Dor abdominal, nos pés e nas pernas. Dores articulares.

✴ Por ser Dominante (movimento Terra no Meridiano Terra), tem o potencial de circular o **qì** do Baço; tonificar o Pulmão e sedar o Coração, no ciclo de geração, e tonificar ou sedar o Rim no ciclo de dominância. Fortalece o **qì** do Baço, harmoniza o **qì** do Estômago, dos Intestinos e do Triplo Aquecedor Médio, transforma Umidade e Umidade-Calor.

✋ Liberação miofascial na região medial do pé.

Capítulo 3 ❖ Atlas dos Meridianos e Pontos   67

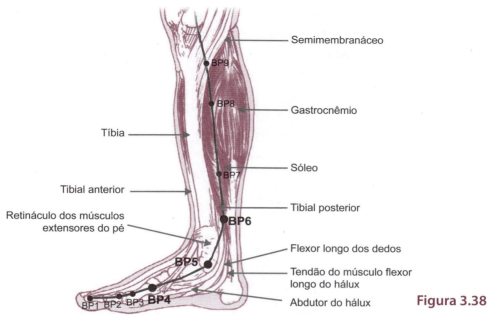

Figura 3.38

| BP4 | 公孙 | **Gōng sūn** | Colaterais de conexão geral | Conexão (ou **luò**) | Abertura do Canal **chōng mài** |

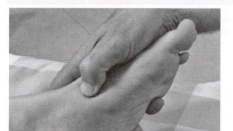

- Na borda medial do pé, face proximal e medial do 1º metatarso, após a articulação tarsometatarsal
- No músculo abdutor do hálux. ⊥ 0,5 a 0,8 **cùn**

Indicações: afecções no estômago e no baço, diarreia, disenteria, distensão abdominal (aumento do volume devido a estados fisiológicos), gastralgia (dor no estômago e cólica gástrica), indigestão, menstruação irregular, vômito. Dor abdominal e nos pés.

✴ Acalma a Consciência (**shén**), fortalece o **qì** do Baço, harmoniza o **qì** do Baço, do Estômago, do Triplo Aquecedor Médio e Inferior e do Vaso Maravilhoso **chōng mài**, transforma a Umidade e a Umidade-Calor de Baço e Estômago.

✋ Liberação miofascial na região medial do pé.

| BP5 | 商丘 | **Shāng qiū** | Comércio da colina | Sedação. Ponto **jīng**, movimento Metal |

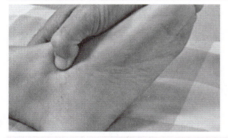

- Na borda medial do pé, entre o maléolo medial e a tuberosidade do osso navicular, em uma depressão adiante e debaixo do maléolo medial, no ângulo entre as linhas das margens inferior e anterior do maléolo medial
- No retináculo dos músculos extensores do pé. ⊥ 0,3 a 0,5 **cùn**

Indicações: afecções nos tecidos moles do tornozelo, anorexia, asma, diarreia, constipação, distensão abdominal (aumento do volume devido a estados fisiológicos), hemorroidas, indigestão, insônia, tosse, vômito. Dor abdominal, no estômago, nos pés e tornozelos.

✴ Fortalece o **qì** do Baço e do Estômago, harmoniza o **qì** do Triplo Aquecedor Médio, regula e seda a função do **qì** do Baço, transforma a Umidade-Calor.

✋ Liberação miofascial no retináculo dos músculos extensores do pé.

| BP6 | 三阴焦 | **Sān yīn jiāo** | 3 encontros **yīn** | Ponto de cruzamento dos 3 Meridianos **Yīn** do pé (BP, F, R) |

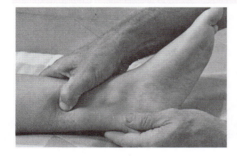

- Na face medial e posterior da tíbia, a 3 distâncias acima do maléolo medial
- No tendão do músculo sóleo, músculo flexor longo dos dedos e flexor longo do hálux. ⊥ 0,5 a 0,8 **cùn**

Indicações: alterações emocionais (ansiedade, irritabilidade), afecções no sistema reprodutor, digestório e urinário, anorexia, atrofia muscular, cistite, cólica menstrual (dismenorreia), corrimento vulvovaginal (leucorreia), diarreia, distensão abdominal (aumento do volume devido a estados fisiológicos), ejaculação precoce, hemorragia uterina (metrorragia), hemorroidas, incontinência urinária, indigestão, impotência sexual, insônia, ausência de menstruação (amenorreia) ou irregularidade, paralisia dos membros inferiores, parto prolongado (estimula o parto), sudorese noturna, tensão pré-menstrual, tontura. Dor nos testículos e no ventre.

⚠ Contraindicação: não estimular o ponto em gestantes.

✴ Beneficia a micção, harmoniza, fortalece e tonifica o **qì** do Baço, harmoniza e tonifica a circulação do **qì** e do Sangue (**xuě**), harmoniza o **qì** do útero e próstata, harmoniza o **qì** do Estômago e Triplo Aquecedor Médio e Inferior, promove a função do **qì** do Fígado, tonifica o **qì** do Rim e a Essência (**jīng**), transforma Umidade e Umidade-Calor.

✋ Diferenciação das camadas e liberação miofascial na face medial da perna.

68 Caminhos de Energia

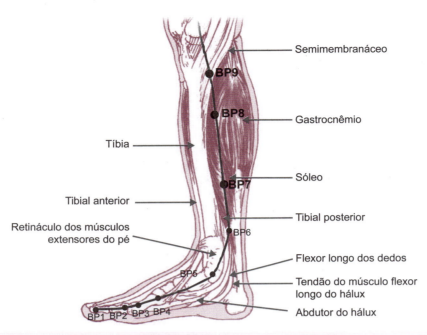

Figura 3.39

BP7 漏谷 Lòu gǔ Vale do vazamento

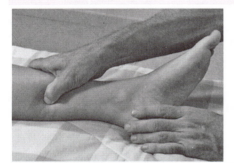

- Na face medial e posterior da tíbia, a 6 distâncias acima do maléolo medial
- Nos músculos sóleo, flexor longo dos dedos e flexor longo do hálux. ⊥ 0,5 a 0,8 **cùn**

Indicações: distensão abdominal (aumento do volume devido a estados fisiológicos), paralisia dos membros inferiores, retenção urinária (disúria). Dor nos membros inferiores e tornozelos.

* Fortalece a função do Baço.

* Diferenciação das camadas e liberação miofascial na face medial da perna.

BP8 地机 Dì jī Mudança da terra Acúmulo (ou **xī**)

- Na face medial e posterior da tíbia, a 5 distâncias por baixo da linha articular do joelho
- Nos músculos sóleo e flexor longo dos dedos. ⊥ 0,5 a 0,8 **cùn**

Indicações: cólica menstrual (dismenorreia), diarreia, distensão abdominal (aumento do volume devido a estados fisiológicos), ejaculação precoce, gases no intestino (meteorismo), hemorroidas, lombalgia, menstruação/excesso de fluxo (menorragia) e irregularidades. Dor abdominal e na região lombar.

* Fortalece o Sangue (**xuě**) e promove sua circulação, harmoniza e tonifica o **qì** do Baço, harmoniza o **qì** do útero.

* Diferenciação das camadas e liberação miofascial na face medial da perna.

BP9 阴陵泉 Yīn líng quán Manancial do montículo Ponto **hé**, movimento Água

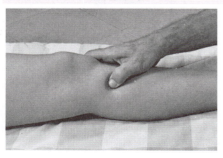

- Na face medial e posterior da tíbia, em uma depressão da margem inferior do côndilo tibial, a 2 distâncias por baixo da linha articular do joelho
- Nos tendões dos músculos semimembranáceo e gastrocnêmio. ⊥ 0,5 a 0,8 **cùn**

Indicações: cólica menstrual (dismenorreia), desarranjos gastrintestinais, diarreia, disenteria, distensão abdominal (aumento do volume devido a estados fisiológicos), indigestão, incontinência urinária, lombalgia, menstruação irregular, retenção urinária. Dor abdominal, nos genitais externos, nos hipocôndrios e nos joelhos.

* Beneficia a micção e a genitália, harmoniza e tonifica o **qì** do Baço, harmoniza o **qì** de Estômago, Triplo Aquecedor Inferior e Bexiga, transforma a Umidade.

* Desobstrução da densidade tecidual nos tendões e ligamentos mediais do joelho, usado em entorses do joelho.

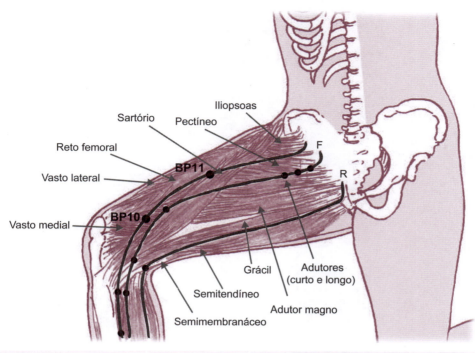

Figura 3.40

BP10 血海 Xuè hǎi — Mar de sangue

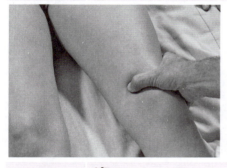

- Na face medial da coxa, na margem superior do côndilo medial do fêmur, 4 distâncias acima da linha articular do joelho; com a palma da mão sobre a patela a extremidade do polegar toca no Ponto
- No músculo vasto medial. ⊥ 0,8 a 1 **cùn**

Indicações: alergia, anemia, cólica menstrual (dismenorreia), corrimento vulvovaginal (leucorreia), hemorragia uterina (metrorragia), ausência de menstruação (amenorreia) ou irregularidade. Dor na face medial da coxa e nos joelhos.

✳ Fortalece o Sangue (**xuě**) e promove sua circulação, fortalece o **qì** de Nutrição (**yíng qì**), harmoniza o **qì** do Baço, regula a função do Triplo Aquecedor Inferior, refresca o Calor no Sangue (**xuě**).

✋ Diferenciação e liberação das camadas miofasciais da região do músculo quadríceps.

BP11 箕門 Jī mén — Porta precipitada

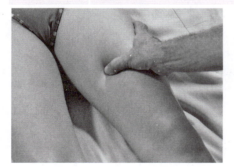

- Na face medial da coxa, 10 distâncias acima da linha articular do joelho
- Nos músculos sartório e vasto medial. ⊥ 0,3 a 0,5 **cùn**

Indicações: atrofia muscular, enurese noturna, inchaço na região inguinal, paralisia dos membros inferiores, retenção urinária (disúria). Dor na região inguinal e nos hipocôndrios.

✳ Fortalece a função do Baço, transforma a Umidade.

✋ Diferenciação e liberação das camadas miofasciais da região dos músculos quadríceps e sartório.

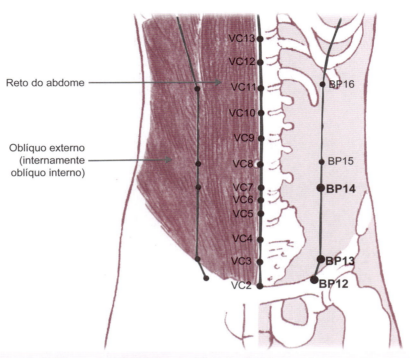

Figura 3.41

BP12 冲门 Chōng mén — Porta pulsante

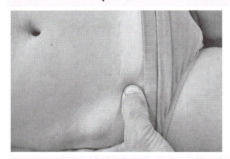

- Na face anterior do quadril, na altura da borda superior do púbis, a 3,5 distâncias da linha média (na altura do Ponto VC2), na prega inguinal.
- No músculo iliopsoas e nos tendões dos músculos oblíquos interno e externo do abdome. ⊥ 0,5 a 0,7 **cùn**

Indicações: corrimento vulvovaginal (leucorreia), diarreia, hérnia inguinal, hemorragia uterina (metrorragia), hemorroidas. Dor no abdome e na região inguinal.

✸ Fortalece o **yīn** do Rim, promove a circulação do **qì** e do Sangue (**xuě**), transforma a Umidade-Calor.

✋ Liberação miofascial na região do músculo iliopsoas.

BP13 府舍 Fǔ shè — Moradia das Vísceras

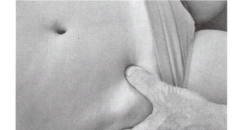

- No abdome, a 4 distâncias da linha média, 1 distância acima da borda superior do púbis, (na altura do Ponto VC3)
- Nos músculos oblíquo externo e interno do abdome. ⊥ ou = 0,5 a 0,8 **cùn**

Indicações: apendicite, hérnia inguinal. Dor abdominal, na região pélvica e no ventre.

✸ Aquece o Triplo Aquecedor Médio, promove a circulação do Sangue (**xuě**).

✋ Liberação miofascial na região dos músculos abdominais.

BP14 腹结 Fú jié — Estase abdominal

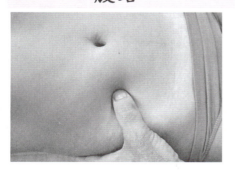

- No abdome, a 4 distâncias da linha média, a 4 distâncias acima da borda superior do púbis ou 1 distância abaixo da linha horizontal do umbigo (na altura do Ponto VC7)
- Nos músculos oblíquo externo, interno e transverso do abdome. ⊥ 0,8 a 1,2 **cùn**

Indicações: diarreia, disenteria, hérnia inguinal, vômito. Dor no baixo-ventre e na região inguinal.

✸ Harmoniza o **qì** do Baço.

✋ Liberação miofascial na região dos músculos abdominais.

Capítulo 3 ❖ Atlas dos Meridianos e Pontos 71

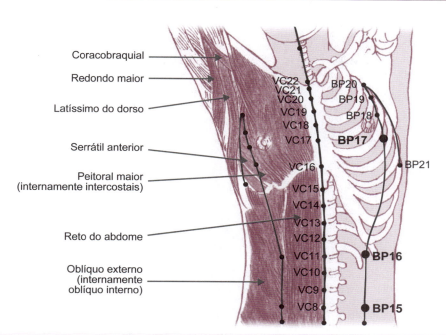

Figura 3.42

| BP15 | 大横 | Dà héng | Grande linha horizontal |

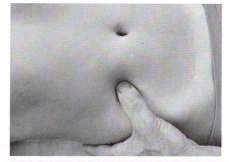

- No abdome, a 4 distâncias da linha média, na linha horizontal do umbigo (na altura do Ponto VC8)
- Nos músculos oblíquo externo, interno e transverso do abdome. ⊥ 0,8 a 1,2 **cùn**

Indicações: constipação, debilidade e frio no ventre, diarreia, disenteria. Dor abdominal e no baixo-ventre.

✺ Harmoniza o **qì** do Baço, harmoniza e umedece a função do Intestino Grosso, transforma a Umidade-Calor.

✋ Liberação miofascial na região dos músculos abdominais.

| BP16 | 腹哀 | Fù āi | Choro abdominal |

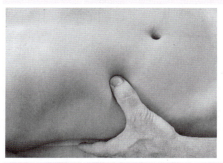

- No abdome, a 4 distâncias da linha média, 3 distâncias acima da linha horizontal do umbigo (na altura do Ponto VC11)
- Nos músculos oblíquo interno, externo e transverso do abdome. ⊥ 0,5 a 0,8 **cùn**

Indicações: constipação, disenteria, indigestão, vômito com sangue (hematêmese). Dor abdominal.

✺ Fortalece o Triplo Aquecedor Médio, regula a função do Estômago.

✋ Liberação miofascial na região dos músculos abdominais.

| BP17 | 食窦 | Shí dòu | Cavidade alimentar |

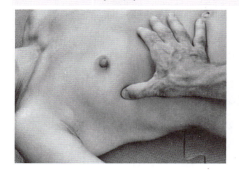

- No 5º espaço intercostal, a 6 distâncias da linha média (na altura do Ponto VC16)
- Na passagem dos músculos serrátil anterior e oblíquo externo do abdome e músculos intercostais. ∠ 0,5 a 0,8 **cùn**

Indicações: distensão abdominal (aumento do volume devido a estados fisiológicos), nevralgia intercostal, regurgitação. Dor no tórax e nos hipocôndrios.

✺ Harmoniza a função do Baço, transforma a Umidade.

✋ Diferenciação das camadas miofasciais dos músculos oblíquo externo do abdome, serrátil anterior e intercostais.

72 Caminhos de Energia

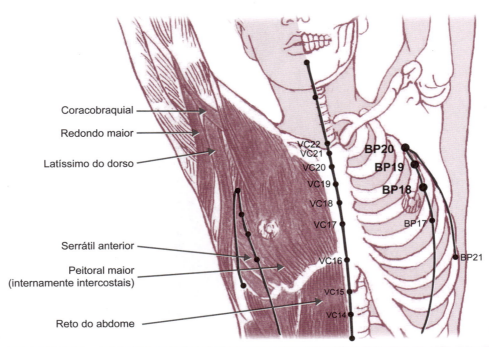

Figura 3.43

| BP18 | 天溪 | Tiān xī | Riacho Celestial |

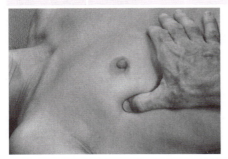

- No 4º espaço intercostal, a 6 distâncias da linha média ou 2 distâncias do centro do mamilo (na altura do Ponto VC17).
- Nos músculos peitoral maior e serrátil anterior e músculos intercostais. ∠ ou ═ 0,5 a 0,8 **cùn**

Indicações: asma, inflamação nas mamas (mastite), opressão no tórax, tosse. Dor no tórax e nos hipocôndrios.

✴ Promove a lactação, regula o fluxo do **qì** e a circulação do Sangue (**xuě**).

✋ Diferenciação das camadas miofasciais dos músculos peitoral maior, serrátil anterior e intercostais.

| BP19 | 胸乡 | Xiōng xiāng | Morada do tórax |

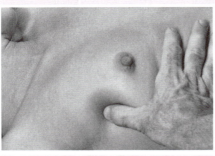

- No 3º espaço intercostal, a 6 distâncias da linha média (na altura do Ponto VC18)
- Nos músculos peitoral maior e serrátil anterior e músculos intercostais. ∠ 0,5 a 0,8 **cùn**

Indicações: atrofia dos membros inferiores, edema da face, gastralgia (dor no estômago e cólica gástrica), paralisia facial, Síndrome da Obstrução Dolorosa do pé, transtornos psíquicos (depressão, esquizofrenia, histeria, psicose). Dor nos dentes e no dorso dos pés.

✴ Regula o fluxo do **qì** para aliviar a opressão torácica.

✋ Diferenciação das camadas miofasciais dos músculos peitoral maior, serrátil anterior e intercostais.

| BP20 | 周荣 | Zhōu róng | Nutrição total |

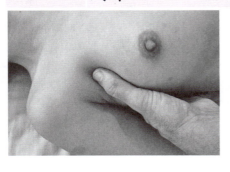

- No 2º espaço intercostal, a 6 distâncias da linha média (na altura do Ponto VC19)
- Nos músculos peitoral maior e menor, serrátil anterior e músculos intercostais. ∠ ou ═ 0,5 a 0,8 **cùn**

Indicações: dificuldade de deglutir, nevralgia intercostal, tosse. Dor no tórax e nos hipocôndrios.

✴ Dispersa o Calor no Pulmão.

✋ Diferenciação das camadas miofasciais dos músculos peitoral maior, serrátil anterior e intercostais.

Capítulo 3 ❖ Atlas dos Meridianos e Pontos 73

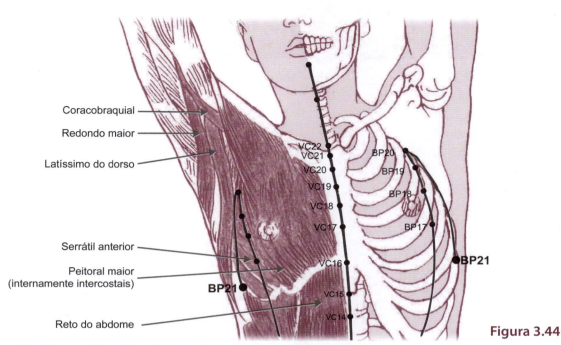

Figura 3.44

BP21 大包 Dà bāu Grande envoltura ou Controle Geral

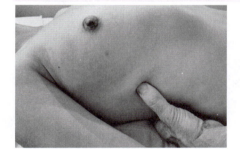

- No 6º ou 7º espaço intercostal, na linha vertical do centro da axila
- No músculo serrátil anterior e músculos intercostais. ∠ 0,5 a 0,8 **cùn**

Indicações: asma, debilidade geral física, dificuldade de respirar (dispneia), fadiga, intercostalgia. Dor no tórax e nos hipocôndrios, dores musculares generalizadas.

✸ Harmoniza o **qì** e o Sangue (**xuě**) e promove sua circulação, tonifica o **qì** torácico (**zōng qì**), tonifica o **qì** dos tendões, músculos e ossos.

✋ Liberação miofascial na face lateral no tronco (hipocôndrio).

Ponto de Alarme | F13

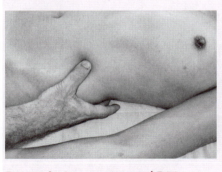

- No abdome, na extremidade livre da 11ª costela
- Nos músculos oblíquo externo, interno e transverso do abdome. ∠ 0,5 a 0,8 **cùn**

Ponto de Assentamento | B20

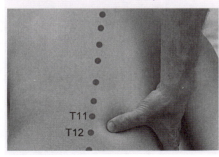

- Nas costas, na altura da borda inferior do processo espinhoso da 11ª vértebra torácica, a 1,5 distância da linha média (do Ponto VG6)
- Nos músculos latíssimo do dorso, serrátil posterior inferior e eretor da espinha. ∠ ou ⊥ 0,5 a 0,8 **cùn**

CORAÇÃO

手少阴心经　　　　　　　Shǒu shào yīn xīn jīng　　　　　　　Meridiano jovem **yīn** do braço

Horário de atividade mais intensa: das 11 às 13 h.　　　　Cor associada: vermelho.
Movimento: Fogo (príncipe) – Verão.　　　　　　　　　　Clima associado: calor.
Estado interno: exteriorização, entusiasmo.

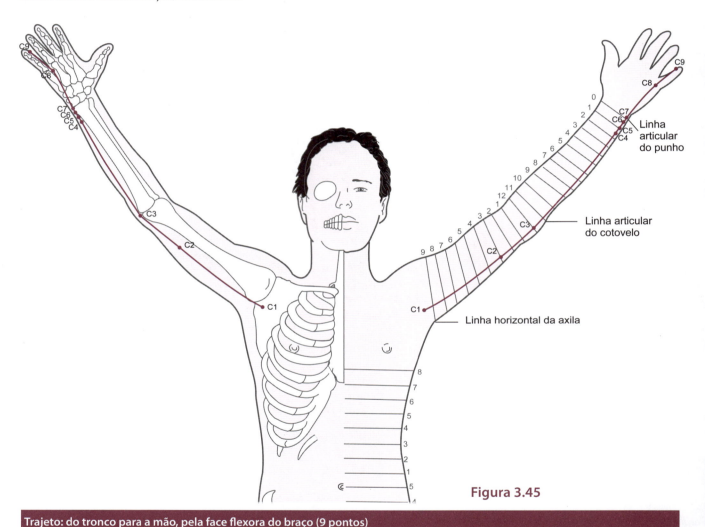

Figura 3.45

Trajeto: do tronco para a mão, pela face flexora do braço (9 pontos)	
C1	Inicia-se no ponto mais profundo do cavo da axila, na direção do 4º espaço intercostal
C2	Segue pela face flexora do braço na borda ulnar, pela região do úmero medialmente ao músculo bíceps braquial, passando sobre a fáscia braquial e o músculo braquial
C3	Passa pela face flexora da articulação do cotovelo, borda ulnar
C4, C5, C6	Segue pela ulna sobre o músculo flexor ulnar do carpo
C7	Passa pela face flexora da articulação do punho, borda ulnar
C8	Segue pela mão entre o 4º e o 5º metacarpo, sobre fáscia palmar, músculos interósseos e tendões dos músculos flexores superficiais do 4º e 5º dedos
C9	Segue pelo 5º dedo na borda correspondente ao polegar. Termina no 5º dedo, no ângulo ungueal correspondente ao polegar

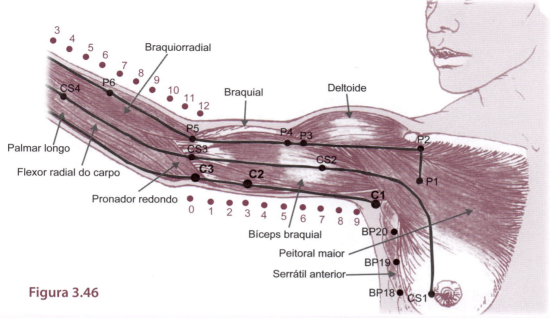

Figura 3.46

C1 极泉   Jí quán   Nascente suprema

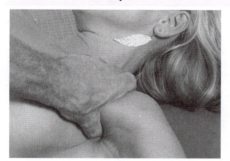

- No tórax, na borda inferior da 3ª costela, no centro do oco axilar (com o braço abduzido horizontalmente)
- Na fáscia axilar, anteriormente ao músculo redondo maior, músculos intercostais. ⊥ 0,2 a 0,3 cùn

Indicações: agitação mental, alterações emocionais (estado depressivo), insônia, náuseas, secura na garganta, sudorese noturna, paralisia nos membros superiores. Dor nos braços, cotovelos, ombros, na região intercostal e nos hipocôndrios.

- Ativa a circulação do Sangue (**xuě**), dispersa o Calor, harmoniza o fluxo do **qì** do Coração, nutre o **yīn** do Coração.
- Liberação miofascial na axila e nos músculos intercostais laterais entre a 3ª e a 4ª costela.

C2 青灵   Qīng líng   Efeito verde

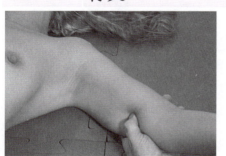

- Na face flexora do braço, na borda ulnar do úmero, a 3 distâncias da linha articular do cotovelo
- Na borda ulnar dos músculos bíceps braquial e braquial. ⊥ 0,3 a 0,5 cùn

Indicações: cefaleia, fraqueza muscular dos membros superiores, mãos frias, nevralgia intercostal. Dor nos braços, ombros, na região cardíaca e nos hipocôndrios.

- Dispersa o Calor, harmoniza o **qì** e o Sangue (**xuě**) do Coração, relaxa o **qì** dos tendões e dos músculos.
- Diferenciação das camadas miofasciais entre os músculos bíceps braquial e braquial.

C3 少海   Shào hǎi   Pequeno mar   Ponto **hé**, movimento Água

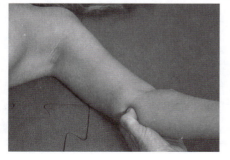

- Na face flexora do braço, na borda ulnar da linha articular do cotovelo
- No músculo pronador redondo e borda ulnar do braquial. ⊥ 0,5 a 0,8 cùn

Indicações: agitação mental, alterações emocionais (angústia, estado depressivo), desarranjos gastrintestinais, distúrbios mentais (retardamento), cefaleia, epicondilite, epilepsia, fraqueza muscular dos membros superiores, insônia, mãos frias, taquicardia, transtornos psíquicos (depressão severa, histeria, manias, neurastenia, psicose). Dor nos braços, nos cotovelos, nos dentes, na nuca, na região cardíaca e nos hipocôndrios.

- Por ser o Ponto Água do movimento Fogo (extremos do **yīn** e **yáng**), é importante ter precauções para utilização, ou usar o Ponto CS3. Acalma a Consciência (**shén**), dispersa o Calor e a Mucosidade, estimula o fluxo do **qì** do braço para o antebraço, favorece a circulação do **qì** no Canal Circulação-Sexo, harmoniza o **qì** do Coração, o **qì** do Sangue (**xuě**) e o Sangue (**xuě**).
- Diferenciação das camadas miofasciais entre os músculos braquial e pronador redondo, estimula a funcionalidade do movimento de pronossupinação do antebraço.

76 Caminhos de Energia

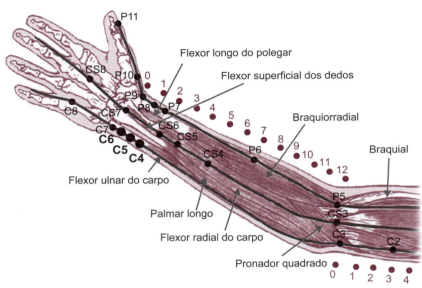

Figura 3.47

C4   灵道   Líng dào   Caminho da mente   Ponto **jīng**, movimento Metal

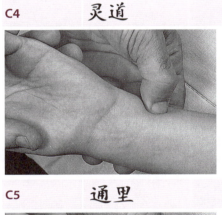

- Na face flexora do antebraço, na borda medial da ulna, a 1,5 distância da linha articular do punho
- No tendão do músculo flexor ulnar do carpo, músculo pronador quadrado. ⊥ 0,3 a 0,4 **cùn**

Indicações: afonia súbita, alterações emocionais (tristeza), asma, distúrbios mentais, DORT no punho, nevralgia nas articulações do braço, náuseas, taquicardia, transtornos dos sonhos (excesso), transtornos psíquicos (histeria, psicose). Dor nos braços, cotovelos e punhos.

✳ Acalma a Consciência (**shén**), harmoniza o **qì** do Coração, transforma a Umidade-Calor.

✋ Liberação miofascial da região do tendão do músculo flexor ulnar do carpo e do músculo pronador quadrado, estimula a funcionalidade dos movimentos do punho.

C5   通里   Tōng lǐ   Comunicação interior   Conexão (ou **luò**)

- Na face flexora do antebraço, na borda medial da ulna, próximo à sua apófise estiloide, a 1 distância da linha articular do punho
- No tendão do músculo flexor ulnar do carpo, músculo pronador quadrado. ⊥ 0,2 a 0,5 **cùn**

Indicações: afasia, afonia súbita, alterações emocionais (estado depressivo, medo, oscilação entre alegria e tristeza), cefaleia, gosto amargo na boca, insônia, palpitações, rigidez na língua, sede (excessiva), taquicardia, transtornos psíquicos (esquizofrenia, histeria, psicose), vertigem, vômito com sangue (hematêmese). Dor na região cardíaca, dor no braço, cotovelo, punho e garganta.

✳ Acalma a Consciência (**shén**), clareia a mente, dispersa o Vento, transforma a Umidade-Calor.

✋ Liberação miofascial da região do tendão do músculo flexor ulnar do carpo e do músculo pronador quadrado, estimula a funcionalidade dos movimentos do punho.

C6   阴郄   Yīn xì   Fenda do **yīn**   Acúmulo (ou **xī**)

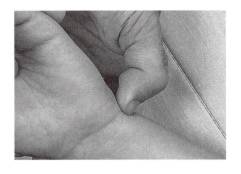

- Na face flexora do antebraço, na borda ulnar do punho, a 0,5 distância da linha articular do punho
- No tendão do músculo flexor ulnar do carpo, retináculo dos músculos flexores da mão. ⊥ 0,2 a 0,5 **cùn**

Indicações: agitação mental, alterações emocionais (ansiedade, inquietação), boca seca, epicondilite, epilepsia, insônia, palpitações, sangramento do nariz (epistaxe), sudorese noturna, taquicardia, transtornos dos sonhos, vômito com sangue (hematêmese). Dor na região cardíaca e nos punhos.

✳ Acalma a Consciência (**shén**), fortalece e circula o Sangue (**xuè**), nutre o **yīn** do Coração, transforma a Mucosidade do Coração.

✋ Liberação miofascial da região do tendão do músculo flexor ulnar do carpo e do retináculo dos músculos flexores na mão, estimula a funcionalidade dos movimentos de flexão e extensão do punho, auxilia no tratamento da síndrome do túnel do carpo.

Capítulo 3 ❖ Atlas dos Meridianos e Pontos 77

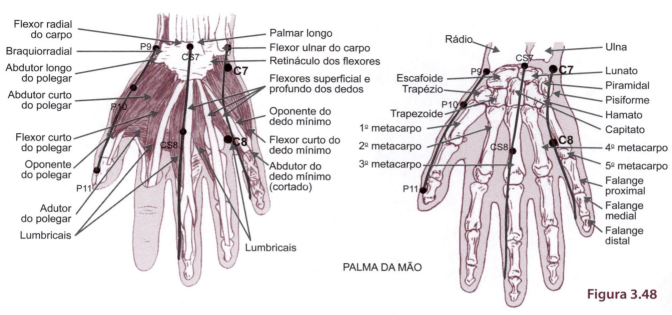

PALMA DA MÃO

Figura 3.48

| C7 | 神门 | **Shén mén** | Porta da mente | Sedação. Fonte. Ponto **shù**, movimento Terra |

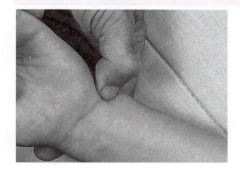

- Na face flexora do punho, na borda ulnar da linha articular do punho, na borda proximal e medial do osso pisiforme
- No tendão do músculo flexor ulnar do carpo, retináculo dos músculos flexores da mão. ⊥ 0,3 a 0,4 **cùn**

Indicações: agitação mental, alterações emocionais (ansiedade, estresse, irritabilidade, preocupação), distúrbios mentais (demência, retardamento mental em crianças), epilepsia, insônia, mãos quentes (palmas), memória debilitada, palpitações, taquicardia, transtornos psíquicos (histeria, pavor, psicose), transtornos dos sonhos. Dor na região cardíaca, nos hipocôndrios, no tórax e na articulação dos punhos; dores articulares.

✸ Acalma a Consciência (**shén**), fortalece e harmoniza o **qì** do Coração, acalmando-o, nutre o Sangue (**xuě**) do Coração, estimula o fluxo do **qì** do antebraço para a mão, transforma a Mucosidade do Coração.

✋ Liberação miofascial da região do tendão do músculo flexor ulnar do carpo e do retináculo dos músculos flexores na mão, estimula a funcionalidade dos movimentos de flexão e extensão do punho, auxilia no tratamento da síndrome do túnel do carpo.

| C8 | 少府 | **Shào fǔ** | Pequena mansão | Ponto **xíng**, movimento Fogo |

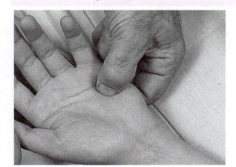

- Na face flexora da mão, na borda radial do 5º metacarpo (entre o 5º e o 4º metacarpo) na sua região distal, flexionando os dedos sobre a palma, o ponto se encontra na ponta do dedo mínimo
- Na borda radial dos músculos flexor superficial e profundo dos dedos (no 5º dedo), 4º músculo lumbrical. ⊥ 0,2 a 0,3 **cùn**

Indicações: agitação mental, amigdalite, ardências e úlceras na boca e língua, arritmia, febre, incontinência urinária (enurese), mãos quentes (palmas), palpitações, perda de consciência, retenção urinária (disúria), taquicardia, transtornos psíquicos (histeria, manias, psicose), transtornos dos sonhos. Dor nos dedos mínimos, na região torácica e no ventre.

✸ Por ser o Ponto Dominante (movimento Fogo no Meridiano Fogo), tem o potencial de circular o **qì** do Coração; tonificar o Baço-Pâncreas e sedar o Fígado, no ciclo de geração, e tonificar ou sedar Pulmão, no ciclo de dominância. É o extremo do **yáng** no **yáng**, por isso, é importante ter cuidado em sua utilização, sendo uma alternativa o Ponto CS8. Como se trata de Fogo no Fogo, para dispersar o Calor deve-se punturar ou harmonizar o Ponto, e não tonificá-lo. Acalma a Consciência (**shén**), dispersa o Calor e o Falso-Calor do Coração e do Intestino Delgado, estimula o fluxo do **qì** da mão para o 5º dedo, fortalece e harmoniza o **qì** do Coração, transforma a Umidade e Umidade-Calor.

✋ Liberação miofascial na região da palma da mão entre o 4º e o 5º metacarpo, estimula a funcionalidade dos movimentos dos dedos.

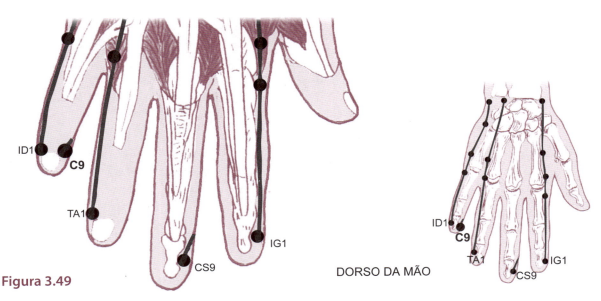

Figura 3.49   DORSO DA MÃO

C9 少冲 Shǎo chōng | Precipitação do yīn mínimo | Tonificação. Ponto jǐng, movimento Madeira

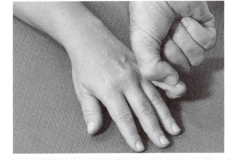

- Na margem radial do dedo mínimo, na face dorsal da falange distal, a 0,1 de distância do canto inferior da unha, no ângulo ungueal
- No periósteo. ∠ 0,1 **cùn**

Indicações: alterações emocionais (ansiedade, estado depressivo, irritabilidade), cefaleia, coma por acidente vascular cerebral (AVC), desmaio, distúrbios mentais, doenças febris, insônia, opressão no tórax e plenitude na região cardíaca, palpitações, sede excessiva, perda de consciência, taquicardia, transtornos psíquicos (esquizofrenia, histeria, manias). Dor nas regiões precordial e torácica, dor nos hipocôndrios.

✦ Harmoniza o **qì** do Coração, dispersa o Vento, o Calor e o Calor do Sangue (**xuě**), promove a circulação do **qì** e do Sangue (**xuě**).

✋ Desobstrui a densidade tecidual do 5º dedo e da face lateral da mão.

Ponto de Alarme | VC14

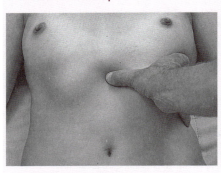

- No abdome, na linha média anterior, 1 distância abaixo do processo xifoide ou 2 distâncias abaixo da face inferior do esterno
- No músculo reto abdominal. ⊥ 0,5 a 1 **cùn**

Ponto de Assentamento | B15

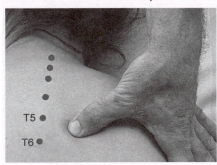

- Nas costas, na altura da borda inferior do processo espinhoso da 5ª vértebra torácica, a 1,5 distância da linha média (do Ponto VG11)
- Nos músculos trapézio, na borda inferior do romboide maior, eretor da espinha e semiespinhal do tórax. ∠ ou ⊥ 0,5 a 0,8 **cùn**

INTESTINO DELGADO

手太阳小肠经   Shǒu tàiyáng xiǎocháng jīng   Meridiano velho **yáng** do braço

Horário de atividade mais intensa: das 13 às 15 h.
Movimento: Fogo (príncipe) – Verão.
Estado interno: exteriorização, entusiasmo.

Cor associada: vermelho.
Clima associado: calor.

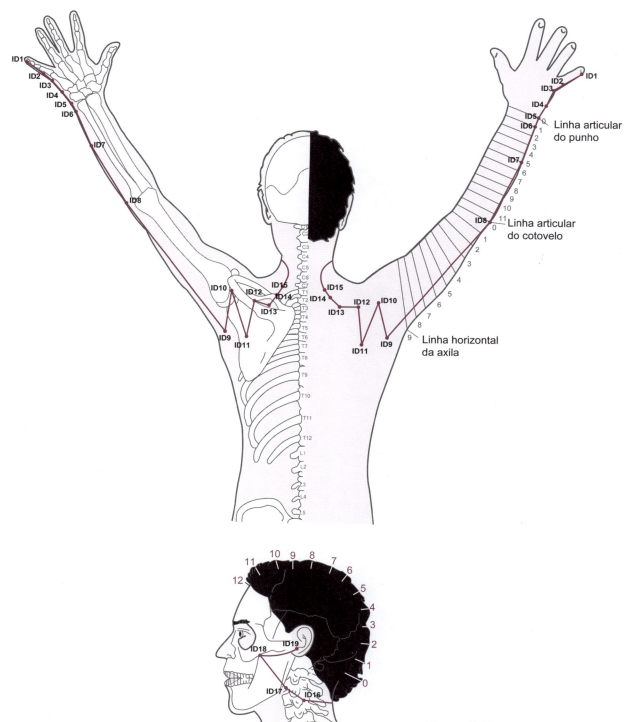

Figura 3.50

Trajeto: da mão para a cabeça, pela face extensora do braço e escápula (19 pontos)	
ID1	Inicia-se no 5º dedo, no ângulo ungueal da borda ulnar
ID2, ID3, ID4	Segue pela borda ulnar do 5º dedo e da mão, passando pelo músculo abdutor do dedo mínimo
ID5	Passa pela face extensora da articulação do punho, borda ulnar
ID6, ID7	Segue pela região da ulna, passando pelo tendão do músculo extensor do dedo mínimo e pelo músculo extensor ulnar do carpo
ID8	Passa pela face extensora da articulação do cotovelo, borda ulnar
ID9, ID10	Segue pela região do úmero até a articulação escapuloumeral sobre os músculos tríceps braquial e deltoide
ID11, ID12, ID13	Passa pela escápula fazendo um zigue-zague sobre os músculos infraespinhal e supraespinhal
ID14, ID15, ID16, ID17	Sobe pelo ombro e pescoço, passando pelos músculos romboide menor, trapézio, levantador da escápula e esternocleido-occiptomastóideo
ID18	Chega à face cruzando a mandíbula, passando pelo músculo zigomático
ID19	Termina na face, em uma depressão entre o trago da orelha e a articulação da mandíbula com a boca ligeiramente aberta

Capítulo 3 ❖ Atlas dos Meridianos e Pontos 81

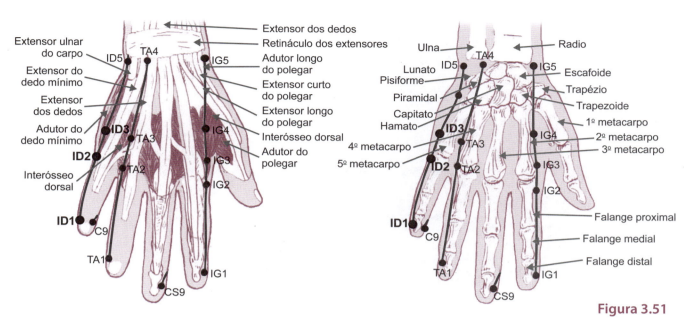

Figura 3.51

| ID1 | 少泽 | Shào zé | Pântano mínimo | Ponto **jīng**, movimento Metal |

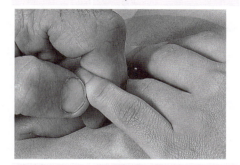

- Na margem ulnar do dedo mínimo, na face dorsal da falange distal, a 0,1 de distância do canto inferior da unha, no ângulo ungueal
- No periósteo. ∠ 0,1 **cùn**

Indicações: afecções nos olhos, amigdalite, cefaleia, distúrbios mentais, escassez de leite após o parto, febre, inflamação nas mamas (mastite), perda de consciência, rigidez no pescoço e cervical, tontura, transtornos psíquicos (esquizofrenia, histeria, neurastenia), resfriado, vertigem. Dor na garganta, nos braços, nos dedos e nos cotovelos.

✳ Desobstrui o fluxo do **qì** no Canal, dispersa o Calor do Coração, dispersa o Vento-Calor, promove a produção de leite materno.

✋ Desobstrui a densidade tecidual na mão, no braço e na face ulnar.

| ID2 | 前谷 | Qián gǔ | Vale frontal | Ponto **xíng**, movimento Água |

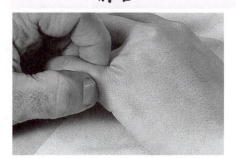

- Na face extensora do dedo mínimo, na borda ulnar da falange proximal, na passagem da palma e dorso da mão onde a pele muda de cor
- No tendão do músculo abdutor do dedo mínimo. ⊥ 0,2 a 0,3 **cùn**

Indicações: afecções nos olhos, cefaleia, edema de garganta, epilepsia, inchaço nos dedos da mão, inflamação nas mamas (mastite), febre, tosse. Dor nos braços, nos ombros e nos ouvidos.

✳ Circula o fluxo do **qì** no ouvido, dispersa o Vento-Calor, estimula o fluxo do **qì** dos dedos para a mão e o antebraço, umedece a garganta.

✋ Liberação miofascial na região do tendão do músculo abdutor do dedo do mínimo, estimula a mobilidade do dedo mínimo.

| ID3 | 后溪 | Hoù xī | Riacho posterior | Tonificação, Ponto **shù**, movimento madeira | Abertura do Canal **dú mài** |

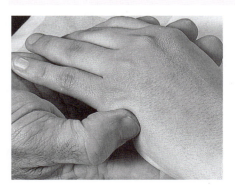

- Na face extensora da mão, na borda ulnar do 5º metacarpo, na sua extremidade distal, próximo à articulação metacarpofalângica, na passagem da palma para dorso da mão, onde a pele muda de cor
- No músculo abdutor do dedo mínimo e tendão do músculo extensor do dedo mínimo. ⊥ 0,5 a 0,8 **cùn**

Indicações: afecções articulares nos membros superiores, afecções nos olhos, alterações emocionais (dificuldade de discriminar, falta de iniciativa e julgamento), cefaleia, conjuntivite, dorsalgia, edema de garganta, lombalgia, rigidez no pescoço e cervical, sangramento no nariz (epistaxe), transtornos psíquicos (depressão, histeria, manias), vertigem. Dor e contratura nos braços e cotovelos, nos dentes e nos dedos da mão.

✳ Acalma a Consciência (**shén**), dispersa o Calor do Coração, dispersa o Vento, harmoniza o fluxo do **qì** nos 12 Canais Principais e no Vaso Governador (**dú mài**), transforma a Umidade.

✋ Liberação miofascial na região do músculo abdutor do dedo mínimo, estimula a mobilidade do dedo mínimo.

Intestino Delgado

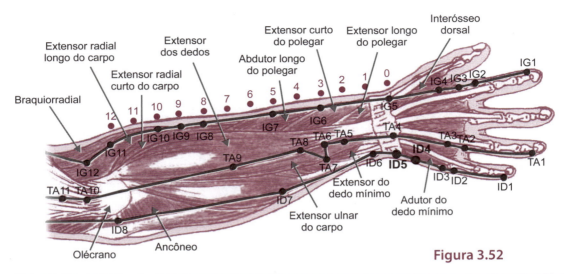

Figura 3.52

| ID4 | | Wàn gǔ | Osso do punho | Fonte |

- Na face extensora da mão, na borda ulnar do 5º metacarpo, em uma depressão na articulação do 5º metacarpo com o osso hamato, na passagem da palma e dorso da mão onde a pele muda de cor
- No músculo abdutor do dedo mínimo. ⊥ 0,3 a 0,5 **cùn**

Indicações: cefaleia, febre, icterícia, rigidez no pescoço e cervical, Síndrome da Obstrução Dolorosa de punho e cotovelo. Dor nos braços, nos dedos da mão, nos hipocôndrios e nos ombros.

✸ Desestagna o fluxo do **qì** nos Canais Tendinomusculares, dispersa o Calor e o Vento, transforma a Umidade-Calor.

✋ Liberação miofascial na região do músculo abdutor do dedo mínimo próximo ao punho, estimula a funcionalidade da abdução do dedo mínimo.

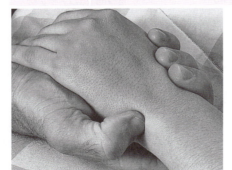

| ID5 | 阳谷 | Yáng gǔ | Vale **yáng** | Horário. Ponto **jīng**, movimento Fogo |

- Na face extensora do punho, na borda ulnar da linha articular do punho, entre o processo estiloide da ulna e o osso pisiforme
- No tendão do músculo extensor ulnar do carpo. ⊥ 0,3 a 0,4 **cùn**

Indicações: alterações emocionais (dificuldade de discriminar e tomar decisões), afecção nos olhos, DORT no punho, edema de pescoço e região submandibular, enjoo, resfriado, transtornos psíquicos (distúrbio bipolar ou maníaco-depressivo, histeria, esquizofrenia), tinido. Dor nos antebraços, nos braços, na garganta, nos ombros e nos punhos.

✸ Por ser o Ponto Dominante (movimento Fogo com Meridiano Fogo), tem o potencial de circular o **qì** do Intestino Delgado, tonificar o Estômago e sedar a Vesícula, no ciclo de geração, e tonificar ou sedar o Intestino Grosso, no ciclo de dominância. Como se trata de Fogo no Fogo, para dispersar o Calor, deve-se punturar ou harmonizar o Ponto, e não tonificá-lo. Desestagna o fluxo do **qì** nos Canais Tendinomusculares, desobstrui o fluxo do **qì** no Canal, dispersa o Calor e o Vento, estimula o fluxo do **qì** da mão para o antebraço, transforma a Umidade-Calor.

✋ Liberação miofascial na região do músculo extensor ulnar do carpo e do retináculo dos extensores, estimula a mobilidade do punho.

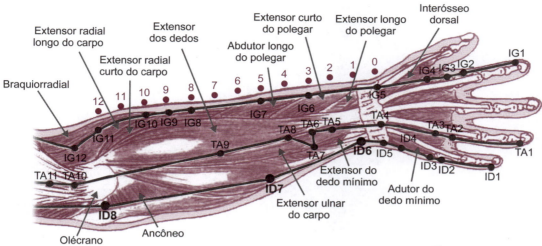

Figura 3.53

| ID6 | 养老 | Yáng lăo | Nutrindo o velho | Acúmulo (ou xī) |

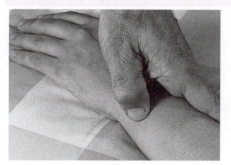

- Na face extensora do antebraço, na borda radial da ulna, em uma depressão próxima à apófise estiloide da ulna, a 1 distância da linha articular do punho
- No tendão do extensor ulnar do carpo e na borda ulnar do tendão do músculo extensor do dedo mínimo. ∠ 0,5 a 0,8 **cùn**

Indicações: afecção nos olhos, cefaleia, DORT no punho, lombalgia, paralisia dos membros superiores, rigidez nos ombros e pescoço. Dor nos braços, nos cotovelos, nas escápulas e nos punhos.

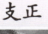 Beneficia os tendões e músculos, desobstrui o fluxo do **qì** do Sangue (**xuě**) e nos Canais, estimula o fluxo do **qì** nos olhos.

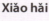 Desobstrui a densidade tecidual no túnel do carpo e promove diferenciação das camadas miofasciais dos tendões dos músculos extensor ulnar do carpo e extensor do dedo mínimo e do retináculo dos extensores.

| ID7 | 支正 | Zhī Zhèng | Ramificação divergente (para o Coração) | Conexão (ou luò) |

- Na face extensora do antebraço, na borda posteromedial da ulna, a 5 distâncias da linha articular do punho.
- No músculo extensor ulnar do carpo. ⊥ 0,3 a 0,5 **cùn**

Indicações: alterações emocionais (dispersa o excesso da cólera, entusiasmo, ansiedade, angústia e medo), cefaleia, espasmos nos cotovelos, distúrbios mentais (insanidade), rigidez de pescoço e cervical, transtornos psíquicos (esquizofrenia, histeria, neurastenia), febre, tontura, vertigem. Dor nos braços, nos cotovelos e nos dedos das mãos.

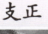 Acalma a Consciência (**shén**), beneficia os tendões e músculos, desobstrui o fluxo do **qì** no Canal, dispersa o Calor.

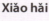 Redistribui as pressões teciduais da região da face ulnar do antebraço.

| ID8 | 小海 | Xiăo hăi | Mar do Intestino Delgado | Sedação. Ponto **hé**, movimento Terra |

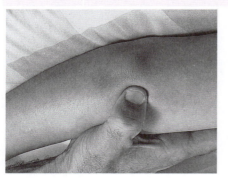

- Na face extensora do braço, na borda ulnar da linha articular do cotovelo, entre o olécrano e o epicôndilo medial do úmero
- No músculo ancôneo e na borda medial do tendão do músculo tríceps braquial. ⊥ 0,2 a 0,3 **cùn**

Indicações: cefaleia, convulsões, desarranjos gastrintestinais, epicondilite, epilepsia, nevralgia do nervo ulnar, Síndrome da Obstrução Dolorosa de cotovelo e pescoço, transtornos psíquicos (esquizofrenia, psicose). Dor nos braços, cotovelos, nas escápulas, na nuca, nos ombros e no pescoço.

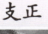 Acalma a Consciência (**shén**), beneficia os tendões e músculos, dispersa as Energias Perversas (**xiéqì**), estimula o fluxo do **qì** do antebraço para o braço, transforma a Umidade-Calor.

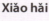 Liberação miofascial na região do músculo ancôneo e tendão do tríceps braquial, estimula a mobilidade do cotovelo.

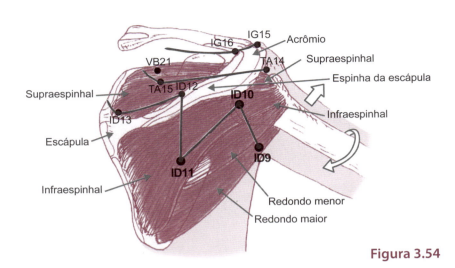

Figura 3.54

ID9 肩貞 Jiān zhēn — Normalização do ombro

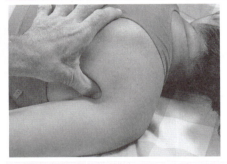

- Na face posterior do ombro, na vertical da borda lateral da escápula, 1 distância acima da linha horizontal axilar
- No músculo redondo maior. ⊥ 0,4 a 1 **cùn**

Indicações: febre, Síndrome da Obstrução Dolorosa do ombro, paralisia e transtornos motores de braços e mãos, tinido. Dor nos braços, nos ombros e nos dentes.

✳ Ativa a circulação do Sangue (**xuě**), dispersa o Vento.

✿ Liberação miofascial na região do músculo redondo maior, estimula a mobilidade da articulação escapuloumeral.

ID10 臑俞 Nào shù — Ponto do úmero

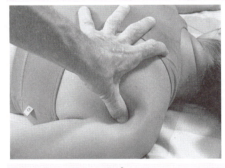

- Na face posterior do ombro, na margem inferior da espinha da escápula, verticalmente na linha axilar
- Nos músculos deltoide e infraespinhal. ⊥ 0,6 a 1 **cùn**

Indicações: bursite na articulação escapuloumeral, enfraquecimento, intumescimento e paralisia dos membros superiores, Síndrome da Obstrução Dolorosa do ombro. Dor nos braços, nos cotovelos, nas escápulas e nos ombros.

✳ Beneficia tendões e músculos, dispersa o Vento.

✿ Liberação miofascial na região dos músculos deltoide posterior, infraespinhal; estimula a mobilidade da articulação escapuloumeral.

ID11 天宗 Tiān zōng — Convergência celestial

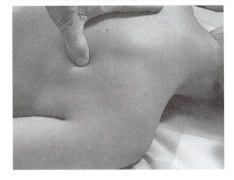

- Na escápula, no centro da fossa infraespinhal, formando um triângulo isósceles com ID9 e ID10
- No músculo infraespinhal. ⊥ 0,5 a 0,7 **cùn**

Indicações: asma, cervicobraquialgia, impossibilidade de elevar o braço, inflamação das mamas (mastite), Síndrome da Obstrução Dolorosa do ombro. Dor nas bochechas, nos braços, nos cotovelos, nas escápulas e nos ombros.

✳ Beneficia os tendões e músculos, circula o fluxo do **qì** na plenitude do tórax, dispersa o Vento.

✿ Liberação miofascial na região do músculo infraespinhal.

Capítulo 3 ❖ Atlas dos Meridianos e Pontos 85

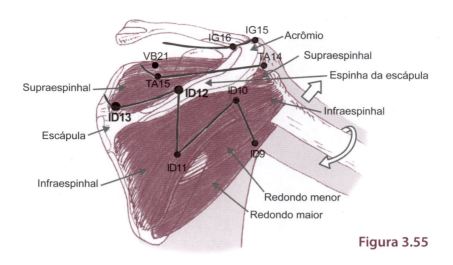

Figura 3.55

ID12　秉风

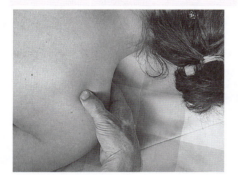

Bǐng fēng　　Receptor do vento (patogênico)

- Na escápula, na fossa supraespinhal, no centro da borda superior da espinha, na linha vertical do ID11
- Nos músculos trapézio e supraespinhal. ⊥ 0,3 **cùn**

Indicações: enfraquecimento dos membros superiores, do pescoço e cervical, Síndrome da Obstrução Dolorosa do ombro. Dor nas bochechas, nos braços, nos cotovelos, nas escápulas, nos ombros e no pescoço.

✳ Beneficia os tendões e músculos, dispersa o Vento e o Frio.

✋ Liberação miofascial na região do músculo trapézio e mais profundamente no supraespinhal, estimula a mobilidade da escápula.

ID13　曲垣

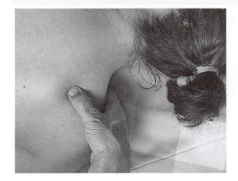

Qū yuán　　Parede sinuosa

- Na escápula, em uma depressão no ângulo medial da fossa supraespinhal
- Nos músculos trapézio e supraespinhal. ⊥ 0,3 a 0,5 **cùn**

Indicações: cervicobraquialgia, Síndrome da Obstrução Dolorosa do ombro e pescoço, tendinite do músculo supraespinhal. Dor nos braços, nas escápulas, nos ombros e no pescoço.

✳ Dispersa o Vento.

✋ Liberação miofascial na região do músculo trapézio e mais profundamente no supraespinhal, estimula a mobilidade da escápula.

Intestino Delgado

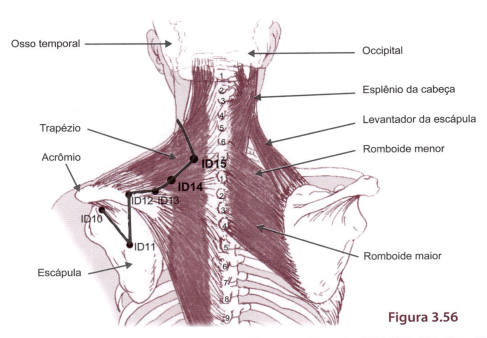

Figura 3.56

ID14 肩外俞   Jiān wài shù   Ponto externo do ombro

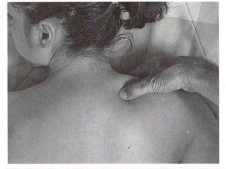

- Na face posteromedial do ombro, a 3 distâncias da borda inferior do processo espinhoso da 1ª vértebra torácica
- Nos músculos trapézio, romboide menor e serrátil posterior superior. ∠ 0,3 a 0,5 **cùn**

Indicações: paralisia dos membros superiores, rigidez na nuca e no pescoço, Síndrome da Obstrução Dolorosa de ombro e pescoço, sensação de frio nos braços e cotovelos. Dor nos braços, nos cotovelos, nas escápulas, nos ombros e no pescoço.

- Dispersa o Vento e o Frio.
- Liberação miofascial na região dos músculos trapézio e mais profundamente nos romboides e serrátil posterior superior.

ID15 肩中俞   Jiān chōng shù   Ponto central do ombro

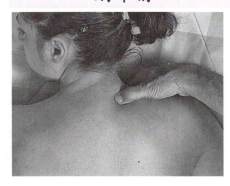

- Na face posteromedial do ombro, a 2 distâncias da borda inferior do processo espinhoso da 7ª vértebra cervical
- Nos músculos trapézio, romboide menor, serrátil posterior superior e esplênio da cabeça. ∠ 0,3 a 0,5 **cùn**

Indicações: afecções nos olhos, asma, rigidez no pescoço, tosse, sensação de frio e febre, vômito com sangue (hematemese). Dor nas escápulas, nos ombros e no pescoço.

- Difunde o **qì** do Pulmão, dispersa o Calor, transforma a Umidade-Calor e a Mucosidade.
- Redistribuição das pressões teciduais da região.

Capítulo 3 ❖ Atlas dos Meridianos e Pontos **87**

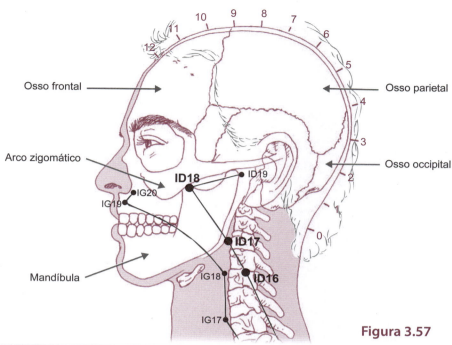

Figura 3.57

ID16	天窗	Tiān chuāng	Janela celestial

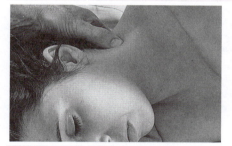

- Na face lateral do pescoço, a 3,5 distâncias da cartilagem tireóidea (do pomo de Adão), na linha horizontal dos Pontos VC23 e IG18, a 0,5 distância posterior ao músculo esternocleido-occiptomastóideo
- No músculo levantador da escápula. ⊥ 0,3 a 0,5 **cùn**

Indicações: afecções na audição, afonia, amigdalite, inflamação nas bochechas, resfriado, tinido. Dor na garganta, nos ouvidos e no pescoço.

✱ Beneficia a audição, dispersa o Calor, transforma a Umidade-Calor.

✋ Diferenciação das camadas miofasciais dos músculos levantador da escápula, esternocleido-occiptomastóideo e trapézio, estimula a mobilidade do pescoço.

ID17	天容	Tiān róng	Hóspede celestial

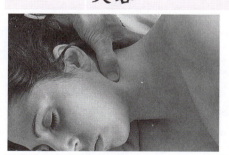

- Na face lateral do pescoço, posteriormente ao ângulo da mandíbula
- Na borda anterior do músculo esternocleido-occiptomastóideo e no músculo digástrico.

Indicações: afonia, amigdalite, asma, edema do pescoço, inchaço das bochechas, tinido, tosse. Dor na garganta, na nuca e nos ouvidos. ⊥ 0,5 a 0,8 **cùn**

✱ Desobstrui o fluxo do **qì** no Canal, dispersa o Calor, transforma a Umidade-Calor, umedece a garganta.

✋ Diferenciação das camadas miofasciais dos músculos esterno-occiptomastóideo e digástrico, estimula a mobilidade do pescoço.

ID18	顴髎	Quán liáo	Fenda zigomática	União dos Canais Tendinomusculares **yáng** do pé

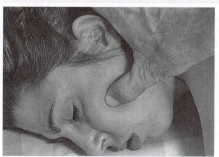

- Na face, na linha vertical do canto externo do olho, em uma depressão na margem inferior do arco zigomático
- No músculo zigomático maior e na borda medial do músculo masseter. ⊥ 0,2 a 0,3 **cùn**

Indicações: afecções nos olhos, amigdalite, gengivite, nevralgia do trigêmeo, paralisia facial, tiques palpebrais. Dor nos dentes.

✱ Dispersa o Calor, o Vento e o Frio.

✋ Liberação miofascial na face, na região dos músculos zigomático maior e masseter, estimula a mobilidade da ATM.

88 Caminhos de Energia

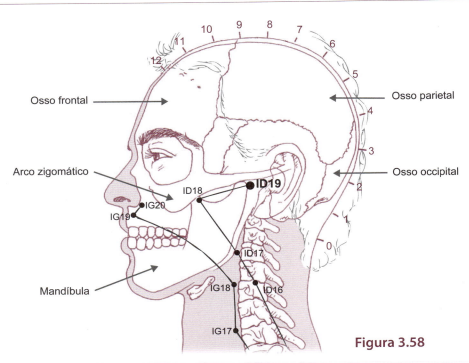

Figura 3.58

ID19　听宫　Tīng gōng　Palácio da audição

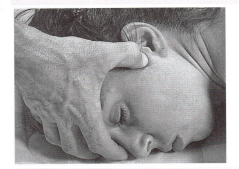

- Na face, com a boca ligeiramente aberta, em uma depressão entre o trago da orelha e a ATM
- No músculo pterigóideo lateral. ⊥ 0,5 a 1 **cùn**

  Indicações: afecções na audição, artrite e enfraquecimento motor da ATM, inflamação no meato auditivo externo, tinido, vertigem. Dor nos dentes e nos ouvidos.

- Acalma a Consciência (**shén**), beneficia a audição, desobstrui o fluxo do **qì** nos vasos sanguíneos.
- Liberação miofascial no músculo pterigóideo lateral, estimula a mobilidade da ATM.

Ponto de Alarme | VC4

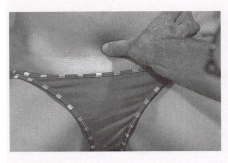

- No ventre, na linha média anterior, a 2 distâncias da borda superior do púbis, na linha alba
- No centro do músculo reto do abdome. ⊥ 0,5 a 1 **cùn**

Ponto de Assentamento | B27

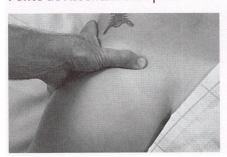

- Na face posterior do quadril, na altura do 1º forame do osso sacro, na linha da articulação sacroilíaca, a aproximadamente 1,5 distância da linha média
- No músculo glúteo máximo, e na fixação no osso sacro dos músculos eretor da espinha e multífido do lombo. ⊥ 0,8 a 1 **cùn**

BEXIGA

足太阳膀胱经　　　　Zú táiyáng pángguāng jīng　　　　Meridiano velho **yáng** da perna

Horário de atividade mais intensa: das 15 às 17 h.
Movimento: Água – Inverno.
Estado interno: interiorização, medo.

Cor associada: preto.
Clima associado: frio.

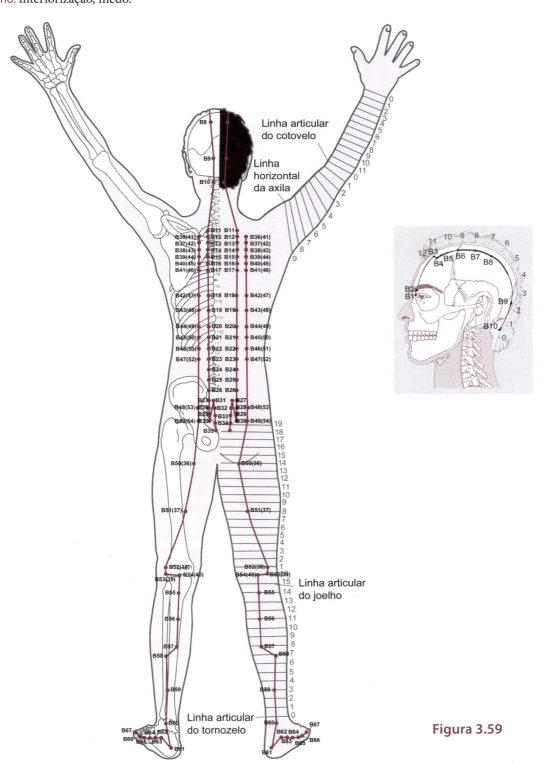

Figura 3.59

Caminhos de Energia

Trajeto: da cabeça para o pé, pela face posterior do tronco, quadril e pernas (67 pontos)	
B1	Inicia-se 0,1 distância acima e para fora do canto interno do olho, sobre o músculo reto medial do bulbo do olho.
B2, B3	Passa pela testa, a 0,5 distância da linha média, sobre os músculos corrugador e frontal
B4, B5, B6, B7, B8, B9, B10	Passa ao longo da cabeça a 1,5 distância da linha média até a base do osso occipital, sobre a aponeurose epicrânica
B11, B12, B13, B14, B15, B16, B17, B18, B19, B20, B21, B22, B23, B24, B25, B26	Passa pela face posterior do pescoço e desce pelas costas, verticalmente, a 1,5 distância da linha média desde a 1ª vértebra torácica até a 5ª vértebra lombar, passando pelos músculos trapézio, romboide, serrátil posterior superior, eretor da espinha, latíssimo do dorso e serrátil posterior inferior
B27, B28, B29, B30	Passa pela borda lateral do osso sacro sobre os músculos glúteo máximo e eretor da espinha
B31, B32, B33, B34, B35	Faz outra linha descendente vertical passando sobre os forames sacrais, sobre os músculos glúteo máximo e levantador do ânus
B36, B37, B38, B39, B40, B41, B42, B43, B44, B45, B46, B47	Faz outra linha que desce pelas costas verticalmente a 3 distâncias da linha média desde a 2ª vértebra torácica até a 5ª vértebra lombar, passando pelos músculos trapézio, romboides, eretor da espinha, latíssimo do dorso, serrátil posterior inferior e quadrado do lombo
B48, B49, B50	Passa pela cintura pélvica a 3 distâncias da linha média sobre o músculo glúteo máximo
B51, B52	Desce pela face posterior da coxa na região do fêmur, entre os músculos semitendíneo e bíceps femoral
B53, B54	Passa pela face posterior da articulação do joelho, na fossa poplítea, fazendo uma pequena linha horizontal da lateral para o centro
B55, B56, B57, B58, B59	Desce pelo centro da face posterior da perna, passando pelos músculos sóleo e gastrocnêmio, e segue pela borda lateral do tendão do calcâneo sobre o músculo flexor longo do hálux, na face posterior da fíbula
B60	Passa pela face posterior da articulação do pé, borda lateral
B61, B62, B63, B64, B65, B66	Segue pela borda lateral do pé até o 5º artelho, passando pelos músculos extensor curto dos dedos e abdutor do 5º artelho
B67	Termina no ângulo ungueal lateral do 5º artelho

Esta é outra versão para o trajeto dos Pontos B36 a B54 (entre parênteses nas indicações): B36, B37, B38, B39 e B40, na linha horizontal do cóccix, descendo até o joelho.

B41, B42, B43, B44, B45, B46, B47, B48, B49, B50, B51, B52, B53 e B54, na linha vertical, a 3 distâncias da coluna, a partir da 2ª vértebra torácica até o centro do glúteo.

A partir do B55, na perna, o trajeto é o mesmo nas duas versões.

Capítulo 3 ❖ Atlas dos Meridianos e Pontos 91

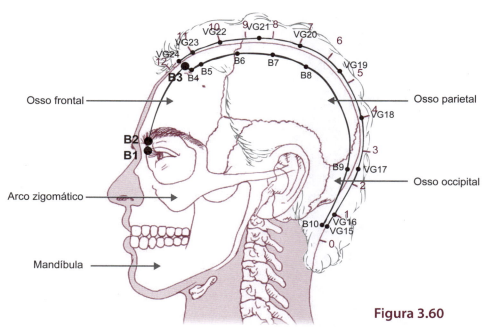

Figura 3.60

B1 睛明   Jīng míng   Olhos brilhantes

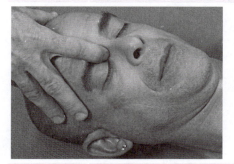

- Na face, a 0,1 de distância lateral e superior ao canto interno do olho, na borda medial da cavidade orbital
- No músculo orbicular do olho. ∠ (oposta a direção do olho) 0,3 a 0,5 **cùn**

Indicações: afecções nos olhos, atrofia do nervo óptico, conjuntivite, insônia, perda de percepção de metade do campo visual (hemianopsia), paralisia facial, sonolência, vertigem. Dor nos olhos.

✱ Beneficia a visão, dispersa o Calor e o Vento, nutre o **qì** dos Órgãos (**yīn qì**), tonifica o **qì** Defensivo (**wèi qì**).

✋ Redistribui as pressões teciduais no músculo orbicular do olho.

B2 攒竹   Zǎn zhú   Coletando bambu

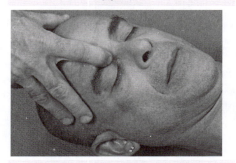

- Na face, na extremidade medial e inferior da sobrancelha, em uma reentrância óssea na borda da cavidade orbital
- Nos músculos orbicular do olho e corrugador do supercílio. ∠ (oposta a direção do olho) 0,3 a 0,5 **cùn**

Indicações: afecções nos olhos, cefaleia, conjuntivite, nevralgia do trigêmeo, sinusite, paralisia facial, tiques palpebrais, vertigem. Dor nos olhos e na região supraorbital.

✱ Beneficia a visão, dispersa o Calor e o Vento.

✋ Redistribui as pressões teciduais no músculo orbicular do olho e corrugador do supercílio.

B3 眉冲   Méi chōng   O fluxo na sobrancelha

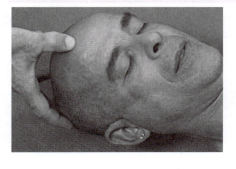

- Na passagem da face para o crânio, no osso frontal, no couro cabeludo, a 0,5 distância posterior da linha de inserção anterior dos cabelos, a 0,75 distância da linha média (do Ponto VG24)
- Na aponeurose epicrânica, medialmente ao músculo frontal. ═ 0,3 a 0,5 **cùn**

Indicações: afecções nos olhos, cefaleia, conjuntivite, nevralgia do trigêmeo, obstrução nasal, sinusite, vertigem.

✱ Dispersa o Vento.

✋ Liberação miofascial na face anterior da aponeurose epicrânica.

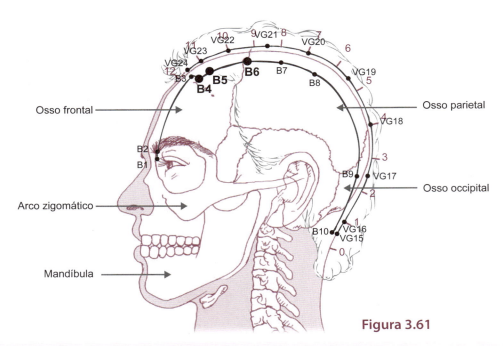

Figura 3.61

B4　曲差

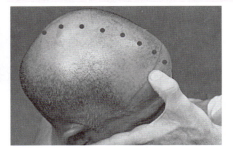

Qū chà　　　Virada irregular

- Na passagem da face para o crânio, no osso frontal, a 0,5 distância posterior da linha de inserção anterior dos cabelos, a 1,5 distância da linha média (do Ponto VG24)
- Na aponeurose epicrânica, medialmente ao músculo frontal. — 0,3 a 0,5 **cùn**

Indicações: afecções nos olhos, cefaleia, obstrução nasal, resfriado, sangramento no nariz (epistaxe), vertigem.

 Dispersa o Vento.

Liberação miofascial na face anterior da aponeurose epicrânica.

B5　五处

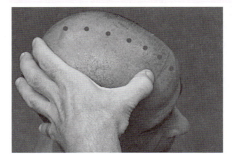

Wǔ chù　　　Quinto lugar

- No crânio, no osso frontal, a 1 distância posterior da linha de inserção anterior dos cabelos, a 1,5 distância da linha média (do Ponto VG23)
- Na aponeurose epicrânica, medialmente ao músculo frontal. — 0,3 a 0,5 **cùn**

Indicações: afecções nos olhos, cefaleia, convulsão, epilepsia, rigidez na coluna das crianças durante doenças febris, rinite, sangramento no nariz (epistaxe), vertigem.

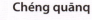 Acalma a Consciência (**shén**), dispersa o Vento.

Liberação miofascial na face anterior da aponeurose epicrânica.

B6　承光

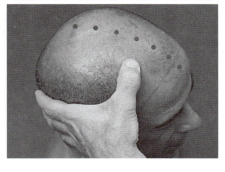

Chéng quāng　　　Recebendo a luz

- No crânio, no osso parietal, a 2,5 distâncias posteriores da linha de inserção anterior dos cabelos, a 1,5 distância da linha média
- Na aponeurose epicrânica. — 0,3 a 0,5 **cùn**

Indicações: afecções nos olhos, cefaleia, doenças febris sem transpiração, obstrução nasal, resfriado, rinite, vertigem.

Dispersa o Vento.

Liberação miofascial na face superior da aponeurose epicrânica.

Capítulo 3 ❖ Atlas dos Meridianos e Pontos 93

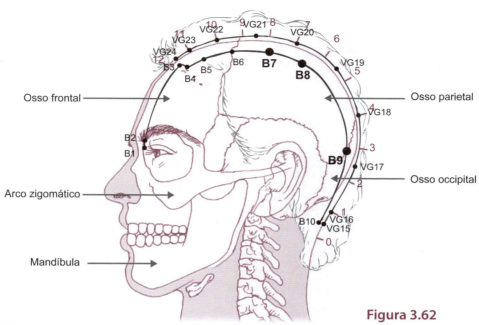

Figura 3.62

B7 通天   Tōng tiān   Comunicação com o céu

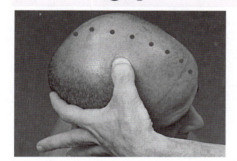

- No crânio, no osso parietal, a 4 distâncias posteriores da linha de inserção anterior dos cabelos, a 1,5 distância da linha média
- Na aponeurose epicrânica. ━ 0,3 a 0,5 **cùn**

Indicações: afecções nos olhos, cefaleia, convulsão, epilepsia, obstrução nasal, rinite, sangramento do nariz (epistaxe), paralisia da metade lateral do corpo (hemiplegia), vertigem.

✹ Beneficia a visão, dispersa o Vento.

✋ Liberação miofascial na face superior da aponeurose epicrânica.

B8 络却   Luò quē   Declínio dos vasos

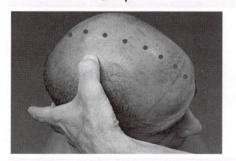

- No crânio, no osso parietal, a 5,5 distâncias posteriores da linha de inserção anterior dos cabelos, a 1,5 distância da linha média (do Ponto VG19)
- Na aponeurose epicrânica. ━ 0,3 a 0,5 **cùn**

Indicações: convulsão, epilepsia, rinite, tinido, vertigem, vômito. Dor na nuca.

✹ Dispersa o Vento.

✋ Liberação miofascial na face superior da aponeurose epicrânica.

B9 玉枕   Yù zhě   Travesseiro de jade

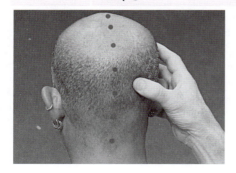

- Na margem posterior do crânio, na protuberância do osso occipital, 2,5 distâncias acima da linha de inserção posterior dos cabelos, a 1,3 distância da linha média (do Ponto VG17)
- Na aponeurose epicrânica, medialmente ao músculo occipital. ━ 0,3 a 0,5 **cùn**

Indicações: cefaleia, conjuntivite, obstrução nasal, vertigem. Dor nos olhos, na nuca e na região cervical.

✹ Dispersa o Vento.

✋ Liberação miofascial na face posterior da aponeurose epicrânica.

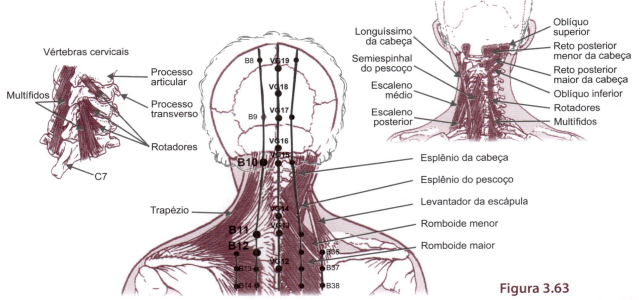

Figura 3.63

B10 天柱 Tiān zhù — Pilar celestial

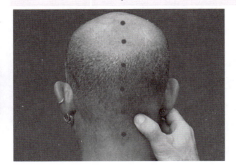

- Na nuca, abaixo da protuberância do osso occipital, meia distância acima da linha de inserção posterior dos cabelos, na altura da passagem do atlas para o axis, a 1,3 distância da linha média (do Ponto VG15)
- Nos músculos trapézio, semiespinhal da cabeça e mais profundamente nos músculos reto posterior menor e maior da cabeça. ⊥ 0,5 a 1 **cùn**

Indicações: afecções nos olhos, cefaleia, convulsão, enxaqueca, epilepsia, falta de concentração, febre, insônia, memória debilitada, obstrução nasal, resfriado, rigidez no pescoço, transtornos psíquicos (esquizofrenia, histeria, neurastenia). Dor na garganta, na nuca, nos ombros e na região cervical.

✱ Acalma a Consciência (**shén**), beneficia a visão, desobstrui o fluxo do **qì** no Canal, dispersa o Frio, o Vento, o Vento-Frio, o Vento-Calor e a Mucosidade, relaxa e fortalece os tendões.

❀ Diferenciação das camadas miofasciais dos músculos trapézio, semiespinhal da cabeça, reto posterior menor e maior da cabeça e aponeurose epicrânica, liberação miofascial nos músculos reto posterior menor e maior da cabeça.

B11 大杼 Dà zhù — Grande obturador

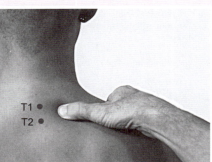

- Nas costas, na altura da borda inferior do processo espinhoso da 1ª vértebra torácica, a 1,5 distância da linha média (do Ponto VG13)
- Nos músculos trapézio, romboides, serrátil posterior superior, esplênio da cabeça, eretor da espinha e semiespinhal da cabeça. ∠ 0,5 a 0,8 **cùn**

Indicações: afecções pulmonares, alterações emocionais (alegria excessiva), artrites crônicas, cefaleia, cervicobraquialgia, degeneração óssea em idosos, febre, pneumonia, resfriado, rigidez no pescoço, tosse. Dor na garganta e nas regiões cervical, lombar e torácica e no ventre.

✱ Difunde o **qì** do Pulmão, dispersa o Frio e o Vento, fortalece o **qì** dos ossos, harmoniza o **qì** do tórax (**zōng qì**), libera o Calor superficial para o exterior, nutre o Sangue (**xuě**), relaxa e fortalece os tendões.

❀ Diferenciação das camadas miofasciais dos músculos trapézio, semiespinhal do tórax, romboide maior e menor, serrátil posterior superior, esplênio da cabeça, eretor da espinha. Liberação miofascial nos músculos trapézio e romboides com toque de profundidade média. Com toque mais profundo, liberação miofascial nos músculos serrátil posterior superior, esplênio da cabeça, semiespinhal da cabeça e eretor da espinha.

B12 风门 Fēng mén — Porta do vento

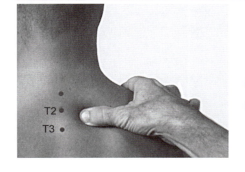

- Nas costas, na altura da borda inferior do processo espinhoso da 2ª vértebra torácica, a 1,5 distância da linha média
- Nos músculos trapézio, romboide maior, serrátil posterior superior, esplênio da cabeça, eretor da espinha e semiespinhais da cabeça e do tórax. ∠ 0,5 a 0,8 **cùn**

Indicações: asma, cefaleia, lombalgia, resfriado, rigidez no pescoço, tosse, vômito. Dor nas costas e nos ombros.

✱ Dispersa o Frio, o Vento e o Vento-Calor, estimula a função de difusão do Pulmão, regula o **qì** Defensivo (**wèi qì**) e o Nutritivo (**yíng qì**), trasforma a Umidade-Calor.

❀ Diferenciação das camadas miofasciais dos músculos trapézio, romboide maior, serrátil posterior superior, esplênio da cabeça, eretor da espinha e semiespinhal do tórax. Liberação miofascial nos músculos trapézio, romboide maior com toque de profundidade média. Com toque mais profundo, liberação miofascial nos músculos serrátil posterior superior, esplênio do pescoço, semiespinhais da cabeça e do tórax e eretor da espinha.

Capítulo 3 ❖ Atlas dos Meridianos e Pontos 95

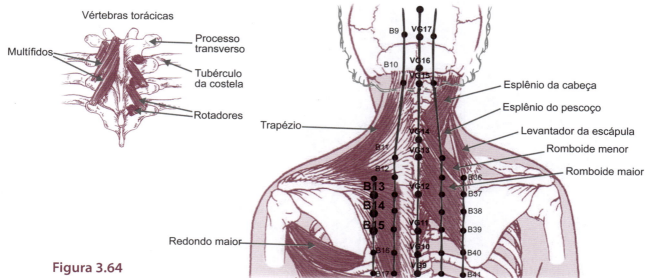

Figura 3.64

B13 肺俞 Fèi shù — Ponto do Pulmão — Assentamento do P

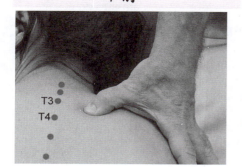

- Nas costas, na altura da borda inferior do processo espinhoso da 3ª vértebra torácica, a 1,5 distância da linha média (do Ponto VG12)
- Nos músculos trapézio, romboide maior, serrátil posterior superior, esplênio do pescoço, o eretor da espinha e semiespinhais da cabeça e do tórax. ∠0,5 a 0,8 **cùn**

Indicações: asma, bronquite, dificuldade de respirar (dispneia), febre, pneumonia, sudorese noturna, tosse. Dor e frio nas costas.

✳ Dispersa o Calor, o Frio, o Vento, o Vento-Calor e o Vento-Frio, harmoniza o **qì** do Triplo Aquecedor Superior, regula o **qì** Defensivo (**wèi qì**) e Nutritivo (**yíng qì**), tonifica o **qì** do Pulmão.

✋ Diferenciação das camadas miofasciais dos músculos trapézio, romboide maior, serrátil posterior superior, esplênio do pescoço, eretor da espinha e semiespinhal do tórax. Liberação miofascial nos músculos trapézio e romboide maior com toque de profundidade média. Com toque mais profundo, liberação miofascial nos músculos serrátil posterior superior, semiespinhais da cabeça e do tórax e eretor da espinha.

B14 厥阴俞 Jué yīn shù — Ponto do Circulação-Sexo — Assentamento do CS

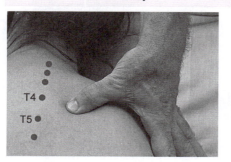

- Nas costas, na altura da borda inferior do processo espinhoso da 4ª vértebra torácica, a 1,5 distância da linha média
- Nos músculos trapézio, romboide maior, eretor da espinha e semiespinhais da cabeça e do tórax. ∠0,5 a 0,8 **cùn**

Indicações: arritmia, palpitação, patologias coronárias, taquicardia, tosse, vômito. Dor nas regiões cardíaca e intercostal.

✳ Acalma a Consciência (**shén**), harmoniza o **qì** do corpo, regula o **qì** do Coração.

✋ Diferenciação das camadas miofasciais dos músculos trapézio, romboide maior, esplênio do pescoço, eretor da espinha e semiespinhais da cabeça e do tórax. Liberação miofascial nos músculos trapézio, romboide maior com toque de profundidade média. Com toque mais profundo, liberação miofascial nos músculos esplênio do pescoço, semiespinhal do tórax e eretor da espinha.

B15 心俞 Xīn shù — Ponto do Coração — Assentamento do C

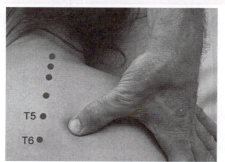

- Nas costas, na altura da borda inferior do processo espinhoso da 5ª vértebra torácica, a 1,5 distância da linha média (do Ponto VG11)
- Nos músculos trapézio, na borda inferior do romboide maior, eretor da espinha e semiespinhais da cabeça e do tórax. ∠0,5 a 0,8 **cùn**

Indicações: alterações emocionais (ansiedade, euforia, irritabilidade), arritmia, distúrbios mentais (retardamento em crianças), epilepsia, insônia com Excesso no Coração, palpitação, sudorese noturna, taquicardia, tosse, transtornos psíquicos (depressão intensa em adultos, esquizofrenia, histeria, neurastenia, psicose). Dor nas regiões cardíaca e intercostal.

✳ Acalma a Consciência (**shén**), dispersa o Calor, revigora o Sangue (**xuě**), harmoniza e tonifica o **qì** do Coração.

✋ Diferenciação das camadas miofasciais dos músculos trapézio, romboide maior, esplênio do pescoço, eretor da espinha e semiespinhais da cabeça e do tórax. Liberação miofascial nos músculos trapézio, romboide maior com toque de profundidade média. Com toque mais profundo, liberação miofascial nos músculos esplênio do pescoço, semiespinhais da cabeça e do tórax e eretor da espinha.

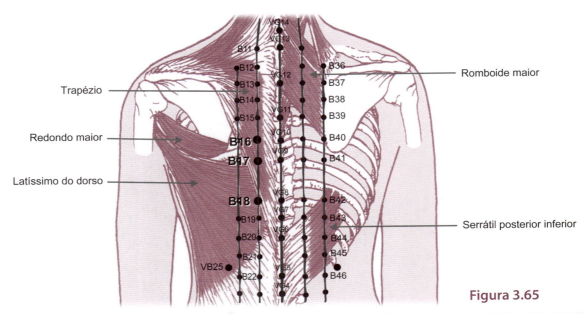

Trapézio
Redondo maior
Latíssimo do dorso
Romboide maior
Serrátil posterior inferior

Figura 3.65

B16 督俞

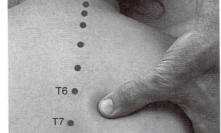

Dū shū Ponto do Vaso Governador Assentamento do VG

- Nas costas, na altura da borda inferior do processo espinhoso da 6ª vértebra torácica, a 1,5 distância da linha média (do Ponto VG10)
- Nos músculos trapézio, esplênio do pescoço, eretor da espinha e semiespinhais da cabeça e do tórax. ∠ 0,5 a 0,8 **cùn**

Indicações: espasmo gástrico e no músculo diafragma, fadiga (lassitude), ruídos nos intestinos (borborigmo), taquicardia, tosse. Dor nas regiões cardíaca, torácica e abdominal.

✹ Harmoniza o **qì** torácico (**zōng qì**) regula o **qì** do Coração, revigora o Sangue (**xuě**).

✋ Diferenciação das camadas miofasciais dos músculos trapézio, esplênio do pescoço, eretor da espinha e semiespinhais da cabeça e do tórax. Liberação miofascial no músculo trapézio com toque de profundidade média. Com toque mais profundo, liberação miofascial nos músculos esplênio do pescoço, semiespinhais da cabeça e do tórax e eretor da espinha.

B17 膈俞

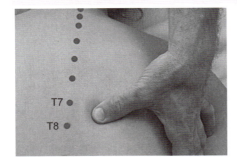

Gé shū Ponto do diafragma Assentamento do diafragma

- Nas costas, na altura da borda inferior do processo espinhoso da 7ª vértebra torácica, a 1,5 distância da linha média (do Ponto VG9)
- Nos músculos trapézio, eretor da espinha e semiespinhal do tórax. ∠ 0,5 a 0,8 **cùn**

Indicações: alterações emocionais (angústia, estado depressivo, obsessividade, sentimento de culpa), anemia, espasmo gástrico e no músculo diafragma, estímulo à ressuscitação, febre, náuseas, soluço, sudorese noturna, tosse, vômito. Dor nas regiões cardíaca e torácica.

✹ Estimula a formação dos líquidos orgânicos (**jīnyè**), fortalece o **qì** dos Órgãos (**yīn qì**), harmoniza o **qì** do Baço e Estômago, harmoniza o **qì** torácico (**zōng qì**) e diafragma, nutre e revigora o Sangue (**xuě**), remove a estagnação (estase) do Sangue (**xuě**), tonifica o **qì** e o Sangue (**xuě**).

✋ Diferenciação das camadas miofasciais dos músculos trapézio semiespinhal do tórax e eretor da espinha. Liberação miofascial no músculo trapézio com toque de profundidade média. Com toque mais profundo, liberação miofascial no músculo eretor da espinha.

B18 肝俞

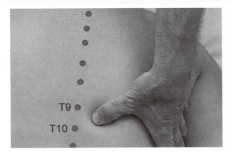

Gān shū Ponto do Fígado Assentamento do F

- Nas costas, na altura da borda inferior do processo espinhoso da 9ª vértebra torácica, a 1,5 distância da linha média (do Ponto VG8)
- Nos músculos latíssimo do dorso, borda inferior do trapézio, eretor da espinha e semiespinhal do tórax. ∠ 0,5 a 0,8 **cùn**

Indicações: afecções nos olhos, alterações emocionais (angústia, obsessividade, sentimento de culpa), icterícia, epilepsia, menstruação irregular, sangramento no nariz (epistaxe), vertigem. Dor epigástrica, nos hipocôndrios, na região intercostal.

✹ Dispersa o Vento, estimula o fluxo do **qì** no corpo, harmoniza o Sangue (**xuě**), transforma a Umidade e a Umidade-Calor do Fígado e da Vesícula Biliar.

✋ Diferenciação das camadas miofasciais dos músculos trapézio, latíssimo do dorso, semiespinhal do tórax e eretor da espinha. Liberação miofascial nos músculos trapézio e latíssimo do dorso. Com toque de profundidade média e com toque mais profundo, liberação miofascial nos músculos eretor da espinha e semiespinhal do tórax.

Capítulo 3 ❖ Atlas dos Meridianos e Pontos 97

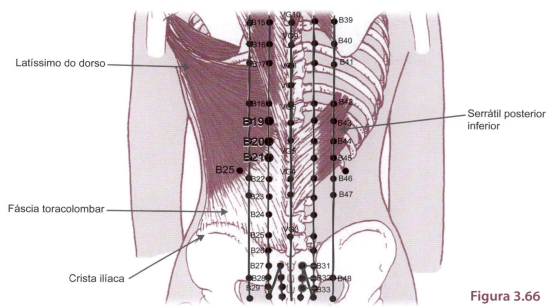

Figura 3.66

B19 胆俞   Dǎn shù   Ponto da Vesícula Biliar   Assentamento da VB

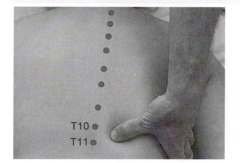

- Nas costas, na altura da borda inferior do processo espinhoso da 10ª vértebra torácica, a 1,5 distância da linha média (do Ponto VG7)
- Nos músculos latíssimo do dorso, serrátil posterior inferior, eretor da espinha e semiespinhal do tórax. ∠ 0,5 a 0,8 **cùn**

Indicações: espasmo no esôfago e no músculo diafragma, distensão abdominal (aumento do volume devido a estados fisiológicos), gosto amargo na boca, icterícia, náuseas, soluço, vômito. Dor nos hipocôndrios, no abdome e no tórax.

✱ Estimula o fluxo do **qì** no corpo, harmoniza o **qì** do Estômago, do Triplo Aquecedor Médio e do diafragma, transforma a Umidade e a Umidade-Calor do Fígado e da Vesícula Biliar.

✋ Diferenciação das camadas miofasciais dos músculos latíssimo do dorso, semiespinhal do tórax, serrátil posterior inferior e eretor da espinha. Liberação miofascial no músculo latíssimo do dorso com toque de profundidade média. Com toque mais profundo, liberação miofascial nos músculos serrátil posterior inferior, eretor da espinha e semiespinhal do tórax.

B20 脾俞   Pí shù   Ponto do Baço   Assentamento do BP

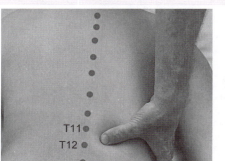

- Nas costas, na altura da borda inferior do processo espinhoso da 11ª vértebra torácica, a 1,5 distância da linha média (do Ponto VG6)
- Nos músculos latíssimo do dorso, serrátil posterior inferior e eretor da espinha. ⊥ 0,5 a 0,8 **cùn**

Indicações: anemia, anorexia, cansaço, diarreia, disenteria, distensão abdominal (aumento do volume devido a estados fisiológicos), icterícia, náuseas, prolapso do estômago e útero, tensão pré-menstrual, vômito. Dor epigástrica e na região torácica.

✱ Drena o excesso de Água, harmoniza o **qì** do Baço, Estômago, Fígado e Triplo Aquecedor médio, harmoniza o **qì** do Sangue (**xuě**) e o **qì** Nutritivo (**yíng qì**), transforma a Umidade.

✋ Diferenciação das camadas miofasciais dos músculos latíssimo do dorso, serrátil posterior inferior e eretor da espinha. Liberação miofascial no músculo latíssimo do dorso com toque de profundidade média. Com toque mais profundo, liberação miofascial nos músculos serrátil posterior inferior e eretor da espinha.

B21 胃俞   Wè shù   Ponto do Estômago   Assentamento do E

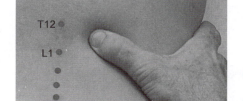

- Nas costas, na altura da borda inferior do processo espinhoso da 12ª vértebra torácica, a 1,5 distância da linha média, na aponeurose toracolombar
- Nos músculos latíssimo do dorso, serrátil posterior inferior e eretor da espinha. ⊥ 0,5 a 0,8 **cùn**

Indicações: anorexia, gastralgia (dor no estômago e cólica gástrica), náuseas, soluço, ruídos no intestino (borborigmo), vômito. Dor epigástrica, no hipocôndrio e na região torácica.

✱ Estimula o fluxo do **qì** na passagem da região torácica para a lombar, harmoniza e fortalece o **qì** do Estômago e do Triplo Aquecedor Médio, transforma a Umidade.

✋ Diferenciação das camadas miofasciais dos músculos latíssimo do dorso, serrátil posterior inferior e eretor da espinha. Liberação miofascial no músculo latíssimo do dorso com toque de profundidade média. Com toque mais profundo, liberação miofascial nos músculos serrátil posterior inferior e eretor da espinha.

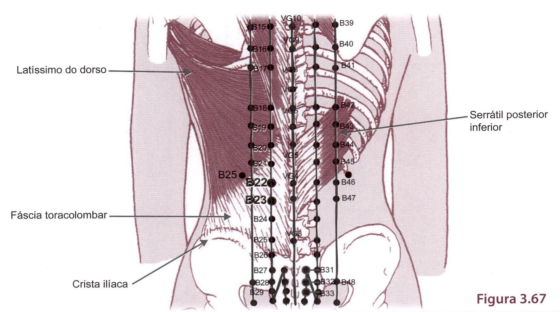

Figura 3.67

B22 三焦俞 **Sān jiāo shù** Ponto do Triplo Aquecedor Assentamento do TA

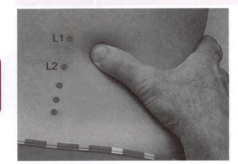

- Nas costas, na altura da borda inferior do processo espinhoso da 1ª vértebra lombar, a 1,5 distância da linha média (do Ponto VG5)
- Na fáscia do músculo latíssimo do dorso (fáscia toracolombar), nos músculos serrátil posterior inferior, eretor da espinha e profundamente no quadrado do lombo. ⊥ 0,5 a 0,8 **cùn**

Indicações: cistite, diarreia, disenteria, distensão abdominal (aumento do volume devido a estados fisiológicos), lombalgia, micção dolorida, retenção urinária, ruídos no intestino (borborigmo), vômito. Dor na região lombotorácica e no baixo-ventre.

✳ Estimula o fluxo do **qì** na passagem da região torácica para a lombar, harmoniza o Triplo Aquecedor Inferior e a Via das Águas, tonifica o **qì** do Rim, transforma a Umidade.

✋ Diferenciação das camadas miofasciais da aponeurose toracolombar e dos músculos serrátil posterior inferior, quadrado do lombo e eretor da espinha. Liberação miofascial na aponeurose toracolombar com toque de profundidade média. Com toque profundo, liberação miofascial nos músculos serrátil posterior inferior e eretor da espinha. Com toque mais profundo, liberação miofascial na região do músculo quadrado do lombo.

B23 肾俞 **Shèn shù** Ponto do Rim Assentamento do Rim

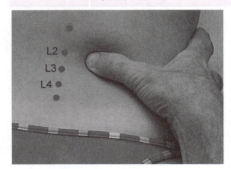

- Nas costas, na altura da borda inferior do processo espinhoso da 2ª vértebra lombar, a 1,5 distância da linha média (do Ponto VG4)
- Na fáscia do músculo latíssimo do dorso (fáscia toracolombar), na borda inferior do músculo serrátil posterior inferior e nos músculos eretor da espinha e profundamente no quadrado do lombo. ⊥ 0,8 a 1 **cùn**

Indicações: Afecções nos olhos, alterações emocionais (estado depressivo, falta de iniciativa, negatividade), anemia, asma, ausência de desejo sexual, cansaço, corrimento vulvovaginal (leucorreia), impotência sexual, emissão seminal involuntária noturna, lombalgia, memória debilitada, menstruação irregular, tensão pré-menstrual, tinido. Dor nos joelhos e pernas, na região lombar e nos rins.

✳ Beneficia os ouvidos, harmoniza a Via das Águas, nutre a Essência (**jīng**) e o Sangue (**xuě**), tonifica o **qì** do Rim e o **qì** Original (**yuán qì**), tonifica e faz circular o fluxo do **qì** na região lombar, tonifica os ossos e a medula, transforma a Umidade.

✋ Diferenciação das camadas miofasciais da aponeurose toracolombar e dos músculos serrátil posterior inferior, quadrado do lombo e eretor da espinha. Liberação miofascial na aponeurose toracolombar com toque de profundidade média. Com toque profundo, liberação miofascial nos músculos serrátil posterior inferior e eretor da espinha. Com toque mais profundo, liberação miofascial na região do músculo quadrado do lombo.

Capítulo 3 ❖ Atlas dos Meridianos e Pontos 99

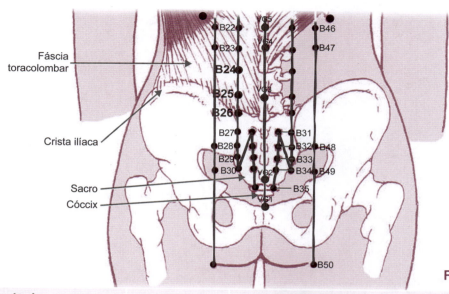

Figura 3.68

| B24 | 气海俞 | **Qì hǎi shù** | Ponto do mar de **qì** |

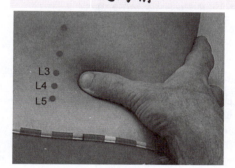

- Nas costas, na altura da borda inferior do processo espinhoso da 3ª vértebra lombar, a 1,5 distância da linha média
- Na fáscia do músculo latíssimo do dorso (toracolombar) e nos músculos eretor da espinha e quadrado do lombo. ⊥ 0,8 a 1 **cùn**

Indicações: cólicas menstruais (dismenorreia), impotência sexual, hemorragia uterina (metrorragia), hemorroidas, menstruação irregular. Dor na região lombar.

✳ Harmoniza o **qì** e o Sangue (**xuě**), remove as obstruções do Canal, tonifica e faz circular o fluxo do **qì** na região lombar.

✋ Diferenciação das camadas miofasciais da aponeurose toracolombar e dos músculos quadrado do lombo e eretor da espinha. Liberação miofascial na aponeurose toracolombar com toque de profundidade média. Com toque profundo, liberação miofascial no músculo eretor da espinha. Com toque mais profundo, liberação miofascial na região do músculo quadrado do lombo.

| B25 | 大肠俞 | **Dà cháng shù** | Ponto do Intestino Grosso | Assentamento do IG |

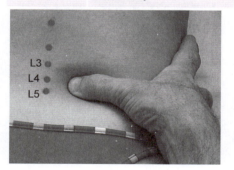

- Nas costas, na altura da borda inferior do processo espinhoso da 4ª vértebra lombar, a 1,5 distância da linha média (do Ponto VG3)
- Na fáscia do músculo latíssimo do dorso (toracolombar), nos músculos eretor da espinha e quadrado do lombo, profundamente no músculo psoas maior. ⊥ 0,8 a 1 **cùn**

Indicações: ciatalgia, constipação, diarreia, disenteria, distensão abdominal (aumento do volume devido a estados fisiológicos), hemorroidas, lombalgia, ruídos no intestino (borborigmo). Dor nas regiões lombar e sacroilíaca.

✳ Estimula a função dos Intestinos Grosso e Delgado, remove as obstruções do Canal, transforma a Umidade-Calor do Intestino Grosso e a Umidade-Frio do Intestino Delgado, tonifica e faz circular o fluxo do **qì** na região lombar.

✋ Diferenciação das camadas miofasciais da aponeurose toracolombar e dos músculos quadrado do lombo, psoas maior e eretor da espinha. Liberação miofascial na aponeurose toracolombar com toque de profundidade média. Com toque profundo, liberação miofascial no músculo eretor da espinha. Com toque mais profundo, liberação miofascial na região dos músculos quadrado do lombo e psoas maior.

| B26 | 关元俞 | **Guān yuán shù** | Ponto do Portão Original |

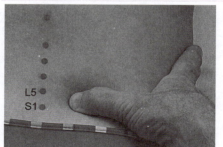

- Nas costas, na altura da borda inferior do processo espinhoso da 5ª vértebra lombar, a 1,5 distância da linha média
- Na fáscia do músculo latíssimo do dorso (fáscia toracolombar), nos músculos eretor da espinha e quadrado do lombo, profundamente no músculo psoas maior. ⊥ 0,8 a 1 **cùn**

Indicações: ciatalgia, diarreia, distensão abdominal (aumento do volume devido a estados fisiológicos), incontinência urinária (enurese), lombalgia. Dor no baixo-ventre, nas regiões lombar e sacroilíaca.

✳ Estimula o fluxo do **qì** na passagem da região lombar para a cintura pélvica, harmoniza o **qì** dos Intestinos e do Triplo Aquecedor Inferior, transforma a Umidade e a Umidade-Calor, tonifica o fluxo do **qì** na região lombar.

✋ Diferenciação das camadas miofasciais da aponeurose toracolombar e dos músculos quadrado do lombo, psoas maior e eretor da espinha. Liberação miofascial na aponeurose toracolombar com toque de profundidade média. Com toque profundo, liberação miofascial no músculo eretor da espinha. Com toque mais profundo, liberação miofascial na região dos músculos quadrado do lombo e psoas maior.

Bexiga

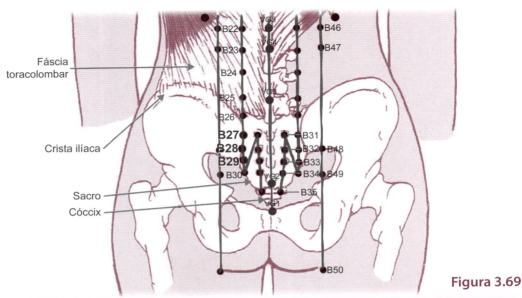

Figura 3.69

B27 小肠俞

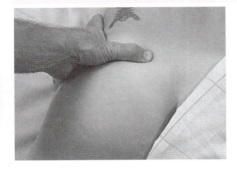

Xiăo cháng shù   Ponto do Intestino Delgado   Assentamento do ID

- Na face posterior do quadril, na altura do 1º forame do osso sacro, na linha da articulação sacroilíaca, aproximadamente 1,5 distância da linha média
- No músculo glúteo máximo e na fixação no osso sacro dos músculos eretor da espinha e multífido. ⊥ 0,8 a 1 **cùn**

Indicações: ciatalgia, constipação, corrimento vulvovaginal (leucorreia), enurese, distensão abdominal (aumento do volume devido a estados fisiológicos), disenteria, emissão seminal involuntária noturna, micção dolorida, muco nas fezes, retenção urinária, ruídos no intestino (borborigmo). Dor abdominal e nas regiões inferior das costas e sacroilíaca.

- Dispersa o Calor, estimula a função do Intestino Delgado, estimula o fluxo do **qì** na região lombossacral, harmoniza a Via das Águas, transforma a Umidade.

- Diferenciação das camadas miofasciais dos músculos glúteo máximo, multífido e eretor da espinha, incentiva a mobilização da articulação sacroilíaca. Liberação miofascial no músculo glúteo máximo com toque de profundidade média. Com toque mais profundo, liberação miofascial nos tendões dos músculos multífido e eretor da espinha.

B28 膀胱俞

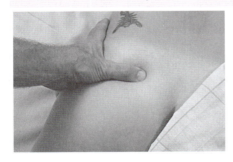

Páng guāng shù   Ponto da Bexiga   Assentamento da B

- Na face posterior do quadril, na altura do 2º forame do osso sacro, na linha da articulação sacroilíaca, aproximadamente 1,5 distância da linha média
- No músculo glúteo máximo, e na fixação no osso sacro dos músculos eretor da espinha e multífido. ⊥ 0,8 a 1 **cùn**

Indicações: afecções geniturinárias, ciatalgia, constipação, diarreia, incontinência urinária (enurese), micção dolorida, muco nas fezes, retenção urinária. Dor nas regiões inferior das costas e sacroilíaca.

- Dispersa o Calor, harmoniza o **qì** da Bexiga e a Via das Águas, fortalece o **qì** do Triplo Aquecedor Inferior, tonifica e faz circular o **qì** nas regiões torácica e lombossacral, transforma a Umidade.

- Diferenciação das camadas miofasciais dos músculos glúteo máximo, multífido e eretor da espinha, incentiva a mobilização da articulação sacroilíaca. Liberação miofascial no músculo glúteo máximo, com toque de profundidade média. Com toque mais profundo, liberação miofascial nos tendões dos músculos multífido e eretor da espinha.

B29 中膂俞

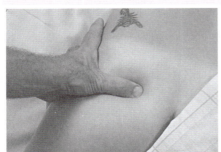

Zhōng lǚ shù   Ponto do meio da espinha   Assentamento do sacro

- Na face posterior do quadril, na altura do 3º forame do osso sacro, na borda lateral do osso sacro, aproximadamente 1,5 distância da linha média
- No músculo glúteo máximo e na fixação, no sacro, do músculo piriforme. ⊥ 0,8 a 1 **cùn**

Indicações: ciatalgia, disenteria, hérnia inguinal. Dor no baixo-ventre e nas regiões inferior das costas e sacroilíaca.

- Dispersa o Frio e o Vento, regula a função dos Intestinos, tonifica e faz circular o fluxo do **qì** na região lombossacral.

- Diferenciação das camadas miofasciais dos músculos glúteo máximo e piriforme, incentiva a mobilização da articulação sacroilíaca. Liberação miofascial no músculo glúteo máximo com toque de profundidade média. Com toque mais profundo, liberação miofascial no músculo piriforme.

Capítulo 3 ❖ Atlas dos Meridianos e Pontos 101

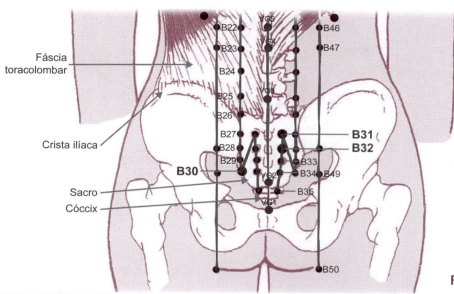

Figura 3.70

B30 白环俞 Bái huán shù — Ponto do anel branco — Assentamento do ânus

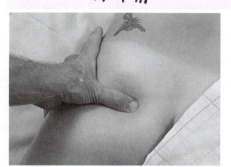

- Na face posterior do quadril, na altura do 4º forame do osso sacro, na borda lateral do osso sacro, aproximadamente 1,5 distância da linha média
- No músculo glúteo máximo e na fixação, no sacro, do músculo piriforme. ⊥ 0,8 a 1 **cùn**

Indicações: afecções ginecológicas, corrimento vulvovaginal (leucorreia), espasmo e prolapso anal, incontinência fecal, incontinência urinária (enurese), menstruação irregular, hemorroidas, hérnia inguinal. Dor e frio nas regiões sacrolombar e do quadril.

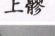 Estimula o fluxo do **qì** da região sacral ao joelho, harmoniza o **qì** dos orifícios inferiores, regula a função do Triplo Aquecedor Inferior.

Diferenciação das camadas miofasciais dos músculos glúteo máximo e piriforme, incentiva a mobilização da articulação sacroilíaca. Liberação miofascial no músculo glúteo máximo com toque de profundidade média. Com toque mais profundo, liberação miofascial no tendão do músculo piriforme.

B31 上髎 Shàng liáo — Orifício superior

- Na face posterior do quadril, no 1º forame do osso sacro
- Na fixação dos músculos eretores da espinha no osso sacro e no músculo multífido. ⊥ 0,8 a 1 **cùn**

Indicações: cólicas menstruais (dismenorreia), constipação, corrimento vulvovaginal (leucorreia), impotência sexual, infertilidade feminina, menstruação irregular, paralisia nos membros inferiores, prolapso uterino, prostatite, retenção urinária (disúria). Dor nos joelhos e na região sacrolombar.

Harmoniza o **qì** do útero, nutre o **qì** do Rim, regula a função do Triplo Aquecedor Inferior, tonifica e faz circular o fluxo do **qì** da região sacral ao joelho, transforma a Umidade-Calor.

Liberação miofascial no tendão dos músculos eretores da espinha e no músculo multífido.

B32 次髎 Cì liáo — Segundo orifício

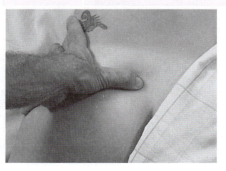

- Na face posterior do quadril, no 2º forame do osso sacro
- Na fixação dos músculos eretores da espinha no osso sacro e no músculo multífido. ⊥ 0,8 a 1 **cùn**

Indicações: atrofia muscular, cólicas menstruais (dismenorreia), corrimento vulvovaginal (leucorreia), infertilidade feminina, hérnia inguinal, impotência, menstruação irregular, paralisia nos membros inferiores, prolapso anal e uterino, prostatite, transtornos motores dos membros inferiores. Dor nos joelhos e na região sacrolombar, dor reumática nas extremidades inferiores.

Harmoniza o **qì** do útero, nutre o **qì** do Rim, regula a função do Triplo Aquecedor Inferior, tonifica e faz circular o fluxo do **qì** da região sacral ao joelho, transforma a Umidade-Calor.

Liberação miofascial no tendão dos músculos eretores da espinha e no músculo multífido.

Bexiga

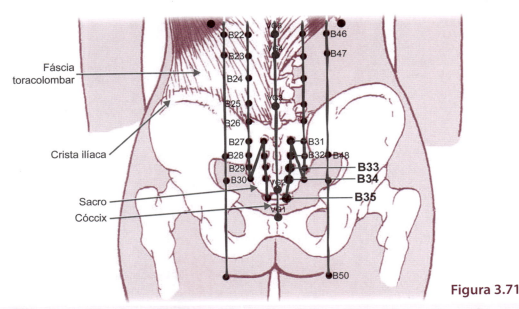

Figura 3.71

B33 中髎   Zhōng liáo   Orifício do meio

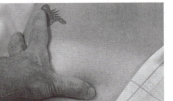

- Na face posterior do quadril, no 3º forame do osso sacro
- Na fixação dos músculos eretores da espinha e músculo glúteo máximo, no osso sacro e no músculo multífido. ⊥ 0,8 a 1 **cùn**

Indicações: cólicas menstruais (dismenorreia), constipação, corrimento vulvovaginal (leucorreia), diarreia, impotência, infertilidade feminina, lombalgia, menstruação irregular, paralisia dos membros inferiores, prolapso uterino, prostatite, retenção urinária (disúria). Dor nos joelhos e na região sacrolombar, dor na região inferior das costas e no baixo-ventre.

✳ Harmoniza o **qì** do útero, nutre o **qì** do Rim, regula a função do Triplo Aquecedor Inferior, tonifica e faz circular o fluxo do **qì** da região sacral ao joelho, transforma a Umidade-Calor.

✋ Liberação miofascial no tendão dos músculos eretores da espinha e glúteo máximo e no músculo multífido.

B34 下髎   Xià liáo   Orifício inferior

- Na face posterior do quadril, no 4º forame do osso sacro
- Na fixação dos músculos eretores da espinha e músculo glúteo máximo no osso sacro. ⊥ 0,8 a 1 **cùn**

Indicações: constipação, corrimento vulvovaginal (leucorreia), impotência, infertilidade feminina, prolapso uterino, paralisia dos membros inferiores, prostatite, retenção urinária (disúria). Dor na região inferior das costas e no baixo-ventre.

✳ Harmoniza o **qì** do útero, nutre o **qì** do Rim, regula a função do Triplo Aquecedor Inferior, tonifica e faz circular o fluxo do **qì** da região sacral ao joelho, transforma a Umidade-Calor.

✋ Liberação miofascial no tendão dos músculos eretores da espinha e glúteo máximo.

B35 会阳   Huì yáng   Encontro do **yáng**

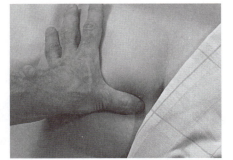

- Na face posterior do quadril, na altura da extremidade inferior do cóccix, a 0,5 distância da linha média
- Nos músculos glúteo máximo, coccígeo e levantador do ânus (diafragma pélvico). ⊥ 0,8 a 1 **cùn**

Indicações: corrimento vulvovaginal (leucorreia), diarreia, disenteria, hemorroidas, impotência. Dor abdominal e na região do sacro durante a menstruação.

✳ Dispersa o Calor, estimula o fluxo do **qì** no soalho pélvico, transforma a Umidade-Calor do Triplo Aquecedor Inferior.

✋ Diferenciação das camadas miofasciais dos músculos glúteo máximo, coccígeo e levantador do ânus. Liberação miofascial no músculo glúteo máximo com toque de profundidade média. Com toque mais profundo, liberação miofascial nos músculos coccígeo e levantador do ânus.

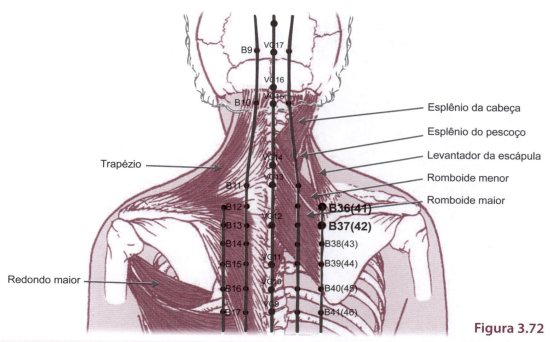

Figura 3.72

B36 (41)   附分   Fù fēn   Ramificação conexa corporal

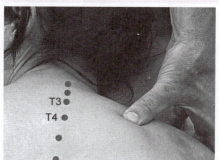

- Nas costas, na altura da borda inferior do processo espinhoso da 2ª vértebra torácica, a 3 distâncias da linha média
- Nos músculos trapézio, romboide menor, serrátil posterior superior, eretor da espinha, na fixação do músculo levantador da escápula e profundamente nos músculos intercostais. ∠ 0,5 a 0,8 **cùn**

Indicações: edema de braços e cotovelos, resfriado. Dor nos braços, nos cotovelos, nos ombros e na região torácica.

✴ Dispersa o Frio e o Vento.

✋ Diferenciação das camadas miofasciais dos músculos trapézio, romboide menor, serrátil posterior superior e eretor da espinha. Liberação miofascial nos músculos trapézio, romboide menor e tendão do músculo levantador da escápula com toque de profundidade média. Com toque profundo, liberação miofascial nos músculos serrátil posterior superior e eretor da espinha. Com toque mais profundo, liberação miofascial nos músculos intercostais.

B37 (42)   魄戶   Pó hù   Abrigo da alma corpórea   Psíquico do P

- Nas costas, na altura da borda inferior do processo espinhoso da 3ª vértebra torácica, a 3 distâncias da linha média (do Ponto VG12)
- Nos músculos trapézio, romboide maior, serrátil posterior superior, eretor da espinha e profundamente nos músculos intercostais. ∠ 0,5 a 0,8 **cùn**

Indicações: alterações emocionais (estado depressivo, mágoa, prolongamento do pesar, tristeza), asma, dificuldade de respirar (dispneia), resfriado, rigidez no pescoço, tosse. Dor nas escápulas, nos ombros e na região torácica.

✴ Dispersa o Calor, estabelece a conexão com a Alma Corpórea (**pò**), estimula a descendência do **qì** do Pulmão, harmoniza e difunde o **qì** do Pulmão, harmoniza o **qì** Torácico (**zōng qì**).

✋ Diferenciação das camadas miofasciais dos músculos trapézio, romboide maior, serrátil posterior superior e eretor da espinha. Liberação miofascial nos músculos trapézio e romboide maior com toque de profundidade média. Com toque profundo, liberação miofascial nos músculos serrátil posterior superior e eretor da espinha. Com toque mais profundo, liberação miofascial nos músculos intercostais.

104 Caminhos de Energia

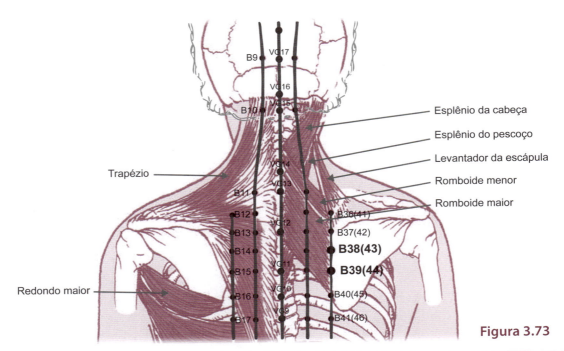

Figura 3.73

| B38 (43) | 膏肓俞 | **Gāo huāng shù** | Ponto vital (entre o coração e o diafragma) | Psíquico do CS |

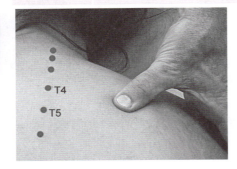

- Nas costas, na altura da borda inferior do processo espinhoso da 4ª vértebra torácica, a 3 distâncias da linha média
- Nos músculos trapézio, romboide, na borda inferior do serrátil posterior superior, eretor da espinha e profundamente nos músculos intercostais. ∠ 0,5 a 0,8 **cùn**

Indicações: afecções cardíacas, alterações emocionais (ansiedade, expectativa exacerbada, euforia), asma, debilidade e deficiência do Baço e Estômago, dificuldade de respirar (dispneia), emissão seminal anormal, memória debilitada, fadiga (lassitude) principalmente após doenças crônicas, impotência sexual (perda da libido), sudorese noturna, tosse. Dor nas escápulas e na região torácica.

✱ Acalma a Consciência (**shén**), nutre o **qì** da Essência (**jīng**), nutre o **yīn qì** do Pulmão, tonifica o **qì** do Rim e supre as Deficiências gerais do **qì**.

✋ Diferenciação das camadas miofasciais dos músculos trapézio, romboide maior, serrátil posterior superior e eretor da espinha. Liberação miofascial nos músculos trapézio, romboide maior com toque de profundidade média. Com toque profundo, liberação miofascial nos músculos serrátil posterior superior e eretor da espinha. Com toque mais profundo, liberação miofascial nos músculos intercostais.

| B39 (44) | 神堂 | **Shén táng** | Morada do espírito | Psíquico do C |

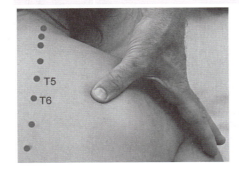

- Nas costas, na altura da borda inferior do processo espinhoso da 5ª vértebra torácica, a 3 distâncias da linha média (do Ponto VG11)
- Nos músculos trapézio, romboide maior, eretor da espinha e profundamente nos músculos intercostais. ∠ 0,5 a 0,8 **cùn**

Indicações: alterações emocionais (ansiedade, euforia), asma, dificuldade de respirar (dispneia), doenças cardíacas, insônia, tosse, transtornos psíquicos (depressão, fobias). Dor nas escápulas e nas regiões cardíaca e torácica.

✱ Acalma a Consciência (**shén**), dispersa o Calor, harmoniza o **qì** do Coração e do tórax.

✋ Diferenciação das camadas miofasciais dos músculos trapézio, romboide maior e eretor da espinha. Liberação miofascial nos músculos trapézio, romboide maior com toque de profundidade média. Com toque mais profundo, liberação miofascial nos músculos intercostais.

Capítulo 3 ❖ Atlas dos Meridianos e Pontos 105

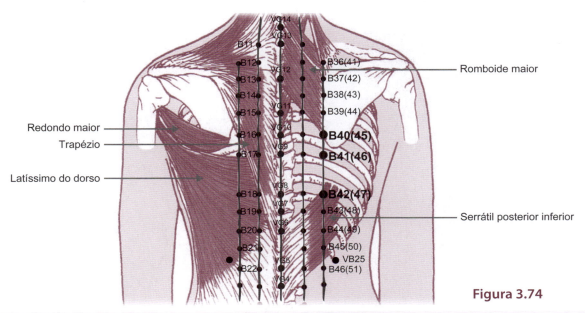

Figura 3.74

B40 (45) 譩譆   Yī xī   Som do suspiro

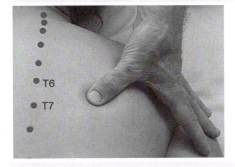

- Nas costas, na altura da borda inferior do processo espinhoso da 6ª vértebra torácica, a 3 distâncias da linha média (do Ponto VG10)
- Nos músculos trapézio, na borda inferior do romboide maior, eretor da espinha e profundamente nos músculos intercostais. ∠ 0,5 a 0,8 **cùn**

Indicações: afecção nos olhos, asma, febre sem transpiração, tosse. Dor na região torácica e nos ombros.

❋ Dispersa a Umidade e a Umidade-Calor, harmoniza o **qì** do Baço-Pâncreas e do Estômago.

✋ Diferenciação das camadas miofasciais dos músculos trapézio, romboide maior e eretor da espinha. Liberação miofascial nos músculos trapézio e romboide maior com toque de profundidade média. Com toque mais profundo, liberação miofascial nos músculos intercostais.

B41 (46) 膈关   Gé guān   Passo do diafragma

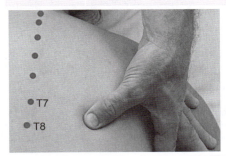

- Nas costas, na altura da borda inferior do processo espinhoso da 7ª vértebra torácica, a 3 distâncias da linha média (do Ponto VG9)
- Na borda inferior do músculo trapézio, no músculo eretor da espinha e profundamente nos músculos intercostais. ∠ 0,5 a 0,8 **cùn**

Indicações: espasmos esofágicos, disfagia, gastrite, náuseas, soluço, vômito. Dor na região torácica.

❋ Dispersa o Calor, harmoniza o **qì** do Estômago, redireciona o **qì** do Estômago para baixo.

✋ Diferenciação das camadas miofasciais dos músculos trapézio e eretor da espinha. Liberação miofascial no músculo trapézio com toque de profundidade média. Com toque mais profundo, liberação miofascial nos músculos intercostais.

B42 (47) 魂门   Hún mén   Portão da alma etérea   Psíquico do F

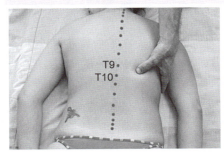

- Nas costas, na altura da borda inferior do processo espinhoso da 9ª vértebra torácica, a 3 distâncias da linha média (do Ponto VG8)
- Nos músculos latíssimo do dorso, borda inferior do trapézio, eretor da espinha, na fixação do músculo serrátil posterior inferior nas costelas e profundamente nos músculos intercostais. ∠ 0,5 a 0,8 **cùn**

Indicações: afecções hepáticas, alterações emocionais (cólera, dificuldade de planejar e decidir, estado depressivo, frustrações, raiva, ressentimento por um longo tempo, timidez), diarreia, insônia, pesadelos, vômito. Dor nas costas, nos hipocôndrios e no tórax.

❋ Dispersa o Calor do Fígado e da Vesícula Biliar, enraíza a Alma Espiritual (**hún**), harmoniza o **qì** do Estômago e do Fígado.

✋ Diferenciação das camadas miofasciais dos músculos trapézio, latíssimo do dorso e eretor da espinha. Liberação miofascial nos músculos trapézio e latíssimo do dorso com toque de profundidade média. Com toque profundo, liberação miofascial no músculo eretor da espinha e tendão do músculo serrátil posterior inferior. Com toque mais profundo, liberação miofascial nos músculos intercostais.

106 Caminhos de Energia

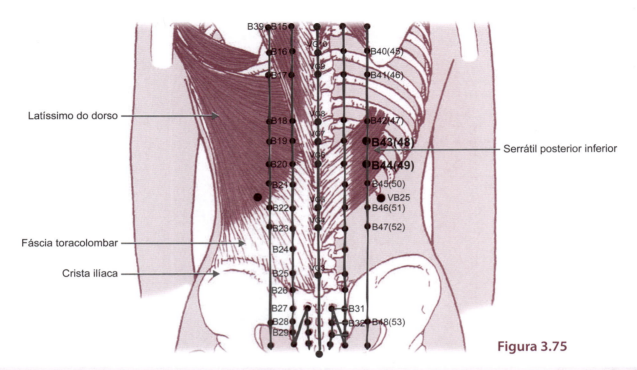

Figura 3.75

B43 (48)	阳纲	Yáng gāng	Conexão do yáng

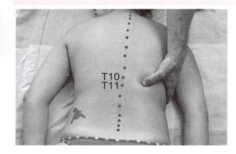

- Nas costas, na altura da borda inferior do processo espinhoso da 10ª vértebra torácica, a 3 distâncias da linha média (do Ponto VG7)
- Nos músculos latíssimo do dorso, serrátil posterior inferior, eretor da espinha e profundamente nos músculos intercostais. ∠ 0,5 a 0,8 cùn

Indicações: afecções hepáticas, diarreia, distensão abdominal (aumento do volume devido a estados fisiológicos). Dor no abdome e nos hipocôndrios.

✹ Dispersa o Calor da Vesícula Biliar, harmoniza o **qì** do Triplo Aquecedor Médio.

✿ Diferenciação das camadas miofasciais dos músculos latíssimo dorsal, serrátil posterior inferior e eretor da espinha. Liberação miofascial no músculo latíssimo do dorso com toque de profundidade média. Com toque profundo, liberação miofascial nos músculos eretor da espinha e serrátil posterior inferior. Com toque mais profundo, liberação miofascial nos músculos intercostais.

B44 (49)	意舍	Yì shè	Residência da emoção	Psíquico do BP

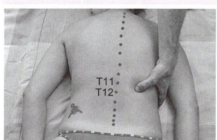

- Nas costas, na altura da borda inferior do processo espinhoso da 11ª vértebra torácica, a 3 distâncias da linha média (do Ponto VG6)
- Nos músculos latíssimo do dorso, serrátil posterior inferior, eretor da espinha e profundamente nos músculos intercostais. ∠ 0,5 a 0,8 cùn

Indicações: alterações emocionais (obsessividade, dificuldade de concentração e memória), anorexia, diarreia, distensão abdominal (aumento do volume devido a estados fisiológicos), icterícia, ruídos no intestino (borborigmo). Dor no abdome.

✹ Dispersa a Umidade-Calor, fortalece o **yáng** do Baço-Pâncreas.

✿ Diferenciação das camadas miofasciais dos músculos latíssimo dorsal, serrátil posterior inferior e eretor da espinha. Liberação miofascial no músculo latíssimo dorsal com toque de profundidade média. Com toque profundo, liberação miofascial nos músculos eretor da espinha e serrátil posterior inferior. Com toque mais profundo, liberação miofascial nos músculos intercostais.

Capítulo 3 ❖ Atlas dos Meridianos e Pontos 107

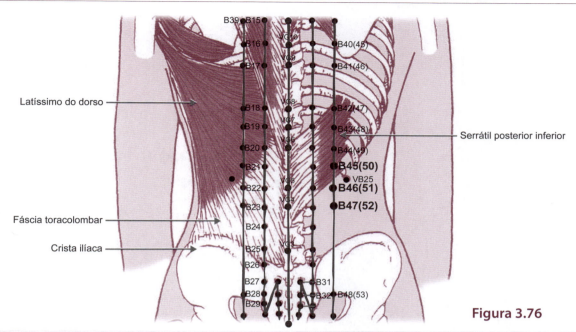

Figura 3.76

B45 (50) 胃仓

| **Wèi cāng** | Reservatório do Estômago |

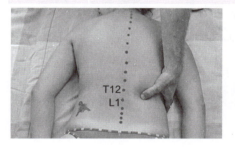

- Nas costas, na altura da borda inferior do processo espinhoso da 12ª vértebra torácica, a 3 distâncias da linha média
- Nos músculos latíssimo do dorso, serrátil posterior inferior, eretor da espinha e profundamente no músculo quadrado do lombo. ∠ 0,5 a 0,8 **cùn**

Indicações: anorexia, distensão abdominal (aumento do volume devido a estados fisiológicos). Dor no abdome, epigástrica e nas costas.

✺ Recupera as perdas de **qì** pelos esforços, tonifica o **qì** do Baço-Pâncreas, do Pulmão e do Rim.

✋ Diferenciação das camadas miofasciais dos músculos latíssimo do dorso, serrátil posterior inferior e eretor da espinha. Liberação miofascial no músculo latíssimo do dorso com toque de profundidade média. Com toque profundo, liberação miofascial nos músculos eretor da espinha e serrátil posterior inferior. Com toque mais profundo, liberação miofascial no músculo quadrado do lombo.

B46 (51) 肓门

| **Huāng mén** | Porta vital |

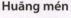

- Nas costas, na altura da borda inferior do processo espinhoso da 1ª vértebra lombar, a 3 distâncias da linha média (do Ponto VG5)
- Nos músculos latíssimo do dorso (fáscia toracolombar), serrátil posterior inferior, eretor da espinha e profundamente no músculo quadrado do lombo. ∠ 0,8 a 1 **cùn**

Indicações: constipação, inflamação nas mamas (mastite), sensação de aperto abaixo do coração. Dor abdominal.

✺ Dispersa suavemente o **qì** do Triplo Aquecedor na região do Coração e regulariza o Triplo Aquecedor.

✋ Diferenciação das camadas miofasciais dos músculos latíssimo do dorso, serrátil posterior inferior e eretor da espinha. Liberação miofascial no músculo latíssimo do dorso com toque de profundidade média. Com toque profundo, liberação miofascial nos músculos eretor da espinha e serrátil posterior inferior. Com toque mais profundo, liberação miofascial no músculo quadrado do lombo.

B47 (52) 志室

| **Zhì shì** | Residência da vontade | Psíquico do R |

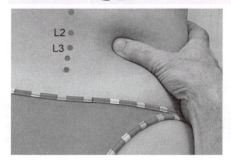

- Nas costas, na altura da borda inferior do processo espinhoso da 2ª vértebra lombar, a 3 distâncias da linha média (do Ponto VG4)
- Nos músculos latíssimo do dorso (fáscia toracolombar), na borda inferior do serrátil posterior inferior e eretor da espinha e profundamente no músculo quadrado do lombo. ∠ 0,8 a 1 **cùn**

Indicações: alterações emocionais (estado depressivo, falta de força mental e de vontade), emissão seminal involuntária, dificuldade ao urinar (queimação), impotência, lombalgia, menstruação irregular, paralisia nos membros inferiores, retenção urinária (disúria). Dor no joelho e nas costas.

✺ Estimula a Força de Vontade (**zhì**) ao tonificar o Ponto, tonifica o **qì** do Rim e da Essência (**jīng**), transforma a Umidade.

✋ Diferenciação das camadas miofasciais dos músculos latíssimo do dorso, serrátil posterior inferior e eretor da espinha. Liberação miofascial no músculo latíssimo do dorso com toque de profundidade média. Com toque profundo, liberação miofascial nos músculos eretor da espinha e serrátil posterior inferior. Com toque mais profundo, liberação miofascial no músculo quadrado do lombo.

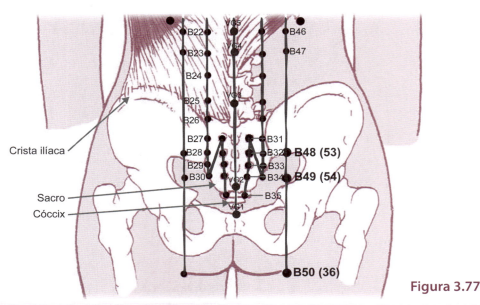

Figura 3.77

B48 (53) 胞肓

Bāo huāng   Qì da bexiga

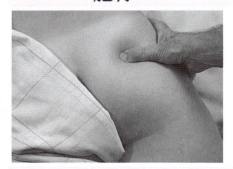

- Na face posterior do quadril, na altura do 2º forame do osso sacro, a 3 distâncias da linha média
- No músculo glúteo máximo e na borda medial do músculo glúteo médio. ⊥ 0,8 a 1 **cùn**

Indicações: cistite, dificuldade para urinar (queimação), distensão abdominal (aumento do volume devido a estados fisiológicos), edema dos genitais externos, retenção urinária (disúria), ruídos no intestino (borborigmo), lombalgia. Dor na região lombossacral incluindo o nervo ciático.

✸ Dispersa o Calor, regulariza o **qì** do Triplo Aquecedor Inferior.

✋ Liberação miofascial nos músculos glúteos máximo e médio.

B49 (54) 秩边

Zhì biān   Ordenar a ponta

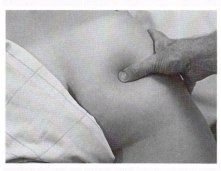

- Na face posterior do quadril, na altura do 4º forame do osso sacro, a 3 distâncias da linha média
- Nos músculos glúteo máximo e piriforme. ⊥ 1,5 a 3 **cùn**

Indicações: atrofia muscular dos membros inferiores, ciatalgia, edema nos genitais externos, hemorroidas, lombalgia, paralisia dos membros inferiores, retenção urinária (disúria). Dor na região lombossacral incluindo o nervo ciático e a sua irradiação para as nádegas e pernas.

✸ Transforma a Umidade-Calor.

✋ Diferenciação das camadas miofasciais dos músculos glúteo máximo e piriforme. Liberação miofascial no músculo glúteo máximo com toque de profundidade média. Com toque mais profundo, liberação miofascial no tendão do músculo piriforme.

B50 (36) 承扶

Chéng fú   Sustentar e apoiar

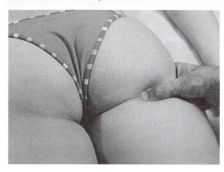

- Na face posterior da coxa, no centro da prega glútea
- Imediatamente abaixo do músculo glúteo máximo, na junção dos músculos semitendíneo, semimembranáceo e bíceps femoral e profundamente no músculo adutor magno. ⊥ 1,5 a 2,5 **cùn**

Indicações: bursite coxofemoral, ciatalgia, constipação, lombalgia, hemorroidas. Dor nas pernas, na região baixa lombar, no sacro, nos glúteos e no cóccix.

✸ Regulariza o fluxo do **qì** e do Sangue (**xuě**).

✋ Diferenciação das camadas miofasciais dos músculos glúteo máximo, semitendíneo, semimembranáceo e bíceps femoral, estimula a mobilização da articulação do quadril, incentiva o relaxamento dos tendões. Liberação miofascial nos músculos glúteo máximo, semitendíneo, semimembranáceo e bíceps femoral com toque de profundidade média. Com toque mais profundo, liberação miofascial no músculo adutor magno.

Capítulo 3 ❖ Atlas dos Meridianos e Pontos 109

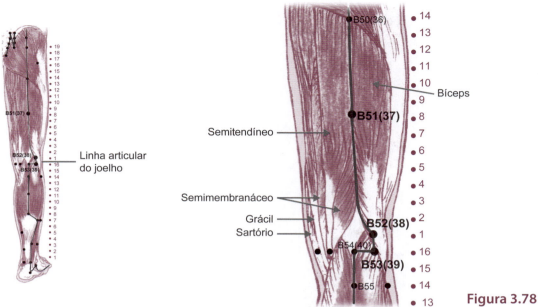

Figura 3.78

B51 (37) 殷门　　　　Yīn mén　　　Porta da abundância

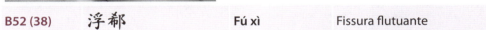

- No centro da face posterior da coxa, 8 distâncias acima da linha articular do joelho, ou 6 distâncias abaixo da prega glútea [do Ponto B50(36)]
- Na passagem dos músculos semitendíneo e bíceps femoral e profundamente no músculo adutor magno. ⊥ 1,5 a 2,5 **cùn**

Indicações: ciatalgia, lombalgia. Dor na região do quadril, nos glúteos e pernas, restrição nas articulações coxofemoral e sacroilíaca.

❋ Dispersa o Frio.

✋ Diferenciação das camadas miofasciais dos músculos semitendíneo e bíceps femoral, incentiva o relaxamento dos tendões. Liberação miofascial nos músculos semitendíneo e bíceps femoral com toque de profundidade média. Com toque mais profundo, liberação miofascial no músculo adutor magno.

B52 (38) 浮郄　　　　Fú xì　　　Fissura flutuante

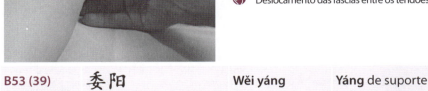

- Na face posterolateral do joelho, 1 distância acima da linha articular do joelho
- Na borda lateral do tendão do músculo bíceps femoral. ⊥ 0,5 a 1 **cùn**

Indicações: cistite, constipação, dormência nas regiões glútea, femoral e lateral da perna, retração dos tendões na zona poplítea. Dor nos joelhos, nas pernas, restrição na articulação dos joelhos.

❋ Ativa o fluxo do **qì** nos Canais.

✋ Deslocamento das fáscias entre os tendões dos músculos bíceps femoral e vasto lateral.

B53 (39) 委阳　　　　Wěi yáng　　　Yáng de suporte

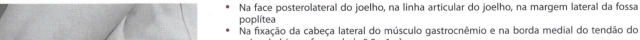

- Na face posterolateral do joelho, na linha articular do joelho, na margem lateral da fossa poplítea
- Na fixação da cabeça lateral do músculo gastrocnêmio e na borda medial do tendão do músculo bíceps femoral. ⊥ 0,5 a 1 **cùn**

Indicações: cistite, dificuldade ao urinar (queimação), distensão abdominal (aumento do volume devido a estados fisiológicos), edema dos tornozelos, incontinência urinária (enurese), retenção urinária (disúria), retração dos tendões na zona poplítea. Dor, contratura e câimbras nas pernas e nos pés, dor no baixo-ventre e nos joelhos.

❋ Dispersa o Vento, estimula a transformação e a excreção dos fluidos no Triplo Aquecedor Inferior, fortalece o **qì** da Bexiga, harmoniza a Via das Águas.

✋ Deslocamento das fáscias entre os tendões dos músculos bíceps femoral e gastrocnêmio, estimula a mobilização da articulação do joelho.

110 Caminhos de Energia

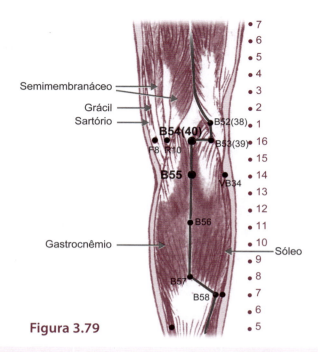

Figura 3.79

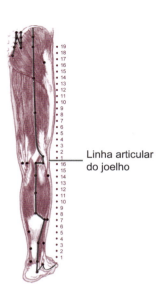

B54 (40) 委中   Wěi zhōng   Médio suporte   Ponto **hé**, movimento Terra

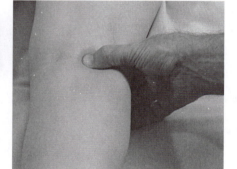

- Na face posterior do joelho, na linha articular do joelho, em uma reentrância dos tecidos moles no centro da fossa poplítea
- Entre a fixação das cabeças medial e lateral do músculo gastrocnêmio. ⊥ 0,5 a 1 **cùn**

Indicações: afecções na pele, atrofia muscular dos membros inferiores, ciatalgia, constipação, desarranjos gastrintestinais, lombalgia, prolapso anal, retração dos tendões na zona poplítea, transtornos motores da articulação do quadril, vômito. Dor no abdome, nos joelhos, nas pernas e na região lombossacral.

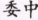 Acalma o feto, dispersa o Calor, o Calor do Sangue (**xuě**) e o Vento, transforma a Umidade, elimina a estagnação do Sangue (**xuě**), remove a obstrução dos vasos sanguíneos.

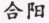 Diferenciação das camadas miofasciais e liberação miofascial das cabeças medial e lateral do músculo gastrocnêmio, estimula a mobilização da articulação do joelho.

B55 合阳   Hé yáng   Confluente **yáng**

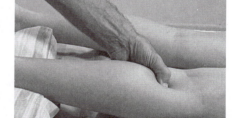

- Na face posterior da perna, 2 distâncias abaixo da linha articular do joelho, na linha média da panturrilha
- Na junção das cabeças medial e lateral do músculo gastrocnêmio, nos músculos poplíteo e sóleo. ⊥ 0,5 a 1 **cùn**

Indicações: hemorragia uterina (metrorragia), paralisia dos membros inferiores. Dor nos membros inferiores e na região lombar.

Dispersa o Calor, fortalece a função dos Rins.

Diferenciação das camadas miofasciais das cabeças medial e lateral do músculo gastrocnêmio e dos músculos poplíteo e sóleo. Liberação miofascial das cabeças medial e lateral do músculo gastrocnêmio com toque de profundidade média. Com toque mais profundo, liberação miofascial dos músculos poplíteo e sóleo.

Capítulo 3 ❖ Atlas dos Meridianos e Pontos 111

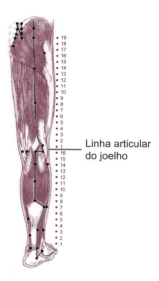

Figura 3.80

| B56 | 承筋 | Chéng jīn | Tendão do suporte |

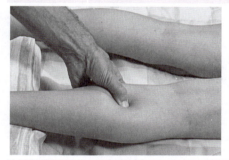

- Na face posterior da perna, 5 distâncias abaixo da linha articular do joelho, na linha média da panturrilha
- Na junção das cabeças medial e lateral do músculo gastrocnêmio, nos músculos sóleo e tibial posterior. ⊥ 0,5 a 1 **cùn**

Indicações: espasmos nas panturrilhas, hemorroidas, lombalgia. Dor nos joelhos, pernas e na região lombar.

✻ Promove a circulação do Sangue (**xuě**).

✋ Diferenciação das camadas miofasciais das cabeças medial e lateral do músculo gastrocnêmio e dos músculos tibial posterior e sóleo. Liberação miofascial das cabeças medial e lateral do músculo gastrocnêmio com toque de profundidade média. Com toque mais profundo, liberação miofascial nos músculos tibial posterior e sóleo.

| B57 | 承山 | Chéng shān | Colina de suporte |

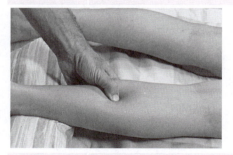

- Na face posterior da perna, 8 distâncias abaixo da linha articular do joelho [do Ponto B54(40)], na linha média da panturrilha
- Nos músculos gastrocnêmio, sóleo e tibial posterior. ⊥ 0,7 a 1 **cùn**

Indicações: espasmos nas panturrilhas, ciatalgia, constipação, fezes com sangue, lombalgia, hemorroidas, paralisia dos membros inferiores. Dor nas pernas e na região lombar.

✻ Dispersa o Calor e o Vento, fortalece o fluxo do **qì** na região lombossacral, harmoniza o **qì** das vísceras (**yáng qì**), revigora o Sangue (**xuě**).

✋ Incentiva o relaxamento dos tendões, redistribui as pressões teciduais da região da panturrilha.

| B58 | 飞扬 | Fēi yáng | Voar em ascendência | Conexão (ou **luò**) |

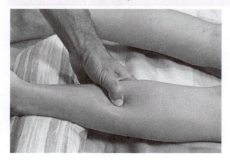

- Na face posterolateral da perna, 7 distâncias acima da linha articular do tornozelo
- Na borda lateral do tendão do calcâneo, nos músculos sóleo e flexor longo do hálux. ⊥ 0,7 a 1 **cùn**

Indicações: afecções nos olhos, atrofia dos membros inferiores, cefaleia, espasmos na panturrilha, hemorroidas, lombalgia, sangramento no nariz (epistaxe), vertigem. Dor nas costas (toracolombar).

✻ Dispersa o Calor e o Fogo, dispersa o **qì** Perverso dos Canais Colaterais (**luò mài**), fortalece os Rins, harmoniza o **qì** do Estômago.

✋ Deslocamento das fáscias entre o tendão do calcâneo e os músculos sóleo e flexor longo do hálux.

112 Caminhos de Energia

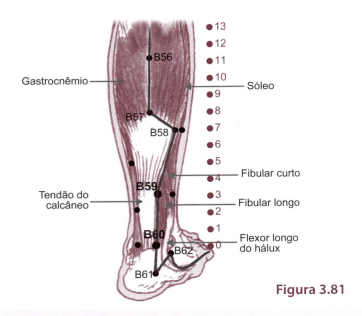

Figura 3.81

| B59 | 跗阳 | **Fù yáng** | **Yáng** do pé |

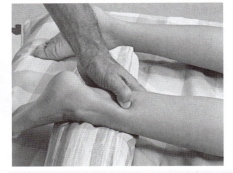

- Na face posterolateral da perna, a 3 distâncias da linha articular do tornozelo
- Na borda lateral do tendão do calcâneo, nos músculos sóleo e flexor longo do hálux. ⊥ 0,5 a 1 **cùn**

  Indicações: cefaleia, lombalgia, paralisia dos membros inferiores. Dor e inflamação nos tornozelos, nas regiões lombar e sacral.

✹ Fortalece o fluxo do **qì** nas costas, reforça o Vaso Maravilhoso **yáng qiào mài**, remove as obstruções do Meridiano.

✋ Deslocamento das fáscias entre o tendão do calcâneo e os músculos sóleo e flexor longo do hálux.

| B60 | 昆仑 | **Kūn lún** | Grande e alto ou montanhas | Ponto **jīng**, movimento Fogo |

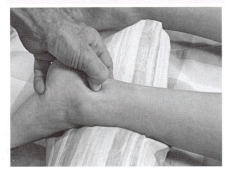

- Na face posterolateral do tornozelo, na depressão entre o maléolo lateral e o tendão do calcâneo, no ângulo formado pelo osso calcâneo com o tendão do calcâneo.
- Na margem inferior do músculo flexor longo do hálux, na borda medial dos músculos fibular longo e curto e na borda lateral do tendão do calcâneo. ⊥ 0,5 a 1 **cùn**

  Indicações: afecções nos olhos, asma, bursite na articulação do quadril, cefaleia, ciatalgia, dificuldade ao urinar (queimação), lombalgia, menstruação dolorosa com coágulos escuros, Síndrome da Obstrução Dolorosa do ombro, pescoço e cabeça, paralisia dos membros inferiores, parto prolongado (estimula o parto), rigidez no pescoço, sangramento no nariz (epistaxe). Dor na região dos braços, lombar, dos ombros, pescoço e tornozelos, dor e inflamação nos tornozelos.

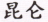 Contraindicação: não utilizar em gestantes.

✹ Dispersa o Calor e o Vento, fortalece o fluxo do **qì** nas costas, fortalece os Rins, harmoniza o **qì** do útero, remove as obstruções dos Canais de Energia, revigora o Sangue (**xuè**).

✋ Deslocamento das fáscias entre o tendão do calcâneo e os músculos flexor longo do hálux, fibular longo e curto, estimula a mobilização da articulação do tornozelo, incentiva o relaxamento do tendão do calcâneo.

Capítulo 3 ❖ Atlas dos Meridianos e Pontos 113

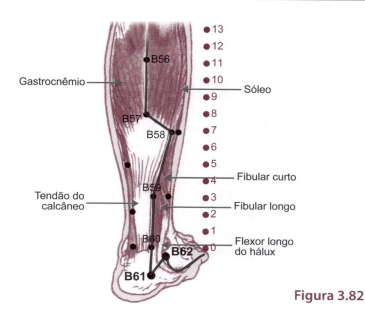

Figura 3.82

| B61 | 金门 | Pū shēn | Veneração do servente |

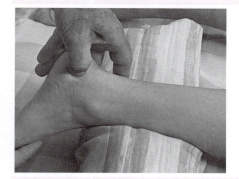

- Na face posterolateral do calcâneo, na linha vertical da borda lateral do tendão do calcâneo (do Ponto B60), em uma reentrância óssea na mudança da cor da pele entre a região dorsal e a plantar
- Na aponeurose plantar. ⊥ 0,3 a 0,5 **cùn**

Indicações: atrofia dos membros inferiores, fadiga (lassitude), epilepsia, paralisia dos membros inferiores. Dor nos calcanhares, joelhos, tornozelos e lateral nos pés.

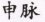 Dispersa o Vento, fortalece o **qì** do cérebro, harmoniza a circulação do **qì** nos Canais Principais e Colaterais (**luò mài**).

Liberação miofascial na aponeurose plantar.

| B62 | 申脉 | Shēn mài | Canal estendido ou Nono Meridiano | Abertura do Canal **yáng qiào mài** |

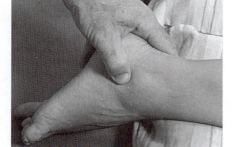

- Na face lateral do calcâneo, em uma reentrância óssea abaixo do maléolo lateral
- Nos tendões dos músculos fibular longo e curto. ⊥ 0,2 a 0,5 **cùn**

Indicações: afecção nos olhos, cefaleia, epilepsia, insônia (sedar o ponto), lombalgia, vertigem. Dor nas pernas, principalmente na face lateral e na região lombar.

Beneficia os olhos, dispersa o Calor, o Fogo, o Frio e o Vento, fortalece o **qì** do cérebro, harmoniza a circulação do **qì** nos Canais Colaterais (**luò mài**), promove a circulação no Vaso Maravilhoso **yáng qiào mài**, reanima o estado de inconsciência, relaxa os músculos e tendões (Canais Tendinomusculares, **jīn jīng**).

Diferenciação das camadas miofasciais dos tendões dos músculos fibular longo e curto.

114 Caminhos de Energia

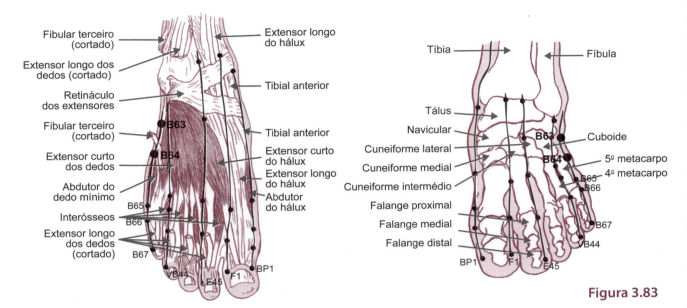

Figura 3.83

B63　金门　　Jīn mén　　Portão de ouro　　Acúmulo (ou xī)

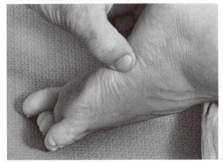

- Na face lateral do pé, em uma reentrância óssea na articulação calcâneo-cuboide, na frente e abaixo do maléolo lateral
- Nos tendões dos músculos fibular longo e curto e no retináculo inferior dos músculos fibulares. ⊥ 0,3 a 0,5 **cùn**

Indicações: dificuldade ao urinar (queimação), epilepsia, lombalgia, micção frequente. Dor nas pernas, na região lateral dos tornozelos, na região pélvica e na bexiga.

✱ Dispersa o Calor e o Vento, harmoniza a circulação do **qì** nos Canais Principais e Colaterais (**luò mài**).

✋ Liberação miofascial no retináculo inferior dos músculos fibulares e nos tendões dos músculos fibular longo e curto.

B64　京骨　　Jīng gǔ　　Grande osso　　Fonte

- Na face lateral do pé, na linha da articulação tarsometatarsal, em uma reentrância óssea atrás da tuberosidade do 5º metatarso, na mudança de cor da pele entre a região dorsal e a plantar
- Na fixação dos tendões dos músculos fibular longo e curto. ⊥ 0,3 a 0,5 **cùn**

Indicações: alterações emocionais (alegria excessiva, ansiedade, medo), cefaleia, dificuldade para urinar (queimação), epilepsia, lombalgia, micção frequente. Dor nos braços, joelhos, pés, nas regiões lombar e cervical.

✱ Acalma a Consciência (**shén**), dispersa o Calor e o Vento, fortalece o fluxo do **qì** nas costas, harmoniza o **qì** do cérebro.

✋ Deslocamento das fáscias entre os tendões dos músculos fibular longo e curto, estimula a mobilização da articulação tarsometatarsal.

Capítulo 3 ❖ Atlas dos Meridianos e Pontos 115

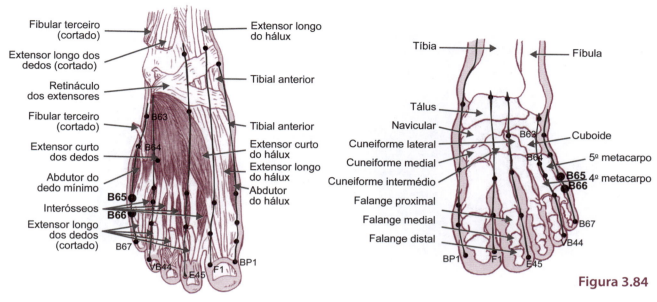

Figura 3.84

| B65 | 束骨 | Shù gǔ | Osso proeminente | Sedação. Ponto **shù**, movimento Madeira |

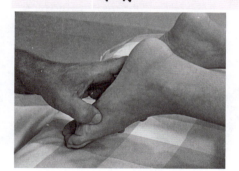

- Na face lateral do pé, em uma reentrância óssea na extremidade distal do 5º metatarso, na mudança de cor da pele da região dorsal para a plantar
- No músculo abdutor do dedo mínimo. ⊥ 0,3 a 0,5 **cùn**

Indicações: afecções reumáticas, cefaleia, epilepsia, cistite, Síndrome da Obstrução Dolorosa do pescoço. Dor nas costas e nas pernas.

✴ Acalma a Consciência (**shén**), dispersa o Calor e o Vento, harmoniza a circulação do **qì** nos Canais Principais e Colaterais (**luò mài**).

✋ Liberação miofascial no músculo abdutor do dedo mínimo.

| B66 | 足通谷 | Zú tōng gǔ | Atravessar o vale | Horário. Ponto **xíng**, movimento Água |

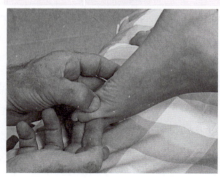

- Na face lateral da falange proximal do 5º artelho, em uma depressão à frente da articulação metatarsofalângica, na mudança da cor da pele da região dorsal para a plantar.
- Na fixação do tendão do músculo abdutor do dedo mínimo. ⊥ 0,2 a 0,3 **cùn**

Indicações: afecção nos olhos, cefaleia, cistite, distúrbios mentais, febre, sangramento no nariz (epistaxe).

✴ Por ser o Ponto Dominante (movimento Água com Meridiano Água), tem o potencial de circular o **qì** da Bexiga; tonificar o **yīn** da Vesícula e sedar o Intestino Grosso, no ciclo de geração; e tonificar ou sedar o Intestino Delgado, no ciclo de dominância. Acalma a Consciência (**shén**), dispersa o Calor e o Vento, harmoniza a circulação do **qì** nos Canais Principais e Colaterais (**luò mài**).

✋ Estimula mobilidade da articulação metatarsofalângica do 5º artelho, liberação miofascial no músculo abdutor do dedo mínimo.

Bexiga

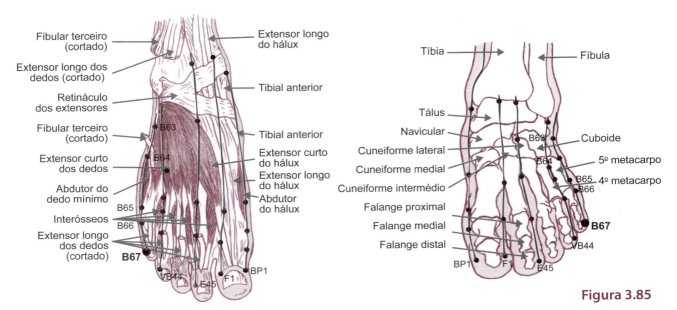

Figura 3.85

B67　至阴　Zhì yīn — Onde começa o yīn

Tonificação. Ponto jǐng, movimento Metal

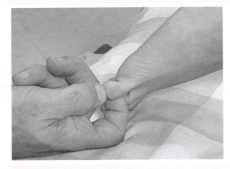

- Na margem lateral do 5º artelho, na face dorsal da falange distal, a 0,1 de distância do ângulo ungueal
- No periósteo. ∠ 0,2 **cùn**

Indicações: afecções nos olhos, cefaleia, desmaio, obstrução nasal, parto prolongado (estimula o parto), posição incorreta do feto. Dor nos olhos e na planta dos pés. Segundo Maciocia: "Para má posição do feto, queimam-se 5 cones de moxa em cada lado, 1 vez por dia, por um período de 10 dias, no 8º mês da gestação"

✺ Acalma o feto, beneficia os olhos, dispersa a Energia Perversa alojada no vértice da cabeça, dispersa o Vento, fortalece o **qì** do Triplo Aquecedor Inferior, remove as obstruções no Meridiano, revigora o Sangue (**xuě**).

✋ Desobstrui a densidade tecidual do 5º artelho e da lateral do pé.

Ponto de Alarme | VC3

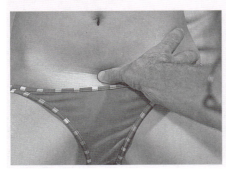

- No abdome, na linha média anterior, 1 distância acima da borda superior do osso púbis
- No músculo reto do abdome. ⊥ 0,5 a 1 **cùn**

RIM

足少阴肾经   Zú shào yīn shèn jīng   Meridiano jovem **yīn** da perna

Horário de atividade mais intensa: das 17 às 19 h.
Movimento: Água – Inverno.
Estado interno: interiorização, medo.

Cor associada: preto.
Clima associado: frio.

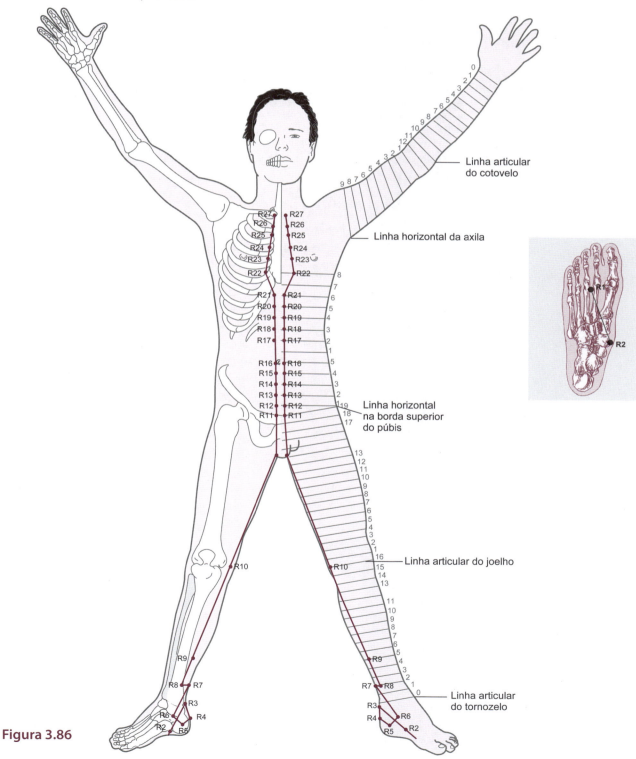

Figura 3.86

Trajeto: do pé para o tronco, pela face medial da perna e do quadril para o tronco, pela face anterior (27 pontos)	
R1	Inicia-se no meio da planta do pé, no terço anterior, na altura correspondente à articulação metatarsofalângica do 2º e 3º artelho, sobre a aponeurose plantar, os músculos lumbrical e interósseo e o tendão do músculo flexor curto dos dedos
R2, R3, R4, R5, R6	Passa pela borda medial do pé, segue em direção ao maléolo interno e traça um círculo passando pela borda medial do calcâneo e retornando posteriormente ao maléolo, passando pelos músculos abdutor do hálux, flexor longo dos dedos e pelo retináculo dos flexores
R7, R8, R9	Sobe pela face medial da perna, borda posterior na região da tíbia, passando pelos músculos flexor longo dos dedos e sóleo
R10	Passa pela face posterior medial da articulação do joelho. Sobe pela face medial da coxa, borda posterior na região do fêmur, passando pelos tendões dos músculos semitendíneo e semimembranáceo, grácil e adutor magno. Passa pela articulação do quadril na borda lateral do músculo isquiocavernoso e na cintura pélvica sobre o osso púbis, a 0,5 distância da linha média
R11, R12, R13, R14, R15, R16, R17, R18, R19, R20, R21	Sobe pelo abdome a 0,5 distância da linha média sobre o músculo reto do abdome
R22, R23, R24, R25, R26	Sobe pelo tórax a 2 distâncias da linha média, passando pelos músculos intercostais e peitoral maior
R27	Termina na borda inferior da clavícula a 2 distâncias da linha média sobre os músculos intercostais e peitoral maior

Capítulo 3 ❖ Atlas dos Meridianos e Pontos 119

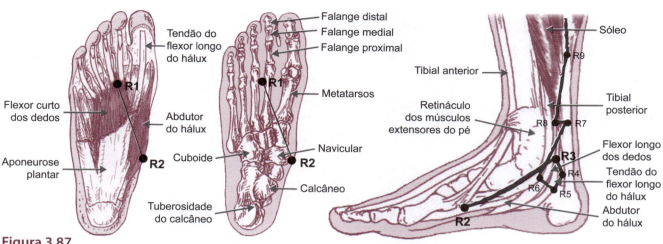

Figura 3.87

| R1 | 涌泉 | **Yǒng quán** | Manancial que nasce | Sedação. Ponto **jīng**, movimento Madeira |

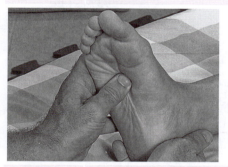

- Na planta do pé, entre o 2º e o 3º metatarso, próximo à articulação metatarsofalângica, em uma depressão a um terço da distância entre a base dos artelhos e o calcanhar
- Na aponeurose plantar e no tendão do músculo flexor curto dos dedos, mais profundamente nos músculos 2º lumbrical e interósseos. ⊥ 0,5 a 0,8 **cùn**

Indicações: afonia, calor nos pés, cefaleia, convulsão infantil, distúrbios mentais, epilepsia, insônia, perda da consciência, retenção urinária (disúria), secura na boca, transtornos psíquicos (mania, psicose), vertigem. Dor na garganta.

✱ Acalma a Consciência (**shén**), dispersa o Calor, seda o **qì** do organismo nos padrões de Excesso, tonifica a Essência (**jīng**) e o **qì** dos Órgãos (**yīn qì**), transforma a Umidade-Calor.

✋ Liberação miofascial na fáscia plantar.

| R2 | 然谷 | **Rán gǔ** | Vale da combustão | Ponto **xíng**, movimento Fogo |

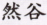

- Na face medial do pé, à frente e abaixo do maléolo medial, na passagem da planta para o dorso do pé, em uma depressão na borda inferior da tuberosidade do osso navicular
- No músculo abdutor do hálux. ⊥ 0,5 a 0,8 **cùn**

Indicações: afecções geniturinárias, alterações emocionais (medo), cistite, convulsão infantil, emissão seminal involuntária, impotência sexual, menstruação irregular, pés frios, prolapso uterino, secura na boca e garganta, sudorese. Dor no dorso dos pés.

✱ Dispersa o Calor e o Fogo, fortalece o **qì** do Triplo Aquecedor Inferior, nutre o Sangue (**xuě**), o **yáng qì** do Rim.

✋ Liberação miofascial na região do músculo abdutor do hálux.

| R3 | 太溪 | **Tài xī** | Grande riacho | Fonte. Ponto **Shù**, movimento Terra |

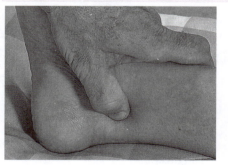

- A 0,5 distância entre a parte mais saliente do maléolo medial e o tendão do calcâneo, percebe-se o batimento da artéria tibial posterior
- Na borda posterior do tendão do músculo flexor longo dos dedos e do tendão do flexor longo do hálux. ⊥ 0,5 a 0,8 **cùn**

Indicações: afecções geniturinárias, asma, afecções reumáticas, cistite, emissão seminal involuntária, exaustão, hemorragia uterina (metrorragia), impotência sexual, insônia, lombalgia, ausência de menstruação (amenorreia) ou irregularidade, paralisia dos membros inferiores, transtornos psíquicos (neurastenia). Dor nos dentes e na garganta, dor nos tornozelos.

✱ Acalma o feto, refresca o Calor do Sangue (**xuě**), restaura o **qì** do útero, tonifica a Essência (**jīng**) e o **qì** do Rim.

✋ Diferenciação tecidual dos tendões dos músculos flexor longo dos dedos e flexor longo do hálux.

Rim

120 Caminhos de Energia

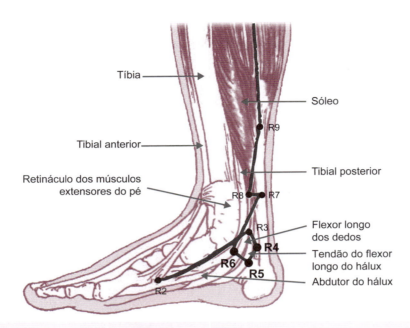

Figura 3.88

R4 大钟 Dà zhōng Grande sino Conexão (ou **luò**)

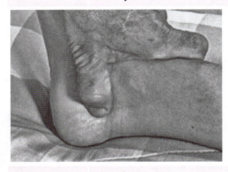

- Na face medial do pé, atrás e abaixo do maléolo medial, a 0,5 distância posterior e inferiormente ao Ponto R3, no osso calcâneo ao lado da borda interna do tendão do calcâneo
- No tendão do músculo flexor longo do hálux. ⊥ 0,3 a 0,5 **cùn**

Indicações: asma, constipação, distúrbios mentais (demência), exaustão, hipotensão arterial, lombalgia, retenção urinária (disúria), transtornos psíquicos (depressão severa, esquizofrenia, neurastenia). Dor nos calcanhares e na região lombossacral.

- Acalma a Consciência (**shén**), dispersa o Calor do Pulmão, tonifica a Essência (**jīng**) e o **qì** do Rim.
- Liberação e diferenciação das fáscias do retináculo dos músculos flexores do pé, do tendão do calcâneo e do tendão do músculo flexor longo do hálux.

R5 水泉 Shuǐ quán Fonte de água Acúmulo (ou **xī**)

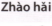

- Na face medial do pé, em uma reentrância óssea no processo medial da tuberosidade do calcâneo, 1 distância vertical abaixo do Ponto R3
- No tendão do músculo flexor longo do hálux. ⊥ 0,3 a 0,5 **cùn**

Indicações: afecções geniturinárias, cistite, cólica menstrual (dismenorreia), ausência de menstruação (amenorreia) ou irregularidade, prolapso uterino, retenção urinária (disúria). Dor abdominal e nos calcanhares.

- Harmoniza o **qì** da Bexiga, promove a circulação do Triplo Aquecedor Inferior e do Sangue (**xuě**), restaura o **qì** do útero, tonifica o **qì** do Rim.
- Liberação e diferenciação das fáscias do retináculo dos músculos flexores do pé, do tendão do calcâneo e do tendão do músculo flexor longo do hálux.

R6 照海 Zhào hǎi Mar brilhante Abertura do Canal **yīn qiào mài**

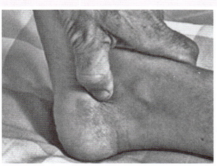

- Na face medial do pé, em uma reentrância óssea abaixo da borda inferior do maléolo medial
- Nos tendões dos músculos flexor longo dos dedos e tibial posterior. ⊥ 0,5 a 0,8 **cùn**

Indicações: afecções geniturinárias, afecções nos olhos, insônia, corrimento vulvovaginal (leucorreia), epilepsia, ausência de menstruação (amenorreia) ou irregularidade, prolapso uterino, retenção urinária (disúria), tensão pré-menstrual, dor no calcanhar. Dor na garganta e na região do tórax.

- Acalma a Consciência (**shén**), o **qì** dos Órgãos (**yīn qì**), restaura o **qì** do útero, refresca o Calor do Sangue (**xuě**), tonifica o Vaso Maravilhoso **yīn qiào mài**.
- Liberação e diferenciação das fáscias dos tendões dos músculos flexor longo dos dedos e tibial posterior, estimula a funcionalidade da articulação do tornozelo.

Capítulo 3 ❖ Atlas dos Meridianos e Pontos 121

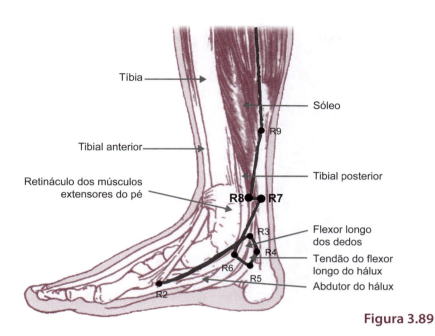

Figura 3.89

| R7 | 复溜 | Fú liū | Esconder e permanecer | Tonificação. Ponto **jīng**, movimento Metal |

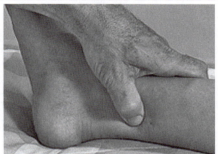

- Na face medial da perna, 2 distâncias acima do maléolo medial (do Ponto R3)
- Ao lado da borda interna do tendão do calcâneo, no músculo flexor longo do hálux. ⊥ 0,8 a 1 **cùn**

Indicações: afecções geniturinárias, atrofia muscular, corrimento vulvovaginal (leucorreia), diarreia, emissão seminal involuntária, infecções e disfunções no sistema urinário, hemorroidas, hemorragia uterina (metrorragia), lombalgia, sudorese excessiva e noturna, tosse. Dor nos dentes.

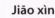 Fortalecem o **qì** dos Órgãos (**yīn qì**), harmonizam o **qì** da Bexiga e a Via das Águas, tonificam o **qì** do Rim e o **qì** Defensivo (**wèi qì**), umedecem a Secura, transformam a Umidade e a Umidade-Calor.

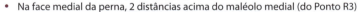 Liberação e diferenciação das fáscias do tendão do calcâneo e o músculo flexor longo do hálux.

| R8 | 交信 | Jiāo xìn | Atravessar a fé | |

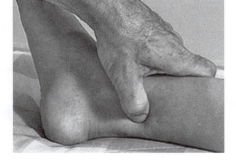

- Na face medial da perna, 2 distâncias acima do maléolo medial (do Ponto R3)
- Ao lado da margem medial da tíbia, a 0,5 distância anterior do Ponto R7, no músculo flexor longo dos dedos. ⊥ 0,8 a 1 **cùn**

Indicações: afecções geniturinárias, hemorragia uterina (metrorragia), constipação, diarreia, menstruação irregular, retenção urinária (disúria). Dor abdominal, na face medial da perna e nos órgãos genitais.

Refresca o Calor do Sangue (**xuě**), tonifica o **qì** do Rim, transforma a Umidade-Calor.

Liberação miofascial na região do músculo flexor longo dos dedos.

122 Caminhos de Energia

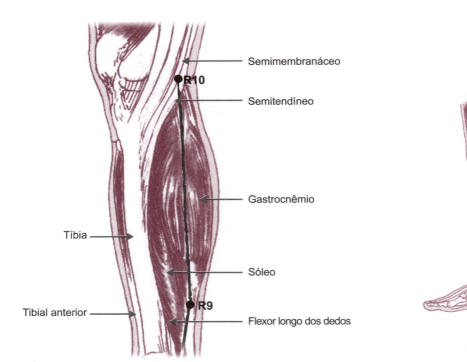

Figura 3.90

R9	筑宾	Zhú bīn	Casa forte

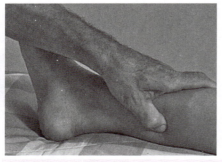

- Na face medial da perna, 5 distâncias acima do maléolo medial (do Ponto R3), a 1 distância lateral da margem medial da tíbia
- Nos músculos sóleo e borda interior do gastrocnêmio. ⊥ 0,5 a 0,8 **cùn**

Indicações: afecções geniturinárias, alterações emocionais (angústia, ansiedade), cistite, epilepsia, transtornos psíquicos (transtorno bipolar, esquizofrenia), vômito. Dor na face medial das pernas e dos pés.

✳ Acalma a Consciência (**shén**), regulariza o Vaso Maravilhoso **yīn wéi mài**, tonifica o **qì** e o **yīn qì** do Rim. Em gestantes, principalmente entre o 3º e o 6º mês, estimula o aprimoramento da constituição embrionária, interrompendo a transmissão hereditária negativa.

✳ Liberação miofascial no tríceps sural e diferenciação das camadas miofasciais dos músculos sóleo e gastrocnêmio.

R10	阴谷	Yīn gǔ	Vale do **yīn**	Horário. Ponto **hé**, movimento Água

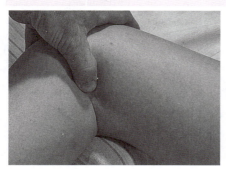

- Na face medial da perna, na linha articular do joelho
- Entre os tendões dos músculos semitendíneo e semimembranáceo. ⊥ 0,8 a 1,2 **cùn**

Indicações: afecções geniturinárias, gastralgia, hemorragia uterina (metrorragia), hérnia inguinal, emissão involuntária de urina (enurese), impotência sexual, retenção urinária (disúria). Dor no baixo-ventre, nos joelhos, na região do tórax.

✳ Por ser o Ponto Dominante (movimento Água no Meridiano Água), tem o potencial de circular o **qì** do Rim, tonificar o **yīn** do Fígado e sedar o Pulmão, no ciclo de geração, e tonificar ou sedar o Coração, no ciclo de dominância. Fortalece o Triplo Aquecedor Inferior, refresca o Calor do Sangue (**xuě**), tonifica o **yīn qì** do Rim, transforma a Umidade.

✳ Liberação e diferenciação das fáscias dos tendões dos músculos semitendíneo e semimembranáceo.

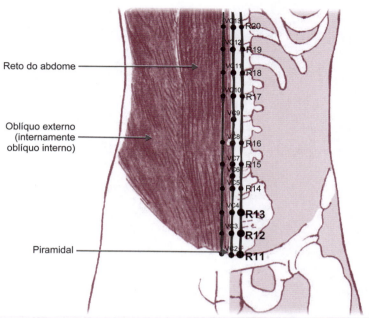

Reto do abdome

Oblíquo externo (internamente oblíquo interno)

Piramidal

Figura 3.91

| R11 | 横骨 | Héng gǔ | Osso transverso | Alarme (da sexualidade) do Circulação-Sexo |

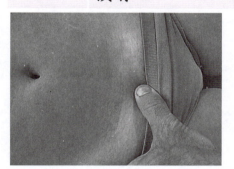

- Na margem inferior do abdome, na borda superior do púbis, a 0,5 distância lateral da linha média (do Ponto VC2)
- Nos músculos piramidal e reto do abdome. ⊥ 0,8 a 1,2 **cùn**

Indicações: afecções geniturinárias, emissão seminal involuntária, enfermidades no sistema urinário, hérnia inguinal, impotência sexual, incontinência urinária (enurese), retenção urinária (disúria). Dor nos genitais externos e no ventre.

✳ Transforma a Umidade-Calor do Triplo Aquecedor Inferior, fortalece a função do Baço, tonifica o **qì** do Rim.

✋ Liberação miofascial na região inferior do abdome.

| R12 | 大赫 | Dà hè | Grande proeminência |

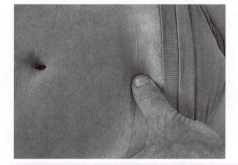

- No abdome, a 1 distância da borda superior do púbis, a 0,5 distância lateral da linha média (do Ponto VC3)
- No músculo reto do abdome. ⊥ 0,8 a 1,2 **cùn**

Indicações: afecções geniturinárias, corrimento vulvovaginal (leucorreia), distensão do ventre (aumento de volume devido a estados fisiológicos), impotência sexual, menstruação irregular, prolapso uterino. Dor nos genitais externos e na vagina.

✳ Dispersa o Calor, tonifica o **qì** do Rim.

✋ Liberação miofascial na região inferior do abdome.

| R13 | 气穴 | Qì xuè | Ponto do **qì** |

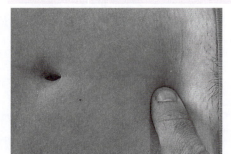

- No abdome, a 2 distâncias da borda superior do púbis, a 0,5 distância lateral da linha média (do Ponto VC4)
- No músculo reto do abdome. ⊥ 0,8 a 1,2 **cùn**

Indicações: afecções geniturinárias, corrimento vulvovaginal (leucorreia), enfermidades no sistema urinário, diarreia, disenteria, distensão do ventre (aumento de volume devido a estados fisiológicos), hemorragia uterina (metrorragia), infertilidade, ausência de menstruação (amenorreia) ou irregularidade, tensão pré-menstrual. Dor abdominal.

✳ Dispersa o Frio, harmoniza as funções do Fígado e do Rim, tonifica a Essência (**jīng**) e o **qì** do Rim.

✋ Liberação miofascial na região inferior do abdome.

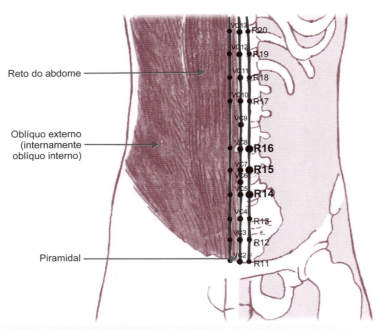

Figura 3.92

R14 四满 Sì mǎn Quarta plenitude

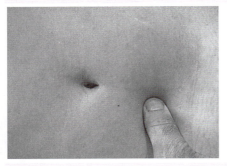

- No abdome, a 3 distâncias da borda superior do púbis, a 0,5 distância lateral da linha média (do Ponto VC5)
- No músculo reto do abdome. ⊥ 0,8 a 1,2 **cùn**

Indicações: afecções geniturinárias, cólicas menstruais (dismenorreia), corrimento vulvovaginal (leucorreia), diarreia, disenteria, enfermidades no sistema urinário, hemorragia uterina (metrorragia), infertilidade, ausência de menstruação (amenorreia) ou irregularidade. Dor abdominal.

✱ Dispersa o Calor, fortalece a função do Baço e do Rim, transforma a Umidade.

✋ Liberação miofascial na região inferior do abdome.

R15 中注 Zhōng zhù Fluxo central

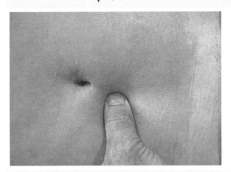

- No abdome, a 4 distâncias da borda superior do púbis, ou 1 distância abaixo do umbigo, a 0,5 distância lateral da linha média (do Ponto VC7)
- No músculo reto do abdome. ⊥ 0,8 a 1,2 **cùn**

Indicações: afecções geniturinárias, cólicas menstruais (dismenorreia), lombalgia, cistite, constipação, menstruação irregular. Dores abdominal e pélvica.

✱ Fortalece a função do Fígado e do Rim.

✋ Liberação miofascial na região do abdome.

R16 肓俞 Huāng shù Ponto do peritônio

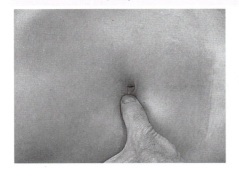

- No abdome, a 0,5 distância lateral do umbigo (do Ponto VC8)
- No músculo reto do abdome. ⊥ 0,8 a 1,2 **cùn**

Indicações: afecções geniturinárias, cólicas menstruais (dismenorreia), constipação, diarreia, disenteria, distensão abdominal (aumento do volume devido a estados fisiológicos), gastralgia, soluço. Dor abdominal.

✱ Dispersa o Calor, regula o **qì** do Vaso Maravilhoso **chōng mài**, tonifica o **qì** do Rim e do Triplo Aquecedor Inferior.

✋ Liberação miofascial na região do abdome.

Capítulo 3 ❖ Atlas dos Meridianos e Pontos 125

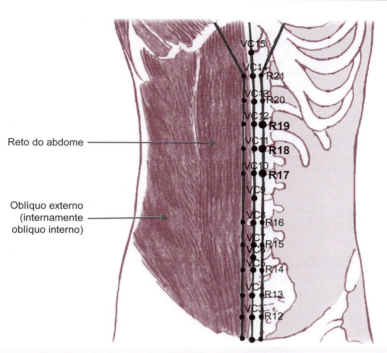

Reto do abdome

Oblíquo externo
(internamente
oblíquo interno)

Figura 3.93

R17 商曲 Shāng qū Armazém curvo

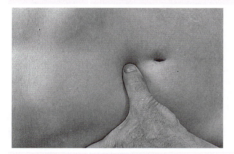

- No abdome, a 2 distâncias do umbigo, a 0,5 distância lateral da linha média (do Ponto VC10)
- No músculo reto do abdome. ⊥ 0,5 a 0,8 **cùn**

Indicações: anorexia, borborigmo, constipação, diarreia, disenteria, distensão abdominal (aumento do volume devido a estados fisiológicos), gastralgia, vômito. Dor abdominal.

✳ Regula a função de Estômago, Intestinos Delgado e Grosso e Triplo Aquecedor Médio, transforma a Umidade.

✋ Liberação miofascial na região do abdome.

R18 石关 Shí guān Fechadura de pedra

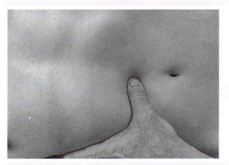

- No abdome, a 3 distâncias do umbigo, a 0,5 distância lateral da linha média (do Ponto VC11)
- No músculo reto do abdome. ⊥ 0,5 a 0,8 **cùn**

Indicações: cólicas menstruais (dismenorreia), constipação, distensão abdominal (aumento do volume devido a estados fisiológicos), gastralgia, infertilidade, náuseas, soluço, vômito. Dor abdominal.

✳ Regula a função do Triplo Aquecedor Médio.

✋ Liberação miofascial na região do abdome.

R19 阴都 Yīn dū Reunião do **yīn**

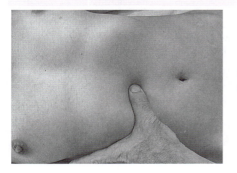

- No abdome, a 4 distâncias do umbigo, a 0,5 distância lateral da linha média (do Ponto VC12)
- No músculo reto do abdome. ⊥ 0,5 a 0,8 **cùn**

Indicações: afecções nos olhos, asma, constipação, epilepsia, distensão abdominal (aumento do volume devido a estados fisiológicos), gastralgia, indigestão, vômito. Dor abdominal.

✳ Regula a função do Fígado e do Rim.

✋ Liberação miofascial na região superior do abdome.

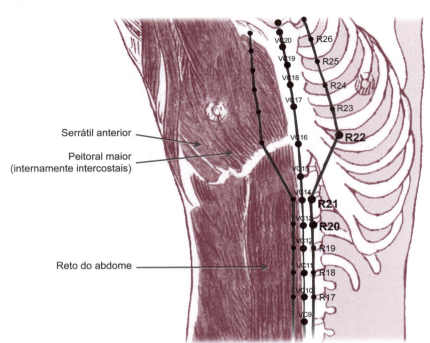

Serrátil anterior
Peitoral maior (internamente intercostais)
Reto do abdome

Figura 3.94

| R20 | 腹通谷 | Fù tōng gǔ | Atravessar o vale abdominal |

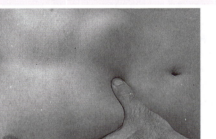

- No abdome, a 5 distâncias do umbigo, a 0,5 distância lateral da linha média (do Ponto VC13)
- No músculo reto do abdome. ⊥ 0,5 a 0,8 **cùn**

Indicações: afecções nos olhos, asma, constipação, convulsão, diarreia, distensão abdominal (aumento do volume devido a estados fisiológicos), indigestão, náuseas, palpitação, vômito. Dor abdominal.

- Dispersa o Calor do Coração, regula a função do Baço.
- Liberação miofascial na região superior do abdome.

| R21 | 幽門 | Yōu mén | Porta escondida |

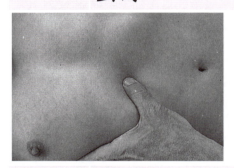

- No abdome, a 6 distâncias do umbigo, a 0,5 distância lateral da linha média (do Ponto VC14)
- No músculo reto do abdome. ⊥ 0,5 a 0,8 **cùn**

Indicações: asma, diarreia, disenteria, gastralgia, gastrite, indigestão, intercostalgia, náuseas, vômito. Dor abdominal, nos hipocôndrios e no tórax.

- Regula a função do Estômago e do Fígado, transforma a Umidade.
- Liberação miofascial na região superior do abdome.

| R22 | 步廊 | Bù láng | Caminhando pelo corredor |

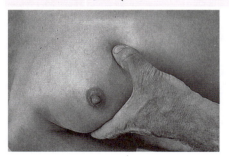

- No tórax, no 5º espaço intercostal, a 2 distâncias da linha média (do Ponto VC16)
- Na margem inferior do músculo peitoral maior, na margem superior do músculo oblíquo externo do abdome e músculos intercostais. ∠ ou ═ 0,5 a 0,8 **cùn**

Indicações: asma, bronquite, gastrite, nevralgia intercostal, náuseas, rinite, vômito. Dor no tórax e nos hipocôndrios.

- Regula a função do Pulmão.
- Liberação miofascial nos músculos intercostais do 5º espaço intercostal e na fixação do músculo peitoral maior nas costelas.

Capítulo 3 ❖ Atlas dos Meridianos e Pontos 127

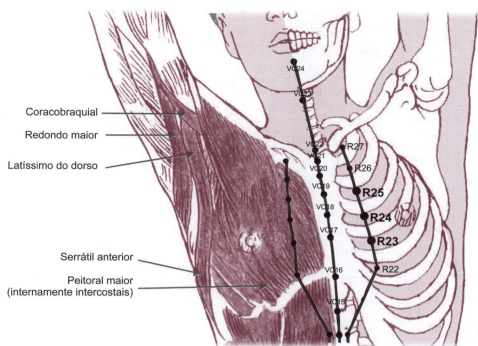

Figura 3.95

R23	神封	**Shén fēng**	Posse do espírito

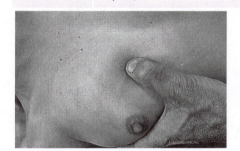

- No tórax, no 4º espaço intercostal na linha horizontal do mamilo, a 2 distâncias da linha média (do Ponto VC17)
- No músculo peitoral maior e músculos intercostais. ∠ ou ═ 0,5 a 0,8 **cùn**

Indicações: anorexia, asma, bronquite, mastite, nevralgia intercostal, taquicardia, tosse, vômito. Dor no tórax e nos hipocôndrios.

✱ Regula a função do Pulmão, tonifica o **qì** do Rim.

✋ Liberação miofascial nos músculos intercostais do 4º espaço intercostal e músculo peitoral maior.

R24	灵墟	**Líng xū**	Local da flexibilidade

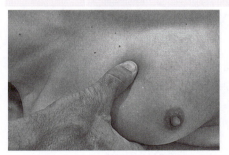

- No tórax, no 3º espaço intercostal, a 2 distâncias da linha média (do Ponto VC18)
- No músculo peitoral maior e músculos intercostais. ∠ ou ═ 0,5 a 0,8 **cùn**

Indicações: alterações emocionais (agitação mental, ansiedade), asma, bronquite, gastrite, indigestão, nevralgia intercostal, mastite, náuseas, tosse, vômito. Dor nas axilas, nos hipocôndrios e no tórax.

✱ Regula a função do Pulmão, tonifica o **qì** do Rim.

✋ Liberação miofascial nos músculos intercostais do 4º espaço intercostal e músculo peitoral maior.

R25	神藏	**Shén cáng**	Armazém do espírito

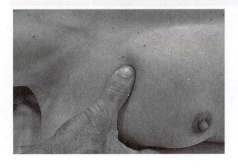

- No tórax, no 2º espaço intercostal, a 2 distâncias da linha média (do Ponto VC19)
- No músculo peitoral maior e músculos intercostais. ∠ ou ═ 0,5 a 0,8 **cùn**

Indicações: alterações emocionais (agitação mental, ansiedade), asma, bronquite, gastrite, indigestão, nevralgia intercostal, tosse, vômito. Dor no tórax.

✱ Acalma a Consciência (**shén**), dispersa o Calor do Pulmão, regula a função do Estômago, tonifica o **qì** do Rim.

✋ Liberação miofascial nos músculos intercostais do 2º espaço intercostal e no músculo peitoral.

128 Caminhos de Energia

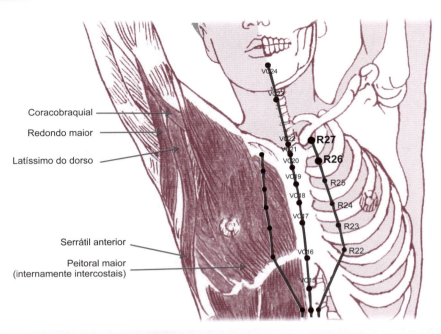

Figura 3.96

R26 　或中　　Yù zhōng　　Tórax confortável

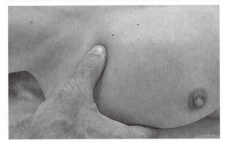

- No tórax, no 1º espaço intercostal, a 2 distâncias da linha média (do Ponto VC20)
- No músculo peitoral maior e nos músculos intercostais. ∠ ou ═ 0,5 a 0,8 **cùn**

Indicações: asma, bronquite, intercostalgia, náuseas, tosse, vômito. Dor no tórax e nos hipocôndrios.

✶ Transforma a Umidade, ventila o Pulmão.

✋ Liberação miofascial nos músculos intercostais do 1º espaço intercostal e no músculo peitoral maior.

R27 　俞府　　Shù fǔ　　Ponto das Vísceras

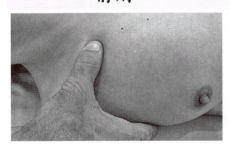

- No tórax, no espaço entre a clavícula e a 1ª costela, a 2 distâncias laterais da linha média (do Ponto VC21)
- No músculo peitoral maior e acima da inserção medial do músculo subclávio. ∠ ou ═ 0,5 a 0,8 **cùn**

Indicações: asma, bronquite, náuseas, tosse, vômito. Dor na articulação esternoclavicular e no tórax.

✶ Aumenta a circulação do **qì** Defensivo (**wèi qì**), descongestiona o **qì** em Plenitude no tórax, estimula a função do Rim, harmoniza a contracorrente do **qì**.

✋ Liberação miofascial na região dos músculos peitoral maior e subclávio.

Ponto de Alarme | VB25

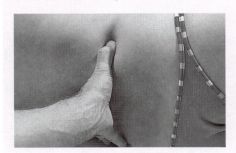

- Na região lombar, na extremidade livre da 12ª costela
- Nos músculos oblíquo externo, interno e transverso do abdome. ∠ 0,5 a 0,8 **cùn**

Ponto de Assentamento | B23

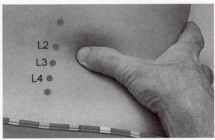

- Nas costas, na altura da borda inferior do processo espinhoso da 2ª vértebra lombar, a 1,5 distância da linha média (do Ponto VG4)
- Na aponeurose toracolombar, no tendão do músculo latíssimo do dorso, na borda inferior do músculo serrátil posterior inferior, e nos músculos eretor da espinha e profundamente no quadrado do lombo. ⊥ 0,8 a 1 **cùn**

CIRCULAÇÃO-SEXO OU PERICÁRDIO

手厥阴心包经　　　　Shǒu juéyīn xīnbāo jīng　　　　Meridiano mínimo yīn do braço

Horário de atividade mais intensa: das 19 às 21 h.
Movimento: Fogo (ministro) – Verão.
Estado interno: exteriorização, entusiasmo.

Cor associada: vermelho.
Clima associado: calor.

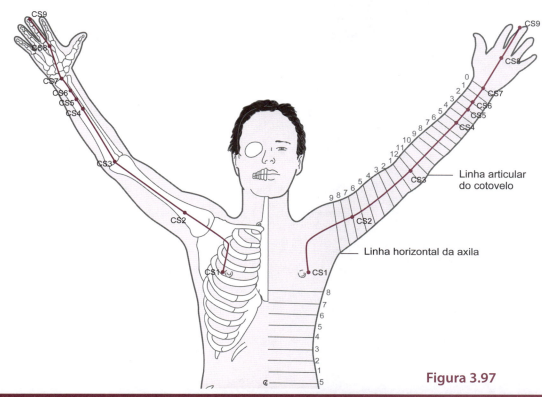

Figura 3.97

Trajeto: do tronco para a mão, pela face flexora do braço (9 pontos)	
CS1	Inicia-se no 4º espaço intercostal, a 1 distância lateral do mamilo, sobre os músculos peitoral maior e intercostais.
CS2	Chega ao centro da face flexora do braço e segue pela região do úmero, pelos músculos bíceps braquial e braquial.
CS3	Passa no centro da face flexora da articulação do cotovelo
CS4, CS5, CS6	Segue pelo centro da face flexora do braço entre o rádio e a ulna, passando pelos músculos flexor radial do carpo, palmar longo, flexores superficial e profundo dos dedos
CS7	Passa pelo centro da face flexora da articulação do punho
CS8	Chega à mão na borda radial do 3º metacarpo, passando pelos tendões dos músculos flexores superficiais e músculos interósseos, seguindo pelo 3º dedo na borda correspondente ao polegar
CS9	Termina no ângulo ungueal do 3º dedo correspondente ao polegar

130 Caminhos de Energia

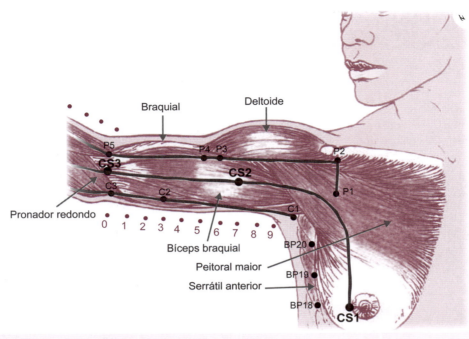

Figura 3.98

| CS1 | 天泉 | Tiān chí | Lagoa celeste | Alarme (Circulação) |

- No tórax, no 4º espaço intercostal, a 1 distância lateral do mamilo
- Nos músculos peitoral maior e menor e intercostais. ∠ ou = 0,5 a 0,8 **cùn**

  Indicações: asma, distensão das mamas, edema da axila, taquicardia. Dor nos hipocôndrios e nas mamas.

✱ Difunde o **qì** do Pulmão, harmoniza o fluxo do **qì** no Canal.

✋ Liberação miofascial na face inferior dos músculos peitoral maior e menor e nos intercostais no 4º espaço intercostal.

| CS2 | 轻灵 | Tiān quán | Fonte celestial |

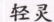

- Na face flexora do braço, a 2 distâncias abaixo da linha horizontal axilar
- No músculo bíceps braquial, entre as cabeças curta e longa. ⊥ 0,5 a 0,8 **cùn**

  Indicações: asma, tosse, náuseas, dor na face flexora do braço, nos ombros e no tórax. Dor nas regiões cardíaca e precordial.

✱ Harmoniza o **qì** do Coração, fortalece o Sangue (**xuě**), harmoniza o fluxo do **qì** no Canal.

✋ Diferenciação das fáscias das duas cabeças do músculo bíceps braquial, liberação miofascial no músculo bíceps braquial.

| CS3 | 曲泽 | Qū zé | Charco tortuoso | Ponto **hé**, movimento Água |

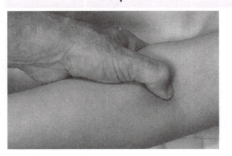

- Na face flexora do braço, no centro da linha articular do cotovelo
- Na borda ulnar do tendão do músculo bíceps braquial e no músculo braquial. ⊥ 0,8 a 1 **cùn**

  Indicações: alterações emocionais (ansiedade, irritabilidade), desarranjos gastrintestinais, erupções na pele, febre, náuseas, palpitação, secura na boca, taquicardia, vômito. Dor nos braços, cotovelos e na região precordial.

✱ Acalma a Consciência (**shén**), dispersa o Calor do Sangue (**xuě**), dispersa o Fogo, harmoniza o **qì** do Coração, Estômago e Intestinos, redireciona a contracorrente do **qì** no Triplo Aquecedor Superior.

✋ Diferenciação tecidual do músculo braquial e tendão do bíceps braquial, estimula a funcionalidade dos movimentos de flexão e extensão do cotovelo.

Capítulo 3 ❖ Atlas dos Meridianos e Pontos 131

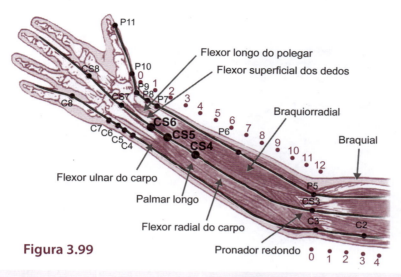

Figura 3.99

CS4	郄门	Xì mén	Porta da fenda	Acúmulo (ou xī)

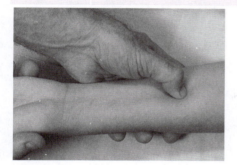

- Na face flexora do antebraço, 5 distâncias acima da linha articular do punho, entre os ossos rádio e ulna
- Nos tendões dos músculos flexor radial do carpo e palmar longo, mais profundamente nos músculos flexor superficial e profundo dos dedos. ⊥ 0,5 a 1 **cùn**

Indicações: alterações emocionais (ausência de força mental, medo), arritmia, erupções na pele, espasmo muscular no diafragma, palpitações, sangramento no nariz (epistaxe), taquicardia. Dor no antebraço e nas regiões precordial e torácica.

✳ Acalma a Consciência (**shén**), fortalece a mente, harmoniza o **qì** do Canal e do Coração, redireciona a contracorrente do **qì** no Canal.

✋ Diferenciação dos tecidos dos músculos flexor radial do carpo, palmar longo, flexor superficial e profundo dos dedos, liberação miofascial nos músculos da face flexora do antebraço e membrana interóssea entre o rádio e a ulna, estimula a funcionalidade dos movimentos de flexão e extensão do punho.

CS5	间使	Jiān shǐ	Espaço intermediário	Ponto jīng, movimento Metal

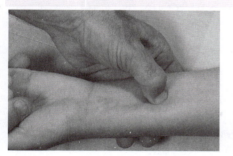

- Na face flexora do antebraço, 3 distâncias acima da linha articular do punho, entre os ossos rádio e ulna
- Nos tendões dos músculos flexor radial do carpo e palmar longo, mais profundamente nos músculos flexor superficial e profundo dos dedos. ⊥ 0,5 a 1 **cùn**

Indicações: afasia, alterações emocionais (alegria excessiva, fala incessante, obsessividade), boca seca, cólicas menstruais (dismenorreia), epilepsia, febre, gastralgia, insônia, náuseas, palpitações, tensão pré-menstrual, transtornos psíquicos (esquizofrenia, depressão profunda, transtorno bipolar, psicose), vômito e vômito com sangue (hematêmese). Dor nos antebraços, nos cotovelos e nas regiões precordial e torácica.

✳ Acalma a Consciência (**shén**), dispersa a estagnação da mucosidade, dispersa o Calor, dispersa o Fogo do Coração, harmoniza o **qì** do Coração e do Estômago.

✋ Diferenciação dos tecidos dos músculos flexor radial do carpo, palmar longo, flexor superficial e profundo dos dedos, liberação miofascial nos músculos da face flexora do antebraço e membrana interóssea entre rádio e ulna.

CS6	内关	Nèi guān	Fechadura interior	Conexão (ou luò)	Abertura do Canal yīn weí mài

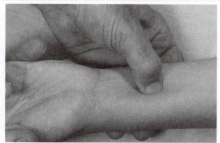

- Na face flexora do antebraço, 2 distâncias acima da linha articular do punho, entre os ossos rádio e ulna
- Nos tendões dos músculos flexor radial do carpo e palmar longo, mais profundamente nos tendões dos músculos flexor superficial e profundo dos dedos e no músculo pronador quadrado. ⊥ 0,5 a 1 **cùn**

Indicações: alterações emocionais (ansiedade, irritabilidade), cólicas menstruais (dismenorreia), enjoo, epicondilite, epilepsia, cefaleia, febre, gastralgia, insônia, tensão pré-menstrual, palpitações, soluço, taquicardia. Dor nos braços, nos cotovelos e no pescoço, nas regiões precordial e torácica.

✳ Acalma a Consciência (**shén**), dispersa a mucosidade, harmoniza a Essência (**jīng**), harmoniza o **qì** do Estômago, Triplo Aquecedor e do Vaso Maravilhoso **yīn weí mài**, harmoniza e fortalece o **qì** do Coração e o Sangue (**xuě**) do Coração.

✋ Diferenciação dos tecidos dos tendões dos músculos flexor radial do carpo, palmar longo, flexor superficial e profundo dos dedos e músculo pronador quadrado, liberação miofascial nos músculos da face flexora do antebraço e membrana interóssea entre o rádio e a ulna. Estimula a funcionalidade dos movimentos de flexão, extensão e pronossupinação do punho.

Circulação-Sexo

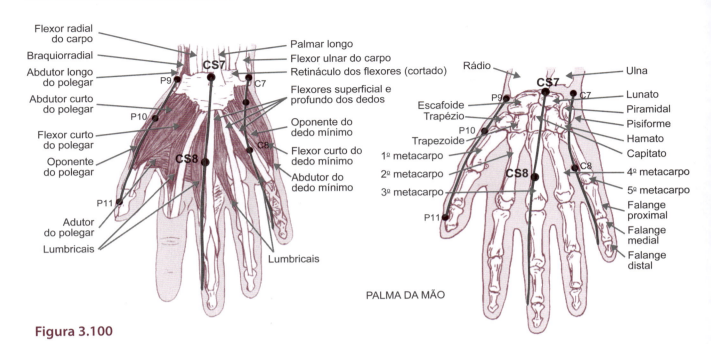

PALMA DA MÃO

Figura 3.100

CS7 大陵   Dà líng   Grande colina   Sedação. Fonte. Ponto **shù**, movimento Terra

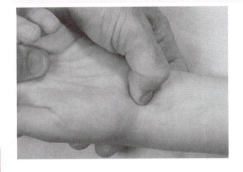

- Na face flexora do punho, no centro da linha articular do punho
- No retináculo dos músculos flexores, entre os tendões dos músculos flexor radial do carpo e palmar longo, mais profundamente nos tendões dos músculos flexor superficial e profundo dos dedos. ⊥ 0,3 a 0,5 **cùn**

Indicações: alterações emocionais (ansiedade, alterações decorrentes de rompimento de relacionamentos), DORT no punho, epilepsia, gastralgia, insônia, opressão no tórax, palpitações, taquicardia, transtornos psíquicos (psicose, transtorno bipolar), vômito e vômito com sangue (hematêmese). Dor nos punhos, nos hipocôndrios, nas regiões cardíaca e torácica, dores articulares.

✸ Acalma a Consciência (**shén**), dispersa o Calor, dispersa o Fogo do Coração, harmoniza o **qì** do Coração e do Estômago.

✿ Diferenciação dos tecidos do retináculo dos músculos flexores e dos tendões dos músculos flexor radial do carpo, palmar longo, flexor superficial e profundo dos dedos. Estimula a funcionalidade dos movimentos de flexão e extensão do punho, auxilia no tratamento da síndrome do túnel do carpo.

CS8 劳宫   Láo gōng   Templo do trabalho   Horário. Ponto **xíng**, movimento Fogo

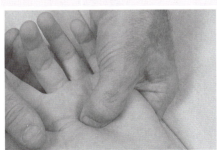

- Na face flexora da mão, na borda radial do 3º metacarpo (entre o 2º e o 3º metacarpo) na prega horizontal da mão, flexionando os dedos sobre a palma, o Ponto se encontra entre os dedos anular e médio
- Na borda radial dos músculos flexor superficial e profundo dos dedos (no 3º dedo). ⊥ 0,3 a 0,5 **cùn**

Indicações: angina no peito, estomatite, coma por AVC, delírio, epilepsia, febre, halitose, sudorese, transtornos psíquicos (histeria, psicose, transtorno bipolar), vômito. Dor nas mãos e na região precordial.

✸ Por ser o Ponto Dominante (movimento Fogo no meridiano Fogo), tem o potencial de circular o **qì** do Canal da Circulação-Sexo; tonificar o Baço-Pâncreas e sedar o Fígado, no ciclo de geração; e tonificar ou sedar Pulmão, no ciclo de dominância. Uma vez que se trata de Fogo no Fogo, para dispersar o calor deve-se punturar ou harmonizar o ponto, e não tonificá-lo. Harmoniza a Consciência (**shén**), dispersa o Fogo do Coração, dispersa o Vento e a Umidade-Calor, harmoniza o **qì** do Coração e do Estômago.

✿ Liberação miofascial na região da palma da mão entre o 2º e o 3º metacarpo, estimula a funcionalidade dos movimentos dos dedos.

Capítulo 3 ❖ Atlas dos Meridianos e Pontos 133

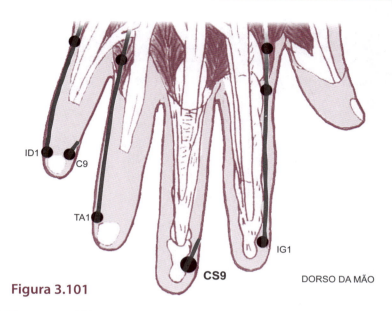
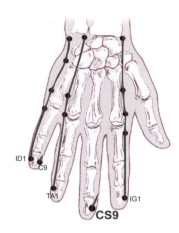

Figura 3.101

DORSO DA MÃO

| CS9 | 中冲 | Zhōng chōng | Meio do movimento | Tonificação. Ponto **jǐng**, movimento Madeira |

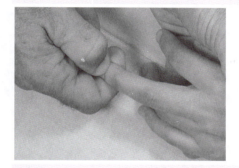

- Na margem radial do dedo médio, na face dorsal da falange distal, a 0,1 de distância do ângulo ungueal
- No periósteo. ∠ 0,1 **cùn**

Indicações: angina do peito, calor na palma da mão, desmaio, distúrbios mentais, febre, hipotensão arterial, impotência sexual (tonificar), insolação, palpitação, pranto noturno e convulsões em crianças, restaura a consciência. Dor nos dedos mínimos e na região precordial.

✳ Dispersa o Calor e o Vento, dispersa o Calor do Coração, redireciona a contracorrente do **qì** no Canal, restaura o colapso do **qì** das Vísceras (**yáng qì**).

✋ Desobstrui a densidade tecidual do 3º dedo e da mão.

Ponto de Alarme (Sexualidade) | R11

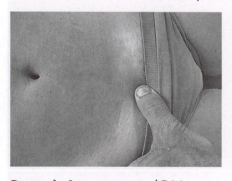

- No ventre, a 0,5 distância da linha média anterior
- Na borda superior do púbis, no músculo reto do abdome. ⊥ 0,8 a 1,2 **cùn**

Ponto de Assentamento | B14

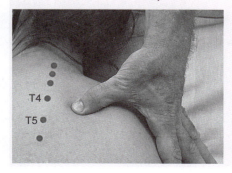

- Nas costas, a 1,5 distância da linha média posterior, abaixo do processo espinhoso da 4ª vértebra torácica
- Nos músculos trapézio, romboide maior, serrátil, posterior, superior, esplênio do pescoço, eretor da espinha e semiespinhais da cabeça e do tórax. ∠ ou ⊥ 0,5 a 0,8 **cùn**

Circulação-Sexo

TRIPLO AQUECEDOR

手少阳三焦经　　　Shǒu shào yángsān jiāo jīng　　　Meridiano jovem **yáng** do braço

Horário de atividade mais intensa: das 21 às 23 h.
Movimento: Fogo (ministro) – Verão.
Estado interno: exteriorização, entusiasmo.

Cor associada: vermelho.
Clima associado: calor.

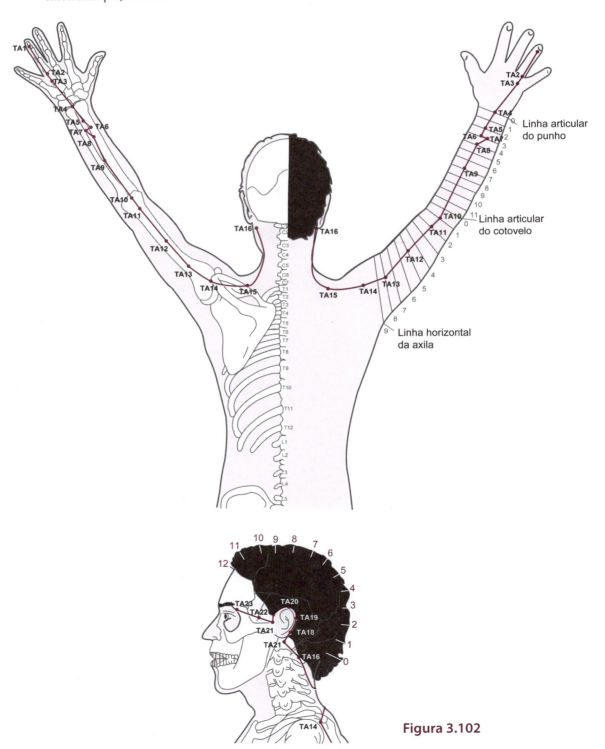

Figura 3.102

Capítulo 3 ❖ Atlas dos Meridianos e Pontos   135

Trajeto: da mão para a cabeça, pela face extensora do braço, passa por trás da orelha (23 pontos)	
TA1	Inicia-se no 4º dedo, no ângulo ungueal correspondente ao dedo mínimo
TA2, TA3	Segue pelo 4º dedo na borda ulnar e pelo espaço entre o 4º e o 5º metacarpo, passando pelos músculos interósseos
TA4	Passa pelo centro da face extensora da articulação do punho
TA5, TA6, TA7, TA8, TA9	Segue na face extensora do antebraço entre o rádio e a ulna, passando pelos músculos extensor dos dedos, extensor longo do polegar, abdutor longo do polegar e extensor ulnar do carpo
TA10	Passa pelo centro da face extensora da articulação do cotovelo
TA11,TA12, T13, TA14	Segue pelo braço na região do úmero, passando pelos músculos tríceps braquial e deltoide
TA15, TA16	Chega ao ombro e sobe pelo pescoço, passando pelos músculos supraespinhal, trapézio e esterno-occiptomastóideo
TA17, TA18, TA19, TA20, TA21, TA22	Passa por trás da orelha e chega à face, na região do osso temporal
TA23	Termina em uma depressão óssea na borda externa da cavidade orbital, na extremidade externa da sobrancelha, sobre o músculo orbicular do olho

136 Caminhos de Energia

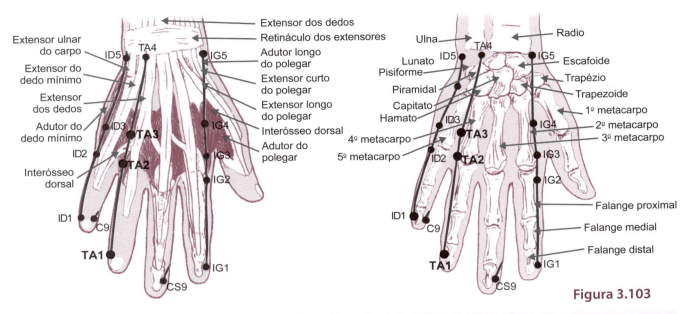

Figura 3.103

| TA1 | 关冲 | Guān chōng | Começo do movimento | Ponto **jǐng**, movimento Metal |

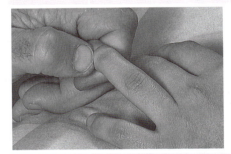

- Na margem ulnar do dedo anular, na face dorsal da falange distal, a 0,1 de distância do ângulo ungueal
- No periósteo. ∠ 0,1 **cùn**

  Indicações: cefaleia, coma por AVC, conjuntivite, febre, perda de consciência. Dor na garganta, dor nos ombros e nos ouvidos.

✺ Dispersa o Vento, o Calor e o Vento-Calor, harmoniza a mente, revigora o Sangue (**xuě**).

✋ Desobstrui a densidade tecidual do dedo anular, da mão e do pulso na face ulnar.

| TA2 | 液门 | Yè mén | Porta dos fluidos | Ponto **xíng**, movimento Água |

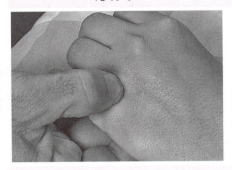

- Na face extensora da mão, na borda ulnar da articulação metacarpofalângica do anular
- Entre as cabeças do 4º e 5º metacarpos, no tendão do músculo interósseo dorsal do dedo anular. ∠ 0,3 a 0,5 **cùn**

  Indicações: alterações na audição, cefaleia, conjuntivite, febre, resfriado, Síndrome da Obstrução Dolorosa nos dedos das mãos, tinido. Dor na garganta, nos braços, nos dedos e nos ouvidos.

✺ Dispersa o Calor e o Vento, harmoniza as funções do **qì** no Canal.

✋ Liberação miofascial na região da articulação do dedo anular com o 4º metacarpo.

| TA3 | 中渚 | Zhōng zhǔ | Ilha do meio | Tonificação. Ponto **shù**, movimento Madeira |

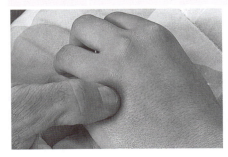

- Na face extensora da mão, na borda ulnar do 4º metacarpo, em sua extremidade distal, próximo à articulação metacarpofalângica
- No músculo interósseo dorsal do dedo anular. ⊥ 0,3 a 0,5 **cùn**

  Indicações: alterações na audição, alterações emocionais (estado depressivo, falta de iniciativa), cefaleia, febre, conjuntivite, paralisia nos membros superiores, Síndrome da Obstrução Dolorosa nos dedos das mãos, resfriado, tinido. Dor na garganta, nos braços, nos hipocôndrios e nos ouvidos, dores articulares.

✺ Dispersa o Calor e o Vento, harmoniza as funções do **qì** no Canal, harmoniza o **qì** do ouvido.

✋ Liberação miofascial na região do músculo interósseo entre o 4º e o 5º metacarpo.

Triplo Aquecedor

Capítulo 3 ❖ Atlas dos Meridianos e Pontos 137

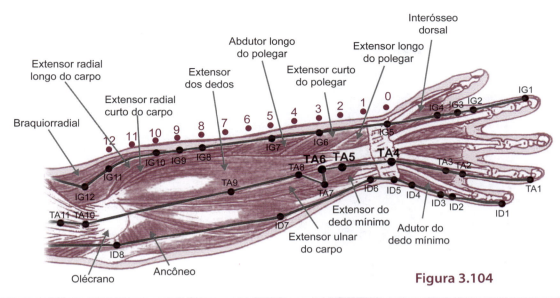

Figura 3.104

TA4 阳池

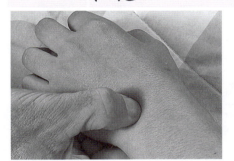

| Yáng chí | Lago do **yáng** | Fonte |

- Na face extensora do punho, em uma depressão no centro da linha articular do punho, na linha do espaço entre o rádio e a ulna
- Entre os tendões dos músculos extensor dos dedos e extensor do dedo mínimo. ⊥ 0,3 a 0,5 **cùn**

Indicações: alterações na audição, amigdalite, cefaleia, diabetes, DORT no punho, ausência de menstruação (amenorreia), Síndrome da Obstrução Dolorosa do braço e do ombro. Dor nos braços, nos punhos e ombros.

✺ Beneficia o **qì** Original (**yuán qì**), estimula o fluxo do **qì** da mão para o antebraço, dispersa o Calor e o Vento, harmoniza o fluxo do **qì** no **shào yáng** (Meridianos Triplo Aquecedor e Vesícula Biliar), regulariza o **qì** do Estômago.

✋ Diferenciação dos tecidos dos tendões nos músculos extensores da mão e retináculo dos extensores, liberação miofascial na face extensora do antebraço, relaxamento dos tendões e articulação do punho.

TA5 外关

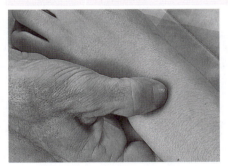

| Wài guān | Fechadura exterior | Conexão (ou **luò**) | Abertura do Canal **yáng weí mài** |

- Na face extensora do antebraço, entre os ossos rádio e ulna, 2 distâncias acima da linha articular do punho
- No músculo extensor longo do polegar e tendão do músculo extensor dos dedos. ⊥ 0,5 a 1 **cùn**

Indicações: alterações na audição, afecções nos olhos, aversão ao frio, cefaleia (enxaquecas temporais), DORT no punho, febre, resfriado, Síndrome da Obstrução Dolorosa do braço, ombro e pescoço, sudorese, tinido, transtornos motores dos membros superiores. Dor na garganta, nos braços e nos hipocôndrios.

✺ Dispersa o Vento-Calor, harmoniza as funções do **qì** do Triplo Aquecedor e do Vaso Maravilhoso **yáng weí mài**, liberta para o exterior as Energias Perversas (**qìxié**), regula o **yáng** do Fígado.

✋ Diferenciação dos tecidos dos tendões dos músculos extensor longo do polegar e extensor dos dedos, liberação miofascial na face extensora do antebraço.

TA6 支沟

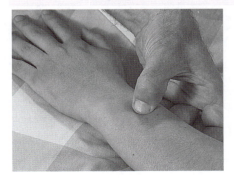

| Zhī Gōu | Vala do braço | Horário. Ponto **jīng**, movimento Fogo |

- Na face extensora do antebraço, entre os ossos rádio e ulna, mais próximo ao rádio, 3 distâncias acima da linha articular do punho
- Nos músculos extensor longo do polegar e extensor dos dedos. ⊥ 0,5 a 1 **cùn**

Indicações: Alterações na audição, afonia, constipação, DORT no punho, erupções dermatológicas, febre, resfriado, tensão pré-menstrual, tinido, vômito. Dor no abdome, nos braços, nos hipocôndrios e ombros.

✺ Por ser o Ponto Dominante (movimento Fogo no Meridiano Fogo), tem o potencial de circular o **qì** do Triplo Aquecedor; e, por ser o Ponto Ministro do Fogo, ajuda o Intestino Delgado (Fogo príncipe) a tonificar o Estômago e sedar a Vesícula, no ciclo de geração, e tonificar ou sedar o Intestino Grosso, no ciclo de dominância. Como se trata de Fogo no Fogo, para dispersar o Calor deve-se punturar ou harmonizar o Ponto, e não tonificá-lo. Dispersa o Calor, o Vento, o Vento-Calor e a mucosidade, harmoniza as funções do **qì** no Canal, promove a circulação do **qì** das Vísceras (**yáng qì**).

✋ Diferenciação dos tecidos dos músculos extensor longo do polegar e extensor dos dedos, liberação miofascial na face extensora do antebraço.

Triplo Aquecedor

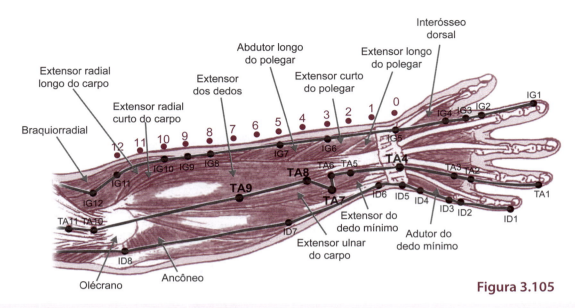

Figura 3.105

| TA7 | 会宗 | Huì zōng | Unir e convergir | Acúmulo (ou **xī**) |

- Na face extensora do antebraço, na borda radial da ulna, 3 distâncias acima da linha articular do punho, a 1 distância lateral do TA6
- Nos músculos extensor do dedo mínimo e extensor dos dedos. ⊥ 0,5 a 1 **cùn**

Indicações: alterações na audição, epilepsia, disenteria, DORT no punho, paralisia dos membros superiores. Dor nos braços e nos ouvidos.

✦ Alivia a dor nas áreas do ouvido, têmporas e sobrancelhas, ativa os Canais Colaterais, harmoniza as funções do **qì** no Canal.

✋ Diferenciação dos tecidos dos tendões dos músculos extensor do dedo mínimo e extensor dos dedos, liberação miofascial na face extensora do antebraço.

| TA8 | 三阳络 | Sān yáng luò | Conexão dos três canais **yáng** | Ponto **luò** de grupo |

- Na face extensora do antebraço, entre os ossos rádio e ulna, 4 distâncias acima da linha articular do punho
- Nos músculos extensor dos dedos e abdutor longo do polegar. ⊥ 0,5 a 1 **cùn**

Indicações: afecções na audição, afonia, Síndrome da Obstrução Dolorosa do braço, ombro e pescoço. Dor nos dentes, nos braços e nas mãos.

✦ Abre os orifícios sensoriais, dispersa o Calor, harmoniza as funções do **qì** nos Canais Principais (especialmente IG, ID e TA) e Colaterais (**luò**).

✋ Diferenciação dos tecidos dos músculos abdutor longo do polegar e extensor dos dedos, estímulo da funcionalidade da abdução do polegar, liberação miofascial na face extensora do antebraço.

| TA9 | 四渎 | Sì dú | Quatro rios |

- Na face extensora do antebraço, entre os ossos rádio e ulna, 5 distâncias abaixo da linha articular do cotovelo
- Nos músculos extensor dos dedos, abdutor longo do polegar e extensor do dedo mínimo. ⊥ 0,5 a 1 **cùn**

Indicações: alterações na audição, afonia, cefaleia, transtornos motores dos membros superiores. Dor nos dentes, na garganta e nos antebraços.

✦ Harmoniza as funções do **qì** nos Canais de Energia e na audição.

✦ Diferenciação dos tecidos dos músculos abdutor longo do polegar, extensor dos dedos e extensor do dedo mínimo, estímulo da funcionalidade da abdução do polegar, liberação miofascial na face extensora do antebraço.

Triplo Aquecedor

Capítulo 3 ❖ Atlas dos Meridianos e Pontos 139

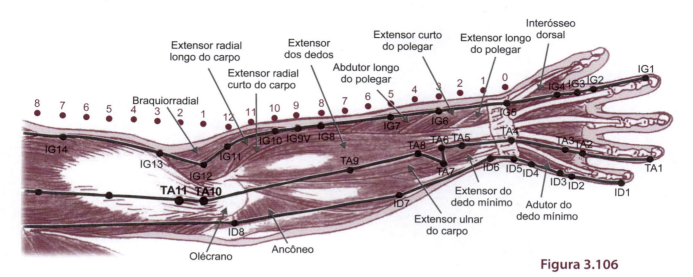

Figura 3.106

| TA10 | 天井 | Tiān jǐng | Poço celestial | Sedação. Ponto **hé**, movimento Terra |

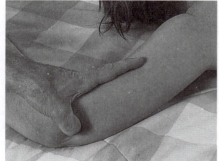

- No centro da face extensora do braço, 1 distância acima da linha articular do cotovelo (do olécrano), na depressão que surge quando o cotovelo está flexionado
- No tendão do músculo tríceps braquial. ⊥ 0,5 a 1 **cùn**

Indicações: alterações emocionais (angústia, estado depressivo, mudanças de humor, falta de iniciativa, tristeza), alterações na audição, amigdalite, cefaleia, cervicobraquialgia, erupções, edema de linfonodos, epilepsia, Síndrome da Obstrução Dolorosa no trajeto do Meridiano e do cotovelo, sudorese, transtornos motores dos membros superiores. Dor nos braços, nos cotovelos, na nuca e nos ombros.

✹ Acalma a Consciência (**shén**), ativa o fluxo do **qì** do antebraço para o braço, dispersa o Calor e o Vento, desestagna o **qì** do Fígado, dissipa os tumores, redireciona o **qì** na contracorrente, regulariza o **qì** Defensivo (**wèi qì**) e Nutritivo (**yíng qì**), transforma a Umidade e Estagnação.

✋ Estímulo da funcionalidade dos movimentos de flexão e extensão do cotovelo, liberação miofascial na região do tendão do músculo tríceps braquial que se fixa no olécrano.

| TA11 | 清冷渊 | Qīnglěng yuān | Golfo frio |

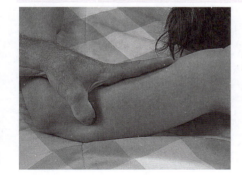

- No centro da face extensora do braço, 2 distâncias acima da linha articular do cotovelo (do olécrano)
- No tendão do músculo tríceps braquial. ⊥ 0,5 a 1 **cùn**

Indicações: afecções nos olhos, cefaleia, resfriado, transtornos motores dos membros superiores. Dor nos dentes, na nuca, nos braços e nos ombros.

✹ Alivia a dor nos braços.

✋ Estímulo da funcionalidade dos movimentos de flexão e extensão do cotovelo, liberação miofascial na região do tendão do músculo tríceps braquial que se fixa no olécrano.

Triplo Aquecedor

140 Caminhos de Energia

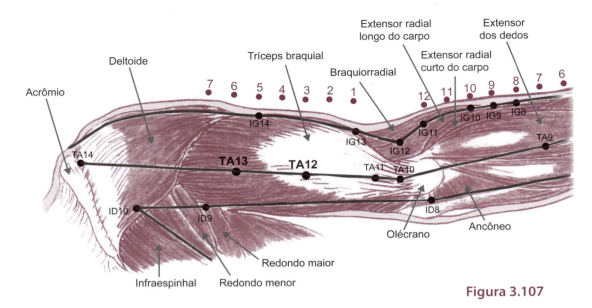

Figura 3.107

TA12 消泺 **Xiāo luò** Alívio da sede

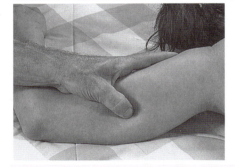

- Na face extensora do braço, 5 distâncias acima da linha articular do cotovelo (do olécrano), na linha que liga o centro do olécrano ao acrômio
- No músculo tríceps braquial. ⊥ 0,8 a 1,2 **cùn**

Indicações: cefaleia, transtornos motores dos membros superiores. Dor nos dentes, nos braços e nos ombros.

✻ Alivia a dor no braço, dispersa o Vento.

✿ Estímulo da funcionalidade dos movimentos de flexão e extensão do cotovelo, liberação miofascial na região inferior do músculo tríceps braquial.

TA13 臑会 **Nào huì** Cruzamento dos braços

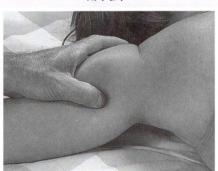

- Na face extensora do braço, 8 distâncias acima da linha articular do cotovelo (do olécrano) ou 1 distância abaixo da linha horizontal axilar, na linha que liga o centro do olécrano ao acrômio
- No músculo tríceps braquial abaixo do músculo deltoide. ⊥ 0,5 a 1 **cùn**

Indicações: aumento de volume da glândula tireoide (bócio). Dor nos braços e nos ombros.

✻ Alivia a dor e a inflamação no braço.

✿ Redistribuição das pressões teciduais na região do músculo tríceps braquial.

Triplo Aquecedor

Capítulo 3 ❖ Atlas dos Meridianos e Pontos 141

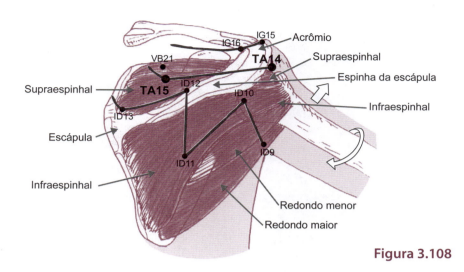

Figura 3.108

TA14 肩髎 Jiān liáo — Fenda do ombro

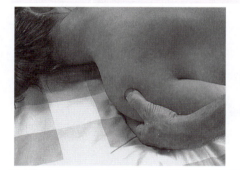

- Na face posterolateral do ombro, na borda posteroinferior do acrômio, em uma depressão entre o acrômio e o tubérculo maior do úmero, a 1 distância posterior ao Ponto IG15
- No músculo deltoide. ⊥ 0,5 a 1 **cùn**

Indicações: bursite na articulação do ombro, paralisia dos membros superiores, torcicolo, transtornos motores dos membros superiores. Dor nos braços e nos ombros.

✺ Alivia a dor e a inflamação em braços e ombros, dispersa o Frio e o Vento, fortalece o Sangue (**xuě**), transforma a Umidade.

✋ Estímulo da funcionalidade do movimento de abdução do braço, liberação miofascial na região do músculo deltoide.

TA15 天髎 Tiān liáo — Fenda celestial

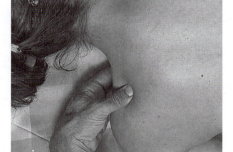

- No ombro, no centro da face superior do músculo trapézio, a 4 distâncias da borda inferior do processo espinhoso da 1ª vértebra torácica (do Ponto VG13)
- No músculo trapézio médio e profundamente no músculo supraespinhal. ⊥ 0,5 a 0,8 **cùn**

Indicações: resfriado, tendinite no músculo supraespinhal, torcicolo. Dor nos cotovelos, na nuca e nos ombros.

✺ Ativa o fluxo do **qì** nos Canais Principais e Colaterais (**luò**), incentiva o fluxo do **qì** descendente no corpo.

✋ Estimula a mobilidade da articulação glenoumeral, liberação miofascial na região dos músculos trapézio médio e supraespinhal.

Triplo Aquecedor

142 Caminhos de Energia

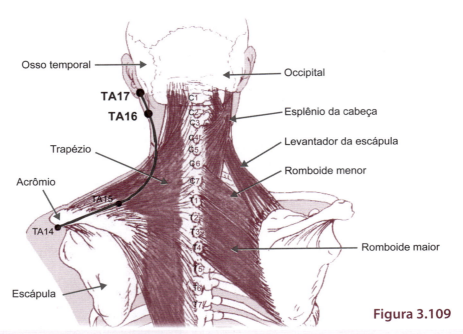

Figura 3.109

TA16　天牖　Tiān yǒu　Janela celestial

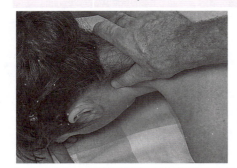

- Na face lateral do pescoço, abaixo e posteriormente ao processo mastoide, na linha horizontal do ângulo da mandíbula, na borda posterior do músculo esternocleido-occipto-mastóideo
- No músculo esplênio. ⊥ 0,5 a 1 **cùn**

Indicações: alterações na audição, afecções na visão, cefaleia, edema facial, torcicolo. Dor na nuca.

✱ Ativa a circulação do Sangue (**xuě**).

✋ Liberação miofascial na face posterior do pescoço.

TA17　翳风　Yì fēng　Escudo contra o vento (patogênico)

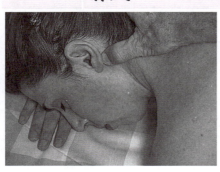

- Na margem inferior do crânio, atrás do lóbulo da orelha, na região anterior da borda inferior do processo mastoide
- Na borda anterior do músculo esternocleido-occiptomastóideo. ⊥ 0,8 a 1,2 **cùn**

Indicações: alterações na audição, edema na bochecha, nevralgia do trigêmeo, paralisia facial, tinido. Dor na garganta e nos ouvidos.

✱ Dispersa o Calor e o Vento, harmoniza e fortalece o Triplo Aquecedor, relaxa os tendões e músculos na base da cabeça e face.

✋ Estimula a funcionalidade do movimento de torção da cabeça, liberação miofascial na região do músculo esternocleido-occiptomastóideo.

Capítulo 3 ❖ Atlas dos Meridianos e Pontos 143

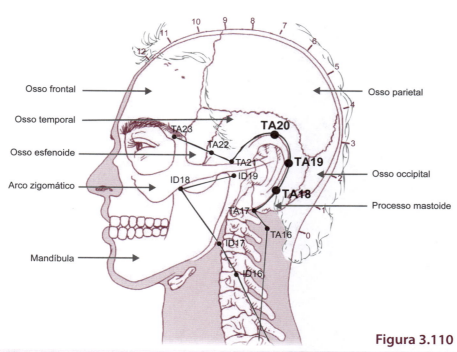

Figura 3.110

| TA18 | 瘛脈 | Qì mài | Canal da convulsão |

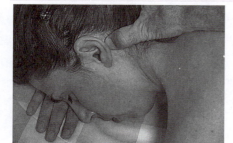

- Na face lateral do crânio, atrás do pavilhão da orelha, no centro do processo mastoide, a 1 distância do TA17, ou no terço inferior da linha curva que une o TA17 com o TA20
- Na aponeurose epicrânica. — 0,3 a 0,5 **cùn**

Indicações: alterações na audição, afecções nos olhos, cefaleia, diarreia, disenteria, tinido, vômito. Dor nos ouvidos.

✺ Acalma a Consciência (**shén**), dispersa o Calor e o Vento.

✋ Liberação miofascial na aponeurose epicrânica na região da orelha.

| TA19 | 顱息 | Lú xī | Descanso do cérebro |

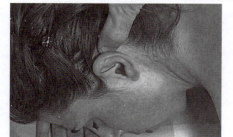

- No osso temporal, na face lateral do crânio, atrás do pavilhão da orelha, no osso temporal, a 1 distância do TA18, ou no terço superior da linha curva que une o TA17 com o TA20
- Na aponeurose epicrânica. — 0,3 a 0,5 **cùn**

Indicações: alterações na audição, cefaleia, resfriado, tinido, vômito. Dor nos ouvidos.

✺ Dispersa o Calor e a Mucosidade.

✋ Liberação miofascial na aponeurose epicrânica na região da orelha.

| TA20 | 角孫 | Jiǎo sūn | Canto da ramificação lateral |

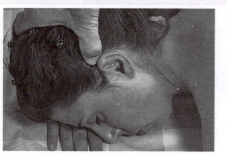

- No osso temporal, na face lateral do crânio, na linha de inserção dos cabelos, em uma depressão no ápice da orelha
- Na aponeurose epicrânica, no músculo temporal. — 0,3 a 0,5 **cùn**

Indicações: conjuntivite, gengivite, tinido. Dor nos dentes, na nuca e nos olhos.

✺ Dispersa o Calor e o Vento.

✋ Liberação miofascial na aponeurose epicrânica na região da orelha e do músculo temporal.

Triplo Aquecedor

144 Caminhos de Energia

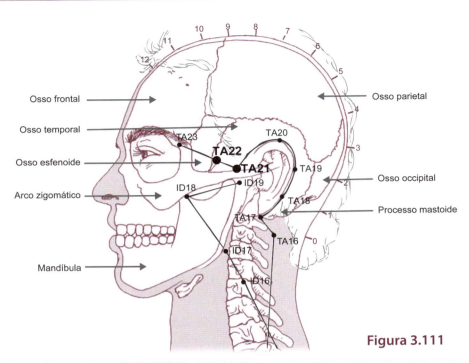

Figura 3.111

TA21 耳门   Ěr mén   Porta da orelha

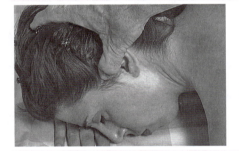

- Na face, no osso temporal, na linha do trago, numa reentrância acima do côndilo mandibular, a 0,5 distância do Ponto ID19
- Na borda inferior do músculo temporal. ⊥ 0,5 a 1 **cùn**

Indicações: alterações na audição, cefaleia, gengivite, resfriado. Dor nos dentes, na ATM e na nuca.

✱ Dispersa o Calor e o Vento do ouvido, tonifica o fluxo do **qì** no Canal.

✿ Liberação miofascial na região do músculo temporal.

TA22 耳和髎   Ěr hé liáo   Fenda da harmonia da orelha

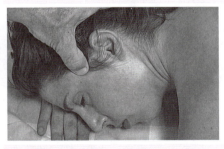

- Na face, no osso temporal (próximo ao osso esfenoide), na linha horizontal do ângulo externo do olho, a 1 distância do Ponto TA21
- No músculo temporal. ∠ 0,3 a 0,5 **cùn**

Indicações: cefaleia, edema de pescoço, contratura do músculo masseter, enxaqueca, tinido, paralisia facial. Dor nos dentes.

✱ Dispersa o Vento, restaura as funções de boca, nariz, olhos e ouvidos.

✿ Liberação miofascial na região do músculo temporal.

Ponto de Assentamento | B22

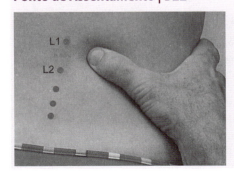

- Nas costas, na altura da borda inferior do processo espinhoso da 1ª vértebra lombar, a 1,5 distância da linha média (do Ponto VG5)
- Nos músculos latíssimo do dorso, serrátil posterior inferior, eretor da espinha e quadrado do lombo. ∠ ou ⊥ 0,5 a 0,8 **cùn**

Capítulo 3 ❖ Atlas dos Meridianos e Pontos 145

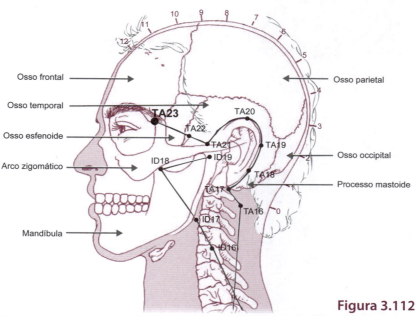

Figura 3.112

| TA23 | 丝竹空 | Sī zhú kōng | Espaço suave do bambu ou Depressão da sobrancelha |

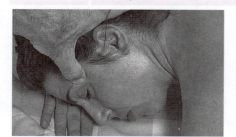

- Na face, no osso frontal, em uma depressão na extremidade externa da sobrancelha
- No músculo orbicular do olho. ⟂ 0,5 a 1 **cùn**

Indicações: Afecções nos olhos, cefaleia, conjuntivite, enxaqueca, epilepsia, espasmos nas pálpebras, paralisia facial. Dor nos dentes.

✳ Ativa os Canais Colaterais, dispersa o Calor e o Vento, dispersa o Calor da cabeça e da face.

✋ Liberação miofascial na região do músculo orbicular do olho.

Ponto de Alarme Geral | VC5

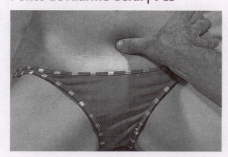

- No ventre, na linha média anterior, 3 distâncias acima da borda superior do osso púbis, na linha alba, no centro do músculo reto do abdome. ⟂ 0,5 a 1 **cùn**

Ponto de Alarme Inferior (ligado ao sistema geniturinário) | VC7

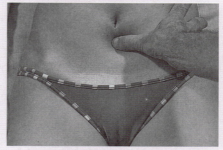

- No ventre, na linha média anterior, 1 distância abaixo do umbigo, na linha alba, no centro do músculo reto do abdome. ⟂ 0,5 a 1 **cùn**

Ponto de Alarme Médio (ligado ao sistema digestório) | VC12

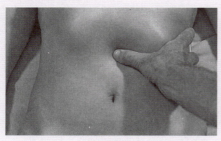

- No ventre, na linha média anterior, 4 distâncias acima do umbigo, na linha alba, no centro do músculo reto do abdome. ⟂ 0,5 a 1 **cùn**

Ponto de Alarme Superior (ligado ao sistema cardiorrespiratório) | VC17

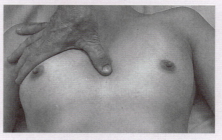

- No tórax, na linha média anterior, no osso esterno, na altura do 4º espaço intercostal, na linha horizontal entre os mamilos, no periósteo. ⟂ 03 a 0,5 **cùn**

Triplo Aquecedor

VESÍCULA BILIAR

足少阳胆经　　　　　**Zú shào yáng dǎn jīng**　　　　　Meridiano jovem **yáng** da perna

Horário de atividade mais intensa: das 23 à 1 h.
Movimento: Madeira – Primavera.
Estado interno: determinação, cólera.

Cor associada: verde.
Clima associado: vento.

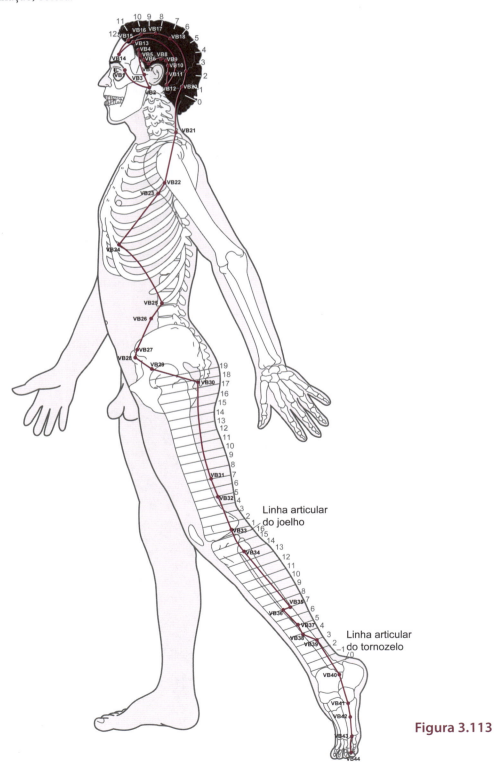

Figura 3.113

Trajeto: da cabeça para o pé, pela face lateral da cabeça, tronco e perna (44 pontos)	
VB1	Inicia-se a 0,5 distância do canto externo do olho, sobre os músculos orbicular do olho e temporal
VB2, VB3, VB4, VB5, VB6, VB7	Faz um zigue-zague pela região lateral da face, sobre o músculo temporal
VB8, VB9, VB10, VB11, VB12	Desce em curva acompanhando o pavilhão da orelha pelo osso temporal até o processo mastoide
VB13	Sobe em curva acompanhando o pavilhão da orelha pelo osso parietal até o osso frontal
VB14, VB15, VB16, VB17, VB18, VB19, VB20	Desce pela cabeça a 3,5 distâncias da linha média até a base do osso occipital
VB21	Desce por pescoço e ombro, passando pelos músculos esterno-occiptomastóideo, esplênio da cabeça, trapézio, levantador da escápula e supraespinhal
VB22, VB23, VB24, VB25, VB26, VB27, VB28	Passa pela face lateral do tórax e do abdome, pelos músculos intercostais, serrátil anterior, oblíquo interno, externo e transverso do abdome
VB29, VB30	Passa pela face lateral da cintura pélvica, pelos músculos tensor da fáscia lata, glúteo máximo e piriforme
VB31, VB32	Desce pela face lateral da coxa na região do fêmur, passando pelo trato iliotibial e pelo músculo vasto lateral
VB33	Passa pela face lateral da articulação do joelho
VB34, VB35, VB36, VB37, VB38, VB39	Desce pela perna na região da fíbula, passando pelos músculos fibular longo, extensor longo dos dedos e fibular curto
VB40	Passa pela face lateral da articulação do pé
VB41, VB42, VB43	Segue pelo pé entre o 4º e o 5º metatarso, passando pelos músculos interósseos
VB44	Segue pela borda lateral do 4º artelho e termina no ângulo ungueal

148 Caminhos de Energia

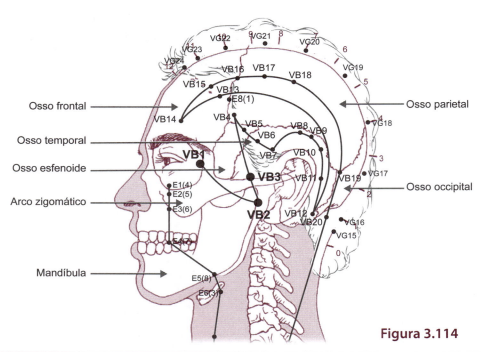

Figura 3.114

| VB1 | 瞳子髎 | **Tón zǐ liáo** | Fenda da pupila |

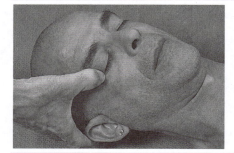

- Na face, a 0,5 distância lateral do canto externo do olho, no ângulo formado pela borda lateral da cavidade orbital e pelo osso zigomático
- Nos músculos orbicular do olho e temporal. ⟂ (oposta a direção do olho) 0,3 a 0,5 **cùn**

Indicações: afecções nos olhos, cefaleia, conjuntivite, nevralgia do trigêmeo, paralisia facial. Dor na garganta.

✱ Dispersa o Calor e o Vento, promove a circulação do **qì** no Canal.

✋ Redistribui as pressões teciduais nos músculos orbicular do olho e temporal.

| VB2 | 听会 | **Tīng huì** | Convergência da audição |

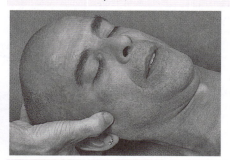

- Na margem lateral da face, adiante e abaixo do trago da orelha, na borda lateral da mandíbula, ATM; localiza-se o Ponto com a boca aberta
- Na direção do músculo pterigóideo lateral. ⟂ 0,5 **cùn**

Indicações: artrite na ATM, otite, paralisia facial, tinido, vertigem. Dor nos dentes e nos ouvidos.

✱ Beneficia os ouvidos, o Calor e o Vento, promove a circulação do Sangue (**xuě**), remove as obstruções no Canal, transforma a Umidade-Calor do Fígado e da Vesícula Biliar.

✋ Liberação miofascial na lateral da face, na região do músculo pterigóideo lateral.

| VB3 | 上关 | **Shàng guān** | Dobradiça superior |

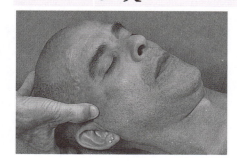

- Na face, na borda superior do arco zigomático, anterior e acima da ATM
- No músculo temporal. ⟂ 0,5 a 0,8 **cùn**

Indicações: cefaleia, convulsão infantil, enxaqueca, epilepsia, otite, paralisia facial, tinido, vertigem. Dor nos dentes, na ATM e nos ouvidos.

✱ Dispersa o Calor e o Vento.

✋ Liberação miofascial na lateral da face, na região do músculo temporal.

Capítulo 3 ❖ Atlas dos Meridianos e Pontos 149

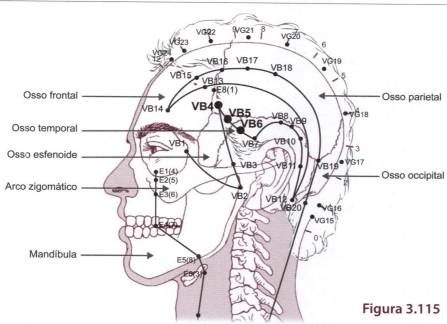

Figura 3.115

VB4 颔厌 Hàn yàn — Obediência da mandíbula

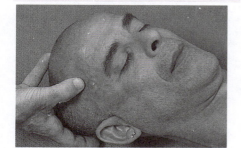

- No couro cabeludo próximo à linha de inserção dos cabelos, no osso parietal próximo à sutura frontoparietal, o Ponto está 3/4 de distância acima do VB7 na linha entre E8 e VB7
- Na borda superior do músculo temporal. ▬ 0,3 a 0,4 **cùn**

Indicações: afecções nos olhos, convulsão infantil, enxaqueca, epilepsia, nevralgia do trigêmeo, paralisia facial, rinite, tinido, vertigem. Dor nos dentes e na região cervical.

✳ Dispersa o Calor e o Vento, transforma a Mucosidade.

✋ Liberação miofascial na lateral da face, na região do músculo temporal.

VB5 悬颅 Xuán lú — Suspensão do crânio

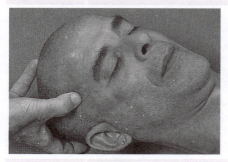

- No couro cabeludo, acima da cavidade temporal, próximo à sutura esfenoparietal, a 0,5 distância entre E8 e VB7 no músculo temporal. ▬ 0,5 a 0,8 **cùn**

Indicações: Afasia, afecções nos olhos, cefaleia, convulsão, enxaqueca, resfriado, nevralgia do trigêmeo. Dor nos dentes e nos olhos.

✳ Ativa o fluxo dos Canais Colaterais, beneficia os ouvidos.

✋ Liberação miofascial na lateral da face, na região do músculo temporal.

VB6 悬厘 Xuán lí — Suspensão do cabelo

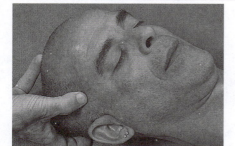

- No couro cabeludo, no osso temporal, o Ponto está 1/4 de distância acima do VB7, na linha entre E8 e VB7 (ver observação no final da página)
- No músculo temporal. ▬ 0,5 a 0,8 **cùn**

Indicações: afasia, afecções nos olhos, alterações emocionais (falta de vontade e motivação), cefaleia, enxaqueca, resfriado, rinite. Dor nos olhos e ouvidos

✳ Ativa o fluxo dos Colaterais, beneficia os ouvidos, dispersa o Vento.

✋ Liberação miofascial na lateral da face, na região do músculo temporal.

Os Pontos E8, VB4, VB5, VB6 e VB7 são equidistantes e formam uma linha diagonal em curva no couro cabeludo próximo à inserção dos cabelos. O E8 está a 4 distâncias da linha média na inserção dos cabelos (do Ponto VG24) e o VB7 está no cruzamento na linha horizontal do vértice da orelha com a linha vertical da borda anterior da orelha.

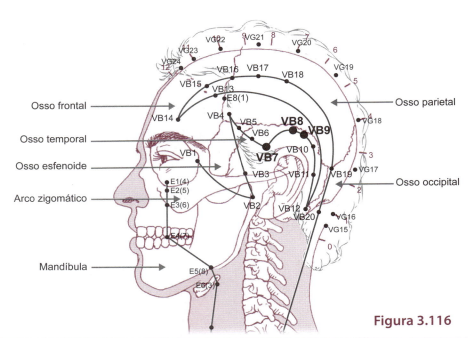

Figura 3.116

VB7 曲鬢 Qū bìn — Curvando sobre a têmpora

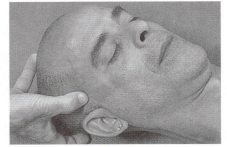

- No couro cabeludo, no osso temporal, no cruzamento da linha horizontal do vértice da orelha com a linha vertical da borda anterior da orelha
- No músculo temporal. ▬ 0,5 a 0,8 **cùn**

  Indicações: cefaleia, conjuntivite, convulsão infantil. Dor na ATM, nos dentes e na região temporal.

* Ativa o fluxo dos Canais Colaterais, dispersa o Vento.

* Liberação miofascial na lateral da face, na região do músculo temporal.

VB8 率谷 Shuài gǔ — Seguindo o vale

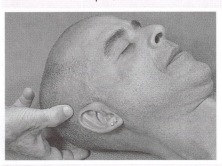

- No crânio, no osso temporal, acima da orelha, na linha vertical do vértice da orelha, 1,5 distância acima da linha de inserção dos cabelos
- Na inserção posterior do músculo temporal. ▬ 0,5 a 1 **cùn**

  Indicações: afecções nos olhos, cefaleia, enxaqueca, opressão no tórax, tinido, tosse, vertigem, vômito. Dor nos olhos.

* Ativa o fluxo dos Canais Principais e Colaterais, beneficia os ouvidos, dispersa o Calor e o Vento, harmoniza o **qì** do Triplo Aquecedor Médio.

* Liberação miofascial na lateral do crânio, na região do músculo temporal.

VB9 天冲 Tiān chāng — Passagem celestial

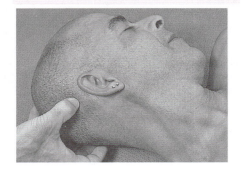

- No crânio, no osso temporal, acima e posterior à orelha, na linha vertical da borda posterior da orelha, 2 distâncias acima da linha de inserção dos cabelos
- No músculo temporal. ▬ 0,5 a 1 **cùn**

  Indicações: cefaleia, enxaqueca, convulsão, epilepsia, palpitação, tontura, transtornos psíquicos (histeria, manias). Dor nas gengivas.

* Acalma a consciência (**shén**), dispersam e o Vento, promove a circulação do Sangue (**xuě**), transforma a Umidade-Calor.

* Liberação miofascial na lateral do crânio, na região do músculo temporal.

Capítulo 3 ❖ Atlas dos Meridianos e Pontos 151

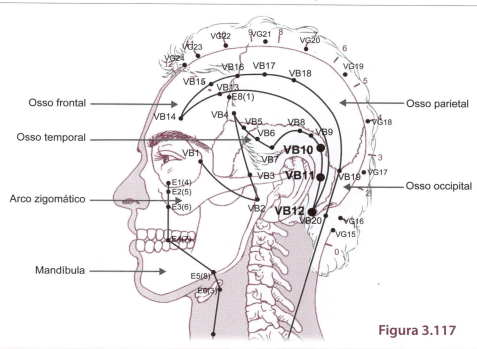

Figura 3.117

VB10 浮白   Fú bái   Flutuação branca

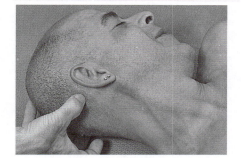

- No crânio, no osso temporal, na linha horizontal da borda superior da orelha, a 1 distância da linha de inserção dos cabelos
- No músculo temporal. ▬ 0,5 a 0,8 **cùn**

Indicações: amigdalite, bronquite, cefaleia, conjuntivite, convulsão, epilepsia, tinido, vertigem, vômito. Dor nos dentes e nas gengivas.

✺ Beneficia o ouvido, dispersa o Vento.

✋ Liberação miofascial na lateral do crânio, na região do músculo temporal.

VB11 头窍阴   Tóu qiào yīn   Orifício **yīn** da cabeça

- No crânio, posteriormente à orelha, em uma depressão óssea na base do processo mastoide, o Ponto está a 0,5 distância entre o VB10 e o 12
- Na fixação do músculo esternocleido-occiptomastóideo. ▬ 0,5 a 0,8 **cùn**

Indicações: bronquite, cefaleia, tinido. Dor nos dentes, nos ouvidos e na região cervical.

✺ Beneficia a acuidade visual.

✋ Liberação miofascial no músculo esternocleido-occiptomastóideo na região de sua fixação no crânio.

VB12 完骨   Wán gǔ   Processo mastoide

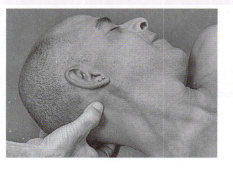

- No crânio, em uma depressão na borda inferior e posterior do processo mastoide, na linha horizontal do Ponto VG16
- Nos músculos esternocleido-occiptomastóideo e esplênio da cabeça. ∠ 0,5 a 0,8 **cùn**

Indicações: cefaleia, convulsão, edema de bochecha, enxaqueca, epilepsia, insônia, otite, paralisia facial. Dor nos dentes, na nuca e nos ouvidos.

✺ Acalma a Consciência (**shén**), dispersa o Frio e o Vento, transforma a Umidade-Calor.

✋ Liberação miofascial dos músculos esterno-occiptomastóideo e esplênio da cabeça na região de suas fixações no crânio.

Vesícula Biliar

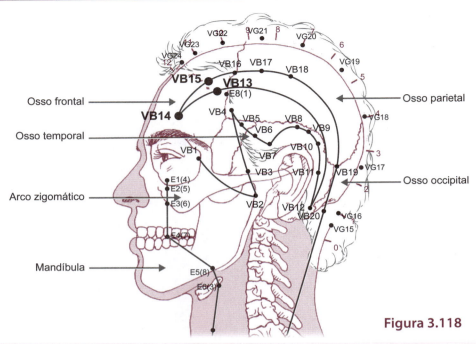

Figura 3.118

VB13 本神   Běn shén   Origem do espírito   União dos Canais Tendinimusculares **Yáng** da mão

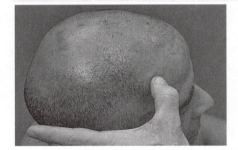

- No crânio, no osso frontal, a 3 distâncias da linha média (do Ponto VG24), 0,5 distância acima da linha de inserção dos cabelos (na entrada dos cabelos)
- Na borda lateral do músculo frontal. ▬ 0,5 a 0,8 **cùn**

Indicações: cefaleia, convulsão, epilepsia, insônia, transtornos psíquicos (esquizofrenia, paranoia, persistência na sensação de ciúmes e suspeita).

✱ Acalma a Consciência (**shén**), dispersa o Frio e o Vento, reúne a Essência (**jīng**) na cabeça, transforma a Umidade-Calor.

✋ Liberação miofascial na face anterior da aponeurose epicrânica.

VB14 阳白   Yáng bái   Yáng branco

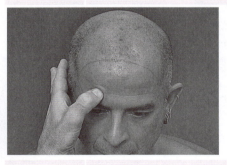

- Na face, no osso frontal, na linha vertical sobre a pupila, 1 distância acima da sobrancelha
- No músculo frontal. ▬ 0,5 a 0,8 **cùn**

Indicações: afecções nos olhos, cefaleia, conjuntivite, nevralgia supraorbital, nevralgia do trigêmeo, paralisia facial, tique nas pálpebras. Dor nos olhos.

✱ Beneficia a visão, dispersa o Calor e o Vento, promove o aumento da circulação do **qì** nos Canais e Colaterais.

✋ Liberação miofascial na região do músculo frontal.

VB15 头临泣   Tóu lín qì   Controle das lágrimas

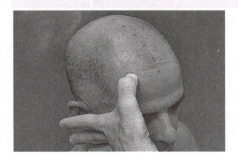

- Na passagem da face para o crânio, no osso frontal, na linha vertical sobre a pupila, a 2,25 distâncias da linha média (no Ponto VG24), 0,5 distância acima da linha de inserção anterior dos cabelos
- No músculo frontal. ▬ 0,5 a 0,8 **cùn**

Indicações: afecções nos olhos, alterações emocionais (instabilidade, pensamentos obsessivos), cefaleia, conjuntivite, convulsão, coma por AVC, desmaio, epilepsia, obstrução nasal. Dor nos olhos.

✱ Dispersa o Calor e o Vento, transforma a Umidade-Calor.

✋ Liberação miofascial na face anterior da aponeurose epicrânica.

Capítulo 3 ❖ Atlas dos Meridianos e Pontos 153

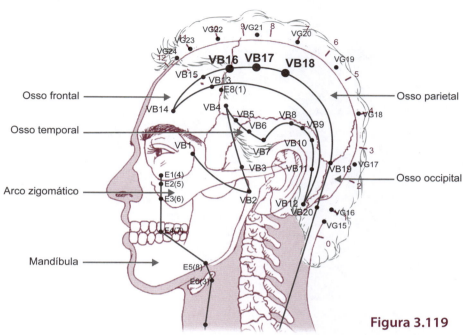

Figura 3.119

| VB16 | 目窗 | **Mù chuāng** | Janela do olho |

- No crânio, no osso parietal, a 2,25 distâncias da linha média (do Ponto VG22), 2 distâncias acima da linha de inserção anterior dos cabelos
- No músculo temporal. ▬ 0,5 a 0,8 **cùn**

Indicações: cefaleia, conjuntivite, edema de face, enxaqueca, epilepsia, obstrução nasal, vertigem. Dor nos dentes.

✱ Beneficia a acuidade auditiva e a visual.

✋ Liberação miofascial na face anterior da aponeurose epicrânica.

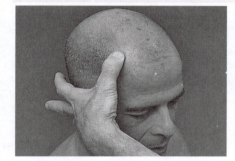

| VB17 | 正营 | **Zhèng yíng** | Encontro correto |

- No crânio, no osso parietal, a 2,25 distâncias da linha média (do Ponto VG21), 3,5 distâncias acima da linha de inserção anterior dos cabelos
- No músculo temporal. ▬ 0,5 a 0,8 **cùn**

Indicações: cefaleia, insônia, transtornos psíquicos (síndrome do pânico), vertigem, vômito. Dor nos dentes e nos ouvidos.

✱ Desobstrui o **qì** do Fígado, dispersa o Vento.

✋ Liberação miofascial na face superior da aponeurose epicrânica.

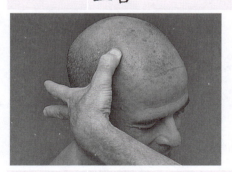

| VB18 | 承灵 | **Chéng líng** | Apoio da alma |

- No crânio, no osso parietal, a 2,25 distâncias da linha média (do Ponto VG20), 5 distâncias acima da linha de inserção anterior dos cabelos
- Na linha vertical do vértice da orelha. ▬ 0,5 a 0,8 **cùn**

Indicações: afecções nos olhos, asma, cefaleia, obstrução nasal, sangramento no nariz (epistaxe). Dor nos olhos.

✱ Acalma a consciência (**shén**), dispersa o Vento, nutre o cérebro.

✋ Liberação miofascial na face superior da aponeurose epicrânica.

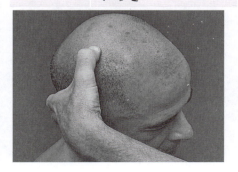

Vesícula Biliar

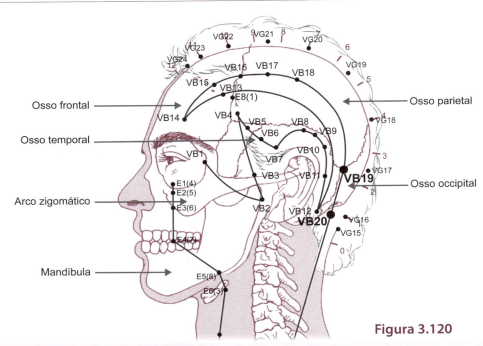

Figura 3.120

VB19 　脑空　　Nǎo kōng　　Cavidade do cérebro

- Na margem posterior do crânio, na sutura occipitoparietal, a 2,25 distâncias da linha média (do Ponto VG17), 1,5 distância acima do VB20
- No músculo occipital. 0,5 a 0,8 **cùn**

Indicações: afecções nos olhos, asma, cefaleia, convulsão, palpitação, resfriado, sangramento no nariz (epistaxe), tinido, tontura, vertigem. Dor na nuca.

✹ Acalma a Consciência (**shén**), dispersa o Calor e o Vento, transforma a Umidade-Calor.

✋ Liberação miofascial na face superior da aponeurose epicrânica.

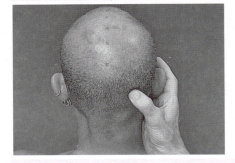

VB20 　风池　　Fēng chí　　Lagoa dos ventos

- Na margem posteroinferior do crânio, em uma reentrância óssea na borda inferior do osso occipital, medial ao processo mastoide, a 1,5 distância lateral da linha média (do Ponto VG16)
- Entre os músculos esternocleido-occiptomastóideo e trapézio, e mais profundamente o esplênio da cabeça, e nos músculos suboccipitais: reto posterior menor e maior da cabeça. 0,5 a 0,8 **cùn**

Indicações: afecções nos olhos, cefaleia, conjuntivite, convulsão, convulsão infantil, distúrbios mentais, enxaqueca, febre, hipertensão arterial, memória debilitada, resfriado, rinite, tinido, sangramento no nariz (epistaxe), tontura, vertigem. Dor nos olhos, no pescoço e na região cervical.

✹ Beneficia os olhos e ouvidos, dispersa o Frio, o Vento, o Vento-Calor e o Vento-Frio, dispersa o Vento do Fígado, estabiliza o **yáng qì**, melhora as funções das articulações, nutre o cérebro, promove a circulação do Sangue (**xuě**).

✋ Liberação miofascial na região dos músculos esterno-occiptomastóideo, trapézio, esplênio da cabeça, reto posterior menor e maior da cabeça nas suas fixações no osso occipital, estímulo da mobilização da articulação atlantoccipital.

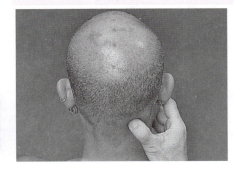

Capítulo 3 ❖ Atlas dos Meridianos e Pontos 155

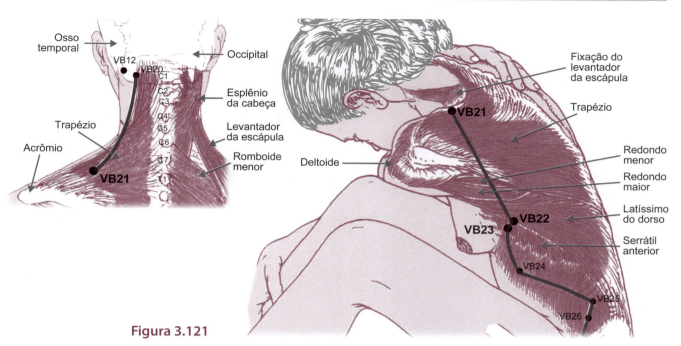

Figura 3.121

VB21 肩井 Jiān jǐng Poço do ombro

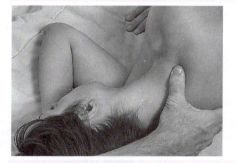

- Na passagem do pescoço para o ombro, a 0,5 distância entre a 7ª cervical (no Ponto VG14) e a ponta do acrômio
- Nos músculos trapézio, levantador da escápula e supraespinhal. ⊥ 0,5 a 0,8 **cùn**

Indicações: escassez de leite após o parto, fraqueza muscular nos membros superiores, hemorragia uterina (metrorragia), hipertensão arterial, inflamação nas mamas (mastite), inflamação no músculo supraespinhal, lombalgia, parto prolongado, retenção da placenta, Síndrome da Obstrução Dolorosa do ombro. Dor nas costas, nos ombros e no pescoço.

✴ Dispersa o Frio e o Vento, dispersam o ento do Fígado, redireciona em descendência o **qì** em contracorrente.

✋ Liberação miofascial nos músculos trapézio, levantador da escápula e supraespinhal.

VB22 淵腋 Yuān yè Depressão da axila União dos Canais Tendinomusculares yīn da mão

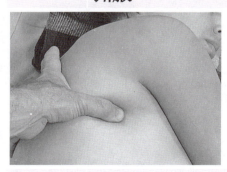

- Na lateral do tórax, no 4º espaço intercostal, na linha vertical anterior da axila, anterior ao músculo latíssimo do dorso
- Nos músculos serrátil anterior e intercostais. ∠ 0,5 a 0,8 **cùn**

Indicações: fraqueza muscular nos membros superiores, intercostalgia, nevralgia intercostal, opressão no tórax. Dor nos braços, nos hipocôndrios e nos ombros.

✴ Promove a circulação do **qì**, dispersando as estagnações.

✋ Liberação miofascial nos músculos serrátil anterior e intercostais.

VB23 輒筋 Zhé jīn Apoiando os tendões Alarme secundário

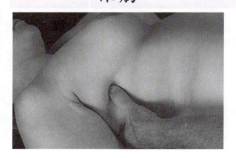

- Na lateral do tórax, no 4º espaço intercostal, na linha horizontal do mamilo, 1 distância anterior à linha anterior da axila
- Nos músculos serrátil anterior e intercostais. ∠ 0,5 a 0,8 **cùn**

Indicações: alterações emocionais (ansiedade), asma, gastrite, intercostalgia, náuseas, nevralgia intercostal, opressão no tórax, regurgitação, vômito. Dor nos hipocôndrios, nos ombros e no tórax.

✴ Dispersa o Calor do Fígado e harmoniza a função do Estômago.

✋ Liberação miofascial nos músculos serrátil anterior e intercostais.

Vesícula Biliar

156 Caminhos de Energia

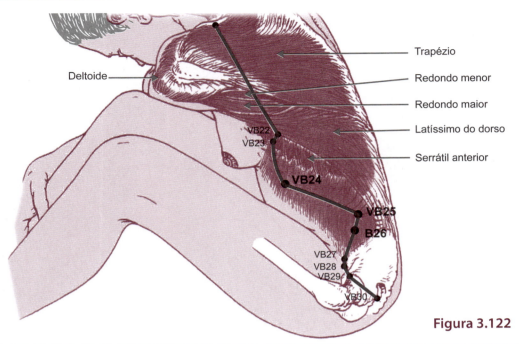

Figura 3.122

| VB24 | 日月 | Rì yuè | Sol e lua | Alarme |

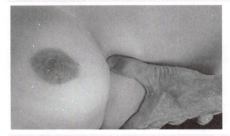

- Na face anterior do tórax, no 7º espaço intercostal, na linha vertical do mamilo, abaixo do Ponto F14
- Nos músculos oblíquo externo do abdome e intercostais. ∠ 0,5 a 0,8 **cùn**

Indicações: alterações emocionais (ansiedade, fala incessante, pensamentos obsessivos), gastralgia, icterícia, intercostalgia, náuseas, nevralgia intercostal, regurgitação, soluço, vômito. Dor na região do tórax e nos hipocôndrios.

✱ Fortalece o **qì** do Triplo Aquecedor Médio, harmoniza o **qì** de Estômago, Fígado e Vesícula Biliar, redireciona em descendência o **qì** em contracorrente, transforma a Umidade-Calor.

✋ Liberação miofascial nos músculos oblíquo externo do abdome e intercostais.

| VB25 | 京门 | Jīng mén | Portão da capital | Alarme do Rim |

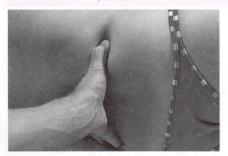

- Na lateral do abdome, imediatamente abaixo da extremidade da 12ª costela
- No músculo oblíquo externo do abdome e na margem lateral do oblíquo externo do abdome. ∠ 0,5 a 0,8 **cùn**

Indicações: ruídos no intestino (borborigmo), diarreia, distensão abdominal (aumento do volume devido a estados fisiológicos), febre, lombalgia, menstruação irregular. Dor abdominal (região dos rins) e nos hipocôndrios.

✱ Dispersa o Calor, harmoniza a Via das Águas, redireciona em descendência o **qì** em contracorrente, tonifica e aquece o **qì** do Rim.

✋ Diferenciação das camadas miofasciais adjacentes aos músculos oblíquo externo do abdome e latíssimo do dorso.

| VB26 | 带脉 | Dài mài | Vaso da cintura |

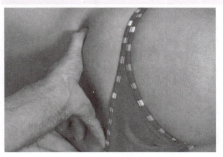

- Na lateral do abdome, 2 distâncias abaixo da extremidade da 11ª costela (do Ponto F13), na linha horizontal do umbigo
- Nos músculos oblíquo externo, interno e transverso do abdome. ⊥ 0,5 a 0,8 **cùn**

Indicações: afecções geniturinárias, corrimento vulvovaginal (leucorreia), cólica menstrual (dismenorreia), diarreia, distensão abdominal (aumento do volume devido a estados fisiológicos), hérnia inguinal, lombalgia, ausência de menstruação (amenorreia) ou irregularidade. Dor abdominal e nos hipocôndrios.

✱ Aumenta o fluxo do **qì** no Vaso Maravilhoso **chōng mài**, beneficia o útero, harmoniza o **qì** do Fígado, do Triplo Aquecedor Inferior e do Vaso Maravilhoso **dài mài**, tonifica o **qì** de Fígado e Rim, transforma a Umidade-Calor do Triplo Aquecedor Inferior.

✋ Liberação miofascial e diferenciação das camadas miofasciais dos músculos oblíquo externo, interno e transverso do abdome.

Vesícula Biliar

Capítulo 3 ❖ Atlas dos Meridianos e Pontos 157

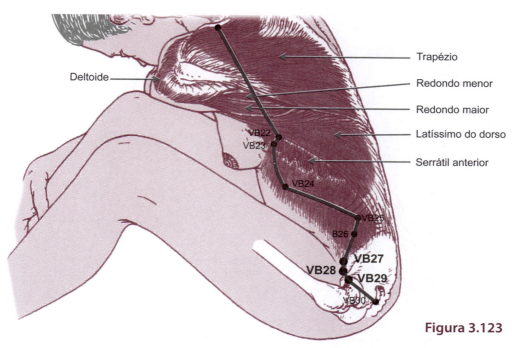

Figura 3.123

VB27	五枢	Wǔ shū	Quinto pivô

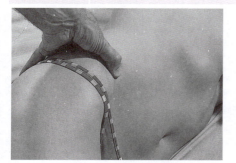

- No quadril, imediatamente medial à espinha ilíaca anterossuperior (crista ilíaca), na linha horizontal do Ponto VC4 (3 distâncias abaixo do umbigo)
- Nos músculos oblíquo externo, interno e transverso do abdome e profundamente no músculo ilíaco. ⊥ 0,8 a 1,5 **cùn**

Indicações: constipação, corrimento vulvovaginal (leucorreia), distensão abdominal (aumento do volume devido a estados fisiológicos), hemorragia uterina (metrorragia), hérnia inguinal, lombalgia. Dor abominal e nos flancos.

✳ Dispersa o Calor do Fígado, fortalece o **qì** do Triplo Aquecedor Médio, harmoniza os Intestinos, tonifica a função do Rim, transforma a Umidade-Calor do Triplo Aquecedor Inferior.

✋ Liberação miofascial e diferenciação das camadas miofasciais dos músculos oblíquo externo, interno e transverso do abdome e músculo ilíaco.

VB28	维道	Wéi dào	Caminho da conexão

- No quadril, inferior e medial à espinha ilíaca anterossuperior (crista ilíaca), 0,5 distância abaixo e anterior ao Ponto VB27
- Nos músculos oblíquo externo, interno e transverso do abdome. ∠ 0,8 a 1,5 **cùn**

Indicações: atrofia dos membros inferiores, cistite, constipação, corrimento vulvovaginal (leucorreia), hérnia inguinal, prolapso do útero, lombalgia. Dor no baixo-ventre e nos flancos.

✳ Dispersa o Calor do Fígado, harmoniza a função dos Intestinos e Estômago, facilitando os movimentos peristálticos.

✋ Liberação miofascial e diferenciação das camadas miofasciais dos músculos oblíquo externo, interno e transverso do abdome.

VB29	居髎	Jū liáo	Fenda do agachamento

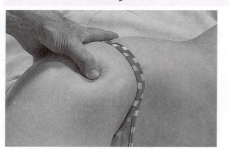

- Na face anterolateral da coxa, acima e anterior ao trocanter maior ou a 0,5 distância entre a parte mais elevada do trocanter e a espinha ilíaca anterossuperior
- No músculo tensor da fáscia lata. ⊥ 1,5 a 2 **cùn**

Indicações: atrofia dos membros inferiores, bursite na articulação do quadril, cistite, gastralgia, hérnia inguinal, lombalgia, paralisia dos membros inferiores, Síndrome da Obstrução Dolorosa do quadril. Dor nas coxas e na pelve.

✳ Dispersa o Vento, remove as obstruções no Canal, transforma a Umidade-Calor.

✋ Liberação miofascial na região do músculo tensor da fáscia lata.

Vesícula Biliar

158 Caminhos de Energia

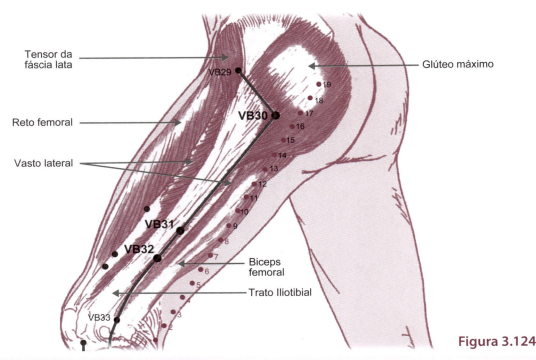

Figura 3.124

VB30　环跳　　Huán tiào　　Salto em círculo

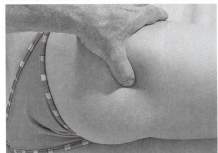

- Na face posterolateral da coxa, abaixo e posterior ao trocanter maior, em uma depressão na linha do centro do trocanter maior com a extremidade inferior do sacro (no hiato sacral)
- No músculo glúteo máximo e na borda inferior do músculo piriforme. ⊥ 2 a 2,5 **cùn**

Indicações: afecções geniturinárias, atrofia muscular dos membros inferiores, bursite na articulação do quadril, ciatalgia, lombalgia, paralisia infantil, paralisia dos membros inferiores, reumatismo e Síndrome da Obstrução Dolorosa do quadril, sequelas de AVC. Dor no quadril, nas coxas, nos joelhos, nos flancos e na região lombar.

- Promove a circulação do **qì** nos Canais Colaterais, remove as obstruções no Canal, tonifica o **qì** e o Sangue (**xuě**), transforma a Umidade.

- Liberação miofascial e diferenciação das camadas miofasciais dos músculos glúteo máximo e piriforme.

VB31　风市　　Fēng shì　　Mercado do vento

- Na face lateral da coxa, margem posterior do trato iliotibial, 7 distâncias acima da linha articular do joelho
- Entre os músculos vasto lateral e bíceps femoral. ⊥ 1 a 1,5 **cùn**

Indicações: afecções dermatológicas, atrofia muscular dos membros inferiores, lombalgia, paralisia dos membros inferiores, sequelas de AVC. Dor nos joelhos, nos pés e nas pernas.

- Dispersa o Frio e o Vento, fortalece o **qì** dos ossos, harmoniza e promove a circulação do Sangue (**xuě**), harmoniza os Canais Colaterais.

- Deslocamento das fáscias entre os músculos vasto lateral e bíceps femoral, liberação das aderências no trato iliotibial.

VB32　中渎　　Zhōng dú　　Riacho do meio

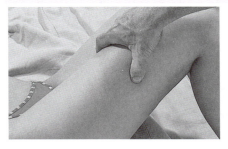

- Na face lateral da coxa, margem posterior do trato iliotibial, 5 distâncias acima da linha articular do joelho
- Entre os músculos vasto lateral e bíceps femoral. ⊥ 1 a 1,5 **cùn**

Indicações: atrofia muscular dos membros inferiores, ciatalgia, paralisia dos membros inferiores. Dor nas coxas, nos joelhos e na face lateral das pernas.

- Dispersa o Vento, harmoniza os Canais Colaterais.

- Deslocamento das fáscias entre os músculos vasto lateral e bíceps femoral, liberação das aderências teciduais no trato iliotibial.

Capítulo 3 ❖ Atlas dos Meridianos e Pontos 159

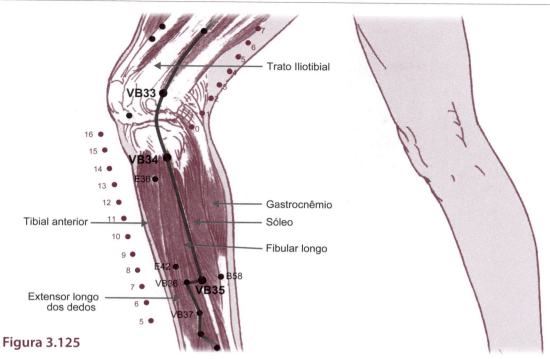

Figura 3.125

| VB33 | 膝阳关 | Xī yáng guān | Lateral à articulação do joelho |

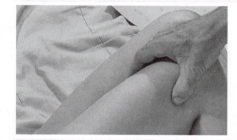

- Na face lateral do joelho, no trato iliotibial, 1 distância acima da linha articular do joelho, na borda externa do côndilo do fêmur lateral
- No tendão do músculo bíceps femoral. ⊥ 0,8 a 1 **cùn**

Indicações: artrite, ciatalgia, náuseas, vômito. Dor nas fossas poplíteas (região posterior do joelho), na lateral dos joelhos e nas pernas.

✳ Dispersa o Frio e o Vento, transforma a Umidade.

✋ Liberação das aderências teciduais no tendão do músculo bíceps femoral.

| VB34 | 阳陵泉 | Yáng líng quán | Riacho do monte **yáng** | Ponto **hé**, movimento Terra |

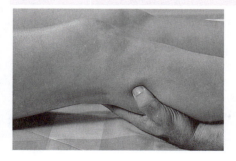

- Na face lateral da perna, 2 distâncias abaixo da linha articular do joelho, em uma reentrância muscular abaixo e à frente da cabeça da fíbula
- Nos músculos extensor longo dos dedos e fibular longo. ⊥ 1 a 1,5 **cùn**

Indicações: afecções hepatobiliares, atrofia muscular dos membros inferiores, câimbras, constipação, desarranjos gastrintestinais, gosto amargo na boca, hipertensão arterial, icterícia, náuseas, paralisia dos membros inferiores, secura em boca e garganta, sequelas de AVC, vômito. Dor nos hipocôndrios, nas pernas e no ventre.

✳ Dispersa o Calor do Fígado, Triplo Aquecedor Médio e Vesícula Biliar, dispersa o Vento, harmoniza e promove a circulação do Sangue (**xuĕ**), transforma a Umidade-Calor, promove a circulação do **qì** no Fígado.

✋ Liberação miofascial e diferenciação das camadas miofasciais dos músculos extensor longo dos dedos e fibular longo.

| VB35 | 阳交 | Yáng jiāo | Cruzamento do **yáng** |

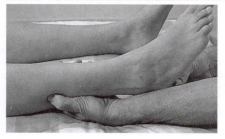

- Na lateral da perna, na borda posterior da fíbula, 7 distâncias acima do centro do maléolo lateral
- Nos músculos fibular longo e curto. ⊥ 0,5 a 0,8 **cùn**

Indicações: afonia, atrofia muscular dos membros inferiores (pé e perna), câimbras, opressão no tórax. Dor ao longo do Meridiano VB, no baixo-ventre, nos pés e nas pernas.

✳ Dispersa o Vento, remove as obstruções do Canal.

✋ Liberação miofascial e diferenciação das camadas miofasciais dos músculos fibular longo e curto.

Alguns autores invertem a localização do VB35 e 36.

160 Caminhos de Energia

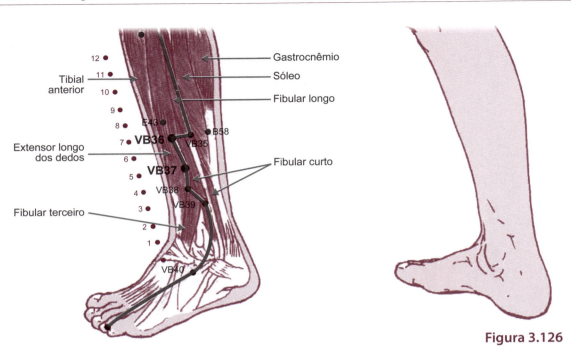

Figura 3.126

VB36	外丘	Wái qiū	Monte externo	Acúmulo (ou xī)

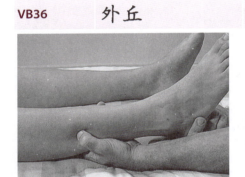

- Na lateral da perna, na borda anterior da fíbula, 7 distâncias acima do centro do maléolo lateral, a 1 distância medial ao Ponto VB35
- No músculo extensor longo dos dedos. ⊥ 0,5 a 0,8 **cùn**

Indicações: alterações emocionais (estado depressivo, ressentimento), opressão no tórax, paralisia dos membros inferiores, rigidez no pescoço. Dor ao longo do Meridiano VB, na nuca, nos pés e nas pernas.

✺ Dispersa o Vento, harmoniza o fluxo do **qì** no Canal, remove as obstuções do Canal, transforma a Umidade-Calor do Fígado e da Vesícula Biliar.

✋ Liberação miofascial na região do músculo extensor longo dos dedos.

VB37	光明	Guāng míng	Luz brilhante	Conexão (ou luò)

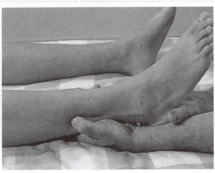

- Na lateral da perna, na borda anterior da fíbula, a 5 distâncias do centro do maléolo lateral
- Nos músculos fibular curto e extensor longo dos dedos. ⊥ 0,5 a 0,8 **cùn**

Indicações: afecções nos olhos, conjuntivite, enxaqueca, paralisia dos membros inferiores. Dor nos hipocôndrios, nos joelhos, nas mamas e na lateral das pernas.

✺ Beneficia a visão, conduz o Fogo do Fígado em descendência, dispersa o Calor e o Vento, harmoniza o **qì** de Fígado, Vesícula Biliar e Sangue (**xuě**), promove a circulação do **qì** nos Canais Colaterais, transforma a Umidade.

✋ Liberação miofascial e diferenciação das camadas miofasciais dos músculos fibular curto e extensor longo dos dedos.

Alguns autores invertem a localização do VB35 e 36.

Vesícula Biliar

Capítulo 3 ❖ Atlas dos Meridianos e Pontos   161

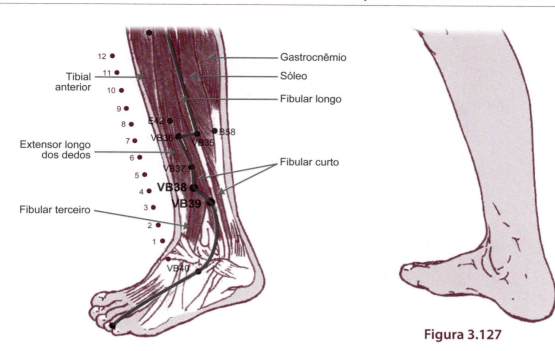

Figura 3.127

| VB38 | 阳辅 | Yáng fǔ | Apoio da lateral | Sedação. Ponto **jīng**, movimento Fogo |

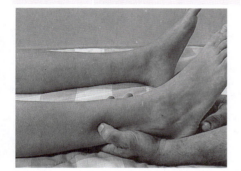

- Na lateral da perna, na borda anterior da fíbula, a 4 distâncias do centro do maléolo lateral
- Nos músculos fibular terceiro e extensor longo dos dedos. ⊥ 0,5 a 0,8 **cùn**

Indicações: artrite nos joelhos, edema nas axilas, ciatalgia, enxaqueca, lombalgia, paralisia nos membros inferiores. Dor nos hipocôndrios, nos joelhos, na lateral das pernas e no tórax.

✹ Dispersa o Calor e o Vento, harmoniza o fluxo do **qì** no Canal, promove a circulação do **qì** nos Canais Colaterais, transforma a Umidade-Calor.

✻ Liberação miofascial e diferenciação das camadas miofasciais dos músculos fibular terceiro e extensor longo dos dedos.

| VB39 | 悬钟 | Xuán zhōng | Sino suspenso |

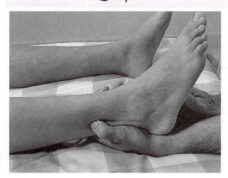

- Na lateral da perna, na borda posterior da fíbula, 3 distâncias acima do centro do maléolo lateral
- No músculo fibular curto e no tendão do fibular longo. ⊥ 0,5 a 0,8 **cùn**

Indicações: ciatalgia, distensão abdominal (aumento do volume devido a estados fisiológicos), hemorroidas (com sangue), pés frios, rigidez no pescoço, paralisia dos membros inferiores, prevenção de AVC em idosos. Dor nos hipocôndrios, na nuca e nos pés, dores articulares generalizadas.

✹ Dispersa o Calor do cérebro e da medula, dispersa o Vento, fortalece o **qì** dos ossos, harmoniza o fluxo do **qì** no Canal, redireciona o **qì** em contracorrente, tonifica a Essência (**jīng**), transforma a Umidade.

✻ Liberação miofascial e diferenciação das camadas miofasciais dos músculos fibular curto e tendão do músculo fibular longo.

Vesícula Biliar

162 Caminhos de Energia

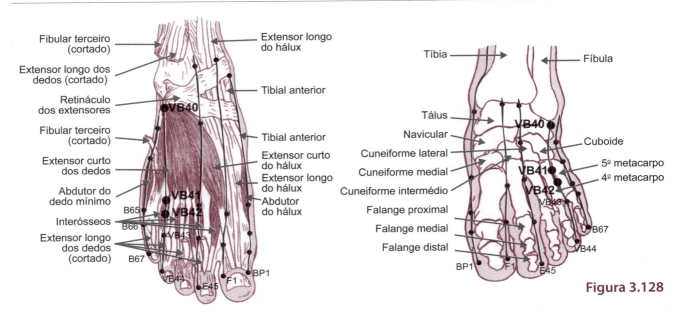

Figura 3.128

| VB40 | 丘墟 | Qiū xū | Pequena colina | Fonte |

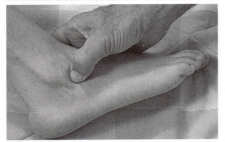

- Na lateral do tornozelo, em uma reentrância óssea, abaixo e anterior ao maléolo lateral, numa reentrância entre os ossos calcâneo e cuboide
- No músculo extensor curto dos dedos. ⊥ 0,5 a 0,8 **cùn**

Indicações: alterações emocionais (estado depressivo, indecisão), atrofia muscular dos membros inferiores, ciatalgia, intercostalgia, menstruação irregular, náuseas, opressão no tórax, regurgitação. Dor nos hipocôndrios, nas pernas e nos tornozelos.

✳ Dispersa o Calor, harmonizam o **qì** do Fígado e da Vesícula Biliar, promove a circulação do **qì** nos Canais Colaterais, redireciona o **qì** em contracorrente, transforma a Umidade-Calor.

✋ Liberação miofascial na região lateral do tornozelo no músculo extensor curto dos dedos, estimula a funcionalidade da articulação do joelho e o movimento dos dedos do pé.

| VB41 | 足临泣 | Zú lín qī | Controle das lágrimas do pé | Horário. Ponto **shù**, movimento Madeira | Abertura do Canal **dài mài** |

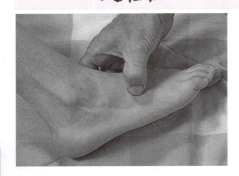

- No dorso do pé, abaixo do ângulo interósseo formado pelas extremidades proximais do 4º e do 5º metatarso
- No músculo interósseo. ⊥ 0,5 a 0,8 **cùn**

Indicações: afecções geniturinárias, afecções nos olhos, afecções reumáticas nas extremidades, cefaleia, cistite, cólica menstrual (dismenorreia), conjuntivite, inflamação nas mamas (mastite), menstruação irregular, Síndrome da Obstrução Dolorosa do quadril e joelho, tensão pré-menstrual, tinido, vertigem. Dor nos hipocôndrios, nos pés e no tórax.

✳ Por ser o Ponto Dominante (movimento Madeira no Meridiano Madeira), tem o potencial de circular o **qì** da Vesícula Biliar; tonificar o Intestino Delgado e o Triplo Aquecedor e sedar a Bexiga, no ciclo de geração; e tonificar ou sedar o Estômago, no ciclo de dominância. Beneficia a acuidade de audição e visão, dispersa o Calor e o Vento, harmoniza o fluxo do **qì** no Fígado, na Vesícula Biliar e no Vaso Maravilhoso **dài mài**, transforma a Umidade-Calor.

✋ Liberação miofascial no músculo interósseo entre o 4º e o 5º metatarso, estímulo da mobilização da articulação tarsometatarsal.

| VB42 | 地五会 | Dì wǔ huì | Cinco encontros na terra |

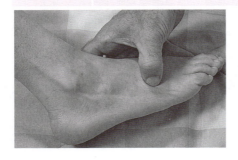

- Do dorso do pé, entre o 4º e o 5º metatarso, no centro do 4º metatarso na sua borda lateral
- No músculo interósseo. ⊥ 0,5 a 0,8 **cùn**

Indicações: afecções nos olhos, inflamação nas mamas (mastite), lombalgia, tinido. Dor na axila e no pé.

✳ Dispersa o Calor.

✋ Liberação miofascial no músculo interósseo entre o 4º e o 5º metatarso.

Vesícula Biliar

Capítulo 3 ❖ Atlas dos Meridianos e Pontos 163

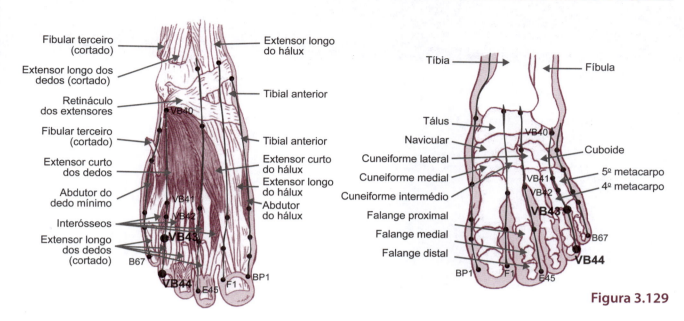

Figura 3.129

| VB43 | 侠溪 | Xiá xī | Riacho estreito | Tonificação. Ponto **xíng**, movimento Água |

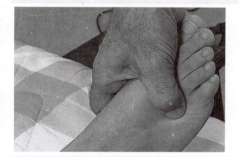

- No dorso do pé, na linha da articulação metatarsofalângica, entre as cabeças distais do 4º e do 5º metatarso
- Na borda lateral dos tendões dos músculos extensor longo e curto dos dedos. ⊥ 0,3 a 0,5 **cùn**

Indicações: afecções auditivas, cefaleia, enxaqueca, inflamação nas mamas (mastite), hipertensão arterial, ausência de menstruação (amenorreia), nevralgia intercostal, opressão no tórax, pés frios, tinido, tontura. Dor nas axilas, nos hipocôndrios, na lateral dos pés e tornozelos e nas mamas.

✦ Beneficia os ouvidos, dispersa o Calor do corpo e o **yáng** excessivo do Fígado, dispersa o Vento, harmoniza o fluxo do **qì** no Canal, transforma a Umidade-Calor.

✋ Liberação das aderências teciduais nos tendões dos músculos extensor longo e curto dos dedos.

| VB44 | 足窍阴 | Zú qiào yīn | Orifício **yīn** do pé | Ponto **jīng**, movimento Metal |

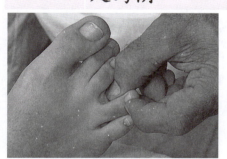

- Na margem lateral do 4º artelho, a 0,1 de distância do canto inferior da unha, no ângulo ungueal
- No periósteo. ∠ 0,1 a 0,2 **cùn**

Indicações: alterações emocionais (irritabilidade), afecções nos olhos, asma, cefaleia, conjuntivite, enxaqueca, hipertensão arterial, insônia, intercostalgia, soluço, tinido, tosse, transtorno dos sonhos, vertigem. Dor na garganta, nos flancos e nos hipocôndrios.

✦ Acalma a Consciência (**shén**), beneficia os olhos, dispersa o Vento-Calor e o **yáng** excessivo do Fígado, harmoniza o fluxo do **qì** no Canal.

✋ Desobstrui a densidade tecidual do dorso dos pés.

Ponto de Assentamento | B19

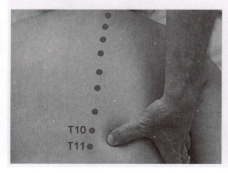

- Nas costas, a 1,5 distância da linha média posterior, abaixo do processo espinhoso da 10ª vértebra torácica
- Nos músculos latíssimo do dorso, serrátil posterior inferior, eretor da espinha e semiespinhal do tórax. ∠ ou ⊥ 0,5 a 0,8 **cùn**

Vesícula Biliar

FÍGADO

足厥阴肝经　　　　Zú juéyīn gān jīng　　　　Meridiano mínimo **yīn** da perna

Horário de atividade mais intensa: da 1 às 3 h.
Movimento: Madeira – Primavera.
Estado interno: determinação, cólera.

Cor associada: verde.
Clima associado: vento.

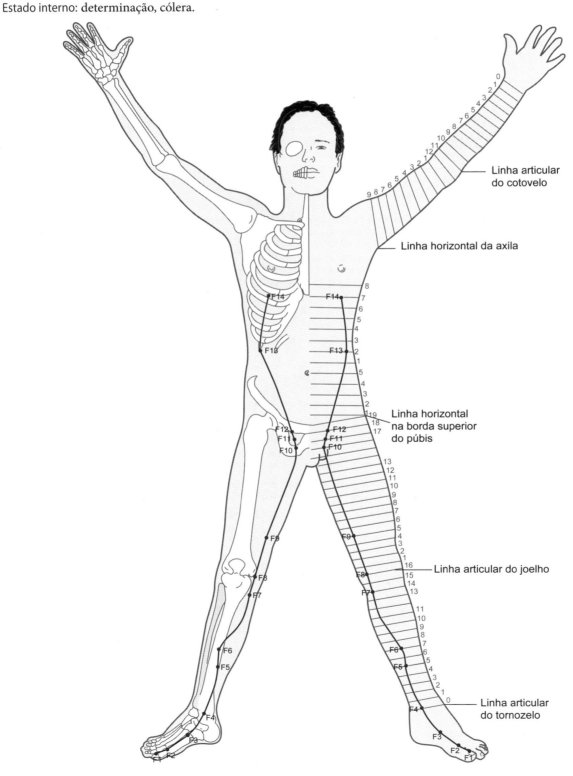

Figura 3.130

Trajeto: do pé para o tronco, pelas faces medial da perna e anterior do tronco (14 pontos)

F1	Inicia-se no ângulo ungueal lateral do hálux
F2, F3	Segue pela borda medial do hálux e pelo espaço entre o 1º e o 2º metatarso, passando pelo músculo interósseo e pelos tendões dos músculos extensores longo e curto do hálux
F4	Passa pela face anterior da articulação do pé, borda medial
F5, F6, F7	Sobe pela face medial da perna na região da tíbia, passando pelos músculos flexor longo dos dedos, sóleo e poplíteo
F8	Passa pela face medial da articulação do joelho
F9, F10, F11, F12	Sobe pela face medial da coxa na região do fêmur, e pela pelve, passando pelos músculos vasto medial, sartório, adutor magno, adutor longo e pectíneo.
F13	Sobe pelo abdome, passando pelos músculos reto, transverso, oblíquo interno e externo do abdome e chega à 11ª costela.
F14	Termina no 6º espaço intercostal, na linha vertical do mamilo, sobre os músculos intercostais.

166 Caminhos de Energia

Figura 3.131

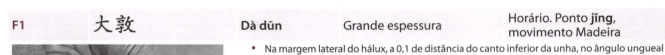

| F1 | 大敦 | **Dà dūn** | Grande espessura | Horário. Ponto **jǐng**, movimento Madeira |

- Na margem lateral do hálux, a 0,1 de distância do canto inferior da unha, no ângulo ungueal
- No periósteo. ∠ 0,1 a 0,2 **cùn**

Indicações: afecções geniturinárias, afecções nos olhos, afonia, cefaleia, coma por AVC, convulsão, desmaio, epilepsia, distúrbios mentais, hemorragia uterina (metrorragia), hérnia inguinal, incontinência urinária (enurese), ausência de menstruação (amenorreia), excesso de menstruação (menorragia) ou irregularidade, retenção urinária (disúria), prolapso uterino. Dor nas coxas, nos genitais externos, no hálux e na sínfise púbica.

✳ Harmoniza a Consciência (**shén**), harmoniza e faz circular o fluxo do **qì** no Canal, harmoniza o **qì** do Sangue (**xuě**), transforma a Umidade-Calor.

✋ Desobstrui a densidade tecidual da região medial do pé.

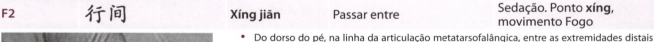

| F2 | 行间 | **Xíng jiān** | Passar entre | Sedação. Ponto **xíng**, movimento Fogo |

- Do dorso do pé, na linha da articulação metatarsofalângica, entre as extremidades distais do 1º e do 2º metatarso
- Na borda lateral do tendão do músculo extensor curto do hálux e músculo interósseo. ⊥ 0,5 a 0,8 **cùn**

Indicações: afecções geniturinárias, afecções nos olhos, alterações emocionais (irritabilidade, raiva), cefaleia, constipação, convulsão infantil, corrimento vulvovaginal (leucorreia), distúrbios mentais, epilepsia, gastrite, hemorragia uterina (metrorragia), hérnia inguinal, hipertensão arterial, icterícia, incontinência urinária (enurese), insônia, ausência de menstruação (amenorreia), excesso de menstruação (menorragia) ou irregularidade, retenção urinária (disúria), secura e gosto amargo na boca, sudorese, taquicardia, tontura, transtornos dos sonhos, vertigem. Dor no abdome, nos genitais externos, no hálux e na região inferior das costelas.

✳ Acalma a Consciência (**shén**), dispersa o Fogo do Fígado, dispersa o Vento, harmoniza o **qì** do Sangue (**xuě**) e do Triplo Aquecedor Inferior, transforma a Umidade-Calor.

✋ Liberação miofascial no músculo interósseo entre o 1º e 2º artelho.

Fígado

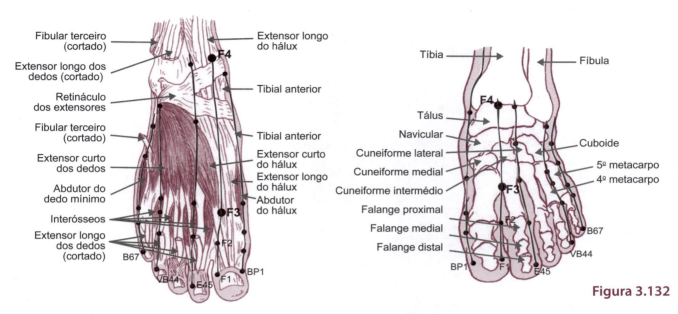

Figura 3.132

| F3 | 太冲 | **Tài chōng** | Grande jorrante | Fonte. Ponto **shù**, movimento Terra |

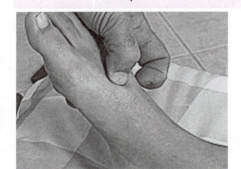

- No dorso do pé, abaixo do ângulo interósseo formado pelo 1º e 2º metatarsos, na extremidade proximal do 1º metatarso
- Entre os tendões dos músculos extensor longo do hálux e extensor curto do hálux, na borda lateral do músculo extensor curto do hálux. ⊥ 0,5 a 0,8 **cùn**

Indicações: afecções geniturinárias, afecções hepatobiliares, afecções nos olhos, alterações emocionais (estresse, irritabilidade, fúria reprimida), cãibras musculares, cefaleia, cólica menstrual (dismenorreia), convulsão infantil, desarranjos hepáticos, disenteria, enxaqueca, epilepsia, hérnia inguinal, icterícia, incontinência urinária (enurese), hipertensão arterial, inflamação nas mamas (mastite), insônia, hemorragia uterina (metrorragia), irregularidade ou excesso de menstruação (menorragia), paralisia facial, retenção urinária (disúria), secura e gosto amargo na boca, tensão pré-menstrual, transtornos dos sonhos, transtornos psíquicos (depressão, esquizofrenia), vertigem. Dor nas articulações dos membros inferiores, no baixo-ventre, no hálux, nos hipocôndrios, nos genitais externos, nas pernas e nos pés.

✴ Acalma a Consciência (**shén**), beneficia as áreas de abdome, cabeça e epicôndrio, dispersa o Vento, harmoniza o **qì** do Fígado, do Sangue (**xuě**) e da Vesícula Biliar, harmoniza o **yáng** do Fígado, promove o fluxo suave do **qì** no Fígado, redireciona o **qì** na contracorrente, relaxa os tendões e músculos, transforma a Umidade-Calor.

✋ Diferenciação das camadas miofasciais do músculo extensor curto do hálux e tendões dos músculos extensor longo e extensor curto do hálux.

| F4 | 中封 | **Zhōng fēng** | Margem média | Ponto **jīng**, movimento Metal |

- No dorso do pé, na linha articular do tornozelo, na linha que une as extremidades inferiores dos maléolos, a 1 distância lateral do maléolo medial
- Na borda medial do tendão do músculo tibial anterior. ⊥ 0,5 a 0,8 **cùn**

Indicações: afecções geniturinárias, afecções hepatobiliares, emissão seminal involuntária, hérnia inguinal, icterícia, lombalgia, retenção urinária (disúria). Dor abdominal, no baixo-ventre e nos tornozelos.

✴ Fortalece a função do Baço, harmoniza e faz circular o **qì** no Fígado, promove o fluxo suave do **qì** do Fígado e no Triplo Aquecedor Inferior, transforma a Umidade-Calor do Fígado e da Vesícula Biliar.

✋ Liberação das aderências teciduais nos tendões dos músculos tibial anterior e extensor longo do hálux.

Alguns autores localizam o F4 entre os músculos tibial anterior e extensor longo do hálux, na borda lateral do tibial anterior. O Meridiano do Fígado inicia-se no hálux e cruza os extensores curto e longo do hálux ao longo do trajeto no dorso do pé e tornozelo, daí as possibilidades de localização do Ponto.

168 Caminhos de Energia

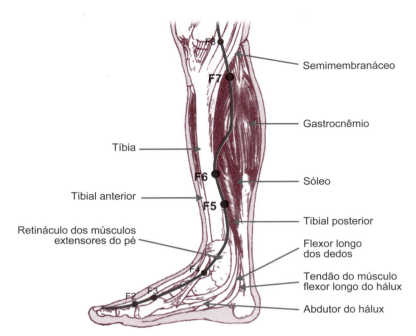

Figura 3.133

F5 蠡沟   **Lí gōu**   Insetos roedores   Conexão (ou **luò**)

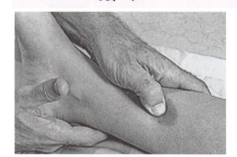

- Na face medial da perna, 5 distâncias acima do maléolo medial, na margem medial da tíbia
- Anteriormente à borda do músculo flexor longo dos dedos na fáscia da perna. ⊥ 0,5 a 0,8 **cùn**

Indicações: afecções geniturinárias, atrofia muscular das pernas, cistite, corrimento vulvovaginal (leucorreia), dificuldade de engolir (como um "nó na garganta"; na MTC, chamado de "caroço de ameixa"), distensão abdominal (no hipogástrio), hérnia inguinal, impotência sexual, incontinência urinária (enurese), menstruação irregular, retenção urinária (disúria). Dor nos genitais externos e nas pernas.

✸ Fortalece o **yīn qì**, harmoniza e faz circular o **qì** do Fígado, harmoniza o Sangue (**xuě**), promove o fluxo suave do **qì** do Fígado, transforma a Umidade-Calor.

✋ Liberação miofascial na fáscia da perna.

F6 中都   **Zhōng dū**   Capital central   Acúmulo (ou **xī**)

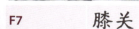

- Na face medial da tíbia, 7 distâncias acima do maléolo medial
- Anteriormente à borda dos músculos flexor longo dos dedos e sóleo na fáscia da perna. ⊥ 0,5 a 0,8 **cùn**

Indicações: cistite, diarreia, hemorragia uterina (metrorragia), hérnia inguinal, menstruação irregular, retenção de urina (disúria). Dor abdominal e na pelve.

✸ Promove o fluxo suave do **qì** do Fígado, transforma a Umidade-Calor.

✋ Liberação miofascial na fáscia da perna.

F7 膝关   **Xī guān**   Articulação do joelho

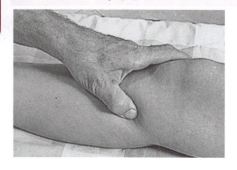

- Na face medial da tíbia, a 1 distância medial do côndilo medial (do Ponto BP9), 2 distâncias abaixo da linha articular do joelho
- Na borda medial do músculo gastrocnêmio. ⊥ 0,8 a 1 **cùn**

Indicações: amigdalite, cefaleia, Síndrome da Obstrução Dolorosa do joelho. Dor na articulação dos joelhos e na garganta.

✸ Dispersa o Vento, relaxa os tendões, transforma a Umidade-Calor do Triplo Aquecedor Inferior.

✋ Liberação miofascial no músculo gastrocnêmio.

Capítulo 3 ❖ Atlas dos Meridianos e Pontos 169

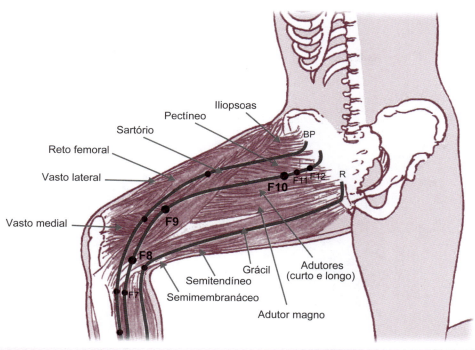

Figura 3.134

F8 曲泉   Qū quán   Nascente curva   Tonificação. Ponto **hé**, movimento Água

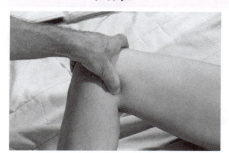

- Na face medial da linha articular do joelho
- Entre os tendões dos músculos sartório e grácil. ⊥ 1 a 1,5 **cùn**

Indicações: afecções geniturinárias, afecções hepatobiliares, cólica menstrual (dismenorreia), desarranjos gastrintestinais, disenteria, hemorroidas, hérnia inguinal, impotência sexual, retenção urinária (disúria). Dor nos genitais externos e nos joelhos.

✺ Beneficia a Bexiga, dispersa o Vento, harmoniza o **qì** do Fígado e do Sangue (**xuě**), promove a circulação do **qì** do Triplo Aquecedor Médio, relaxa os tendões, tonifica o **qì** da Bexiga, tonifica o **yīn** do Fígado, transforma a Umidade-Calor.

✋ Liberação miofascial no tecido dos tendões dos músculos sartório e grácil.

F9 阴包   Yīn bāo   Envoltura **yīn**

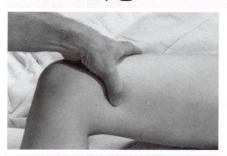

- Na face medial da coxa, 5 distâncias acima da linha articular do joelho
- Entre os músculos sartório e vasto medial. ⊥ 0,8 a 1 **cùn**

Indicações: cólica menstrual (dismenorreia), incontinência urinária (enurese), lombalgia, menstruação irregular, retenção urinária (disúria). Dor abdominal, no baixo-ventre e na região lombossacral.

✺ Dispersa o Calor, tonifica a função do Rim.

✋ Diferenciação das camadas miofasciais dos músculos sartório e vasto medial.

F10 足五里   Zú wǔ lǐ   Cinco distâncias da perna

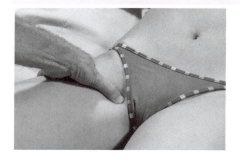

- Na face anteromedial da coxa, 3 distâncias abaixo na borda superior do púbis (do Ponto E30), 2 distâncias da linha média
- No músculo adutor curto. ⊥ 0,5 a 0,8 **cùn**

Indicações: constipação, emissão seminal involuntária, fadiga (lassitude), retenção urinária (disúria). Dor no baixo-ventre e na face medial da coxa.

✺ Dispersa o Calor, fortalece a função da Bexiga.

✋ Liberação miofascial no músculo adutor curto.

Fígado

170 Caminhos de Energia

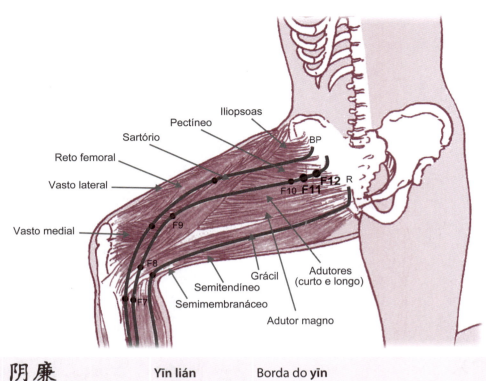

Figura 3.135

F11 阴廉   Yīn lián   Borda do yīn

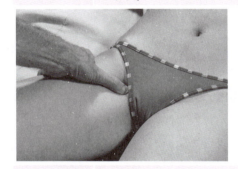

- Na face anterior do quadril, na prega inguinal, 2 distâncias abaixo da borda superior do púbis (do Ponto E30), a 2 distâncias da linha média
- No músculo pectíneo. ⊥ 0,8 a 1 **cùn**

Indicações: bursite coxofemoral, câimbra nas pernas, corrimento vulvovaginal (leucorreia), constipação, hérnia inguinal, lombalgia, menstruação irregular. Dor no baixo-ventre, nas coxas e pernas.

✳ Dispersa o Calor.

✋ Liberação miofascial no músculo pectíneo.

F12 急脉   Jí mài   Pulso rápido

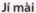
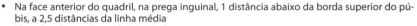

- Na face anterior do quadril, na prega inguinal, 1 distância abaixo da borda superior do púbis, a 2,5 distâncias da linha média
- No músculo pectíneo. ⊥ 0,5 a 1 **cùn**

Indicações: hérnia inguinal, lombalgia, prolapso uterino. Dor no baixo-ventre, na face medial da coxa e nos genitais externos.

✳ Beneficia a genitália, dispersa o Calor, harmoniza a função do Fígado, tonifica a função do Rim, transforma a Umidade-Frio.

✋ Liberação miofascial no músculo pectíneo.

Fígado

Capítulo 3 ❖ Atlas dos Meridianos e Pontos 171

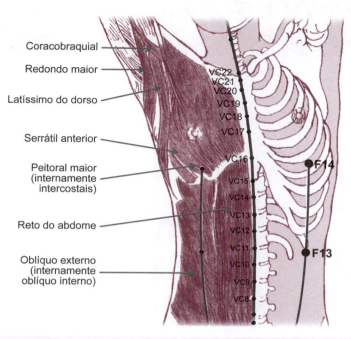

- Coracobraquial
- Redondo maior
- Latíssimo do dorso
- Serrátil anterior
- Peitoral maior (internamente intercostais)
- Reto do abdome
- Oblíquo externo (internamente oblíquo interno)

Figura 3.136

F13 　章门　Zhāng mén　Porta resplandescente　Alarme do BP

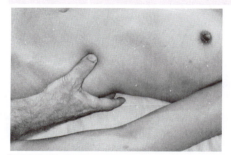

- No abdome, na extremidade livre da 11ª costela
- Nos músculos oblíquo externo, interno e transverso do abdome. ∠ 0,5 a 0,8 **cùn**

Indicações: afecções hepatobiliares, asma, diarreia, distenção abdominal, indigestão, nevralgia intercostal, ruídos no intestino (borborigmo), vômito. Dor nos hipocôndrios.

✳ Alivia a retenção dos alimentos, beneficia o Baço e o Estômago, dispersa o Calor, promove o fluxo suave do **qì** do Fígado.

✋ Liberação miofascial nos músculos oblíquo externo, interno e transverso do abdome na margem inferior das costelas.

F14　期门　Qí mén　Porta cíclica　Alarme do F

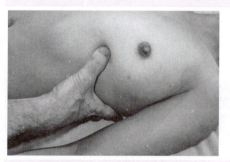

- No tórax, no 6º espaço intercostal, na linha vertical do mamilo
- Nos músculos oblíquo externo do abdome e intercostais. ∠ 0,3 a 0,5 **cùn**

Indicações: afecções hepatobiliares, anorexia, câimbra muscular, distenção abdominal, gastrite, náuseas, nevralgia intercostal, retenção da placenta, regurgitação, vômito. Dor nos hipocôndrios e no tórax.

✳ Beneficia o Estômago, dispersa o Calor, harmoniza o **qì** do Fígado e da Vesícula Biliar, promove a circulação do Sangue (**xuě**), remove as estagnações do Sangue (**xuě**) provocadas pelo Frio.

✋ Liberação miofascial na região dos músculos oblíquo externo e intercostais no 6º espaço intercostal.

Ponto de Assentamento | B18

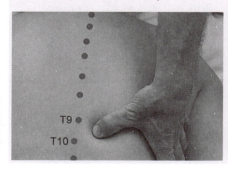

- Nas costas, na altura da borda inferior do processo espinhoso da 9ª vértebra torácica, a 1,5 distância da linha média (do Ponto VG8)
- Nos músculos latíssimo do dorso, margem inferior do trapézio, eretor da espinha e semiespinhal do tórax. ∠ ou ⊥ 0,5 a 0,8 **cùn**

Fígado

VASO DA CONCEPÇÃO

任脉   Rèn mài   Vasos Maravilhosos

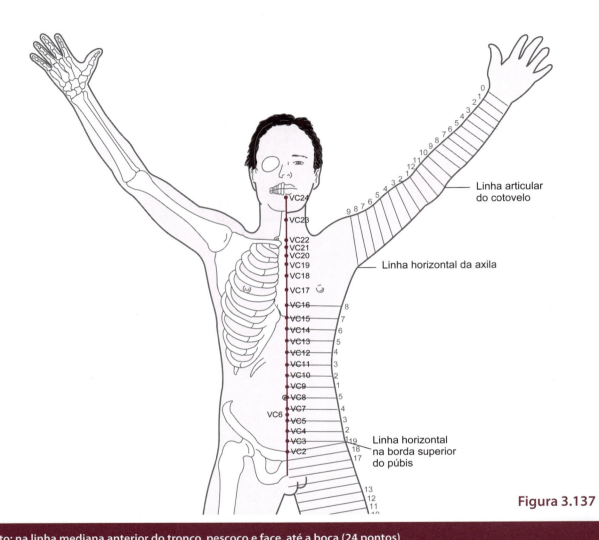

Figura 3.137

Trajeto: na linha mediana anterior do tronco, pescoço e face, até a boca (24 pontos)	
VC1	Inicia-se no centro do assoalho pélvico, no músculo perineal transverso
VC2, VC3, VC4, VC5, VC6, VC7, VC8, VC9, VC10, VC11, VC12, VC13, VC14, VC15	Sobe verticalmente no centro do púbis e abdome
VC16, VC17, VC18, VC19, VC20, VC21, VC22, VC23	Continua subindo, na linha média anterior, no tórax e na garganta
VC24	Termina externamente na mandíbula e se interioriza no corpo

Capítulo 3 ❖ Atlas dos Meridianos e Pontos 173

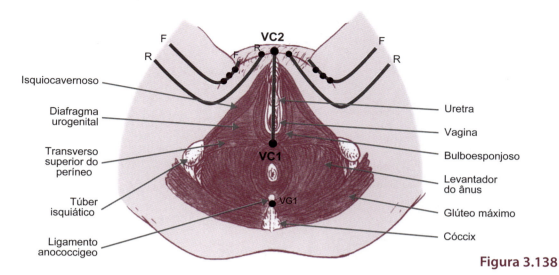

Figura 3.138

VC1 会阴   Huì yīn   Reunião de yīn jīng

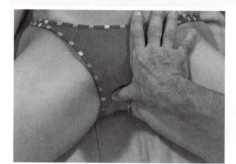

- No assoalho pélvico, na linha média no centro do períneo, entre o ânus e o escroto (homem) ou entre o ânus e a comissura labial (mulher)
- Entre os músculos esfíncter externo do ânus e bulboesponjoso e superficialmente no músculo transverso superior do períneo. ⊥ 0,5 a 1 **cùn**

Indicações: afecções geniturinárias, constipação, corrimento vulvovaginal (leucorreia), fadiga (lassitude), incontinência urinária (enurese), hemorroidas, ausência de menstruação (amenorreia), parto prolongado, prolapso de ânus e útero, prostatite, ressuscitação após afogamento, retenção urinária (disuria). Dor na região lombossacral e nos órgãos genitais.

Contraindicação: não utilizar em gestantes.

Estimula a ressuscitação, harmoniza o **qì** do Vaso da Concepção, nutre a Essência (**jīng**) e o **yīn**, tonifica a função do Rim, transforma a Umidade-Calor.

Liberação miofascial no assoalho pélvico.

VC2 曲骨   Qū gǔ   Osso curvado

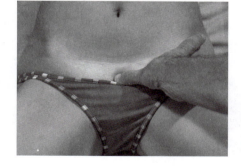

- No baixo-ventre, na linha média anterior, acima da borda superior do osso púbis, na linha alba
- Na fixação dos músculos piramidal e reto do abdome no púbis. ⊥ 0,5 a 1 **cùn**

Indicações: afecções geniturinárias, cistite, cólica menstrual (dismenorreia), corrimento vulvovaginal (leucorreia), ejaculação precoce, hérnia inguinal, impotência sexual, incontinência urinária (enurese), menstruação irregular, náuseas, prolapso uterino, retenção urinária, vômito. Dor nas coxas, na região pélvica e nos órgãos genitais.

Contraindicação: não aprofundar a inserção da agulha.

Aquece o Frio, fortalece o **qì** das Vísceras (**yáng qì**) e do Triplo Aquecedor Médio, harmoniza o **qì** da Bexiga, nutre a Essência (**jīng**), tonifica a função do Rim.

Liberação miofascial na região do baixo-ventre.

Vaso da Concepção

174 Caminhos de Energia

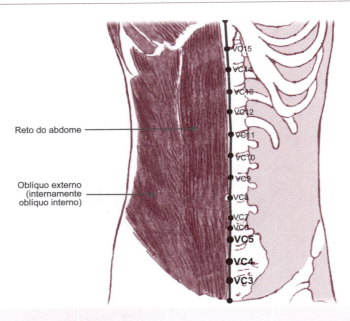

Reto do abdome

Oblíquo externo (internamente oblíquo interno)

Figura 3.139

| VC3 | 中极 | Zhōng jí | Posição do meio | Alarme da Bexiga | União dos Canais Tendinomusculares **yīn** do pé |

- No ventre, na linha média anterior, 1 distância acima da borda superior do púbis, na linha alba
- No centro do músculo reto do abdome. ⊥ 0,5 a 1 **cùn**

Indicações: afecções geniturinárias, cólica menstrual (dismenorreia), corrimento vulvovaginal (leucorreia), distensão do ventre (aumento de volume devido a estados fisiológicos), ejaculação precoce, fadiga (lassitude), hemorragia uterina (metrorragia), hérnia inguinal, impotência sexual, incontinência urinária (enurese), infertilidade feminina, ausência de menstruação (amenorreia) ou irregularidade, prolapso uterino, retenção urinária (disúria). Dor no baixo-ventre e na coxa.

Contraindicação: não utilizar em gestantes.

Acalma a Consciência (**shēn**), fortalece o **qì** das vísceras (**yáng qì**), harmoniza o **qì** da Bexiga, do Triplo Aquecedor Inferior e do útero, tonifica o **qì** do Rim, transforma a Umidade-Calor.

Liberação miofascial na região baixa do abdome.

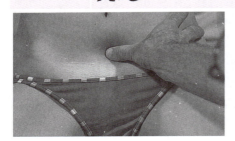

| VC4 | 关元 | Guān yuán | Residência do **qì** ancestral | Alarme do Intestino Delgado |

- No ventre, na linha média anterior, 2 distâncias acima da borda superior do púbis, na linha alba
- No centro do músculo reto do abdome. ⊥ 0,5 a 1 **cùn**

Indicações: alteração anímica (na visão da MTC, este ponto fixa a Alma Etérea – **hún**), alterações emocionais (ansiedade, medo), afecções geniturinárias, cólica menstrual (dismenorreia), corrimento vulvovaginal (leucorreia), diarreia, disenteria, fadiga (lassitude), distensão do ventre (aumento de volume devido a estados fisiológicos), hemorragia uterina (metrorragia), hérnia inguinal, impotência sexual, incontinência urinária (enurese), infertilidade feminina, insônia, irregularidade ou ausência de menstruação (amenorreia), prolapso uterino, retenção urinária (disúria). Dor no baixo-ventre.

Contraindicação: não utilizar em gestantes.

Acalma a Consciência (**shén**), aquece o Frio, fortalece o **qì** das Vísceras (**yáng qì**) e dos Órgãos (**yīn qì**), harmoniza o **qì** dos Vasos Maravilhosos **chōng mài** e **rèn mài** (Vaso da Concepção), do Intestino Delgado, do Triplo Aquecedor Inferior, do útero e da Via das Águas, nutre e tonifica o **qì** Original (**yuán qì**), o Sangue (**xuě**) e o Rim, transforma a Umidade-Calor e Umidade-Frio.

Liberação miofascial na região baixa do abdome.

| VC5 | 石门 | Shí mén | Porta de pedra | Alarme geral do Triplo Aquecedor |

- No ventre, na linha média anterior, 3 distâncias acima da borda superior do púbis, na linha alba, no centro do músculo reto do abdome. ⊥ 0,5 a 1 **cùn**

Indicações: corrimento vulvovaginal (leucorreia), diarreia, disenteria, fadiga (lassitude), hemorragia uterina (metrorragia), hérnia inguinal, ausência de menstruação (amenorreia) ou irregularidade, retenção urinária (disúria). Dor abdominal.

Contraindicação: não utilizar em gestantes.

Aumenta o **qì** Defensivo (**wèi qì**), fortalece o **qì** das Vísceras (**yáng qì**) e a função do Baço, harmoniza o **qì** da próstata, do Triplo Aquecedor Inferior, do útero e da Via das Águas, tonifica o **qì** Original (**yuán qì**) e o Rim.

Liberação miofascial na região baixa do abdome.

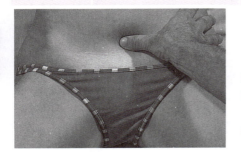

Vaso da Concepção

Capítulo 3 ❖ Atlas dos Meridianos e Pontos   175

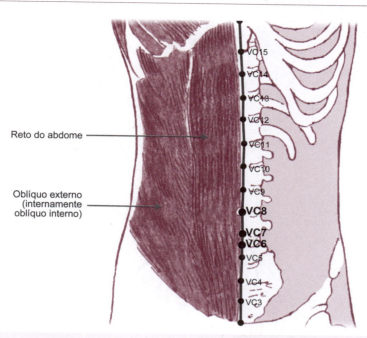

Reto do abdome

Oblíquo externo (internamente oblíquo interno)

Figura 3.140

| VC6 | 气海 | **Qì hǎi** | Mar do **qì** |

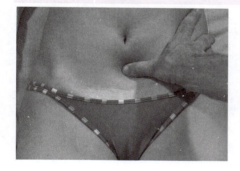

- No ventre, na linha média anterior, 1,5 distância abaixo do umbigo, na linha alba
- No centro do músculo reto do abdome. ⊥ 0,5 a 1 **cùn**

Indicações: cólica menstrual (dismenorreia), corrimento vulvovaginal (leucorreia), diarreia, disenteria, emissão seminal involuntária, fadiga (lassitude), hemorragia uterina (metrorragia), hérnia inguinal, impotência sexual, incontinência urinária (enurese), infertilidade feminina, menstruação irregular, prolapso uterino, transtornos psíquicos (depressão, neurastenia). Dor abdominal e no baixo-ventre.

🚫 Contraindicação: não utilizar em gestantes.

✳ Harmoniza o **qì** do Triplo Aquecedor Inferior, do Vaso da Concepção e da Via das Águas, tonifica o Baço, o **qì** Original (**yuán qì**) e o Rim, tonifica o **qì** do Sangue (**xuě**) e das Vísceras (**yáng qì**), transforma a Umidade e a Umidade-Calor.

🔥 Ótimo efeito com moxa para tonificar o **qì** Original e o **yáng** do Rim.

✋ Liberação miofascial na região do abdome.

| VC7 | 阴交 | **Yīn jiāo** | Cruzamento do **yīn** | Alarme Inferior do TA (ligado ao sistema geniturinário) |

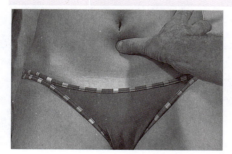

- No ventre, na linha média anterior, 1 distância abaixo do umbigo, na linha alba
- No centro do músculo reto do abdome. ⊥ 0,5 a 1 **cùn**

Indicações: corrimento vulvovaginal (leucorreia), hemorragia uterina (metrorragia), hérnia inguinal, distensão abdominal (aumento do volume devido a estados fisiológicos), infertilidade feminina, ausência de menstruação (amenorreia) ou irregularidade, prolapso uterino. Dor abdominal e no baixo-ventre que se irradia para os genitais.

🚫 Contraindicação: não utilizar em gestantes.

✳ Fortalece o **qì** do Triplo Aquecedor Inferior e das Vísceras (**yáng qì**), harmoniza o **qì** do Vaso da Concepção e do Vaso Governador, nutre o Sangue (**xuě**), tonifica o **qì** da Essência (**jīng**) e do Rim, transforma a Umidade e a Umidade-Frio.

✋ Liberação miofascial na região do abdome.

| VC8 | 神阙 | **Shén què** ou **Qí Zhōng** | Palácio do espírito ou meio do umbigo |

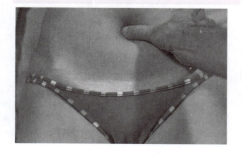

- No abdome, na linha média anterior, no centro do umbigo, na linha alba
- No centro do músculo reto do abdome.

Indicações: afecções do intestino, coma por AVC, diarreia, disenteria, distensão abdominal (aumento do volume devido a estados fisiológicos), fadiga (lassitude), ruídos no intestino (borborigmo). Dor abdominal.

🚫 Contraindicações: não utilizar em gestantes, não aplicar agulha.

✳ Fortalece o **qì** das Vísceras (**yáng qì**), harmoniza o **qì** dos Intestinos e a Via das Águas, tonifica o **qì** do Baço, Estômago e Rim, tonifica o **qì** Original (**yuán qì**), transforma a Umidade e a Umidade-Frio.

✋ Liberação miofascial na região do abdome.

Vaso da Concepção

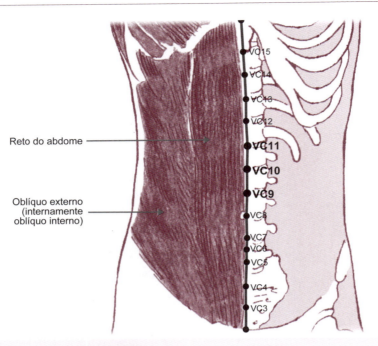

Reto do abdome

Oblíquo externo (internamente oblíquo interno)

Figura 3.141

VC9 水分   Shuí fēn   Separação da Água

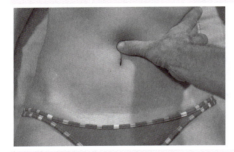

- No abdome, na linha média anterior, 1 distância acima do umbigo, na linha alba
- No centro do músculo reto do abdome. ⊥ 0,5 a 1 **cùn**

Indicações: disenteria, náuseas, regurgitação, ruídos no intestino (borborigmo), retenção de urina (disúria), vômito. Dor e edema abdominais.

Contraindicação: não utilizar em gestantes.

Aquece o Frio, harmoniza o **qì** do Baço e da Via das Águas, transforma a Umidade.

Liberação miofascial na região do abdome.

VC10 下脘   Xià wǎn   Epigástrio inferior

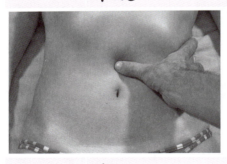

- No abdome, na linha média anterior, 2 distâncias acima do umbigo, na linha alba
- No centro do músculo reto do abdome. ⊥ 0,5 a 1 **cùn**

Indicações: anorexia, diarreia, disenteria, distensão abdominal (aumento do volume devido a estados fisiológicos), gastralgia, gastrite, indigestão, regurgitação, ruídos no intestino (borborigmo), vômito. Dor abdominal.

Contraindicação: não utilizar em gestantes.

Alivia a estagnação dos alimentos, tonifica o Baço, redireciona o fluxo do **qí** do Estômago em descendência, transforma a Umidade e a Umidade-Calor.

Liberação miofascial na região do abdome.

VC11 建里   Jiàn lǐ   Estabelecendo o interior

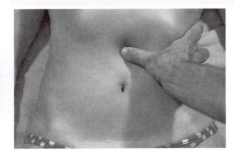

- No abdome, na linha média anterior, 3 distâncias acima do umbigo, na linha alba
- No centro do músculo reto do abdome. ⊥ 0,5 a 1 **cùn**

Indicações: anorexia, distensão abdominal (aumento do volume devido a estados fisiológicos), gastralgia, gastrite, indigestão, náuseas, vômito. Dor e edema abdominais.

Fortalece o **qí** do Baço e do Triplo Aquecedor médio, harmoniza o **qí** do Estômago e dos Intestinos, redireciona o fluxo do **qí** do Estômago em descendência, transforma a Umidade-Calor.

Liberação miofascial na região do abdome.

Capítulo 3 ❖ Atlas dos Meridianos e Pontos 177

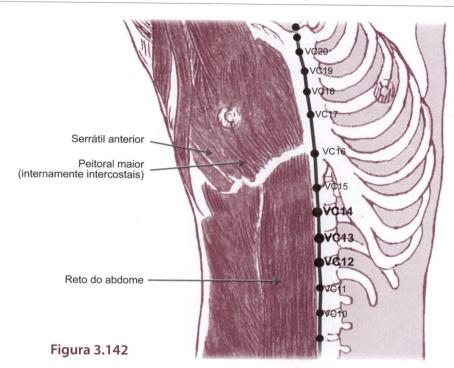

Serrátil anterior
Peitoral maior (internamente intercostais)
Reto do abdome

Figura 3.142

VC12	中脘	**Zhōng wǎn**	Meio do epigástrio	Alarme do E e Alarme Médio do TA (ligado ao sistema digestório)

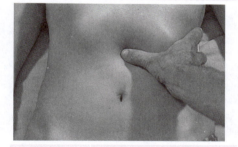

- No abdome, na linha média anterior, 4 distâncias acima do umbigo, na linha alba
- No centro do músculo reto do abdome. ⊥ 0,5 a 1 **cùn**

Indicações: atrofia muscular, anemia, anorexia, diarreia, disenteria, distensão abdominal (aumento do volume devido a estados fisiológicos), fadiga (lassitude), gastralgia, gastrite, hipertensão arterial, indigestão, insônia, transtornos psíquicos (esquizofrenia, histeria, neurastenia), vômito. Dor abdominal.

✻ Harmoniza o **qì** do Triplo Aquecedor Médio, tonifica o **qì** do Baço, do Estômago e o **qì** Nutritivo (**yìng qì**), redireciona o fluxo do **qì** do Estômago em descendência, transforma a Umidade e a Umidade-Calor.

✋ Liberação miofascial na região alta do abdome.

VC13	上脘	**Shàng wǎn**	Epigástrio superior	

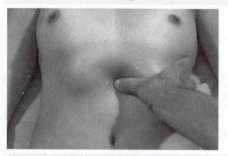

- No abdome, na linha média anterior, 3 distâncias abaixo da borda inferior do osso esterno ou 2 distâncias abaixo do processo xifoide, na linha alba
- No centro do músculo reto do abdome. ⊥ 0,5 a 1 **cùn**

Indicações: distensão abdominal (aumento do volume devido a estados fisiológicos), epilepsia, espasmos no estômago (epigastralgia), gastralgia, gastrite, náuseas, regurgitação, soluço, vômito. Dor abdominal.

✻ Acalma a Consciência (**shén**), fortalece a vontade, harmoniza o **qì** do Baço, do Coração, do Estômago e do Triplo Aquecedor Médio, redireciona o fluxo do **qì** do Estômago em descendência, transforma a Umidade e a Umidade-Calor.

✋ Liberação miofascial na região alta do abdome.

VC14	巨阙	**Jù qué**	Palácio grande	Alarme do C

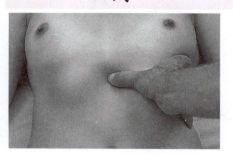

- No abdome, na linha média anterior, 2 distâncias abaixo da borda inferior do osso esterno ou 1 distância abaixo do processo xifoide, na linha alba
- No centro do músculo reto do abdome. ⊥ 0,5 a 1 **cùn**

Indicações: alterações emocionais (alegria excessiva, ansiedade, obsessividade, pensamentos repetidos), convulsão, distúrbios mentais, distensão abdominal (aumento do volume devido a estados fisiológicos), epilepsia, gastrite, insônia, náuseas, regurgitação, soluço, vômito. Dor nas regiões do tórax e precordial.

✻ Acalma a Consciência (**shén**), dispersa o Calor do Coração, fortalece o **qì** do diafragma e do Triplo Aquecedor Médio, harmoniza o **qì** do Coração e do Estômago, redireciona o fluxo do **qì** do Estômago em descendência.

✋ Liberação miofascial na região alta do abdome.

Vaso da Concepção

178 Caminhos de Energia

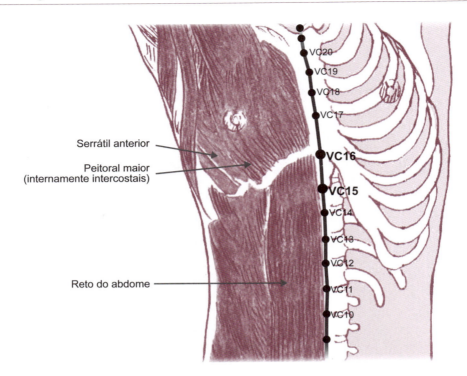

Figura 3.143

VC15 鳩尾 Jiū wěi Cauda do pássaro

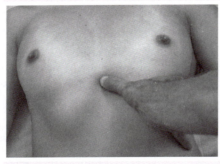

- No abdome, na linha média anterior, 1 distância abaixo da borda inferior do osso esterno ou na borda inferior do processo xifoide, na linha alba
- No centro do músculo reto do abdome. ∠ 0,5 a 1 **cùn**

Indicações: alterações emocionais (ansiedade intensa, medo, preocupação), asma, distensão abdominal (aumento do volume devido a estados fisiológicos), distúrbios mentais, epilepsia, espasmos no estômago (epigastralgia), fadiga após estresse ou relação sexual, náuseas, regurgitação, soluço. Dor na região precordial e no tórax.

✺ Acalma a Consciência (**shén**), dispersa o Vento, harmoniza o **qì** do Coração e do Triplo Aquecedor Médio, nutre e tonifica o **qì** Original (**yuán qì**), transforma a Umidade-Calor.

✋ Liberação miofascial na região alta do abdome.

VC16 中庭 Zhōngtíng Pátio central

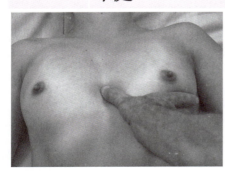

- No tórax, na linha média anterior, na borda inferior do osso esterno, na altura do 5º espaço intercostal
- No periósteo. ═ 0,3 a 0,5 **cùn**

Indicações: asma, náuseas, nevralgia intercostal, opressão no tórax, regurgitação, regurgitação láctea do recém-nascido, taquicardia, vômito. Dor no tórax e nos hipocôndrios.

✺ Redireciona o fluxo do **qì** do Estômago em descendência, suaviza o fluxo do **qì** no tórax.

✋ Liberação das aderências teciduais no periósteo, na região do osso esterno.

Vaso da Concepção

Capítulo 3 ❖ Atlas dos Meridianos e Pontos 179

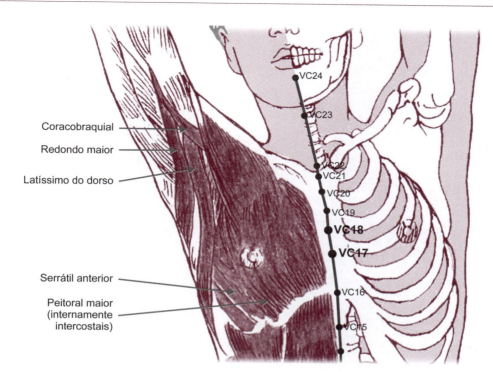

Coracobraquial
Redondo maior
Latíssimo do dorso

Serrátil anterior
Peitoral maior (internamente intercostais)

Figura 3.144

VC17	膻中	Shān Zhōng	Meio do tórax	Alarme superior do TA (ligado ao sistema cardiorrespiratório)

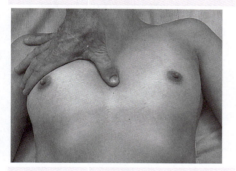

- No tórax, na linha média anterior, no osso esterno, na altura do 4º espaço intercostal, na linha horizontal entre os mamilos
- No periósteo. ▬ 0,3 a 0,5 **cùn**

Indicações: alterações emocionais (angústia, estado depressivo), asma, bronquite, dificuldade na respiração (dispneia), escassez de leite após o parto, inflamação nas mamas (mastite), opressão no tórax, palpitação, soluço, tosse, vômito. Dor no tórax.

✹ Beneficia o **qì** do diafragma e das mamas, desbloqueia o **qì** torácico (**zōng qì**), harmoniza o **qì** do Pulmão e do Triplo Aquecedor Superior, redireciona o **qì** invertido, suaviza o fluxo do **qì** no tórax, tonifica o **qì** dos Órgãos (**yīn qì**), transforma a Mucosidade, a Umidade-Calor e a Umidade-Frio.

✋ Liberação das aderências teciduais no periósteo, na região do osso esterno.

VC18	玉堂	Yù Táng	Salão de jade

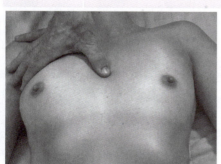

- No tórax, na linha média anterior, no osso esterno, na altura do 3º espaço intercostal
- No periósteo. ▬ 0,3 a 0,5 **cùn**

Indicações: afonia, asma, bronquite, intercostalgia, tosse, vômito. Dor no tórax.

✹ Harmoniza o **qì** do Pulmão, suaviza o fluxo do **qì** no tórax.

✋ Liberação das aderências teciduais no periósteo, na região do osso esterno.

Vaso da Concepção

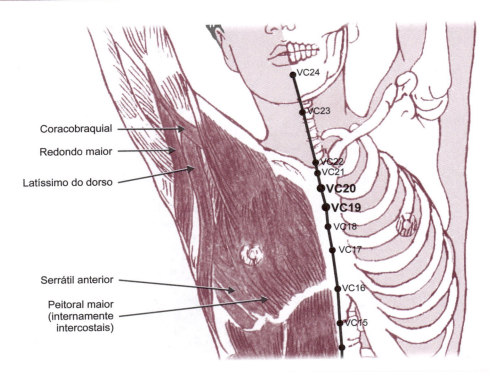

Coracobraquial
Redondo maior
Latíssimo do dorso

Serrátil anterior
Peitoral maior (internamente intercostais)

Figura 3.145

VC19 紫宫   Zǐ gōng   Palácio violeta

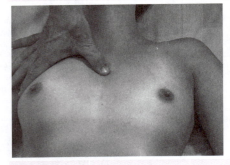

- No tórax, na linha média anterior, no osso esterno, na altura do 2º espaço intercostal
- No periósteo. ▬ 0,3 a 0,5 **cùn**

  Indicações: asma, bronquite, tosse, vômito. Dor na garganta e no tórax.

- Harmoniza o **qì** do Pulmão, suaviza o fluxo do **qì** no tórax.
- Liberação das aderências teciduais no periósteo, na região do osso esterno.

VC20 华盖   Huágài   Guarda-chuva suntuoso

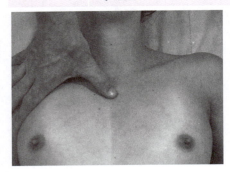

- No tórax, na linha média anterior, no osso esterno (manúbrio), na altura do 1º espaço intercostal
- No periósteo. ▬ 0,3 a 0,5 **cùn**

  Indicações: afonia, asma, bronquite, intercostalgia, opressão no tórax, tosse. Dor na garganta, nos hipocôndrios e no tórax.

- Beneficia o **qì** do diafragma, harmoniza o **qì** do Pulmão, suaviza o fluxo do **qì** no tórax.
- Liberação das aderências teciduais no periósteo, na região do osso esterno.

Vaso da Concepção

Capítulo 3 ❖ Atlas dos Meridianos e Pontos 181

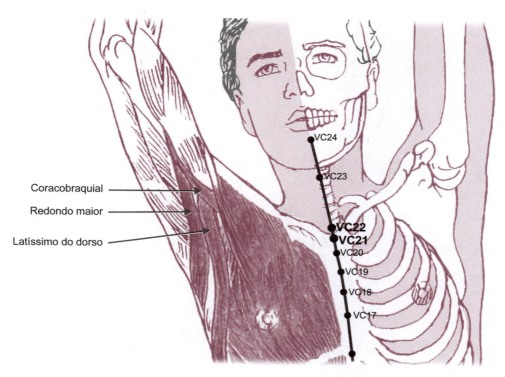

Coracobraquial
Redondo maior
Latíssimo do dorso

Figura 3.146

VC21	璇玑	**Xuán jī**	Eixo de rotação

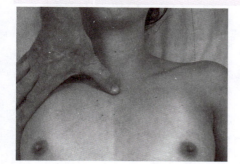

- No tórax, na linha média anterior, no osso esterno (manúbrio), 1 distância abaixo da fossa supraesternal
- No periósteo. ═ 0,3 a 0,5 **cùn**

Indicações: afonia, amigdalite, asma, bronquite, tosse. Dor na garganta e no tórax.

✺ Harmoniza o **qì** do Pulmão, suaviza o fluxo do **qì** no tórax.

✿ Liberação das aderências teciduais no periósteo, na região do osso esterno.

VC22	天突	**Tiān tù**	Proeminência do céu

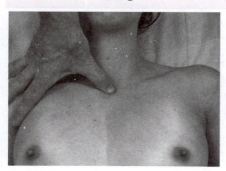

- Na face anterior do pescoço, na linha média anterior, acima da borda superior do osso esterno, no centro da fossa supraesternal
- No músculo esterno-hióideo. ⊥ 0,2 a 0,3 **cùn**

Indicações: afecções na garganta, afonia, amigdalite, asma, bronquite, dificuldade de respirar (dispneia), enfermidades nas cordas vocais, regurgitação, roncos súbitos, soluço, tosse. Dor na garganta.

✺ Estimula a descendência do **qì** do Pulmão, harmoniza o **qì** do Pulmão, suaviza o fluxo do **qì** no tórax, umedece e refresca a garganta, transforma a Mucosidade e a Umidade.

✿ Liberação miofascial na região do músculo esterno-hióideo.

Vaso da Concepção

182 Caminhos de Energia

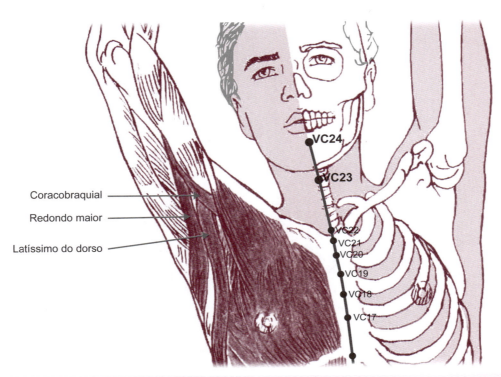

Figura 3.147

| VC23 | 廉泉 | Lián quán | Nascente pura |

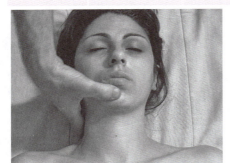

- Na face anterior do pescoço, na linha média anterior, acima da margem superior do osso hioide (pomo de Adão)
- No músculo milo-hióideo. ⊥ 0,5 a 0,8 **cùn** (estimula-se e retira-se a agulha, não retê-la)

Indicações: afasia, afecções na garganta e língua, amigdalite, enfermidades nas cordas vocais, roncos súbitos, tosse. Dor na garganta.

✳ Beneficia a fala e a língua, dispersa o Calor, o Fogo e o Vento, umedece e refresca a garganta, transforma a Mucosidade.

✋ Liberação miofascial na região do músculo esterno-hióideo.

| VC24 | 承浆 | Chéng jiāng | Recebendo a saliva |

- No queixo, na linha média anterior, na mandíbula, em uma depressão entre o queixo e lábio inferior
- Entre os músculos mentonianos e orbicular da boca. ∠ 0,3 a 0,5 **cùn**

Indicações: estímulo à ressuscitação, gengitive, paralisia facial, roncos súbitos, secura da boca. Dor nos dentes.

✳ Aumenta a circulação do **qì** no Canal, dispersa o Frio e o Vento, transforma a Mucosidade e a Umidade.

✋ Liberação miofascial na região dos músculos mentonianos e orbicular da boca.

Nesse Canal não há Pontos de Comando nem Pontos **Shù** Antigos.

Vaso da Concepção

VASO GOVERNADOR OU SISTEMA NERVOSO

督脉　　　　　　　　　　Dū mài　　　　　　　　　　Vasos Maravilhosos

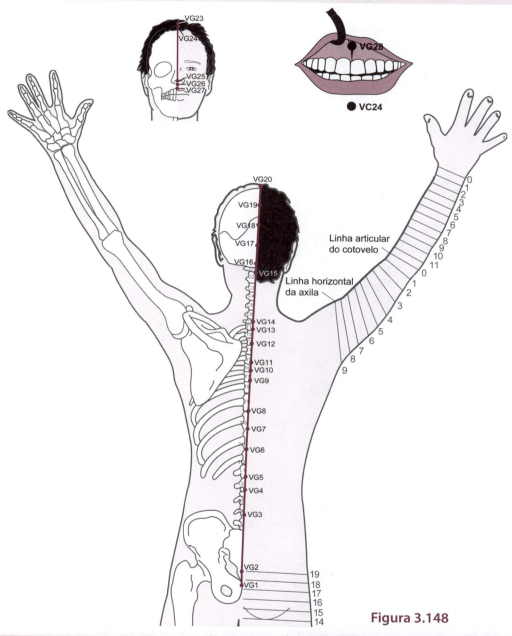

Figura 3.148

Trajeto: na linha mediana posterior, sobre a coluna vertebral, até cabeça e face (28 pontos)	
VG1	Inicia-se abaixo do osso cóccix, no músculo levantador do ânus
VG2, VG3, VG4, VG5, VG6, VG7, VG8, VG9, VG10, VG11, VG12, VG13, VG14, VG15	Sobe verticalmente sobre a coluna vertebral
VG16, VG17, VG18, VG19, VG20	Continua subindo, pelo centro do crânio, até o vértice
VG21, VG22, VG23, VG24	Continua seu trajeto na linha mediana anterior da cabeça até a linha de inserção anterior dos cabelos
VG25, VG26, VG27	Desce pela linha mediana anterior na face até o lábio superior
VG28	Termina externamente na gengiva superior e se interioriza

184 Caminhos de Energia

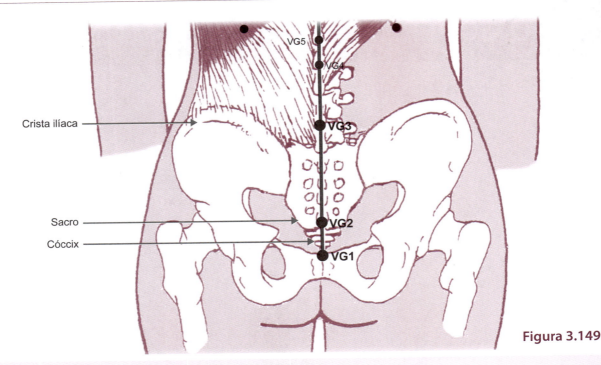

Figura 3.149

VG1 长强   Cháng qiáng   Longo e forte

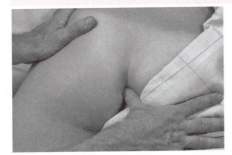

- No assoalho pélvico, na linha média da região perineal, abaixo da extremidade inferior do cóccix, entre o ânus e o cóccix
- Nos músculos levantador do ânus e coccígeo. ∠ 0,5 a 1 **cùn**

Indicações: afecções geniturinárias, constipação, diarreia, epilepsia, hemorroidas, impotência sexual, ausência de menstruação (amenorreia), parto prolongado, prolapso do ânus, transtornos psíquicos (esquizofrenia, manias, psicose). Dor na região lombossacral.

✳ Acalma a Consciência (**shēn**), dispersa o Calor, harmoniza o **qì** dos Intestinos, dos orifícios inferiores, do Vaso da Concepção e do Vaso-Governador, nutre o **yīn**, transforma a Umidade-Calor.

✋ Liberação miofascial na região dos músculos levantador do ânus e coccígeo.

VG2 腰俞   Yāo shù   Ponta lombar

 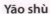 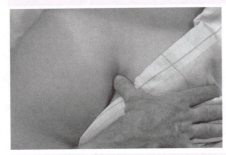

- Na coluna vertebral, no osso sacro, abaixo do processo espinhoso da 4ª vértebra sacral, acima da articulação sacrococcígea, onde se abre o hiato sacral
- Ligamento interespinhal e músculo eretor da espinha. ∠ 0,5 a 1 **cùn**

Indicações: atrofia muscular dos membros inferiores, ciatalgia, convulsão, diarreia, epilepsia, hemorroidas, impotência sexual, hérnia inguinal, incontinência urinária (enurese), menstruação irregular, paralisia dos membros inferiores. Dor nas regiões lombossacral e sacroilíaca.

✳ Aquece o do Triplo Aquecedor Inferior, dispersa o Vento, harmoniza e promove a circulação do Sangue (**xuě**), transforma a Umidade.

✋ Desobstrui o adensamento tecidual sobre o osso sacro.

VG3 腰阳关   Yāo yáng guān   Portão **yáng xuě** da lombar

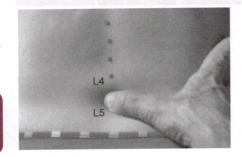

- Na coluna vertebral, na região lombar, no espaço intervertebral abaixo do processo espinhoso da 4ª vértebra lombar
- No ligamento interespinhal, músculo eretor da espinha e aponeurose toracolombar. ∠ 0,5 a 1 **cùn**

Indicações: atrofia muscular dos membros inferiores, ciatalgia, corrimento vulvovaginal (leucorreia), emissão seminal involuntária, hemorragia uterina (metrorragia), hemorroidas, impotência sexual, lombalgia, menstruação irregular. Dor na região lombossacral.

✳ Aquece o Sangue (**xuě**) e os genitais, beneficia as pernas, dispersa o Frio-Úmido do Triplo Aquecedor, harmoniza o **qì** do Rim, tonifica o **yáng**, transforma a Umidade.

✋ Desobstrui o adensamento tecidual no espaço entre a 4ª e a 5ª vértebra lombar.

Vaso Governador

Capítulo 3 ❖ Atlas dos Meridianos e Pontos 185

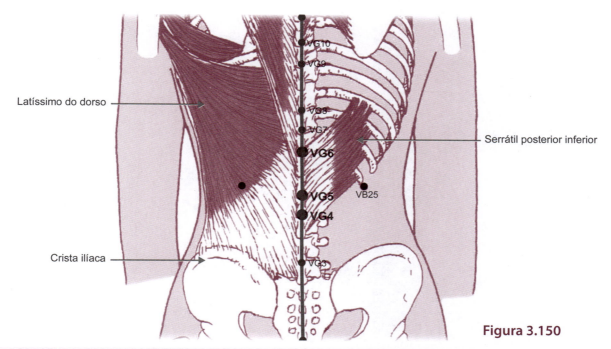

Figura 3.150

VG4 命门   Mìng mén   Porta da vida

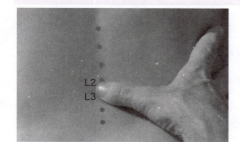

- Na coluna vertebral, na região lombar, no espaço intervertebral abaixo do processo espinhoso da 2ª vértebra lombar
- No ligamento interespinhal, músculo eretor da espinha e aponeurose toracolombar. ∠ 0,5 a 1 **cùn**

Indicações: ciatalgia, cólica menstrual, constipação, corrimento vulvovaginal (leucorreia), diarreia, ejaculação precoce, emissão seminal involuntária, fadiga (lassitude), febre, impotência sexual, incontinência urinária (enurese), infertilidade feminina, lombalgia, menstruação irregular, pés frios, prolapso do ânus, transtornos motores nos membros inferiores, transtornos psíquicos (depressão). Dor no abdome e na pelve.

✳ Beneficia o joelho e a coluna lombar, dispersa o Frio, o Sangue (**xuě**), nutre o **qì** Original (**yuán qì**), tonifica a Essência (**jīng**), tonifica o **yáng** do Rim, transforma a Umidade e a Umidade-Frio.

✋ Desobstrui o adensamento tecidual no espaço entre a 2ª e a 3ª vértebra lombar.

VG5 县枢   Xuán shū   Pivô suspenso

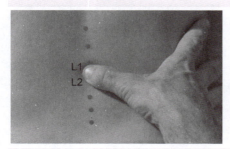

- Na coluna vertebral, na região lombar, no espaço intervertebral abaixo do processo espinhoso da 1ª vértebra lombar
- No ligamento interespinhal, músculo eretor da espinha e aponeurose toracolombar. ∠ 0,5 a 1 **cùn**

Indicações: diarreia, disenteria, lombalgia, prolapso do ânus. Dor no abdome e nas costas.

✳ Beneficia a coluna vertebral, harmoniza o **qì** do Baço e do Estômago, tonifica a função do Rim.

✋ Desobstrui o adensamento tecidual no espaço entre a 1ª e a 2ª vértebra lombar.

VG6 脊中   Jǐ zhōng   Meio da coluna

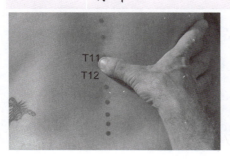

- Na coluna vertebral, na região torácica, no espaço intervertebral abaixo do processo espinhoso da 11ª vértebra torácica
- No ligamento interespinhal, músculo eretor da espinha, aponeurose toracolombar e tendão do músculo trapézio. ∠ 0,5 a 1 **cùn**

Indicações: alterações emocionais (agitação, ansiedade), convulsão, diarreia, epilepsia, icterícia, indigestão, gastralgia, hemorroidas, lombalgia, paralisia dos membros inferiores, prolapso do ânus. Dor nas costas.

✳ Dispersa o Vento, tonifica o **qì** do Baço e do Rim, transforma a Umidade.

✋ Desobstrui o adensamento tecidual no espaço entre a 11ª e a 12ª vértebra torácica.

186 Caminhos de Energia

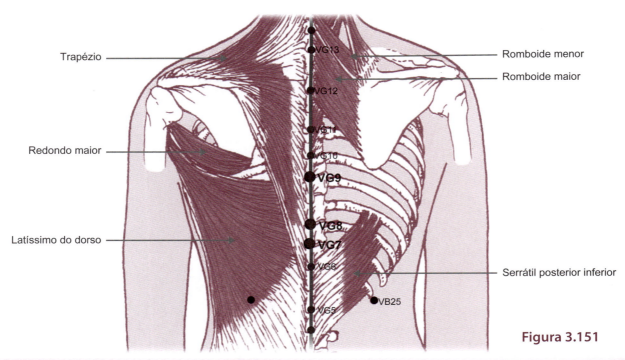

Figura 3.151

VG7 中枢 **Zhōng shū** Pivô central

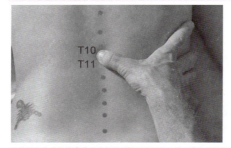

- Na coluna vertebral, na região torácica, no espaço intervertebral abaixo do processo espinhoso da 10ª vértebra torácica
- No ligamento interespinhal, músculo eretor da espina, aponeurose toracolombar e tendão do músculo trapézio. ∠ 0,5 a 1 **cùn**

Indicações: afecções hepatobiliares, gastralgia, gastrite, icterícia, lombalgia. Dor no abdome e nas costas.

✱ Beneficia a coluna vertebral, harmoniza o **qì** do Baço e do Estômago, tonifica a função do Rim.

✿ Desobstrui o adensamento tecidual no espaço entre a 10ª e a 11ª vértebra torácica.

VG8 筋缩 **Jīn suō** Tendão contraído

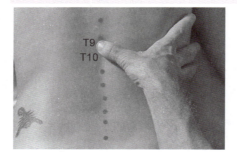

- Na coluna vertebral, na região torácica, no espaço intervertebral abaixo do processo espinhoso da 9ª vértebra torácica
- No ligamento interespinhal, músculo eretor da espina, aponeurose toracolombar e tendão do músculo trapézio. ∠ 0,5 a 1 **cùn**

Indicações: afecções hepatobiliares, convulsão, espasmos no estômago (epigastralgia), epilepsia, gastralgia, gastrite, lombalgia, nevralgia na região intercostal. Dor e contratura nas costas.

✱ Desobstrui o **qì** do Fígado, dispersa o Vento.

✿ Desobstrui o adensamento tecidual no espaço entre a 9ª e a 10ª vértebra torácica.

VG9 至阳 **Zhì yáng** Atingindo o **yáng**

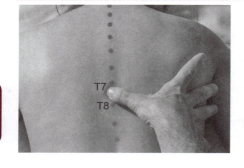

- Na coluna vertebral, na região torácica, no espaço intervertebral abaixo do processo espinhoso da 7ª vértebra torácica
- No ligamento interespinhal, músculo eretor da espina, aponeurose toracolombar e tendão do músculo trapézio. ∠ 0,5 a 1 **cùn**

Indicações: afecções hepatobiliares, asma, icterícia, nevralgia na região intercostal, opressão no tórax, soluço, tosse. Dor nas costas e nos hipocôndrios.

✱ Dispersa o Calor e o Fogo, harmoniza o **qì** da Bexiga, do Fígado e da Vesícula Biliar, promove a expansão do diafragma e tórax, transforma a Umidade-Calor.

✿ Desobstrui o adensamento tecidual no espaço entre a 7ª e a 8ª vértebra torácica.

Vaso Governador

Capítulo 3 ❖ Atlas dos Meridianos e Pontos 187

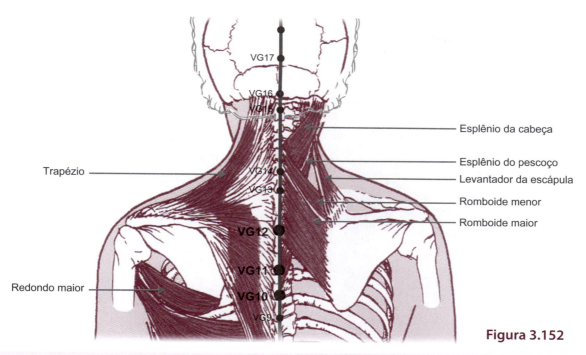

Figura 3.152

VG10 灵台 Líng tái — Plataforma espiritual

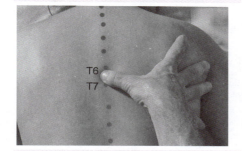

- Na coluna vertebral, na região torácica, no espaço intervertebral abaixo do processo espinhoso da 6ª vértebra torácica
- No ligamento interespinhal, músculo eretor da espinha e tendão do músculo trapézio. ∠ 0,5 a 1 **cùn**

Indicações: afecções hepatobiliares, asma, bronquite, gastralgia, pneumonia, resfriado, rigidez no pescoço, tosse. Dor e contratura nas costas.

✹ Ativa a circulação do **qì** nos Colaterais, harmoniza o Sangue (**xuě**), suaviza o fluxo do **qì** no tórax.

✋ Desobstrui o adensamento tecidual no espaço entre a 6ª e a 7ª vértebra torácica.

VG11 神道 Shén dào — Caminho do espírito

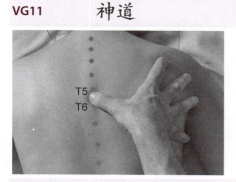

- Na coluna vertebral, na região torácica, no espaço intervertebral abaixo do processo espinhoso da 5ª vértebra torácica
- No ligamento interespinhal, músculo eretor da espinha e tendão do músculo trapézio. ∠ 0,5 a 1 **cùn**

Indicações: alterações emocionais (ansiedade, preocupação excessiva, tristeza), asma, convulsão infantil, distúrbios mentais, febre, intercostalgia, memória debilitada, tosse, transtornos psíquicos (depressão, histeria, psicose). Dor nas costas, nas regiões cardíaca e precordial.

✹ Acalma a Consciência (**shén**), dispersa o Vento, harmoniza o **qì** do Coração e Pulmão, transforma a Mucosidade.

✋ Desobstrui o adensamento tecidual no espaço entre a 5ª e a 6ª vértebra torácica.

VG12 身柱 Shēn zhù — Pilar do corpo

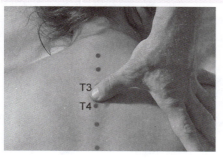

- Na coluna vertebral, na região torácica, no espaço intervertebral abaixo do processo espinhoso da 3ª vértebra torácica
- No ligamento interespinhal, músculo eretor da espinha e tendão do músculo trapézio. ∠ 0,5 a 1 **cùn**

Indicações: asma, bronquite, convulsão, convulsão infantil, epilepsia, pneumonia, tosse. Dor nas costas.

✹ Acalma a Consciência (**shén**), dispersa o Vento, tonifica o **qì** do Pulmão, relaxa tendões e músculos.

✋ Desobstruem o adensamento tecidual no espaço entre a 3ª e a 4ª vértebra torácica.

Vaso Governador

188 Caminhos de Energia

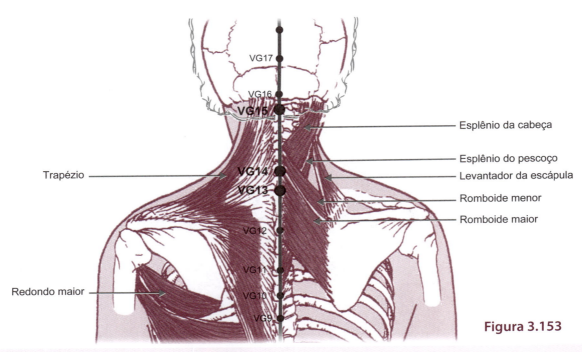

Figura 3.153

VG13 陶道   Táo dào   Estrada da felicidade

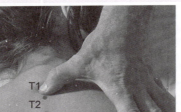

- Na coluna vertebral, na região torácica, no espaço intervertebral abaixo do processo espinhoso da 1ª vértebra torácica
- No ligamento interespinhal, músculo eretor da espinha e tendão do músculo trapézio. ⦨ 0,5 a 1 **cùn**

Indicações: asma, bronquite, cefaleia, convulsão, epilepsia, febre, rigidez no pescoço (torcicolo), pneumonia, vertigem. Dor e contratura na região torácica das costas.

✴ Acalma a Consciência (**shén**), dispersa o Calor, fortalece o **qì** do Pulmão, promove a circulação do **qì** antipatogênico, tonifica o **qì** Defensivo (**wèi qì**).

✋ Desobstrui o adensamento tecidual no espaço entre a 1ª e a 2ª vértebra torácica.

VG14 大椎   Dà zhuī   Grande vértebra

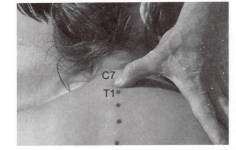

- Na coluna vertebral, na transição entre o pescoço e o tórax, no espaço intervertebral abaixo do processo espinhoso da 7ª vértebra cervical
- No ligamento interespinhal, músculo eretor da espinha e tendão do músculo trapézio. ⦨ 0,5 a 1 **cùn**

Indicações: asma, bronquite, cefaleia, cervicobraquialgia, epilepsia, febre, sudorese noturna, resfriado, rigidez no pescoço (torcicolo), pneumonia, tosse. Dor na nuca.

✴ Acalma a Consciência (**shén**), beneficia o cérebro, desobstrui a mente, dispersa o Calor e o Vento, regulariza o **qì** Nutritivo (**yíng qì**), tonifica o **qì** Defensivo (**wèi qì**) e o **yáng**.

✋ Desobstrui o adensamento tecidual no espaço entre a 7ª vértebra cervical e 1ª vértebra torácica.

VG15 哑门   Yă mén   Portão para curar a mudez

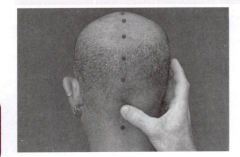

- Na coluna vertebral, na região cervical, no espaço intervertebral abaixo do processo espinhoso da 1ª vértebra cervical (atlas), meia distância acima da linha de inserção posterior dos cabelos
- No ligamento interespinhal, músculo eretor da espinha, tendão do músculo trapézio e músculo reto posterior menor da cabeça. ⊥ 0,5 a 1 **cùn** (sem manipulação)

Indicações: afasia, cefaleia, distúrbios mentais, desmaio, epilepsia, rigidez na língua e no pescoço (torcicolo), sangramento do nariz (epistaxe), sequelas de AVC ligadas à fala, tontura, transtornos psíquicos (esquizofrenia, histeria). Dor na nuca. Este ponto é citado por vários autores para tratamento de surdez e mudez.

✴ Acalma a Consciência (**shén**), beneficia o cérebro, desobstrui a mente, fortalece as funções do Canal.

✋ Desobstrui o adensamento tecidual no espaço entre a 1ª e a 2ª vértebra cervical.

Vaso Governador

Capítulo 3 ❖ Atlas dos Meridianos e Pontos 189

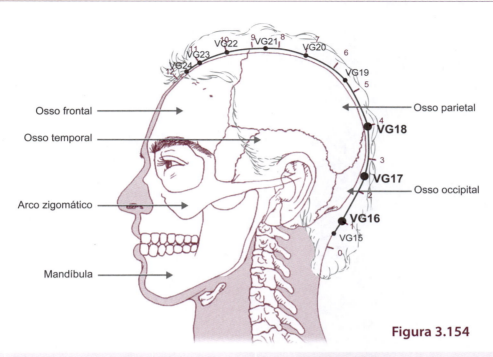

Figura 3.154

| VG16 | 风府 | Fēng fǔ | Palácio dos ventos |

- Na cabeça, na linha média posterior, abaixo da protuberância do osso occipital, 1 distância acima da inserção posterior dos cabelos
- No ligamento nucal, tendão do músculo trapézio, músculo reto posterior menor da cabeça. ⊥ 0,5 a 1 **cùn** (sem manipulação)

Indicações: Afecções nos olhos, afonia, cefaleia, coma por AVC, enxaqueca, epilepsia, distúrbios mentais, resfriado, rigidez na língua e no pescoço (torcicolo), sangramento do nariz (epistaxe), sequelas do AVC, Síndrome da Obstrução Dolorosa da cabeça, tontura, vertigem. Dor na garganta.

✳ Beneficia o cérebro, desobstrui a mente, dispersa o Vento, o Vento-Calor e o Vento-Frio, harmoniza o **qì** do Pulmão, promove a circulação do **qì** das Vísceras (**yáng qì**).

✋ Liberação miofascial na região da fixação dos músculos no osso occipital.

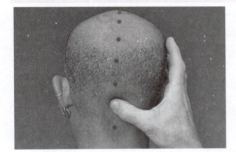

| VG17 | 脑户 | Nǎo hù | Portão do cérebro |

- Na cabeça, no osso occipital, na linha média posterior, 2,5 distâncias acima da linha de inserção dos cabelos, ou 1,5 distância acima do VG16
- Na aponeurose epicrânica. ═ 0,3 a 0,8 **cùn**

Indicações: afecções nos olhos, afonia, epilepsia, cefaleia, coma por AVC, conjuntivite, convulsão, convulsão infantil, insônia, tontura, vertigem. Dor na nuca e na região cervical.

✳ Beneficia o cérebro, dispersa o Vento, desobstrui a mente, transforma a Umidade-Calor.

✋ Liberação miofascial na face posterior da aponeurose epicrânica.

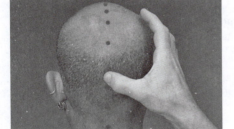

| VG18 | 强间 | Qiáng jiān | Caixa resistente |

- Na cabeça, no osso occipital, na linha média posterior, 4 distâncias acima da linha de inserção posterior dos cabelos, ou 1,5 distância acima do VG17
- Na aponeurose epicrânica. ═ 0,5 a 0,8 **cùn**

Indicações: alterações emocionais (ansiedade), afecções nos olhos, cefaleia, distúrbios mentais, insônia, transtornos psíquicos (histeria, manias, psicose), vômito. Dor na nuca.

✳ Dispersa o Vento, transforma a Umidade-Calor.

✋ Liberação miofascial na face posterior da aponeurose epicrânica.

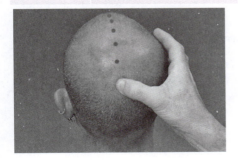

Vaso Governador

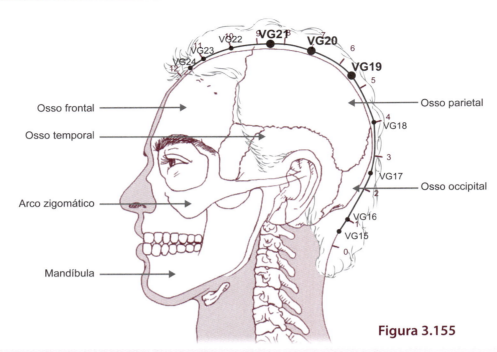

Figura 3.155

VG19 后顶 — Hòu dǐng — Vértice posterior

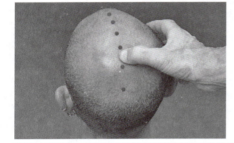

- Na cabeça, no osso parietal, na linha média posterior, 5,5 distâncias acima da linha de inserção posterior dos cabelos, ou 1,5 distância acima do VG18
- Na aponeurose epicrânica. ▬ 0,5 a 0,8 **cùn**

Indicações: cefaleia, convulsão, convulsão infantil, epilepsia, insônia, resfriado, transtornos psíquicos (ansiedade intensa, depressão, manias), vertigem. Dor na nuca e no vértice.

✳ Acalma a Consciência (**shén**), beneficia o cérebro, dispersa o Vento, transforma a Umidade-Calor.

✋ Liberação miofascial na face superior da aponeurose epicrânica.

VG20 百会 — Bǎi huì — Cem encontros

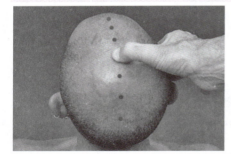

- No ápice superior no crânio, no osso parietal, na intersecção da linha média com a linha que une os vértices das orelhas, 5 distâncias acima da linha de inserção anterior dos cabelos
- Na aponeurose epicrânica. ▬ 0,5 a 0,8 **cùn**

Indicações: afasia, afecções nos olhos, cefaleia, convulsão, convulsão infantil, enxaqueca, epilepsia, estímulo à ressuscitação, hemorroidas, insônia, obstrução nasal, prolapso do ânus e do útero, transtornos psíquicos (depressão, histeria), sequelas de AVC, tinido, tontura, vertigem. Dor no vértice.

✳ Aumenta o **qì** colapsado dos Órgãos, desobstrui a Mente, dispersa o Vento, estabiliza o **qì** das Vísceras (**yáng qì**), fortalece a função do Baço, harmoniza a Consciência (**shén**) e o **yáng** do Fígado.

✋ Liberação miofascial na face superior da aponeurose epicrânica.

VG21 前顶 — Qián dǐng — Vértice anterior

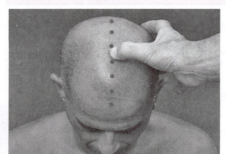

- Na cabeça, no osso parietal, na linha média, 3,5 distâncias acima da linha de inserção anterior dos cabelos
- Na aponeurose epicrânica. ▬ 0,3 a 0,5 **cùn**

Indicações: afecções nos olhos, cefaleia, convulsão, convulsão infantil, epilepsia, obstrução nasal, rinite, tontura, vertigem. Dor na região temporal e no vértice.

✳ Beneficia o cérebro, dispersa o Vento, transforma a Mucosidade.

✋ Liberação miofascial na face superior da aponeurose epicrânica.

Capítulo 3 ❖ Atlas dos Meridianos e Pontos 191

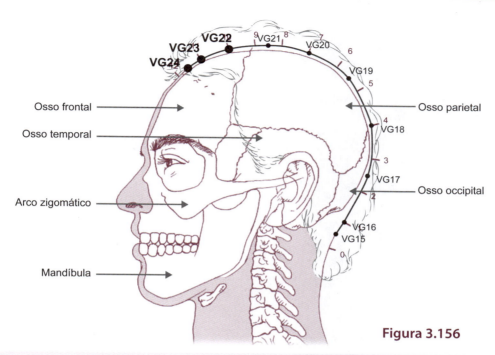

Figura 3.156

VG22 囟会 **Xìn huì** Encontro das fontanelas

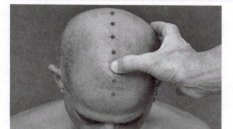

- Na cabeça, no osso frontal, na linha média, 2 distâncias acima da linha de inserção anterior dos cabelos
- Na aponeurose epicrânica. ▬ 0,3 a 0,5 **cùn**

Indicações: afecções nos olhos, cefaleia, convulsão, convulsão infantil, epilepsia, insônia, rinite, sinusite, vertigem. Dor na cabeça.

✹ Dispersa o Vento.

✋ Liberação miofascial na face anterior da aponeurose epicrânica.

VG23 上星 **Shàng xīng** Estrela superior

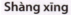

- Na cabeça, no osso parietal, na linha média, 1 distância acima da linha de inserção anterior dos cabelos
- Na aponeurose epicrânica. ▬ 0,5 a 0,8 **cùn**

Indicações: afecções nos olhos, cefaleia, epilepsia, distúrbios mentais, febre, rinite, sangramento no nariz (epistaxe), sinusite, vertigem. Dor na cabeça e nos olhos.

✹ Dispersa o Calor e o Vento, promove a circulação dos Colaterais.

✋ Liberação miofascial na face anterior da aponeurose epicrânica.

VG24 神庭 **Shén tíng** Vestíbulo do espírito

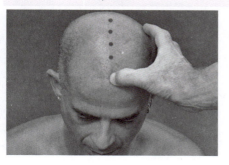

- Na cabeça, no osso parietal, na linha média, 0,5 distância acima da linha de inserção anterior dos cabelos
- Na aponeurose epicrânica. ▬ 0,3 a 0,5 **cùn**

Indicações: cefaleia, epilepsia, insônia, palpitação, rinite, tontura, transtornos psíquicos (depressão, esquizofrenia, histeria, manias), vertigem. Dor na cabeça.

✹ Acalma a Consciência (**shén**), dispersa o Calor e o Vento-Calor.

✋ Liberação miofascial na face anterior da aponeurose epicrânica.

Vaso Governador

192 Caminhos de Energia

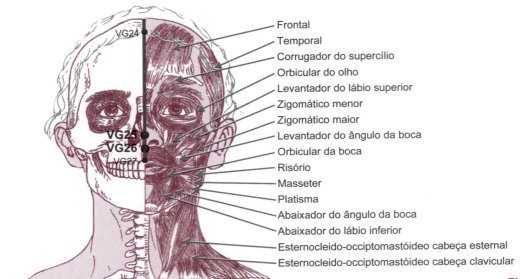

Figura 3.157

| VG25 | 素髎 | Sù liáo | Extremidade do nariz |

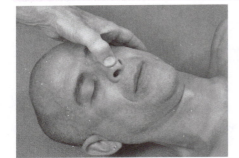

- No rosto, no osso nasal, na linha média, na ponta do nariz. ∠ 0,3 a 0,5 **cùn**

  Indicações: desmaio, obstrução no nariz, perda de consciência, rinite, sangramento no nariz (epistaxe), sinusite. Dor no tecido esponjoso do nariz.

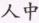 Dispersam o Calor, restauram o **qì** das Vísceras (**yáng qì**).

Aquecimento na região.

| VG26 | 人中 | Rén zhōng | Meio da pessoa |

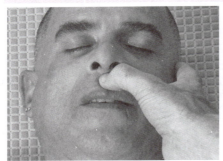

- No rosto, no osso maxilar, na linha média, em um oco, acima do centro do lábio superior, bem abaixo do nariz
- No músculo orbicular da boca. ∠ 0,3 a 0,5 **cùn**

  Indicações: afasia, afecções nos olhos, convulsão, convulsão infantil, edema na face, enfermidades da boca, estímulo à ressuscitação, insônia, obstrução no nariz, perda de consciência, transtornos psíquicos (depressão, esquizofrenia, histeria, psicose). Dor nas costas e na face.

Dispersa o Vento, desobstrui o **qì** do Circulação-Sexo (Pericárdio), harmoniza o **qì** do Canal, restaura o **qì** das Vísceras (**yáng qì**), transforma a Mucosidade.

Liberação miofascial na região do músculo orbicular da boca.

Capítulo 3 ❖ Atlas dos Meridianos e Pontos 193

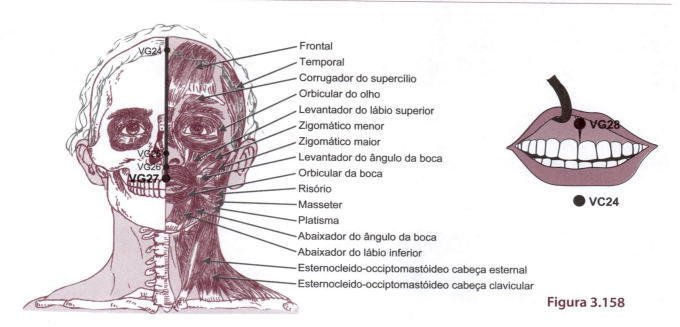

Figura 3.158

VG27 兌端 **Duì duān** Proeminência do lábio superior

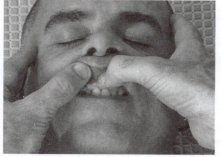

- No rosto, no osso maxilar, na linha média, no meio do sulco do lábio superior, à sua margem distal
- No músculo orbicular da boca. ∠ 0,2 a 0,3 **cùn**

Indicações: convulsão, gengivite, icterícia, obstrução no nariz, paralisia facial, secura na boca, vômito. Dor nos dentes.

✺ Dispersa o Calor e o Vento, harmoniza o **qì** em contracorrente do **yīn** e **yáng**.

✋ Liberação miofascial na região do músculo orbicular da boca.

VG28 齦交 **Yín jiāo** Cruzamento gengival

- Na boca, na linha média, face interna do lábio superior na junção com a gengiva, sobre o freio do lábio. ∠ 0,2 a 0,3 **cùn**

Indicações: gengivite, hemorroidas, icterícia, obstrução nasal, rinite. Dor nos dentes.

✺ Dispersa o Calor, promove a circulação do Sangue (**xuě**) para desobstruir os Colaterais.

✋ Desobstrução da densidade tecidual na gengiva e no freio do lábio.

Nesse Canal não há Pontos de Comando nem Pontos **Shù**.

Vaso Governador

PONTOS EXTRAS

A numeração adotada é própria desta obra; os nomes são universais.
Em geral, a inserção das agulhas é perpendicular. Quando não for, indica-se "oblíqua" ou "horizontal" (maiores esclarecimentos nas Tabelas 6.4 e 6.5 e na Figura 6.1).
Os Pontos Extras também são apresentados no Apêndice (p. 204).

CABEÇA E PESCOÇO

EX1 四神聰 Sì shén cōng — Brilho dos quatro espíritos

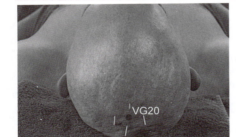

- No vértice da cabeça, grupo de quatro pontos, cada um a 1 distância do VG20, formando uma cruz
- Na aponeurose epicrânica.

Indicações: cefaleia, convulsão, convulsão infantil, distúrbios mentais, epilepsia, insônia, memória debilitada, tontura. Dor no ápice da cabeça.
Funções energéticas: acalma a mente (**shén**), dispersa o Vento Interior, promove as atividades mentais.
Inserção: perpendicular 0,3 a 0,5 **cùn**; horizontal 0,5 a 0,8, direcionadas ao VG20.

EX2 太阳 Tài yáng — O grande yáng

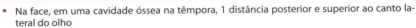

- Na face, em uma cavidade óssea na têmpora, 1 distância posterior e superior ao canto lateral do olho
- No músculo orbicular do olho e temporal.

Indicações: afecções nos olhos, cefaleia, conjuntivite, enxaqueca, insônia, nevralgia do trigêmeo, paralisia facial, resfriado, tontura, vertigem.
Funções energéticas: dispersa o Vento e o Vento-Calor da cabeça, dispersa o Vento do Fígado, dispersa o Calor e o Fogo.
Inserção: 0,3 a 0,5 **cùn**.

EX3 印堂 Yìn táng — Palácio da fronte

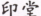
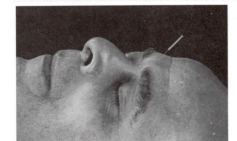

- Na face, na linha média anterior, entre as sobrancelhas, na linha vertical
- No músculo prócero.

Indicações: afecções nos olhos, alterações emocionais (ansiedade, agitação da mente), cefaleia, convulsão, convulsão infantil, distúrbios mentais, epilepsia, febres infantis, hipertensão arterial, insônia, náuseas, tontura, transtornos dos sonhos, resfriado, rinite, vertigem.
Funções energéticas: acalma e clareia a mente (**shén**), dispersa o Vento e o Calor.
Inserção: horizontal 0,2 a 0,5 **cùn**, direcionada para o nariz.

| EX4 | 鱼腰 | Yú yāo | Espinha do peixe |

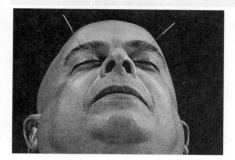

- Na face, em uma depressão óssea no centro da sobrancelha, na linha vertical que passa pela pupila
- No músculo occipitofrontal.

Indicações: afecções nos olhos, conjuntivite, nevralgia nos olhos, nevralgia do trigêmeo, paralisia facial.

Funções energéticas: dispersa o Calor do Fígado, ilumina os olhos.

Inserção: 0,3 a 0,5 **cùn**.

| EX5 | 上迎香 | Shàng yíng xiāng | Drenar o nariz |

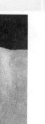

- Na face, na depressão inferior do osso nasal, na terminação superior do entalhe nasolabial
- No músculo levantador do lábio superior.

Indicações: furúnculos na região do nariz, obstrução nasal, rinite, sinusite, pólipos nasais. Dor facial.

Inserção: 0,3 a 0,5 **cùn**.

| EX6 | 颊承浆 | Jiá chéng jiāng | Lateral do **chéng jiāng** |

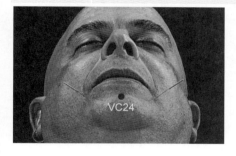

- Na face, na altura do forame mentual da mandíbula, a uma distância lateral do VC24 e abaixo do E4(7)
- Nos músculos orbicular da boca e abaixador do ângulo da boca.

Indicações: desvios dos olhos e boca, espasmos dos músculos faciais, nevralgia do trigêmio, paralisia do nervo facial, úlcera gengival. Dor facial.

Inserção: perpendicular 0,1 a 0,2 **cùn**; oblíqua 0,5.

| EX7 | 扁桃 | Biǎntáo | Amígdala |

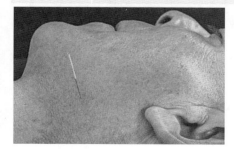

- No pescoço, abaixo da borda inferior do ângulo da mandíbula
- No músculo platisma.

Indicações: amidalite, faringite.

Inserção: 1 a 1,5 **cùn**.

| EX8 | 安眠 | Ān mián | Sono tranquilo |

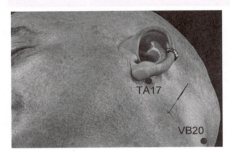

- Na face posterior e superior do pescoço, abaixo do processo mastoide, na linha de inserção dos cabelos, entre os Pontos TA17 e VB20
- Nos músculos esternocleido-occipitomastóideo e esplênio da cabeça.

Indicações: agitação mental, cefaleia, enxaqueca, doenças mentais, hipertensão, histeria, sonhos excessivos, tontura.

Funções energéticas: acalma e ancora a Consciência (**shén**), dispersa o Vento e Calor.

Inserção: 0,3 a 0,8 **cùn**.

| EX9 | 颈臂 | Jīng bì | Pescoço e braço |

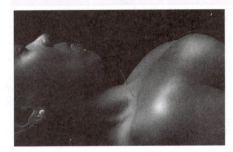

- No pescoço, a 1 distância acima da clavícula no seu terço medial, na margem posterior da cabeça clavicular do músculo esternocleido-occipitomastóideo
- Nos músculos escalenos médio e posterior.

Indicações: anestesia dos dedos, paralisia, parestesia e tremor do membro superior. Dor nos dedos e na região cervical.

Inserção: 0,3 a 0,5 **cùn**.

| EX10 | 颈百劳 | Jĭng băi láo | Local de 100 cansaços |

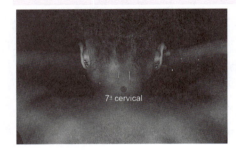

- Na face posterior do pescoço, a 1 distância lateral entre a 5ª e 6ª vértebras cervicais, a 2 distâncias acima e 1 distância lateral do VG14
- No músculo semiespinhal da cabeça.

Indicações: asma, bócio, coqueluche, dispneia, rigidez no pescoço, sudorese espontânea noturna. Dor na região cervical.

Inserção: 0,5 a 1 **cùn**.

COSTAS E QUADRIL

| EX11 | 定喘 | Dìng chuăn | Acalmar a dispneia |

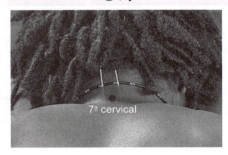

- Nas costas, a 0,5 distância da margem inferior do processo espinhoso da 7ª vértebra cervical
- Nos músculos rombóide, serrátil posterior superior, esplênio da cabeça, sacroespinal e tendão do músculo trapézio.

Indicações: asma, bronquite, dispneia, torcicolo, tosse. Dor nas costas, no ombro e na região cervical.

Funções energéticas: dispersa o Vento, faz a difusão do **qì** do Pulmão.

Inserção: 0,5 a 1 **cùn**.

Capítulo 3 ❖ Atlas dos Meridianos e Pontos 197

EX12 肩内岭 Huá tuó jiá jí — Ao lado das vértebras, Pontos do Dr. Huá tuó

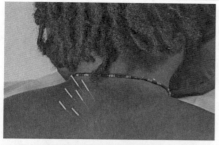

- Nas costas, um grupo de 17 pontos a 0,5 distância da margem inferior do processo espinhoso de cada uma das 12 vértebras torácicas e das 5 lombares
- Nos músculos da camada superficial: trapézio, latíssimo do dorso; na camada média: rombóide, serráteis posterior superior e inferior
- Nos músculos da camada profunda: sacroespinal e intertransversal.

Indicações:
- Da 1ª à 3ª vértebra torácica: atrofia, paralisia e transtornos motores dos membros superiores. Dores e contraturas nas costas e na região torácica.

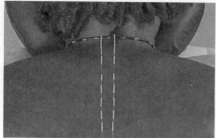

- Da 1ª à 8ª vértebra torácica: asma, bronquite, dificuldade de respirar (dispneia). Dor e contraturas nas costas e na região torácica.

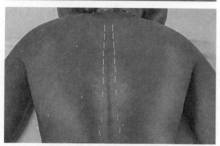

- Da 6ª vértebra torácica à 5ª lombar: desarranjos gastrintestinais, dor no abdome. Dor e contraturas nas costas, na região toracolombar.

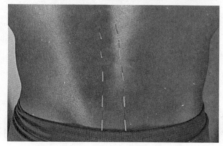

- Da 1ª à 5ª vértebra lombar: atrofia, paralisia e transtornos motores dos membros inferiores, dor e contraturas nas costas e na região lombossacral.

Funções energéticas: circula o fluxo do **qì** e do Sangue (**xuĕ**) do Canal VG (**Dú mài**), drena o excesso do Canal da Bexiga, fortalece os tendões.

Inserção: 0,3 a 0,5 **cùn** na região torácica; 1 a 1,5 **cùn** na região lombar.

EX13 四缝 Shí qī zhuī xià — Abaixo da 17ª vértebra

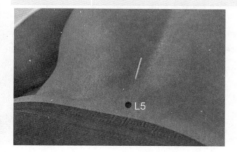

- Nas costas, na linha média posterior, abaixo do processo espinhoso da 5ª vértebra lombar
- Nos ligamentos supraespinais e interespinais.

Indicações: ciatalgia, cólica menstrual (dismenorreia), emissão seminal involuntária, hemorragia uterina (metrorragia), incontinência urinária (enurese), mau posicionamento do feto. Dor na região lombossacral.

Funções energéticas: harmoniza o fluxo do Triplo Aquecedor Inferior, remove as obstruções do Canal VG (**dū mài**), beneficia as costas.

Inserção: 0,5 a 1 **cùn**.

EX14 四缝 — Yāo yǎn — Olho da cintura

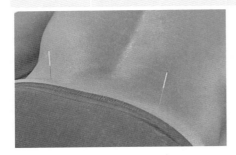

- Nas costas, a 3,5 distâncias laterais da linha média posterior, na altura da margem inferior da apófise da 4ª vértebra lombar
- Nos músculos eretor da espinha e quadrado lombar.

Indicações: afecções geniturinárias, fadiga (lassitude), incontinência urinária (enurese), lombalgia, prolapso dos rins. Dor e lesões na região lombar.

Funções energéticas: harmoniza o **qì** do útero, fortalece a coluna lombar.

Inserção: 0,5 a 1 **cùn**.

EX15 Pontos para dor — Lombossacral

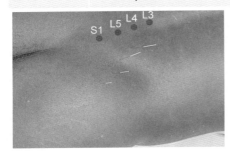

- Na região lombossacral nas costas, um grupo de quatro ou mais pontos com 1 distância entre eles; iniciando próximo à vértebra lombar que apresenta o desarranjo descendo e fazendo um arco para as vértebras lombares inferiores e bordas laterais do sacro
- Nos músculos multífido, eretor da espinha, quadrado lombar e fáscia toracolombar.

Indicações: ciatalgia, formigamento na perna, protrusão e hérnias de disco nas vértebras lombares. Dor na região lombar, sacral e na perna (relacionada aos nervos).

Inserção: 0,8 a 1,2 **cùn**.

EX16 Pontos para dor — Quatro pontos no glúteo

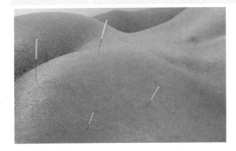

- Na região glútea, quatro pontos equidistantes em forma de um quadrado sobre o músculo glúteo e profundamente no músculo piriforme.

Indicações: ciatalgia, síndrome do piriforme (dor intensa na região do músculo piriforme e limitação do movimento do quadril). Dor nos glúteos.

Inserção: 2 a 3 **cùn**.

TÓRAX

EX17 新肌腱 — Xīn jīyàn — Tendão novo

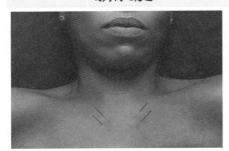

- Na face anterior do tórax, conjunto de dois pontos situados bilateralmente no 1º e 2º espaços intercostais, a 1 distância da linha média, na margem lateral do esterno
- Medialmente aos músculos intercostais.

Indicações: asma, bronquite, neuralgia intercostal. Dor no tórax.

Inserção: perpendicular 0,5 **cùn**; oblíqua 0,5 a 1 **cùn**.

ABDOME

EX18 脐四边   Qí sì biān   Quatro pontos ao redor do umbigo

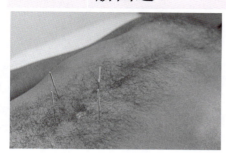

- No abdome, conjunto de quatro pontos equidistantes formando uma cruz, a 1 distância de diâmetro do centro do umbigo
- No músculo reto do abdome.

Indicações: ruídos no intestino (borborigmo), diarreia, dispepsia, indigestão, gastroenterite aguda. Dor epigástrica.

Inserção: 0,5 a 1 **cùn**.

EX19 胃上穴   Wèi shàng xué   Levantamento do Estômago

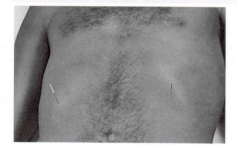

- Face anterolateral do abdome, a 2 distâncias acima do umbigo e a 4 distâncias da linha média, do Ponto VC10
- Nos músculos oblíquo externo, interno e transverso do abdome.

Indicações: enjoo, distensão abdominal, gastralgia. Dor epigástrica.

Inserção: 2 a 3 **cùn**.

VENTRE

EX20 龙门   Lóng mén   Portão do dragão

- Na pelve, na borda inferior da sínfese púbica
- Na pele e no tecido subcutâneo.

Indicações: hemorragia uterina (metrorragia), incontinência urinária (enurese), infertilidade feminina, harmonizar o **qì** do útero e da próstata.

Inserção: 0,5 a 1 **cùn**.

EX21 子宫   Zǐ gōng   Palácio da criança (útero)

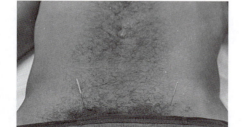

- No ventre, a 3 distâncias laterais da linha média anterior (do Ponto VC3), 1 distância acima da borda superior do osso púbis
- Nos músculos oblíquo externo, interno e transverso do abdome.

Indicações: cistite, cólica menstrual (dismenorreia), hemorragia uterina (metrorragia), infertilidade feminina, lombalgia, irregularidade ou excesso de menstruação (menorragia).

Funções energéticas: acalma o feto, dispersa o Calor, transforma a Umidade-Calor, harmoniza o **qì** do útero, tonifica o Canal do Rim e o **qì** Original (**yuán qì**).

Inserção: 0,8 a 1,2 **cùn**.

BRAÇO E MÃO

EX22　肩内岭　　Jiān neì lǐng　Monte interior do ombro

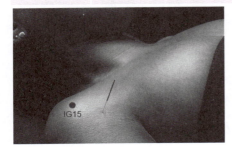

- No braço, na face anterior do úmero, logo abaixo da articulação glenoumeral, a meia distância do início da parte anterior da axila e o Ponto IG15
- Tendão da cabeça longa do músculo bíceps braquial e a margem medial do músculo deltoide anterior.

Indicações: bursite na articulação glenoumeral, hipertensão, paralisia dos membros superiores, Síndrome da Obstrução Dolorosa do braço. Dor nos braços e nos ombros.

Funções energéticas: dispersa o Vento e o Frio, transforma a Umidade, relaxa os tendões.

Inserção: 0,8 a 1,2 **cùn**.

EX23　肱中　　Gōng zhōng　Meio do braço

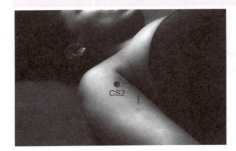

- No braço, na sua face flexora no centro do bíceps braquial, a 4,5 distâncias abaixo da linha horizontal axilar, ou a 2,5 distâncias abaixo do CS2
- Nos músculos bíceps braquial e braquial.

Indicações: limitação para levantar o braço, palpitações cardíacas, paralisia do nervo radial, paralisia do membro superior. Dor no braço e punho.

Inserção: 1 a 3 **cùn**.

EX24　臂中　　Bì zhōng　Meio do braço

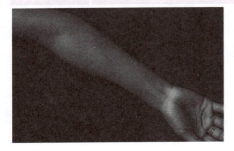

- No antebraço, na sua face flexora, entre os ossos rádio e ulna, a meia distância entre as linhas articulares do cotovelo e punho
- Nos músculos flexor superficial dos dedos, flexor radial do carpo, flexor profundo dos dedos e flexor longo do polegar.

Indicações: espasmos e paralisia do membro superior, histeria, neuralgia no antebraço. Dor no hipocôndrio.

Inserção: 1 a 1,2 **cùn**.

EX25　Pontos para dor　Túnel do carpo

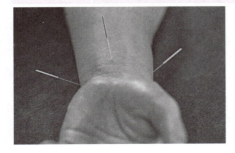

- No antebraço, na sua face flexora, conjunto de três pontos: dois estão a 2 distâncias da linha articular do punho – um na borda ulnar e o outro na borda radial – e o terceiro está no centro da linha articular do punho
- No retináculo dos músculos flexores.

Indicações: síndrome do túnel do carpo, tendinite no punho. Dor no punho.

Inserção: 0,5 a 0,8 **cùn**.

| EX26 | 八邪 | Bā xié | Oito fatores patogênicos |

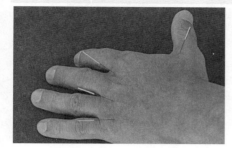

- No dorso da mão, conjunto de quatro pontos nas articulações metacarpofalângicas do polegar (face ulnar) e dos dedos médio, anular e mínimo (face radial)
- Nos músculos interósseos dorsais.

Indicações: afecções nos olhos, cefaleia, DORT no punho, febre, picada de serpente venenosa, rigidez no pescoço, Síndrome da Obstrução Dolorosa da mão. Dor nos dentes, nos dedos da mão, na garganta, nas mãos e nos olhos.

Inserção: 0,5 a 0,8 **cùn**.

| EX27 | 四缝 | Sì fèng | Quatro dobras |

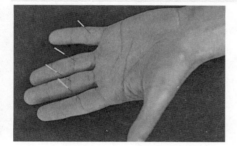

- Na face palmar da mão, conjunto de quatro pontos no centro das articulações interfalângicas proximais do 2º ao 5º dedo
- Nos tendões dos músculos flexores profundos dos dedos.

Indicações: asma, diarreia, indigestão, tosse. Dor e artrite nos dedos das mãos.

Funções energéticas: dispersa o Vento-Umidade, expele os fatores Patogênicos (**xié qì**), revigora o Sangue (**xuě**), relaxa os tendões.

Inserção: 0,1 a 0,2 **cùn**.

| EX28 | 十宣 | Shí xuān | Dez declarações |

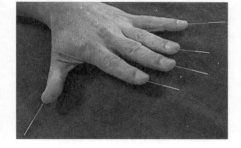

- No centro e na ponta dos dedos, 0,1 de distância da ponta das unhas, conjunto de 10 pontos somando as duas mãos
- Na pele e no tecido subcutâneo.

Indicações: amigdalite, desmaio, epilepsia, coma por AVC, convulsão, convulsão infantil, febre, perda da consciência, Síndrome da Obstrução Dolorosa da mão. Dor nos dedos da mão, dor na garganta.

Funções energéticas: Dispersa o Calor e o Vento, estimula a ressuscitação.

Inserção: 0,1 a 0,2 **cùn**.

PERNA E PÉ

| EX29 | 迈步 | Màibù | Atravessar a pé |

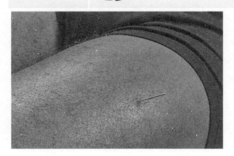

- Na coxa, na linha vertical da espinha ilíaca anterossuperior, a 12 distâncias acima da linha articular do joelho, entre os Pontos E31 e E32
- No músculo vasto lateral e na margem lateral do músculo reto femoral.

Indicações: hemiplegia, sequelas de paralisia infantil. Dor na coxa.

Inserção: 1 a 3 **cùn**.

EX30 鹤顶   Hé dǐng   Topo da testa da garça

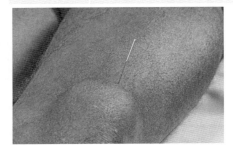

- No joelho, em uma depressão no ponto médio da margem superior da patela
- No tendão do quadríceps.

Indicações: afecções do joelho, paralisia dos membros inferiores. Dor nos joelhos.

Inserção: 0,5 a 0,8 **cùn**.

EX31 膝下   Xī xià   Abaixo do joelho

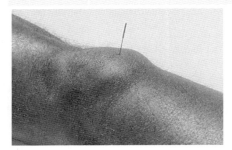

- No joelho, no centro da patela, no meio do ligamento patelar.

Indicações: afecções do joelho. Dor no joelho.

Inserção: 1 a 1,5 **cùn**.

EX32 膝眼   Xī yān   Olhos do joelho

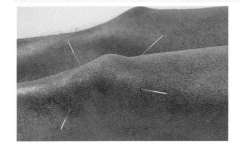

- No joelho, quatro pontos simétricos por fora da patela e equidistantes do centro
- Músculos vasto medial e lateral e tibial anterior.

Indicações: afecções do joelho, atrofia muscular nos membros inferiores. Dor no joelho e nos pés.

Inserção: oblíqua direcionadas ao centro da patela. 0,5 a 1 **cùn**.

EX33 阑尾穴   Lán wéi xuè   Ponto do apêndice

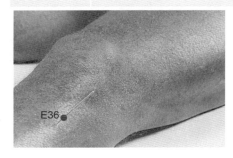

- Na face anterolateral da perna, a 4 distâncias da linha articular do joelho, 1 distância abaixo do ângulo formado por tíbia e fíbula (do Ponto E36)
- No músculo tibial anterior.

Funções energéticas: transforma a Umidade-Calor.

Indicações: apendicite, atrofia muscular nos membros inferiores, epigastralgia, indigestão, paralisia nos membros inferiores, dor de apendicite. Dor no abdome, nas pernas e nos pés.

Inserção: 0,5 a 1 **cùn**.

EX34 胆囊穴 — Dǎn náng xuè — Ponto da Vesícula

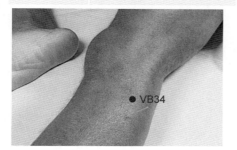

- Na face lateral da perna, 3 distâncias abaixo da linha articular lateral do joelho, ou 1 distância abaixo de VB34
- Músculo fibular longo.

Indicações: afecções hepatobiliares, atrofia muscular nos membros inferiores, cálculos biliares, paralisia nos membros inferiores. Dor nos hipocôndrios.

Funções energéticas: transforma a Umidade-Calor da Vesícula.

Inserção: 1 a 1,5 cùn.

EX35 跟平 — Gēn píng — Seguir local plano

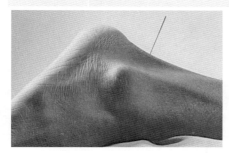

- Na face posterior da perna, no centro do tendão do calcâneo, a 2 distâncias da margem superior do osso calcâneo
- Tendão do calcâneo e do músculo flexor longo do hálux.

Indicações: contratura muscular paravertebral na região lombar, lombalgia aguda, pé equino por paralisia infantil. Dor na panturrilha.

Inserção: perpendicular ou oblíqua. 0,5 a 0,8 cùn.

EX36 八风 — Bā fēng — Oito ventos

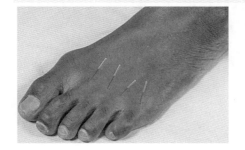

- No dorso do pé, conjunto de quatro pontos na linha nas articulações metatarsofalângicas entre as extremidades distais dos cinco metatarsos
- Nos músculos interósseos.

Indicações: cefaleia, gastralgia, menstruação irregular, picada de serpente venenosa. Dor nos dedos do pé. Dor e inflamação no dorso dos pés.

Inserção: perpendicular ou oblíqua. 0,5 a 1 cùn.

Apêndice | Figuras Ampliadas

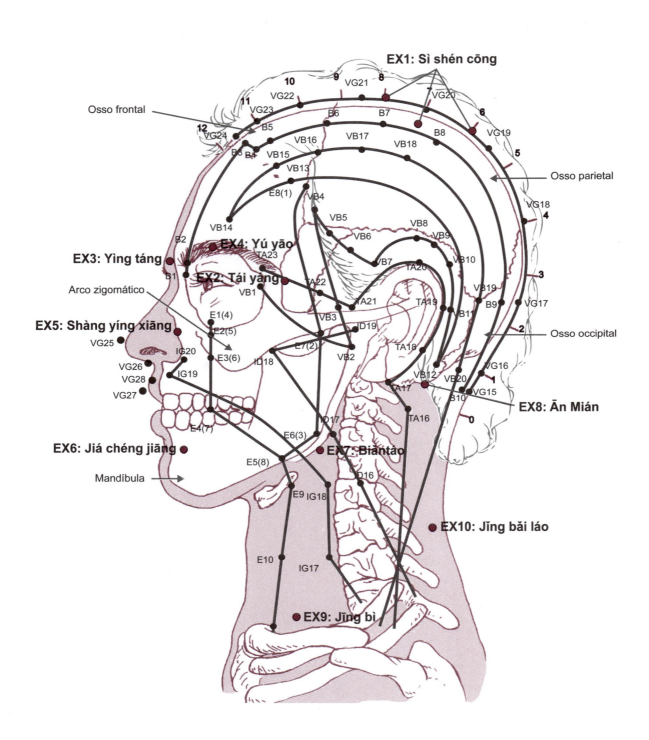

Capítulo 3 ❖ Atlas dos Meridianos e Pontos

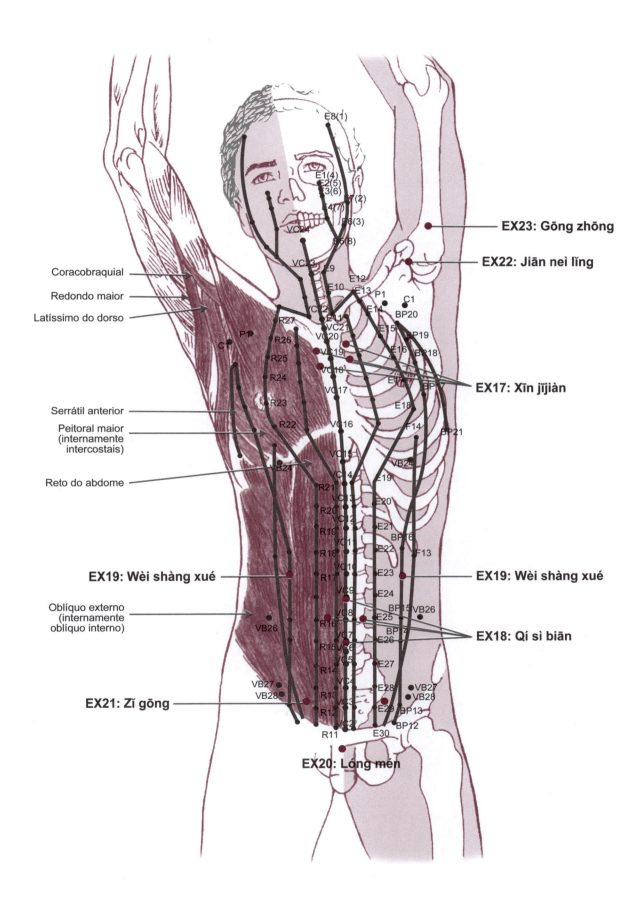

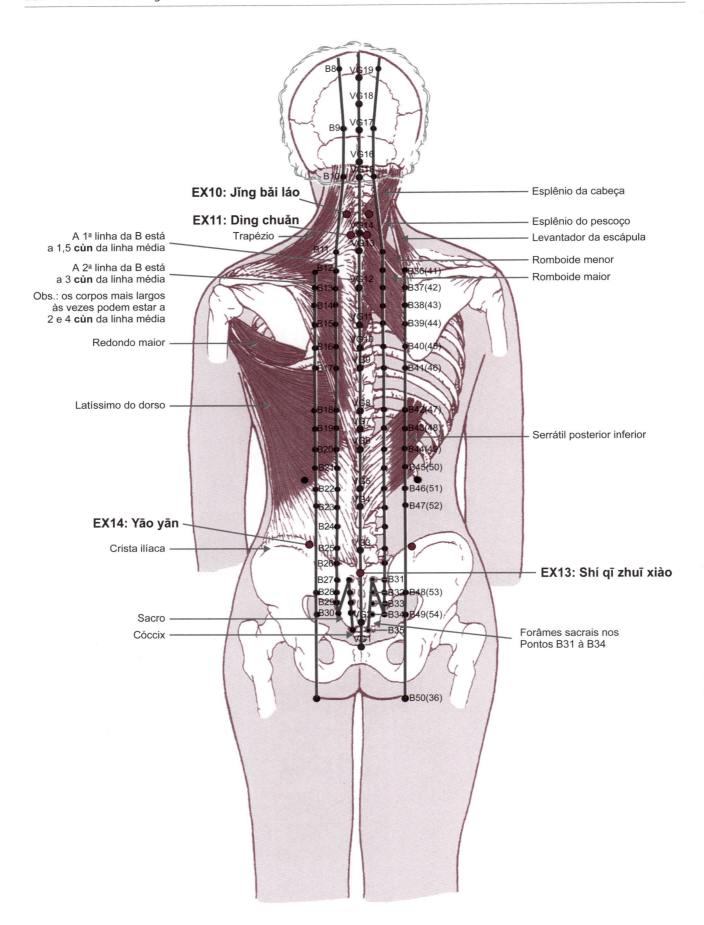

Capítulo 3 ❖ Atlas dos Meridianos e Pontos 207

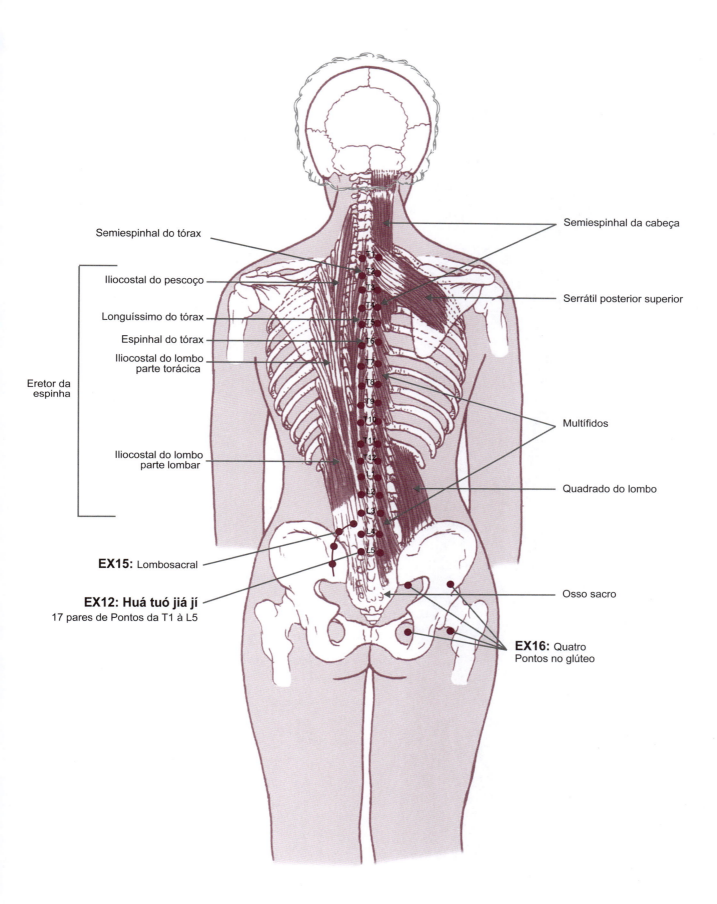

EX15: Lombosacral

EX12: Huá tuó jiá jí
17 pares de Pontos da T1 à L5

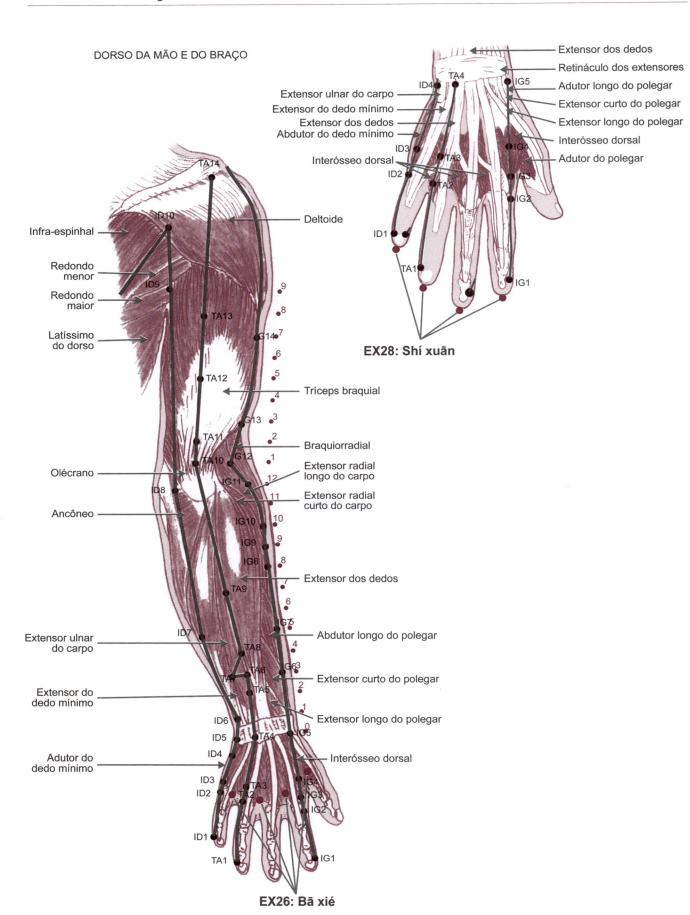

EX28: Shí xuān

EX26: Bā xié

Capítulo 3 ❖ Atlas dos Meridianos e Pontos 209

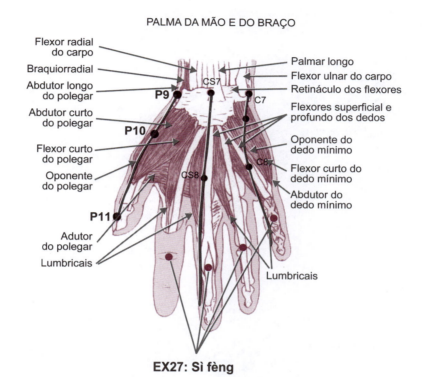

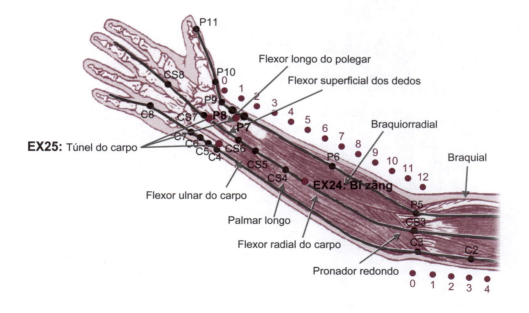

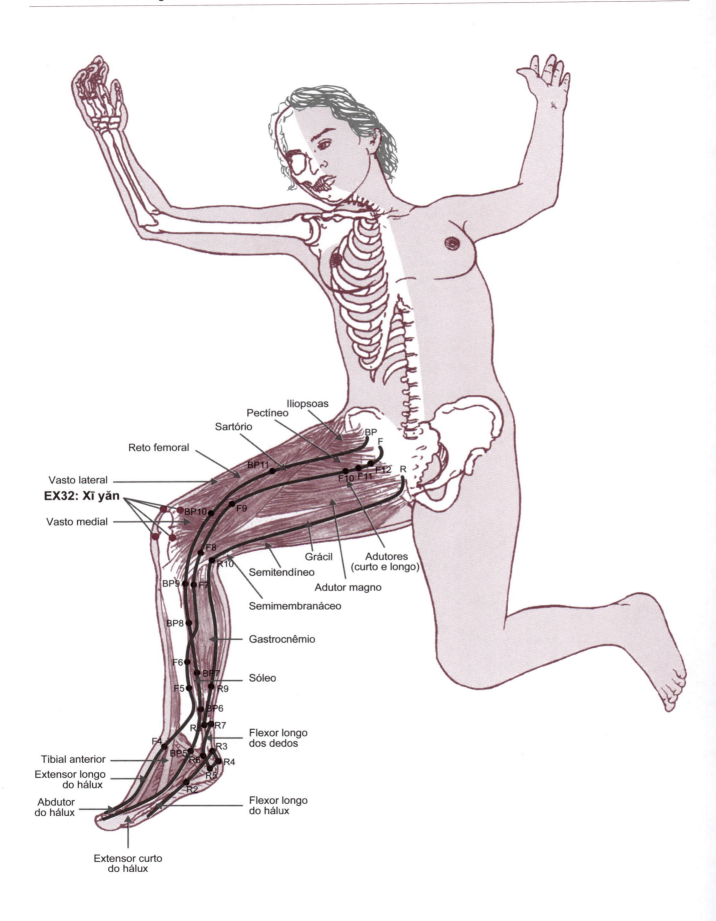

Capítulo 3 ❖ Atlas dos Meridianos e Pontos

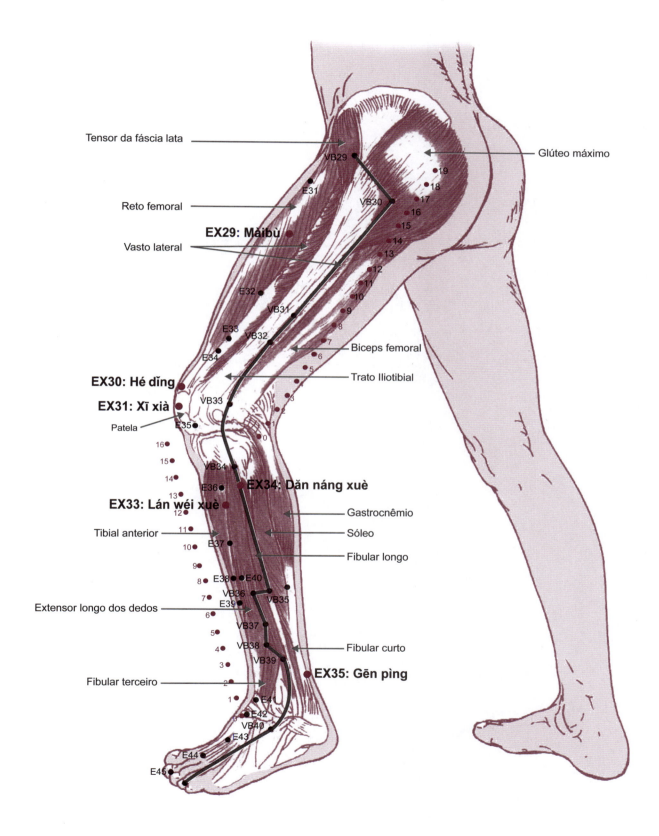

212 Caminhos de Energia

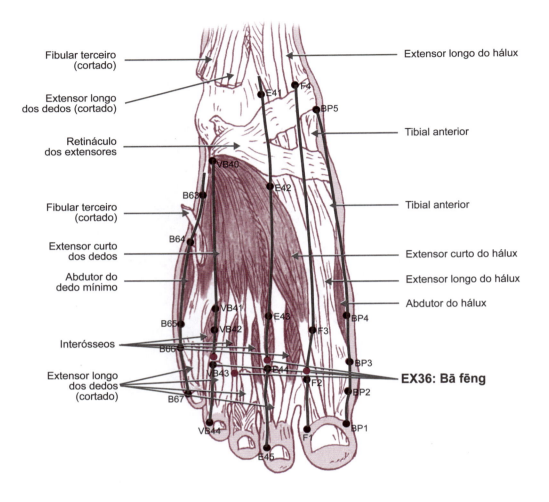

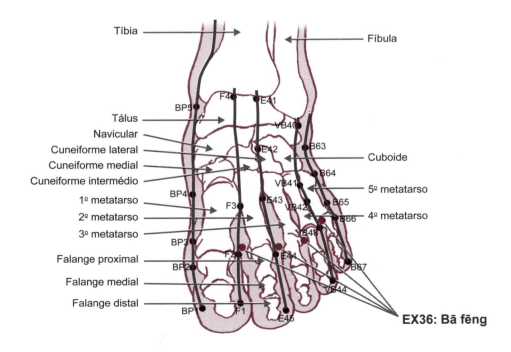

PONTOS DE ALARME (mù)

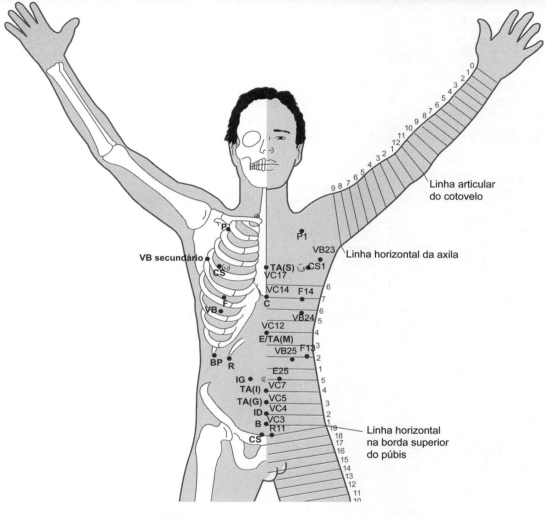

P1	Ponto de Alarme do Pulmão
E25	Ponto de Alarme do Intestino Grosso
VC12	Ponto de Alarme do Estômago
F13	Ponto de Alarme do Baço-Pâncreas
VC14	Ponto de Alarme do Coração
VC4	Ponto de Alarme do Intestino Delgado
VC3	Ponto de Alarme do Bexiga
VB25	Ponto de Alarme do Rim
CS1	Ponto de Alarme Circulação-Sexo
R11	Ponto de Alarme Circulação-Sexo (Sexualidade)
VC5	Ponto de Alarme do Triplo Aquecedor Geral
VC7	Ponto de Alarme do Triplo Aquecedor Inferior
VC12	Ponto de Alarme do Triplo Aquecedor Médio
VC17	Ponto de Alarme do Triplo Aquecedor Superior
VB23	Ponto de Alarme secundário da Vesícula Biliar
VB24	Ponto de Alarme da Vesícular Biliar
F14	Ponto de Alarme do Fígado

Estes pontos estão localizados aproximadamente sobre os órgãos respectivos.

PULMÃO | P1

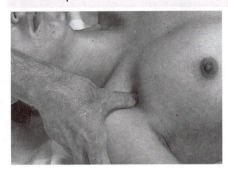

- No tórax, no 1º espaço intercostal (alguns autores localizam no 2º espaço intercostal), a 2 distâncias laterais da linha do mamilo (ou 6 distâncias da linha média), na linha vertical da axila, 1 distância abaixo da borda inferior da clavícula (do Ponto P2)
- Nos músculos peitorais maior e menor, intercostais e margem medial do deltoide anterior.

INTESTINO GROSSO | E25

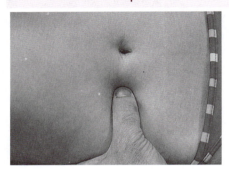

- No abdome, na altura do umbigo, a 2 distâncias laterais da linha média (do Ponto VC8)
- No músculo reto do abdome.

ESTÔMAGO | VC12

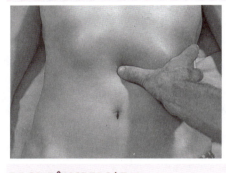

- No abdome, na linha média anterior, 4 distâncias acima do umbigo ou na meia distância entre o umbigo e a borda inferior do esterno
- No músculo reto abdominal.

BAÇO-PÂNCREAS | F13

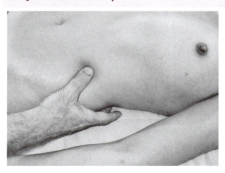

- No abdome, na extremidade livre da 11ª costela
- Nos músculos oblíquo externo, interno e transverso do abdome.

CORAÇÃO | VC14

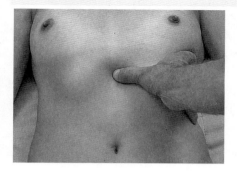

- No abdome, na linha média anterior, a 1 distância abaixo da apófise xifoide, ou 2 distâncias abaixo da ponta inferior do esterno
- No músculo reto do abdome.

INTESTINO DELGADO | VC4

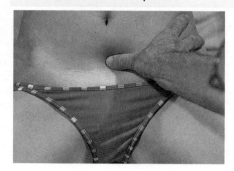

- No ventre, na linha média anterior, a 2 distâncias da borda superior do púbis, na linha alba
- No centro do músculo reto do abdome.

BEXIGA | VC3

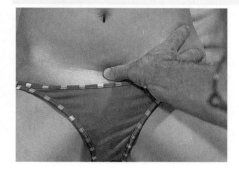

- No abdome, na linha média anterior, 1 distância acima da borda superior do osso púbis
- No músculo reto do abdome.

RIM | VB25

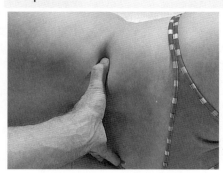

- Na região lombar, na extremidade livre da 12ª costela
- Nos músculos oblíquo externo, interno e transverso do abdome.

CIRCULAÇÃO-SEXO (CIRCULAÇÃO) | CS1

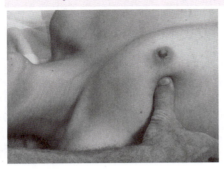

- No tórax, no 4º espaço intercostal, a 1 distância lateral do mamilo
- Nos músculos peitoral maior e menor e intercostais.

CIRCULAÇÃO-SEXO (SEXUALIDADE) | R11

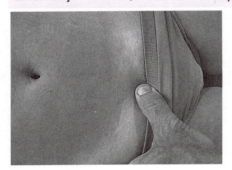

- No ventre, a 0,5 distância da linha média anterior, na borda superior do púbis
- Nos músculos platisma e reto do abdome.

CIRCULAÇÃO-SEXO | VC17

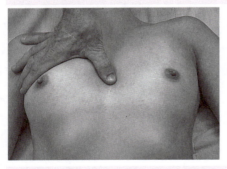

- No tórax, na linha média anterior, no osso esterno, na altura do 4º espaço intercostal, na linha horizontal dos mamilos
- No periósteo.

TRIPLO AQUECEDOR GERAL | VC5

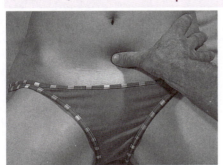

- No ventre, na linha média anterior, 3 distâncias acima da borda superior do osso púbis, na linha alba
- No centro do músculo reto do abdome.

TRIPLO AQUECEDOR Inferior (ligado ao sistema geniturinário) | VC7

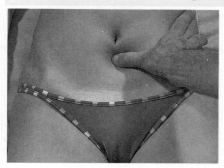

- No ventre, na linha média anterior, 1 distância abaixo do umbigo, na linha alba
- No centro do músculo reto do abdome.

TRIPLO AQUECEDOR Médio (ligado ao sistema digestório) | VC12

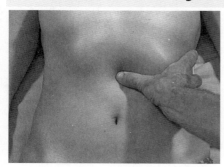

- No ventre, na linha média anterior, 4 distâncias acima do umbigo, na linha alba
- No centro do músculo reto do abdome.

TRIPLO AQUECEDOR Superior (ligado ao sistema cardiorrespiratório) | VC17

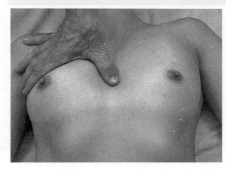

- No tórax, na linha média anterior, no osso esterno, na altura do 4º espaço intercostal, na linha horizontal entre os mamilos
- No periósteo.

VESÍCULA BILIAR | VB24

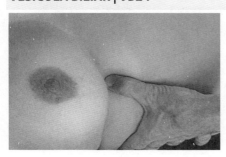

- Na face anterior do tórax, no 7º espaço intercostal, na linha vertical do mamilo, abaixo do Ponto F14
- Nos músculos intercostais.

VESÍCULA BILIAR (secundário) | VB23

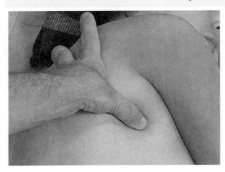

- Na lateral do tórax, no 4º espaço intercostal, na linha horizontal do mamilo, 1 distância anterior à linha anterior da axila
- Nos músculos serrátil anterior e intercostais.

FÍGADO | F14

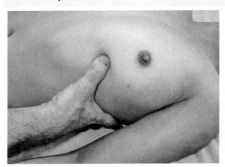

- No tórax, no 6º espaço intercostal, na linha vertical do mamilo
- Nos músculos oblíquo externo do abdome e intercostais.

PONTOS DE ASSENTAMENTO OU ASSENTIMENTO (beì shù)

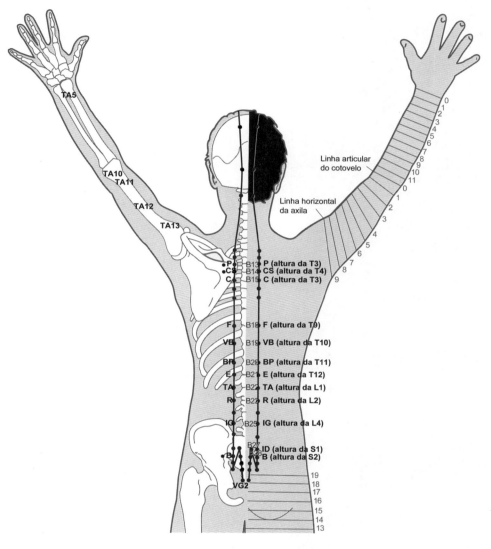

B13	Ponto de Assentamento do Pulmão
B14	Ponto de Assentamento Circulação-Sexo
B15	Ponto de Assentamento do Coração
B18	Ponto de Assentamento do Fígado
B19	Ponto de Assentamento da Vesícula Biliar
B20	Ponto de Assentamento do Baço-Pâncreas
B21	Ponto de Assentamento do Estômago
B22	Ponto de Assentamento do Triplo Aquecedor
B23	Ponto de Assentamento do Rim
B25	Ponto de Assentamento do Intestino Grosso
B27	Ponto de Assentamento do Intestino Delgado
B28	Ponto de Assentamento da Bexiga

Os pontos de assentamento dos 12 canais estão localizados no Meridiano da Bexiga

PULMÃO | B13

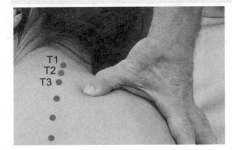

- Nas costas, na altura da borda inferior do processo espinhoso da 3ª vértebra torácica, a 1,5 distância da linha média
- Nos músculos trapézio, romboide, serrátil posterior superior, eretor da espinha e semiespinhal do tórax.

CIRCULAÇÃO-SEXO | B14

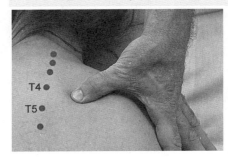

- Nas costas, a 1,5 distância da linha média posterior, abaixo do processo espinhoso da 4ª vértebra torácica
- Nos músculos trapézio, romboide maior, eretor da espinha e semiespinhal da cabeça.

CORAÇÃO | B15

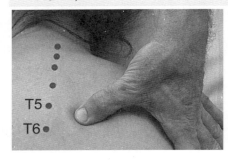

- Nas costas, na altura da borda inferior do processo espinhoso da 5ª vértebra torácica, a 1,5 distância da linha média (do Ponto VG11)
- No músculo trapézio, na borda inferior dos músculos romboide maior, eretor da espinha e semiespinhal do tórax.

FÍGADO | B18

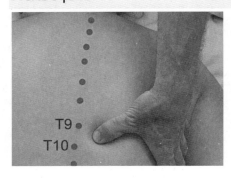

- Nas costas, na altura da borda inferior do processo espinhoso da 9ª vértebra torácica, a 1,5 distância da linha média (do Ponto VG8)
- Nos músculos latíssimo do dorso, margem inferior do trapézio, eretor da espinha e semiespinhal do tórax.

VESÍCULA BILIAR | B19

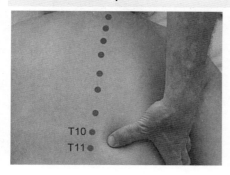

- Nas costas, a 1,5 distância da linha média posterior, abaixo do processo espinhoso da 10ª vértebra torácica
- Nos músculos latíssimo do dorso, serrátil posterior inferior, eretor da espinha e semiespinhal.

BAÇO-PÂNCREAS | B20

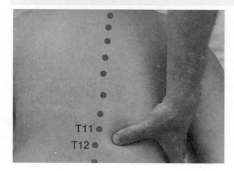

- Nas costas, na altura da borda inferior do processo espinhoso da 11ª vértebra torácica, a 1,5 distância da linha média (do Ponto VG6)
- Nos músculos latíssimo do dorso, serrátil posterior inferior e eretor da espinha.

ESTÔMAGO | B21

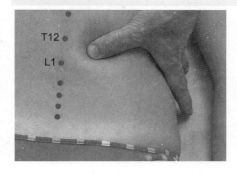

- Nas costas, na altura da borda inferior do processo espinhoso da 12ª vértebra torácica, a 1,5 distância da linha média
- Na aponeurose toracolombar, no tendão do músculo latíssimo do dorso e nos músculos serrátil posterior inferior e eretor da espinha.

TRIPLO AQUECEDOR | B22

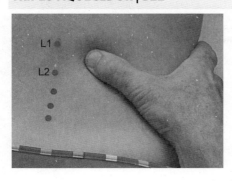

- Nas costas, na altura da borda inferior do processo espinhoso da 1ª vértebra lombar, a 1,5 distância da linha média (do Ponto VG5)
- Nos músculos latíssimo do dorso, serrátil posterior inferior, eretor da espinha e quadrado do lombo.

RIM | B23

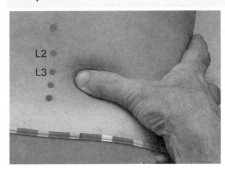

- Nas costas, na altura da borda inferior do processo espinhoso da 2ª vértebra lombar, a 1,5 distância da linha média (do Ponto VG4)
- Na aponeurose toracolombar, no tendão do músculo latíssimo do dorso, na borda inferior do músculo serrátil posterior inferior, e nos músculos eretor da espinha e profundamente no quadrado do lombo.

INTESTINO GROSSO | B25

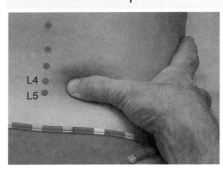

- Nas costas, na altura da borda inferior do processo espinhoso da 4ª vértebra lombar, a 1,5 distância da linha média (do Ponto VG3)
- Na fáscia do músculo latíssimo do dorso, nos músculos eretor da espinha e quadrado do lombo, profundamente no músculo psoas maior.

INTESTINO DELGADO | B27

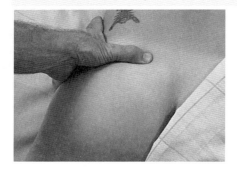

- Na face posterior do quadril, na altura do 1º forame do osso sacro, na linha da articulação sacroilíaca, aproximadamente 1,5 distância da linha média
- No músculo glúteo máximo, e na fixação no osso sacro dos músculos eretor da espinha e multífido.

BEXIGA | B28

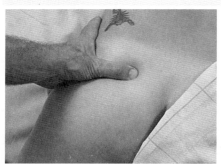

- Na face posterior do quadril, na altura do 2º forame do osso sacro, na linha da articulação sacroilíaca, aproximadamente 1,5 distância da linha média
- No músculo glúteo máximo e na fixação no osso sacro dos músculos eretor da espinha e multífido.

PONTOS DE TONIFICAÇÃO, SEDAÇÃO, FONTE (yuán), ACÚMULO (xī), HORÁRIO (OU ENERGIA MÁXIMA) E CONEXÃO (luò)

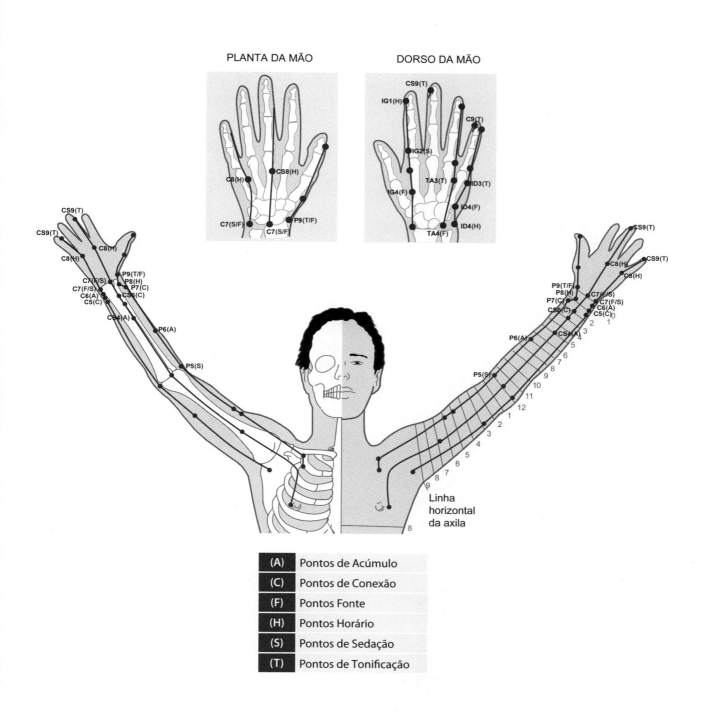

224 Caminhos de Energia

PLANTA DA MÃO

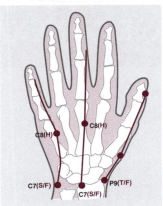

DORSO DA MÃO

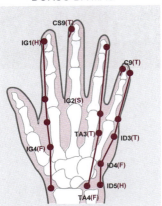

DORSO DOS BRAÇOS

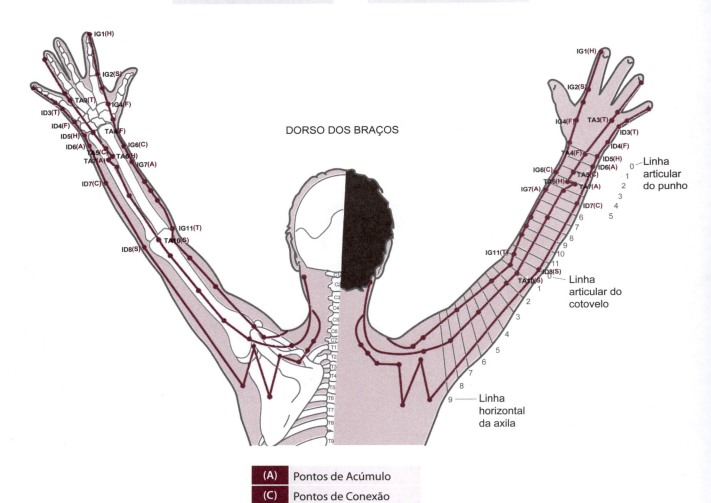

(A)	Pontos de Acúmulo
(C)	Pontos de Conexão
(F)	Pontos Fonte
(H)	Pontos Horário
(S)	Pontos de Sedação
(T)	Pontos de Tonificação

Capítulo 3 ❖ Atlas dos Meridianos e Pontos 225

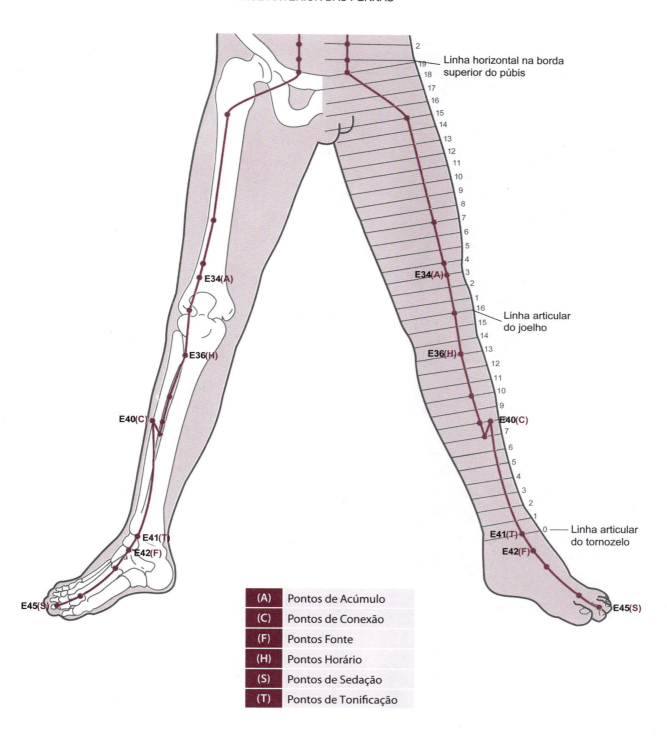

FACE ANTERIOR DAS PERNAS

(A)	Pontos de Acúmulo
(C)	Pontos de Conexão
(F)	Pontos Fonte
(H)	Pontos Horário
(S)	Pontos de Sedação
(T)	Pontos de Tonificação

226 Caminhos de Energia

FACE LATERAL DA PERNA E DO PÉ

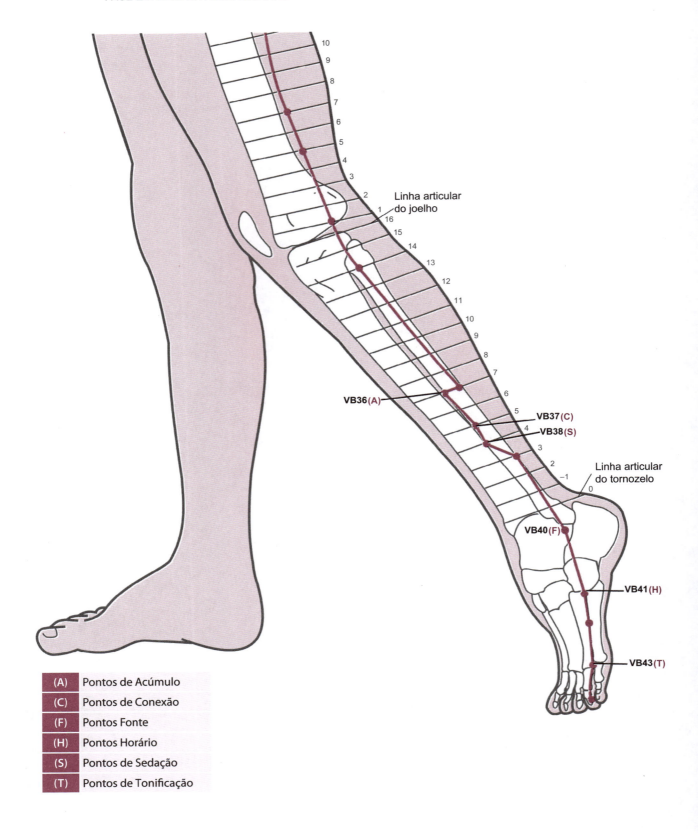

Capítulo 3 ❖ Atlas dos Meridianos e Pontos 227

FACE MEDIAL DAS PERNAS E DO PÉ

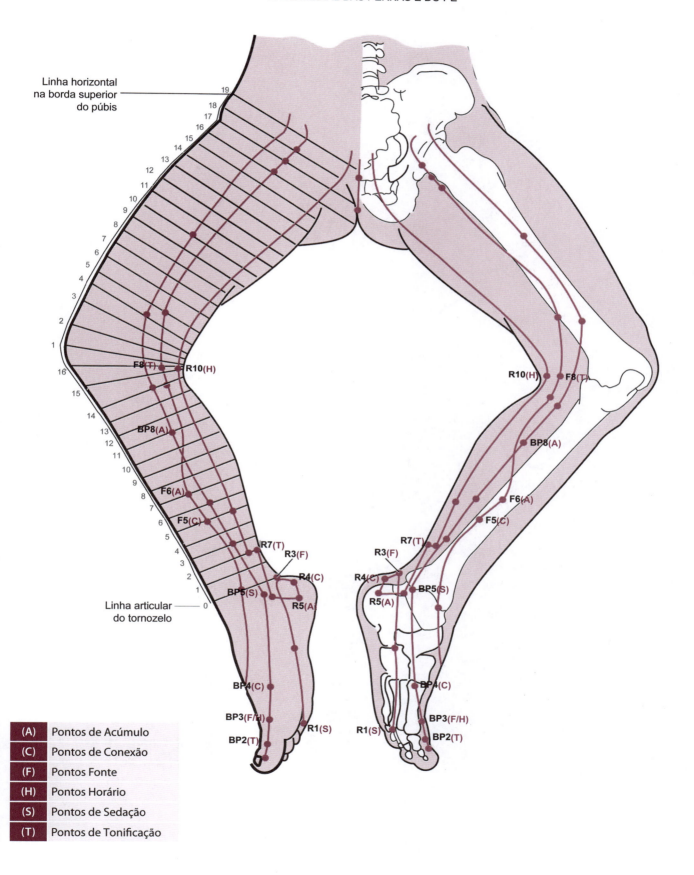

(A)	Pontos de Acúmulo
(C)	Pontos de Conexão
(F)	Pontos Fonte
(H)	Pontos Horário
(S)	Pontos de Sedação
(T)	Pontos de Tonificação

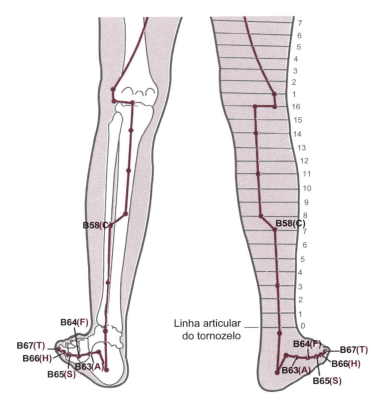

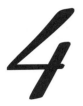

4 Avaliação das Manifestações e dos Sinais Energéticos e Físicos do Organismo

AVALIAÇÕES TERAPÊUTICAS

A Medicina Tradicional Chinesa (MTC) está embasada nos conceitos do taoísmo e tem, portanto, uma visão sistêmica, isto é, relaciona cada manifestação com todas as outras e com a totalidade. Isso significa que o diagnóstico parte do princípio de que cada sinal orgânico está concatenado aos outros e ao quadro global da pessoa, focando não em sintomas isolados, mas na percepção da atuação dos Fatores Patogênicos (aquilo que aflige o organismo) e da natureza e gênese do desequilíbrio. Nessa visão, sinais, sintomas e manifestações refletem o estado interno, tanto fisiológica quanto comportamentalmente, e a percepção do estado afetivo, das emoções e dos sentimentos faz parte do exame clínico.

Os recursos da MTC são potenciais naturais. O examinador, no ato da avaliação, usa quase todos os seus sentidos: visão, audição, olfato e tato. Só não usa o paladar, mas este é avaliado a partir das informações fornecidas pelo examinado. Por meio do reconhecimento dos sinais, utilizam-se várias ferramentas para a análise do que foi detectado, e uma delas, muito empregada no Ocidente, é o Padrão de Desarmonia, abordado a seguir. Contudo, o que se apresenta em um determinado momento não é algo estanque, pois os sinais se transformam e são analisados em todos os encontros no processo dos atendimentos. Por isso, no conceito da Medicina Chinesa, está intrínseco o caráter terapêutico, algo que ocorria também na medicina ocidental no passado.

Na MTC, tradicionalmente, o diagnóstico[1] divide-se em observação, audição e olfação, anamnese[2] e palpação (Figura 4.1). Uma síntese desse tema será apresentada a seguir, dividida em cinco aspectos, incluindo as origens da doença (etiopatogenia) e as suas ferramentas.

ETIOPATOGENIA

Etiologia é o estudo das causas das doenças; patogenia é a formação e o desenvolvimento de qualquer processo mórbido. Segundo a MTC, os desarranjos ou doenças se originam no desequilíbrio do **qì** a partir dos fatores cronobiológicos, externos (exógenos) e internos (endógenos).

Os fatores cronobiológicos se manifestam nos ciclos na natureza nos quais o ser humano está inserido. A sustentação do organismo se dá no equilíbrio desses ciclos, sendo fundamental, portanto, a observação dos

---

[1] Diagnóstico é um conjunto de dados formado a partir de sinais e sintomas, histórico clínico do exame físico e exames complementares, que deve ser analisado pelo profissional de saúde e sintetizado em uma ou mais doenças. A partir do diagnóstico, faz-se o planejamento para a eventual intervenção (tratamento) e/ou uma previsão da evolução (prognóstico) com base no quadro apresentado. A comunidade científica tem como filosofia aceitar os instrumentos de diagnóstico validados pelo método científico. Métodos não validados tendem a ser agrupados no conjunto das "terapias alternativas", hoje chamadas de terapias complementares e integrativas, reconhecidas pelo Sistema Único de Saúde (SUS) e presentes em grandes hospitais, como Sírio Libanês e Albert Einstein. A origem histórica e a filosofia intrínseca de muitos métodos de terapia, como yoga, homeopatia e acupuntura, dificultam a utilização do método científico em sua análise, o que cria resistência a seu uso em muitos meios. Nesta obra, o termo "diagnóstico" é utilizado ao se referir a um método já preexistente; quando se refere a uma descrição da própria obra, empregam-se os termos "avaliação terapêutica" ou "avaliação das manifestações e dos sinais energéticos e físicos do organismo".

[2] Na filosofia platônica, trata-se de rememoração gradativa por meio da qual o filósofo redescobre dentro de si as verdades essenciais e latentes que remontam a um tempo anterior ao de sua existência empírica. Na medicina, o histórico abrange desde o sintoma inicial até o momento da observação clínica, realizado com base na lembrança do paciente. Nesta obra, o termo "anamnese" é utilizado para remeter a um método já preexistente; quando se refere a uma descrição da própria obra, emprega-se o termo "ficha de histórico".

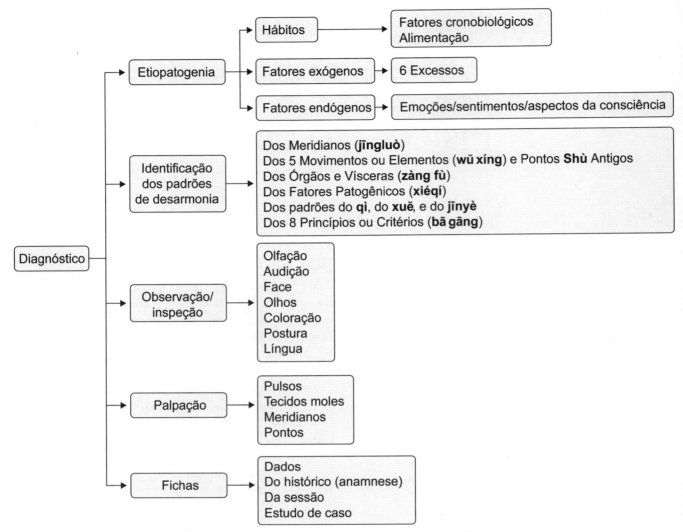

Figura 4.1 Diagnóstico segundo a Medicina Tradicional Chinesa.

hábitos diários e sua relação harmônica com a natureza desses fatores. A saber:

- Horários do dia
- Sono/vigília
- Fases da lua
- Estações do ano
- Ciclos planetários.

> Os que se rebelam contra as leis básicas do Universo cortam as próprias raízes e destroem sua verdadeira natureza. O **Yīn** e **Yáng** – os dois princípios da natureza – e as quatro estações são o princípio e fim de tudo e são igualmente a causa da vida e da morte. (**Nèijīng Sù Wèn**)

Fatores Exógenos

Os Fatores Exógenos, ou externos, estão relacionados com a energia perversa (**xiéqì**) que chega à pele e passa para os Meridianos, para o Sangue e para os **zàng fǔ**:

- Energia climática:
  - Calor: variações climáticas brutais
  - Frio: diminuição da resistência orgânica
- Vento (**fēng**)
- Frio (**hán**)
- Calor (**rè**)
- Umidade (**shī**)
- Secura (**záo**)
- Canícula (**shǔ**).

> O **xiéqì** (energia perversa) atacando o homem apresenta-se na forma de calafrios. O ataque verdadeiro **xié**, agente patogênico, lesa levemente o homem. É ele visível primeiro na face, pela cor, mas não é perceptível no corpo. Sem ou com o agente patogênico **xié**, a impressão é a mesma, sem ou com traço de doença. Não é fácil definir as circunstâncias. Eis porque o clínico superior trata previamente o **qì** patogênico, em seu início. (**Nèijīng Líng Shū**)

O frio e o calor são fatores mais explícitos na alteração do organismo, relacionados ao conceito do **yīn** e **yáng**. Os outros climas estão associados ao conceito dos 5 Movimentos ou Elementos, e soma-se ainda um sexto clima (canícula): um calor muito intenso que geralmente ocorre em fevereiro, no hemisfério sul, e em agosto, no hemisfério norte.

A Tabela 4.1 descreve os 6 Excessos (**liú yín**), que são as características dos Fatores Exógenos, e os sinais para identificar quando afetam o organismo.

Os 6 Fatores Patogênicos (climas) estão associados às estações. Assim, em cada estação, o organismo fica mais vulnerável ao clima correspondente: primavera/Vento, verão/Calor, final do Verão/Umidade e Canícula, outono/Secura e Inverno/Frio. Muitas vezes ocorrem desarranjos, mas também é possível sofrer de um Fator Patogênico não necessariamente na estação correspondente, isto é, o Vento pode causar um desarranjo em qualquer outra estação, bem como os demais fatores. Também podem ocorrer associações entre os 6 Fatores, por exemplo: na gripe, há agressão do Vento e Frio; nas diarreias, de Umidade e Calor; nos reumatismos, de Vento, Frio e Umidade.

Fatores Endógenos (nèiyīn)

Os Fatores Endógenos, ou internos, são os sentimentos, as emoções, o psiquismo e a mente (no Capítulo 3, organizou-se uma linguagem para abordar os sintomas ligados a esses aspectos). Na visão da MTC, emoções, sentimentos, mente e corpo estão integrados e são

Tabela 4.1 6 Excessos (**liù yín**).

Fatores Patogênicos exógenos (xiéqì)	Características	Manifestações	Pulso	Língua
Vento (**fēng**) **Yáng** Primavera	Evolução rápida e brutal, mudanças rápidas de sintomas, função de abrir e escoar, deslocar e transformar Invade primeiro a parte superior do corpo	Aversão ao vento, dores articulares, migratórias dor de cabeça, erupções de pele febre, garganta irritada tosse, obstrução nasal, reumatismo, urticária	Superficial (**fú**) Lento (**chí**)	Saburra fina e pode estar esbranquiçada
Frio (**hán**) **Yīn** Inverno	Obstrução da passagem, oclusão tipo Frio Produz contrações e dores que repuxam	Articulações doloridas, ausência de suor, contraturas, dores no corpo e na cabeça, dificuldade de mover os membros, febre, secreções de fluidos claros	Retardado (**chí**) Profundo (**chén**) Apertado (**jǔn**)	Saburra fina
Calor (**rè**)/Fogo (**huǒ**) **Yáng** Verão	Inflama e eleva, movimenta e empurra o **qì** para o alto, diminui o **yīn** e o **jīn yè**, produz Vento e agita o **xuě**	Agitação, ansiedade, boca seca, cefaleia, febre com calafrio, garganta inchada, insônia, leve temor ao frio, sede	Cheio (**shí**) Rápido (**shù**)	Vermelha com saburra amarela
Umidade (**shī**) **Yīn** 5ª estação (Verão prolongado)	Acomete a parte inferior do corpo Energia patogênica estagnante, impura e pesada indo para Meridianos e órgãos, bloqueando o **qì** e desregulando a atividade de subida e descida	Articulações doloridas e pesadas, dificuldade de parar de se mover, dores fixas, febre vespertina, parestesia dos músculos e da pele, peso do corpo e da cabeça	Escorregadio (**huá**)	Saburra pegajosa
Secura (**zào**) **Yáng** Outono	Natureza seca e adstringente Penetra pela boca e pelo nariz, ataca o Pulmão e a Energia de Proteção (**wèi qì**) Em relação aos outros, é um fator menos invasivo	Angústia, boca e nariz secos, cefaleia, febre, frio, garganta seca, sede, tosse seca com pouco muco	Não consta	Não consta
Canícula (**shǔ**) **Yáng** Verão	Calor exagerado que penetra no corpo, sobe, se espalha, ferindo o **jīn yè** e esgotando o **qì**, resultado da transformação do Calor e Fogo Mistura-se facilmente com a Umidade	Angústia, aumento da temperatura corpórea, náusea e vertigem, sede, síncope urina avermelhada, suor abundante	Rápido (**shù**) Em onda (**hóng**)	Vermelha com saburra amarela na ponta e nas laterais

aspectos de uma unidade: o **shén**, ou seja, a Consciência manifesta, que se expressa nos potenciais do ser e onde podem ocorrer os desequilíbrios.

Na MTC, são citados tradicionalmente os 7 Sentimentos (**qī qíng**), descritos a seguir, e as 5 Emoções (**wǔ zhì**), apresentadas na Tabela 4.2.

- 7 Sentimentos (**qī qíng**):
  - Alegria ou euforia
  - Raiva, fúria ou ira
  - Meditação, pensamento ou ansiedade
  - Preocupação, mágoa, melancolia
  - Tristeza, desgosto
  - Medo, temor
  - Choque, aflição, pavor.

Há algumas variações na literatura sobre as características do Movimento Terra e Metal e sobre emoções, pensamento, ansiedade e preocupação. Em uma visão contemporânea, como apresentado no Capítulo 3, a partir da síntese expressa por Damásio (2005), "os sentimentos são privados e as emoções são públicas", o que permite um estudo mais aprofundado do potencial e da manifestação dos sentimentos e das emoções, abordados adiante neste capítulo.

As emoções são aspectos naturais da vivência humana, todos passam por todas elas e adquirem experiência ao vivê-las. Os desequilíbrios dos aspectos endógenos ou internos ocorrem quando os sentimentos e as emoções estão em excesso, prolongados, reprimidos, não reconhecidos ou não vivenciados, tornando-se Fatores Patogênicos.

Processo patogênico e resistência do organismo

A partir da penetração do **xiéqì** na pele (Fatores Exógenos), essa Energia perversa prolifera-se nos Meridianos (Energia Correta ou Verdadeira, **zhèn qì**), no Sangue (**xuě**) e, ao chegar aos **zàng fǔ**, estabelece a doença física. Nos Fatores Endógenos, as alterações emocionais afetam diretamente os Meridianos e ocorre o mesmo processo dos Fatores Exógenos, podendo chegar à doença. A energia de defesa **wèi qì** é mobilizada na intervenção nos Meridianos e Pontos, por meio de massagem,

acupuntura e moxabustão, criando uma "luta" contra as alterações nos Meridianos afetados pelo **xiéqì** e pela desarmonia dos Fatores Endógenos (Figura 4.2).

Aspectos anímicos

O termo "emoções" será empregado para designar os fatores internos ou anímicos, lembrando que não são desarranjos nem metas para a realização pessoal, e sim potenciais que permitem a relação do ser com o meio. A MTC se diferencia da medicina ocidental por partir do conceito do **qì** como Energia e matéria, cujo fluxo abrange a mente, a psique, as emoções, os sinais orgânicos e os órgãos e vísceras, em uma rede sistêmica. Assim, faz-se a relação com os Padrões de Excesso ou Deficiência, com determinada emoção e Órgão (**zàng**) correspondente, permitindo um aspecto importante para o diagnóstico.

A Tabela 4.3 apresenta as referências dos clássicos da MTC, relacionando o mau funcionamento de um órgão ou sistema fisiológico e, consequentemente, o Meridiano correspondente com Excesso ou Deficiência de Energia, de acordo com as alterações das emoções, além do movimento do **qì** no corpo.

Na Tabela 4.4, parte-se do potencial anímico relacionando-o aos dois extremos. O primeiro se refere à força do **shén** (Consciência Universal ou Espírito) hiperfocada na mente, com excesso do potencial; o segundo (o outro extremo), à não conexão com a força do **hún** (Alma Espiritual), ou seja, à incapacidade de viver o potencial. Aqui haverá uma diferença nos movimentos Metal e Água, expostos na Tabela 4.3, que descreve a análise tradicional da MTC com referência aos Padrões de Deficiência ou Excesso, ou seja, a pessoa na vivência de uma emoção se encontra em um estado **yīn** ou **yáng**. Na Tabela 4.4, o foco é o potencial em seus estados **yīn** ou **yáng**, quando a pessoa vive a emoção ou, na referência de Damásio (2005), o sentimento, que é reservado, no seu potencial, que é fluídico, ou internamente nos seus extremos, que sinalizam uma desarmonia.

Os Meridianos **zàng** (F, C, CS, BP, P e R) sinalizam manifestações emocionais mais antigas ou enraizadas, enquanto os Meridianos **fǔ** (VB, ID, TA, E, IG e B) indicam manifestações mais recentes ou circunstanciais.

Tabela 4.2 5 Emoções (**wù zhì**) relacionadas aos 5 Movimentos ou Elementos e aos Meridianos (**zàng**).

Emoções	Movimentos ou Elementos	Meridianos
Cólera ou raiva	Madeira	Fígado
Alegria ou entusiasmo	Fogo	Coração
Ansiedade, pensamento, preocupação	Terra	Baço
Angústia, mágoa ou tristeza	Metal	Pulmão
Medo, temor	Água	Rim

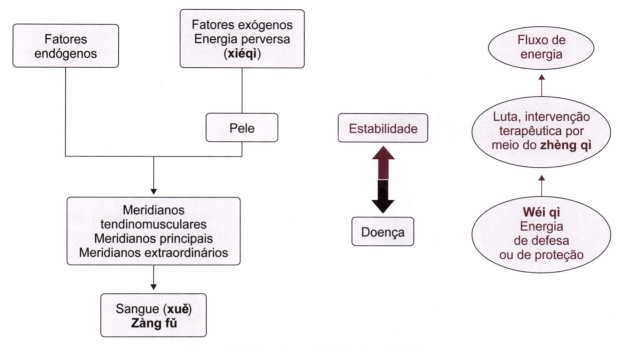

Figura 4.2 Patogenia e resistência do organismo.

Tabela 4.3 Relação entre o Excesso ou Deficiência dos Meridianos com as alterações das emoções.

Movimento	Meridianos	Excesso ou Cheio	Deficiência ou Vazio	Efeito no qì
Madeira	Fígado	Descontrole, raiva, cólera, irritação, indignação	Indecisão, preguiça, medo (o medo é citado no **Líng Shū**)	Ascendência na raiva
Fogo	Coração	Euforia, alegria exacerbada, risos descontrolados, pensamento rápido e desordenado	Choros descontrolados, aflição	Circulação, porém com lentidão na alegria
Terra	Baço-Pâncreas	Ideia fixa, ansiedade, obsessão, excesso de pensamento	Astenia, apatia	Paralisia na idea fixa
Metal	Pulmão	Superexcitação, rigidez, meticulação	Angústia, mágoa, tristeza exacerbada, melancolia	Dissolução na angústia
Água	Rim	Falta de noção dos limites, autoritarismo, extravagância	Medo retido, temor, apreensão, reserva	Descendência no medo

O choque afeta o Coração e o Rim.

Tabela 4.4 Potenciais anímicos e suas alterações.

Movimento	Meridianos	Potencial em excesso	Potencial	Potencial em falta
Madeira	F/VB	Descontrole, raiva, irritação, indignação	Determinação, iniciativa	Indecisão, preguiça
Fogo Príncipe	C/ID	Euforia sem razão, pensamento rápido e desordenado	Exteriorização, entusiasmo	Ausência de comunicação e exteriorização
Fogo Ministro	CS/TA	Expectativa na relação, desejo ardente	Ânimo	Desprazer
Terra	BP/E	Ideia fixa, ansiedade exacerbada	Disponibilidade para transformação	Apatia
Metal	P/IG	Angústia, mágoa, melancolia	Reflexão, autoaprimoramento	Incapacidade de se perceber, dissimulação
Água	R/B	Medo retido, pânico	Interiorização, percepção dos riscos, autopreservação	Falta de noção dos limites, autoritarismo

234 Caminhos de Energia

O autoaprimoramento, que requer do indivíduo o contato íntimo consigo mesmo, em excesso pode gerar angústia e melancolia, e a autopreservação, que resulta em recolhimento em si, em demasia pode gerar o medo retido ou o pânico. A angústia e o pânico não são, à primeira vista, manifestações **yáng** de exteriorização, pois levam a pessoa para dentro de si, porém a angústia e o pânico têm a força **yáng** diante da sua potencialidade, pois a acirram.

A compleição descrita na Tabela 4.3 é inquestionável, porém, diferentemente dela, nesta análise se revela a complexidade na relação de um movimento **yīn** como Metal e Água com a força **yáng** das emoções, onde o medo retido e a angústia revelam a força **yáng** no interior, e a superexcitação e o autoritarismo revelam a força **yīn** interior. Observa-se o fluxo do **qì** nas alterações das emoções na referência tradicional: ascendência, lentidão e paralisia ocorrem no Excesso do Meridiano correspondente; e dissolução e descendência ocorrem na Deficiência do Meridiano correspondente. Nessa análise, mesmo a pessoa se sentindo "sem medo" no autoritarismo, o que é interpretado tradicionalmente como um Excesso de **qì** no Rim, abre-se a possibilidade de o autoritarismo ser uma faceta do medo, pois é o próprio "não contato" com o potencial do medo, ou o medo do medo. O não contato, no ponto de vista do potencial, é interpretado como falta de movimento (**yīn**) no interior, mesmo que pareça ocorrer a atitude aparentemente externa **yáng** do autoritário ou dominador.

Da mesma maneira, ocorre no Meridiano do Pulmão onde se interpreta tradicionalmente o Excesso do **qì** na superexcitação. Abre-se a possibilidade, nessa análise, de que a superexcitação seja o "não contato" com a natural tristeza, que é inerente e transformadora na humanidade. Assim, a superexcitação pode ser uma dissimulação ou a falta de movimento (**yīn**) no interior.

O conceito **yīn/yáng** engloba a visão do paradoxo como forças complementares e não contraditórias, por isso é fundamental se aprofundar no significado das interpretações e nas circunstâncias particulares de cada pessoa e evitar modelos esquemáticos no que diz respeito às emoções para a intervenção terapêutica.

Manifestações de desequilíbrio da energia (qì) nos Meridianos

A Tabela 4.5 mostra uma síntese dos desequilíbrios nos Meridianos, englobando os fatores internos e externos e dividindo as manifestações em três categorias: somáticas, no sistema fisiológico e em emoções e comportamentos.

IDENTIFICAÇÃO DOS PADRÕES DE DESARMONIA

A identificação dos Padrões de Desarmonia já é citada desde o **Nèijīng**, mas foi desenvolvida e elaborada ao longo da história da MTC. Esses padrões reúnem as manifestações perceptíveis do organismo e permitem a análise dos sinais e, assim, a direção do Princípio Terapêutico. Um estado, um sinal ou um sintoma trazem o caminho para a desconstrução do que pode se tornar uma doença, mas também podem significar aspectos diferentes em situações variadas, diante da combinação com os outros. Por isso, os estudos dos métodos dão a perspectiva da adequação da terapêutica.

Diversos métodos podem ser utilizados, conforme apresentado na Tabela 4.6.

Tabela 4.5 Desequilíbrios nos Meridianos.

Meridiano	Somáticas	Sistema fisiológico	Emoções e comportamento
Pulmão	Dor no tórax, na região torácica das costas e nos ombros Frio excessivo, garganta inchada e dolorida, maçã do rosto esbranquiçada, palmas das mãos quentes	Arrepios, asma, congestão nasal, mucosidade pulmonar, respiração irregular, tosse	Angústia excessiva, excesso de autoestima, hipersensibilidade a críticas, pouca sociabilidade
Intestino Grosso	Dor e/ou inchaço no abdome, dores e enrijecimento nos braços e ombros (principalmente sobre o Meridiano) Acne, erupções da pele, lábios secos e quebradiços	Boca seca, constipação (prisão de ventre), diarreia, distúrbios digestórios, epistaxe (sangramento nasal)	Desapontamento com facilidade (principalmente com situações que não dão certo), dificuldade com mudanças
Estômago	Dor e fraqueza nas pernas, dor na parte alta do abdome e na parte baixa do tórax, dores musculares e ao longo do Meridiano Erupções nos lábios, erupções na pele, língua amarelada pele amarelada	Apetite irregular (tendência à gula ou indiferença ao alimento), borborigmos (rugido estomacal), distúrbios no estômago, gases, hipertermia e transpiração, má digestão	Ansiedade excessiva, apatia repentina, manias, obsessão, pressa

(continua)

Capítulo 4 ❖ Avaliação das Manifestações e dos Sinais Energéticos e Físicos do Organismo

Tabela 4.5 (*Continuação*) Desequilíbrios nos Meridianos.

Meridiano	Somáticas	Sistema fisiológico	Emoções e comportamento
Baço-Pâncreas	Dor abdominal e fraqueza nos músculos das pernas Corpo pesado, sensação de frio ou incômodo ao longo do Meridiano, sensação pegajosa na boca	Distúrbios no baço e no estômago, má digestão, gases, apetite irregular, avidez por doces, eructações, icterícia, vômito após a refeição, dificuldade para engolir	Falha de concentração com excesso de pensamentos, frequente desejo de repouso, inquietude, memória fraca, sonolência
Coração	Dor no peito, nas escápulas e na face flexora dos braços Calor na palma das mãos e pés frios, língua seca ou pálida, vermelhidão ou alteração na pele da ponta do nariz	Distúrbios cardiovasculares, má circulação, palpitação, pulso irregular, sede	Audácia ou timidez excessiva, inconstância emocional, histeria,
Intestino Delgado	Dor nos braços e cotovelos, nas escápulas e têmporas e no ventre Boca seca, rigidez no pescoço e ombros, zumbido nos ouvidos	Desarranjo digestório, diarreia, má circulação	Desassossego, hipersensibilidade emocional
Bexiga	Dor nas costas e na coluna, principalmente nas regiões lombar e sacral, dor no baixo ventre, na face posterior das pernas, nos joelhos e ao longo do Meridiano Alteração na audição, frio nas costas, furunculose, rigidez no pescoço e na nuca	Distúrbios geniturinários, sensibilidade e alterações na micção	Alteração na noção de limites concretos, insônia, instabilidade na sensação de medo, preocupação exagerada
Rim	Dor nas regiões renal e lombar, nos ossos, nos joelhos e na sola dos pés, fraqueza e dor nas pernas Inchaço no corpo, inchaço e enegrecimento abaixo dos olhos, língua e garganta secas, pés frios, pele enegrecida, zumbido nos ouvidos	Distúrbios geniturinários e sexuais, estafa, vertigens	Compulsividade no trabalho, medo excessivo aparente ou interior, obsessão ou abstinência sexual, tendência ao pessimismo
Circulação-Sexo	Dor de cabeça, pressão e dor no peito, rigidez ou dor nos cotovelos e mãos Espasmos nos braços, mau hálito, palma das mãos quentes, rosto vermelho	Alteração da pressão sanguínea, disfunções sexuais, distúrbios circulatórios e cardíacos, palpitações	Emotividade excessiva aparente ou interior, falta de amor próprio, instabilidade no relacionamento afetivo e sexual
Triplo Aquecedor	Dor nas têmporas, nos ossos laterais do crânio, nos ombros e na parte externa dos braços e cotovelos. Alteração na audição, hipersensibilidade a mudanças climáticas, pressão na cabeça e nos olhos, secreção no ouvido	Dificuldade auditiva, distúrbios do sistema térmico, má circulação, transpiração,	Excesso de pensamentos, sensação de falta de energia geral, tensão
Vesícula Biliar	Dor na região lateral do tórax e abaixo das costelas, dor na cabeça, nos olhos e nas faces laterais do corpo Dores e inflamações nos tendões Debilidade nas pernas, frio e calor alternados, gosto amargo na boca, visão turva, vista cansada	Dificuldade de digerir alimentos gordurosos, distúrbios hepáticos, insônia, vômito	Falta de iniciativa, impaciência, irritação, preguiça, sonolência
Fígado	Dor de cabeça, dor e cãibra nas pernas, dor na região do fígado, dor e edema ocular Alteração da pele no centro da testa e abaixo dos olhos, visão deficiente	Diarreia, distúrbios hepáticos, má digestão, vômito	Conivência excessiva, cólera excessiva, compulsividade no trabalho, falta de determinação, impaciência, irritação, raiva

Tabela 4.6 Identificação dos Padrões de Desarmonia.

Métodos	Onde se encontra nesta obra
Dos Meridianos (**Jīngluò**) Descreve os sinais e sintomas relacionados a cada Meridiano	Capítulo 3
Dos 5 Movimentos ou Elementos (**Wǔ xíng**) e Pontos **Shù** Antigos Interpretações das manifestações dos Elementos e suas relações de Geração e Dominância	Tabelas 2.1, 2.2 e 2.3 (p. 16, 17 e 19)
Dos Órgãos e Vísceras (**zàng fǔ**)	Tabela 4.5 (p. 235)
Dos Fatores Patogênicos 6 Excessos (**liù yín**)	Tabela 4.1 (p. 231)
Dos padrões do **qì**, do **xuě**, e do **jīnyè**	Tabela 4.8 (p. 238)
Dos 8 Princípios ou Critérios (**bā gāng**)	Tabela 4.8 (p. 238)

Diferenciação pelos 8 Princípios ou Critérios (bā gāng biànzhèng)

No início da dinastia Qing (**Qīng cháoe**), de 1644 a 1912, **Chéng Zhèng Líng** cunhou o termo **bā gāng**, traduzido como "8 Princípios" ou "8 Critérios", publicado no livro *Essencial Comprehension Studies* (**Yīxué Xīn Wù**). Trata-se de Fatores Patogênicos (**xiéqì**) que travam uma luta com a Energia Correta ou Verdadeira (**zhèng qì**), descrita nos Capítulos 3 e 4.

O estado do **zhèng qì** depende da constituição do indivíduo, do meio ambiente, do estilo de vida e dos hábitos: alimentação, atividades respiratórias e físicas, estado emocional, mental e da sexualidade, expostos em Etiopatogenia. Segundo a MTC, esses fatores mantêm a força natural de proteção (**wèi qì**) do organismo e, consequentemente, a saúde.

O propósito dos 8 Princípios ou Critérios é a compreensão da gênese do desequilíbrio e a identificação das condições básicas da desarmonia para que se possa direcionar o tratamento. Essas condições, descritas como Padrão de Desarmonia ou Síndrome (**zhéng**), são divididas em duplas e podem se agrupar de acordo com suas características. A referência são as forças **yīn** e **yáng**: Interior ou Profundo, Frio e Vazio ou Deficiência são características do **yīn**; Exterior ou Superfície, Calor, Cheio ou Excesso são características do **yáng**.

As quatro duplas e as três características de **yīn** e **yáng**, chamadas de 6 Mudanças (**liù biàn**), têm seu Padrão próprio para a avaliação, mas não são independentes; elas se inter-relacionam e pode haver uma Deficiência ou Vazio (característica **yīn**) no **yáng**, um Calor (característica **yáng**) no Interior (característica **yīn**) e outras combinações (Tabela 4.7). A Figura 4.3 mostra as possibilidades de inter-relação. Na evolução do desarranjo, também ocorrem mudanças como o Exterior penetrar no Interior ou o Calor se tornar Frio, por exemplo, que implicam uma observação constante.

Diante da vasta possibilidade na MTC, ao longo do tempo acrescentou-se ao entendimento da Desarmonia outros Fatores Exógenos Patogênicos, além de Frio e Calor, que são Umidade, Secura, Vento e Canícula, e também os Fatores Internos relacionados ao **qì**: Sangue (**xuě**), Líquidos Orgânicos (**jīn yè**), Órgãos (**zàng**) e Vísceras (**fú**). Embora no desenrolar histórico dessas avaliações clínicas encontre-se uma diversidade de termos, esta obra não tem o propósito de detalhá-la, mas de esclarecer o sistema de identificação dos Padrões de Desarmonia, a terminologia usada na avaliação dos Pulsos e da Língua e a relação com os sinais orgânicos.

Yīn-Yáng

Designam a força predominante no Padrão de Desarmonia, são duas forças opostas e complementares e incluem todas as manifestações existentes. Sua natureza está expressa no I Ching: "No estado de repouso o **yáng** (criativo) é uno e quando em movimento é reto, por isso produz o que é grande. No estado de repouso o **yīn** (receptivo) é fechado e quando em movimento se

Tabela 4.7 6 Mudanças (**liù biàn**).

Yīn	Yáng
Interior ou Profundo (**lǐ**)	Exterior ou Superfície (**biāo**)
Frio (**hán**)	Calor (**rè**)
Vazio ou Deficiência (**xū**)	Cheio ou Excesso (**shí**)

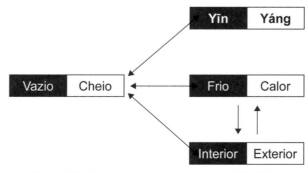

Figura 4.3 Inter-relação das 4 duplas dos 8 Critérios.

abre, por isso produz o que é vasto". O equilíbrio se dá quando uma se transforma na outra seguindo os ciclos naturais, sem se fixar nos seus extremos.

No símbolo do **tài jí** (Figura 4.4), observa-se que, quando uma força está crescida, a outra nasce, a qual é chamada de broto ou jovem, e assim garante o fluxo natural da energia (**qì**). O aprofundamento deste conceito encontra-se no livro *Macro e micro cosmos: visão filosófica do taoísmo e conceitos da Medicina Tradicional Chinesa* (Donatelli, 2015).

Na dinâmica do desequilíbrio, **yīn** e **yáng** podem ir para seus extremos, perdendo sua natureza complementar e, em um agravamento, separando-se, de maneira que ocorrerá o desgaste da Energia Original (**yuán qì**). Na avaliação clínica estão vinculados na combinação com Deficiência (Vazio) ou Excesso (Cheio).

Interior ou Profundo (lǐ) | Exterior ou Profundo (biǎo)

Designam a localização do desarranjo: quando o desarranjo está localizado na pele, na boca, na garganta e nos músculos, pertence à Superfície ou ao Externo, e quando está nos Órgãos e Vísceras (**zàng fǔ**), nos vasos sanguíneos, na medula e nos ossos, pertence ao Profundo ou Interior.

A invasão de um Fator Patogênico de Superfície causa febre e aversão ao frio. Também podem ocorrer dores pelo corpo e torcicolo e, no início, normalmente o sintoma é agudo.

O desarranjo da Superfície pode penetrar na Profundidade, se ocorrer uma diminuição da capacidade de resistência do organismo em virtude de Fatores Endógenos, estafa e alimentação inadequada. Na avaliação clínica, estão vinculados na combinação de Vazio (Deficiência) e Cheio (Excesso) e de Frio e Calor.

Frio (hán) | Calor (rè)

Designam a natureza do desarranjo e expressam os extremos do **yīn** e **yáng**. Na avaliação clínica, estão vinculados à combinação de Excesso (Cheio) ou Deficiência (Vazio) e de Profundo e Superfície.

Como visto no símbolo do **tài jí**, na dinâmica entre as forças o equilíbrio se dá quando **yīn** e **yáng** se complementam; todavia, quando uma se altera, ocorre a alteração na outra também. Na diminuição de uma, a outra começa a crescer, como ocorre no Calor-Vazio, quando o **yīn** está em Deficiência e o **yáng** está crescendo, e também no Frio-Vazio, quando o **yáng** está em Deficiência e o **yīn** está crescendo (Figura 4.5). O excesso de uma força, como no Calor-Cheio e Frio-Cheio, ocasiona a diminuição da outra.

Apesar de serem situações raras, podem ocorrer Frio Verdadeiro e Calor Falso ou Calor Verdadeiro e Frio Falso. Nessas ocasiões, os sintomas de Frio e Calor se mesclam, porém o fator determinante para saber se o Padrão é Frio ou Calor é a avaliação da cor da língua: se pálida, sinaliza padrão Frio Verdadeiro; se vermelha, indica Calor Verdadeiro.

Deficiência ou Vazio (xū) | Excesso, Plenitude ou Cheio (shí)

Designam o estado da Energia Correta (**zhèng qì**) e do Fator Patogênico (**xièqì**). A Deficiência sinaliza a fraqueza do **qì** do organismo e a ausência de um Fator Patogênico, o Excesso sinaliza a presença de um Fator Patogênico Superficial ou Profundo, quando o **qì** do corpo se encontra relativamente intacto e consegue reagir contra o Fator Patogênico. O aspecto nocivo do Excesso ou Plenitude perturba a Consciência (**shén**) vinculada ao Coração, acarretando agitação, confusão mental ou delírio verbal.

Na avaliação clínica estão vinculados na combinação entre si: Vazio-Cheio, que no estado Vazio ocorre a entrada de um patógeno, e no Cheio-Vazio, que no estado Cheio ocorre a Deficiência do **qì** no organismo. Combinam-se também aos Padrões Profundo e Superfície ao Frio e Calor e também aos padrões do **qì**, Sangue (**xuě**) e dos Líquidos Internos (**jīnyè**).

A Tabela 4.8 demonstra os Padrões de Desarmonia ou Síndromes com as suas combinações: os sinais e sintomas do organismo, o estado do Pulso e da Língua correspondentes e as sugestões para a intervenção terapêutica. Vale ressaltar que as sugestões não são um protocolo, mas direções para a pesquisa.

OBSERVAÇÃO E INSPEÇÃO

Olfação

Pela olfação observam-se os odores do corpo da pessoa. Quando são muito salientes, estão associados aos 5 Elementos ou Movimentos e à sua correspondência com os Meridianos (Tabela 4.9); porém, na atualidade, com ambientes menos naturais e uso de cosméticos, os odores tornam-se menos reconhecíveis.

Odores fortes indicam Padrão Calor; sua ausência indica Padrão Frio. Odor forte nas fezes indica Padrão Calor e, na urina, Padrão Calor e Umidade.

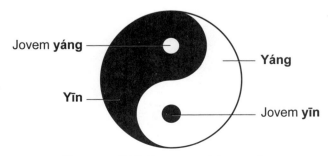

Figura 4.4 Tài jí. Fluxo natural de energia.

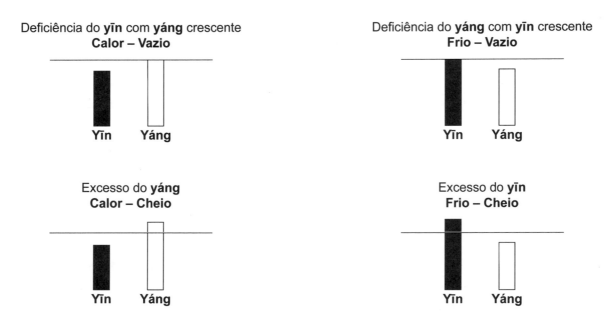

Figura 4.5 Dinâmica entre as forças e Padrões de Desarmonia.

Tabela 4.8 Padrões de Desarmonia ou Síndromes.

Padrões		
Padrão **Yīn** Vazio ou Deficiência Colapso ou esgotamento Excesso (está descrito no Padrão Frio-Cheio)	**Vazio ou Deficiência** • Emagrecimento, febre baixa ou sensação de calor à tarde, garganta seca à noite, sudorese noturna • Pulso Superficial ou Flutuante (**fú**), Vazio (**xū**) • Língua vermelha, saburra ressecada e descascada	Os sintomas mais afetados são no Rim, Pulmão, Coração, Fígado e Estômago
	Colapso ou esgotamento (são as mesmas do Vazio do **qì**) • Boca seca, desejo de ingerir líquidos em pequenas doses, constipação, lábios quentes, pele quente ao tato, retenção urinária, sudorese abundante • Pulso Superficial ou Flutuante (**fú**), Rápido (**shù**) • Língua vermelha, magra e fina, saburra ressecada e descascada	De acordo com o sistema afetado
Padrão **Yáng** Vazio ou Deficiência Colapso ou esgotamento Excesso (está descrito nos Padrões Cheio e Calor-Cheio)	**Vazio ou Deficiência** • Ausência de sede, calafrios, cansaço, desejo de ingerir líquidos quentes, face pálida e brilhante, fezes amolecidas, membros frios, perda de fezes, pouco apetite, respiração curta, sudorese espontânea, urina clara e frequente • Aversão ao falar, voz fraca • Pulso Débil (**wèi**), deslizante (**huá**), Profundo (**chén**) • Língua pálida, grossa e grande saburra úmida	Os sintomas mais afetados são no Baço, Rim, Pulmão, Coração
	Colapso ou esgotamento • Ausência de sede, calafrios, debilidade respiratória, incontinência fecal, membros frios, sudorese abundante com suor oleoso, urina em abundância ou incontinência • Pulso Profundo (**chén**) • Língua pálida, diminuída, saburra úmida	De acordo com o sistema afetado

(continua)

Capítulo 4 ❖ Avaliação das Manifestações e dos Sinais Energéticos e Físicos do Organismo **239**

Tabela 4.8 (*Continuação*) Padrões de Desarmonia ou Síndromes.

Padrões		
Padrão ou Síndrome **Lǐ** Profundo ou Interior Tem as combinações: • Plenitude de Calor • Frio • Vazio	**Lǐ (Profundo ou Interior)** • Febre sem temor ao frio ou calafrio sem febre • Desarranjo antigo, crônico **Plenitude de Calor** • Hiperemia (congestão sanguínea), fezes secas, sede • Agitação, delírios verbais, irritação • Pulso Profundo (**chén**) • Língua vermelha, saburra amarela **Frio-Umidade** • Agressão de Baço e Estômago • Dores abdominais, emagrecimento, perda de apetite **Vazio** • Enfraquecimento funcional dos Órgãos e Vísceras (**zàng fǔ**) • Pode ocorrer por sentimentos recalcados ou esgotamento por excesso sexual	Para todas as variações, identificar os **zàng fǔ** afetados e equilibrar com os Pontos **Shù** Antigos: • Pontos **Shù** dorsais (Assentamento) • Hidratação, compressas frias no abdome e nos pés • Trabalhar os Pontos na área do **dān tián** inferior (baixo abdome) e no plexo solar • Pontos psíquicos dos **zàng fǔ** afetados • Na massagem, trabalhar no fluxo dos Meridianos (**Shiatsu**)
Padrão ou Síndrome **Biǎo** Superfície ou Exterior Tem as combinações: • **Biǎo Hán** • Frio-Superfície • **Biǎo Rè** • Calor-Superfície	**Biǎo (Superfície ou Externo)** • Desarranjo recente, agudo • Geralmente é causada pelos 6 Excessos • Cefaleia, febre com temor do frio que não melhora pelo calor, lassidão, nariz entupido, tosse • Pulso Superficial (**fú**) • Língua rígida e trêmula, veias de base com inchaço, saburra branca	Reforçar o Meridiano do Pumão e os Colaterais (**luòmài**). Reforçar alimentos picantes Pontos P6, 7, 8, 10. ID3, 7, 11 e 15. B7, 11, 40 (45)*, 58, 60, 62. BP2. TA5. VB20, VG13, 14
	Biǎo Hán (Frio-Superfície) • Ausência de suor, cefaleia, corpo dolorido, febre com temor do frio que não melhora pelo calor, lassidão, nariz entupido, tosse • Pulso Superficial ou Flutuante (**fú**), Tenso (**jǐn**) • Língua pálida, saburra branca e fina	Hidratação, exercícios físicos
	Biǎo Rè (Calor-Superfície) • Febre com temor do frio e ao vento, sede leve, suor não constante • Pulso Superficial (**fú**), Rápido (**shù**) • Língua com bordas e pontas vermelhas, saburra amarela e ressecada	Hidratação
Padrão ou Síndrome do Frio (**Hán**) Tem as combinações: • Frio-Cheio • Frio-Vazio • Frio Interno • Frio Externo (está descrito no Padrão **Biǎo**) • Frio Verdadeiro/Calor Falso	**Frio** • Diminuição da funcionalidade do organismo • Insuficiência do **yáng qì** • Temor ao frio aliviado pelo calor, boca pálida e úmida, sem sede, cor pálida/azulada na face, membros frios, micção clara e abundante • Pulso Atrasado (**chí**) • Língua pálida, saburra branca e fina **Frio- Cheio** • Excesso do **yīn** • Contração e dor, principalmente abdominal • Lábios ou dedos das mãos azulados. • Pulso Profundo (**chén**), Cheio (**shí**), Apertado (**jǐn**) • Língua pálida ou azulada, saburra espessa e branca **Frio-Vazio** • Deficiência do **yáng** com **yīn** crescente • Ausência de sede, face pálida, fezes pastosas, membros frios, urina clara e abundante • Apatia • Pulso Atrasado ou Lento (**chí**) • Língua pálida, saburra branca e fina	Aquecer para dispersar o Frio Selecionar os Pontos mais adequados: IG4, E2, 3, 6(3)*, 27, 31, 32, 36, 38. ID12, 14, 18. BP6, 8, 9, 13. B10, 11, 12, 13, 22, 24, 29, 36(41)*, 38(43)*, 47(52)*-tonificar, 51(37)*, 62. R13. TA14. VB12, 13, 20. VC2, 3, 4, 5, 8, 12, 24. VG4, 14, 20. EX22 Na maioria das vezes relacionada ao **yáng** do Baço; em outras, ao do **yáng** do Rim, Coração ou Deficiência do Pulmão

(*continua*)

240 Caminhos de Energia

Tabela 4.8 (*Continuação*) Padrões de Desarmonia ou Síndromes.

Padrões		
	Frio Interno • Corpo e membros frios, face esbranquiçada, fezes pastosas, sem sede ou com sede de líquidos quentes, urina clara, uso de poucas palavras • Pulso Profundo (**chén**) e Atrasado (**chí**) • Língua pálida, saburra branca **Frio Verdadeiro/Calor Falso** • Face vermelha, ao deitar encolhe-se e cobre-se apesar do corpo quente, sede sem a vontade de beber ou preferência por bebidas quentes, dores de garganta sem vermelhidão ou tumefação, urina clara. • Apatia, irritabilidade, voz baixa • Pulso Rápido (**shù**), Vasto (**hóng**) e Vazio (**xū**) • Língua pálida, saburra úmida	
Padrão ou Síndrome do Calor (rè) Tem as combinações: • Calor-Cheio • Calor-Vazio • Calor Interno • Calor Externo (está descrito no Padrão **Biăo**) • Calor Verdadeiro/Frio Falso	**Calor** • Excesso do **yáng qì** • Aumento da atividade funcional do organismo • Urina escassa e escura **Calor-Cheio** • Excesso do **yáng** • Constipação, erupções na pele com dor, distúrbio no sono, face e olhos vermelhos, febre, paladar amargo, sede • Alterações emocionais duradouras • Pulso Rápido (**shù**) e Cheio (**shí**) • Língua com saburra amarela **Calor Verdadeiro/Frio Falso** • Constipação e sensação de queimação no ânus, face escura, lábios vermelhos e secos, membros frios, olhos brilhantes, tórax quente, respiração ruidosa, sede com vontade de beber líquidos frios, urina escura e escassa • Irritabilidade, fala com voz alta • Pulso Profundo (**chén**) ou Cheio (**shí**) • Língua vermelha	**Eliminar o Calor** Selecionar os Pontos mais adequados: P1, 3, 5. IG2, 20, 15. E6(3), 35, 40, 42, 45. BP2. C1, 2, 3, 8, 9. ID4, 5, 7. ID15, 17, 18. B1, 2,13,15, 27, 28, 37(42)*, 39(44*), 41(46)*, 48(53)*, 54(40)*, 55, 58, 60, 62, 63, 64, 65, 66. R1, 2, 12, 14, 16. CS3, 5, 7, 9. TA1, 2, 3, 4, 6, 8, 10, 17, 18, 19, 20, 21, 23. VB1, 2, 3, 4, 8, 14, 15, 19, 25, 28, 37, 38, 40, 41. F9, 10, 11, 12, 13, 14. VC23. VG1, 9, 13, 14, 23, 24, 25. EX2, 3, 8, 21, 27, 28
	Calor – Vazio • Deficiência do **yīn** com **yáng** crescente • Boca seca, erupções na pele sem dor, febre vespertina ou sensação de calor à tarde, fezes secas, garganta seca à noite, calor nas palmas das mãos e solas dos pés, sensação de calor no tórax, sudorese noturna • Agitação mental, inquietação e ansiedade (mesmo sem um tema específico) • Pulso Superficial (**fú**) e Vazio (**xū**). • Língua vermelha, saburra descascada	Nutrir o **yīn**
	Calor – Interno • Boca seca, febre, fezes secas, rosto vermelho, sede de bebidas frescas, urina amarela e escura. • Agitação, uso de muitas palavras • Pulso Vasto (**hóng**) e Rápido (**shù**) • Língua vermelha, saburra amarela	**Refrescar o Calor, dispersar o fogo** BP10, B58, 62. R2. VC23. VG9, EX2
Padrão Vazio ou Deficiência (xū): • Do **yīn** e **yáng** (estão descritas no Padrão **yīn** e **yáng**) • Do **qì** • Do **xuě** • Vazio-Cheio	**Vazio generalizado** • Insuficiência do **qì** Correto (**zhèng qì**) • Debilidade do organismo sem um Fator Patogênico (**xiéqí**) • Desarranjos crônicos • Aversão ao frio, dispneia aos esforços, emagrecimento, extremidades frias, fraqueza, incontinência urinária, indisposição, rosto pálido, sudorese aos pequenos esforços • Memória ou mente abatidas • Pulso Vazio (**xū**), Fino (**xì**) ou Fraco (**rú**) • Língua pálida com pouca ou nenhuma saburra	**Tonificar o Vazio, aquecer o yáng**, dar um excedente ao **qì**, desenvolver o **yīn**, alimentar o Sangue (**xuě**). Grupos de Pontos: • R6, 21, 23. P7, 9. VC12. E36 • B13, 15, 18, 20, 23, 24, 26, 28. VG14. VC4. BP6. • B20, 23, 26, 35. VC12. E25. VG2, 4

(continua)

Capítulo 4 ❖ Avaliação das Manifestações e dos Sinais Energéticos e Físicos do Organismo 241

Tabela 4.8 (*Continuação*) Padrões de Desarmonia ou Síndromes.

Padrões		
	Do qì (são as mesmas do Vazio do yīn) • Cansaço, fezes amolecidas, palidez, pouco apetite, respiração curta, sudorese espontânea • Aversão ao falar, voz fraca • Pulso Vazio (**xū**), Fino (**xì**) e Fraco (**ruò**) • Língua pálida	R13. B20, 23, 36. VG4. VC4, 17. BP6. F13. BP6. B17. R9. P7
	Do xuě • Entorpecimento, face pálida ou amarelada sem brilho, formigamento dos membros, imagens flutuantes no campo visual, infertilidade, lábios pálidos, insônia, menstruação escassa ou amenorreia, olhos secos, palpitações, tontura, unhas brancas, visão turva • Pulso Fino (**xì**), Fraco (**ruò**) ou Áspero (**sè**) • Língua pálida, saburra fina	B17, 20, 21, 43. BP6, 10. E36. P9. VB30, 37. VC4, 6
	Do jīnyè • Boca, garganta, olhos, pele e língua secos, constipação, emagrecimento, nariz e lábios secos, pouca saliva, sede após sudorese, tosse seca com pouca expectoração, • Pulso Fino (**xì**) ou Áspero (**sè**) • Língua vermelha, saburra ressecada ou descascada	B21. VC12. R12, 16. BP6. CS8. E25, 36
	Vazio-Cheio • Debilidade do organismo com Fator Patogênico atuando • Pulso Vazio (**xū**), Fino (**xì**) e Fraco (**ruò**) • Língua pálida com pouca ou sem saburra	E4(7), 27, 29. VG13
Padrão Cheio, Plenitude ou Excesso (**shí**): • Cheio-Vazio	**Cheio generalizado** • Excesso do **yáng** • Excesso dos Fatores Patogênicos Superficial ou Profundo (**xiéqí**) • Desarranjos agudos • Calor excessivo, constipação, micção difícil, respiração ruidosa, pode haver dor abdominal, tinidos • Alterações mentais, delírio verbal, excitabilidade, fala com voz alta • Pulso Cheio (**shí**) • Língua com saburra espessa e pegajosa	Dispersar a plenitude Expulsar os Fatores Patogênicos TA5, E4(7), VG13
	Cheio-Vazio (shí xū) • Ataque do Fator Patogênico, geralmente interno, que vai gerar o Excesso, associado à Deficiência de **qì** do corpo, caracterizando a Deficiência	Identificar os **zàng fǔ** afetados e equilibrar com os Pontos **Shù** Antigos

* Existem dois tipos de numeração para alguns Pontos dos Meridiano da Bexiga e Estômago; indicam-se os dois.

Audição

Pela audição observa-se a fala da pessoa, cuja expressão está associada aos 5 Movimentos ou Elementos e à sua correspondência com os Meridianos (Tabela 4.9).

A perda súbita da voz indica invasão do Vento-Calor Exterior; a perda gradual indica Deficiência do **qì** ou do **yīn** do Pulmão. Uma voz alta e grossa indica um padrão de Excesso; uma voz fraca e fina indica um padrão de Deficiência.

Falar incessantemente indica um Padrão de Calor. Já a relutância em falar indica um padrão de Frio.

Rosto

O **Nèijīng Líng Shū** descreve o rosto como a expressão do **shén** (Consciência ou Espírito). De maneira geral, um rosto brilhante com aspecto de saúde indica a Energia Verdadeira (**zhèng qì**) fluídica; já um rosto descorado, pálido, indica uma desarmonia no **zhèng qì** e provavelmente uma enfermidade.

Quando as regiões da face apresentam sinais, traços marcantes e/ou cores correspondentes aos 5 Movimentos ou Elementos, isso indica um desequilíbrio no Meridiano correspondente (Figura 4.6 e Tabela 4.10). Cores ressaltadas indicam desequilíbrio do Meridiano correspondente, tanto nas regiões da face quanto no trajeto do Meridiano e em todo o corpo.

Expressões faciais

As expressões também revelam os Padrões de Desarmonia, e evidentemente estão ligadas ao estado interno da pessoa (Tabela 4.11), já abordado no tópico Fatores Endógenos.

Tabela 4.9 Correspondência entre os Meridianos e a expressão da fala.

Elemento	Meridiano	Odor	Expressão da fala
Madeira	Fígado	Ácido (como o de vinagre)	Voz alta, grito
Fogo	Coração	Queimado	Como um riso
Terra	Baço-Pâncreas	Adocicado	Cantada
Metal	Pulmão	Acre (como o de forno)	Lamento, pranto
Água	Rim	Pútrido (como algo se apodrecendo)	Gemida

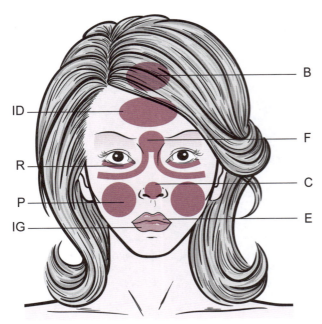

Figura 4.6 Regiões da face.

Tabela 4.10 Coloração patogênica.

Elemento	Meridiano	Cor
Madeira	Fígado, Vesícula Biliar	Verde (ou arroxeada)
Fogo	Coração/ Intestino Delgado	Vermelho
Terra	Baço-Pâncreas/ Estômago	Amarelo
Metal	Pulmão/Intestino Grosso	Branco ou sem cor
Água	Rim/ Bexiga	Enegrecido

Tabela 4.11 Relação entre expressões faciais e estado interno.

Expressão	Estado interno
Dor	Estagnação do **qì** e do Sangue (**xuě**) Obstrução do **qì** por Fatores Patogênicos ou trauma
Ódio	Ascensão do Fogo do Fígado
Medo	Deficiência do Rim, da Essência (**jīng**), do Fígado ou do **yīn** ou **yáng** do Rim e do Coração
Irritação, tensão	Estagnação do **qì** do Fígado
Euforia	Excesso de Fogo no Coração
Preocupação	Deficiência do **qì** do Baço Desarmonia entre Baço-Pâncreas e Fígado
Tristeza	Deficiência do **qì** do Pulmão ou do **Yáng** do Coração
Arrogância	Dominância de Madeira sobre a Terra Estagnação do **qì** do Fígado
Gozação	Excesso do **yáng** do Coração Ascensão do Fogo do Fígado
Inexpressão	Deficiência do **qì** do Coração, do **yáng** do Rim e do Coração

Olhos

A Essência (**jīng**) dos Cinco Sistemas **yīn** e Seis Sistemas **yáng**, acende para os olhos. (**Nèijīng Líng Shū**)

Olhos brilhantes e nítidos sinalizam a vitalidade da mente e Essência (**jīng**), já quando estão apagados e nevoados sinalizam uma debilidade da mente e Essência (**jīng**). As áreas específicas estão relacionadas com os Sistemas dos Meridianos (Figura 4.7), de maneira que, quando alguma dessas áreas apresenta sinais, irritações ou coloração alterada, sinalizam uma desarmonia no Meridiano correspondente.

Postura

A postura do corpo parado ou em movimento representa o histórico de relacionamento da pessoa com tudo o que a cerca, isto é, a postura exterior (física) reflete a interior (anímica). Assim, a avaliação física é um valioso instrumento para a avaliação terapêutica.

Cada pessoa apresenta sinais particularares, por isso, ao analisar cada parte do corpo, deve-se fazer a relação com a sua totalidade, em uma visão sistêmica, pois o organismo é a rede dinâmica dos seus aspectos físicos e energéticos e cada segmento revela uma condição global.

No recurso de observação e inspeção, verifica-se a estrutura óssea e o alinhamento do corpo; no recurso

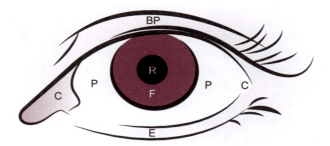

Íris: Fígado/Vesícula Biliar
Cantos interno e externo da conjuntiva: Coração/Intestino Delgado
Pálpebras: Baço-Pâncreas/Estômago
Conjuntiva: Pulmão/Intestino Grosso
Pupila: Rim/Bexiga

Figura 4.7 Áreas dos olhos relacionadas com os Sistemas dos Meridianos.

de palpação, verifica-se o acúmulo de força ou a falta de sustentação dos tecidos e também o detalhamento nos desarranjos das vértebras. Ao se identificar um desarranjo tópico e/ou sistêmico em alguma região, trabalha-se harmonizando os Pontos dos Meridianos que passam pela região e também pelos Canais **Luò**, Tendinomusculares ou Vasos Maravilhosos.

O desarranjo tópico também sinaliza o desequilíbrio do Meridiano que passa na região afetada e também na correspondência com o Meridiano onde tem seu ponto de Assentamento – **shù** dorsal. Por exemplo, uma hiperlordose lombar com a vértebra L2 em desarranjo indica um desequilíbrio do Rim, pois é nessa faixa horizontal que se localiza o ponto de Assentamento do Rim.

A postura e a leitura corporal são apresentadas com maiores detalhes no livro *A linguagem do toque: massoterapia oriental e ocidental* (Donatelli, 2015).

Organização do corpo em pé
Pés

O corpo em pé está sempre sofrendo a atuação da gravidade; dessa maneira, o primeiro aspecto a se considerar, pensando na postura do bípede, é o apoio dos pés. Seu contato com a superfície deve estar distribuído no triângulo de sustentação, formado por três pontos de apoio (Figura 4.8):

- Centro do calcâneo
- Extremidade distal do quinto metatarso
- Extremidade distal do primeiro metatarso.

Se houver nos apoios uma acentuação anterior ou posterior (metatarsos ou calcâneo), o pé apresentará um esquema anterior ou posterior do tronco. Se houver uma acentuação medial ou lateral, apresentará o pé em varo ou em valgo (Figura 4.9).

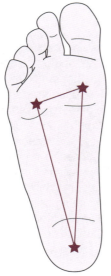

Figura 4.8 Pontos de apoio dos pés.

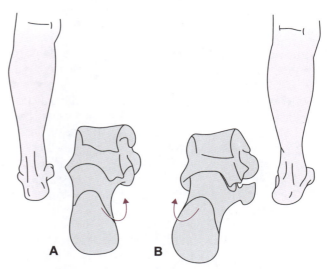

Figura 4.9 Acentuação nos apoios dos pés. **A.** Pé em varo. **B.** Pé em valgo.

Esquemas posturais

A partir do bom apoio dos pés, que permite uma boa funcionalidade dos joelhos e das pernas, outro apoio, que não está na superfície, é o assoalho pélvico ou região perínea, formado pelo músculo diafragma urogenital e por uma série de outros músculos que se relacionam com a funcionalidade das excreções, da ereção e do ancoramento da região perínea e da bexiga.

É fundamental a prática de exercícios ativos nessa área, incentivando seu tônus muscular, juntamente com os músculos abdominais, e associando-se ao recolhimento de energia no **dān tián** inferior (centro energético no centro do corpo, abaixo do umbigo), para o embasamento da sustentação do tronco.

A Figura 4.10 apresenta uma síntese do esquema postural em vista lateral.

A MTC sinaliza o Padrão de Desarmonia relacionado aos esquemas posturais da seguinte maneira:

- Hipercifose torácica: Deficiência do Pulmão e do Rim, fraqueza no Baço, podendo haver Deficiência congênita

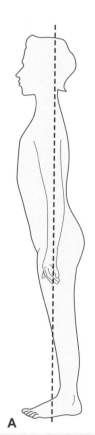
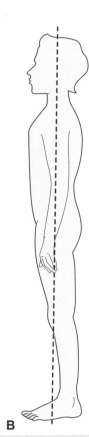
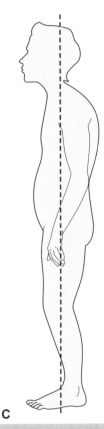

A   **B**   **C**

Peso do corpo para frente	**Peso do corpo equilibrado na linha média, extensão axial**	**Peso do corpo para trás**
• Pés: apoio nos metatarsos • Joelho em hipertensão • Pelve: nutação do sacro e/ou anteversão de quadril • Coluna: hiperlordose lombar, retificação torácica, quebra na passagem torácico-lombar • Abdome tenso • Tórax: projeção anterior das costelas baixas • Cervical: quebra em C3 e C4 • Cabeça: projeção anterior com inclinação para cima	• Pés: apoio distribuído no triângulo de sustentação • Joelho: sustentado sem hiperextensão ou flexão • Pelve: centralizada • Coluna: curvas anatômicas, passagens arredondadas e suaves • Abdome: sustentado no eixo • Tórax: centralizado • Cervical: curva anatômica • Cabeça: centralizada	• Pés: apoio nos calcâneos • Joelho: em flexão • Pelve: contranutação do sacro e/ou retroversão da pelve • Coluna: ausência de curva na passagem sacrolombar, retificação lombar, hipercifose torácica • Abdome: hipotônico com acúmulo de tecido adiposo • Tórax: esterno introjetado • Cervical: quebra em C6 e C7 • Cabeça: projeção anterior

Figura 4.10 Esquema postural anterior (**A**), em equilíbrio (**B**) e posterior (**C**).

- Cabeça caída anteriormente: Deficiência do **qì** do Rim
- Hiperlordose lombar: Deficiência do **qì** do Baço e Rim
- Retificação da lordose cervical com enrijecimento do pescoço: Plenitude do **qì**
- Dificuldade em ficar na posição alongada: Deficiência do **qì** do Coração (o **qì** da Água domina o do Coração), contracorrente do fluxo do **qì**.

A Figura 4.11 apresenta uma síntese do alinhamento do corpo em vista posterior.

Seguindo as mesmas referências da Figura 4.9, nesta vista observam-se também:

- Pés, pernas, cíngulos pélvico e peitoral e braços equilibrados próximos a uma simetria
- Coluna vertebral e cabeça alinhadas verticalmente próximas a uma perpendicular com a terra.

Se o tronco e a coluna não se encontram nesse alinhamento, haverá um desvio lateral ou rotação das vértebras, com elevação do quadril ou elevação ou abaixamento dos ombros e escápulas.

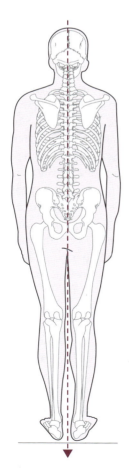

Figura 4.11 Alinhamento do corpo em vista posterior.

A consciência corporal e as atividades físicas são fatores essenciais para a preservação do corpo e para fluidez do **qì** do organismo.

Língua

A língua é um órgão constituído por musculatura estriada esquelética, faz parte do sistema digestivo e é quem permite o sentido do paladar, por meio das suas papilas gustativas[3], relacionando-se ao baço e ao estômago (Meridianos BP e E). Tem uma rica vascularização sanguínea, relacionada ao coração (Meridiano do Coração); um grande volume de sangue, relacionado ao **xuě**; e uma vasta distribuição de nervos, relacionados ao sistema nervoso (Meridiano VG) e também à formação dos fonemas da fala.

Além destes fatores fisiológicos, no conceito dos 5 Movimentos ou Elementos, a língua é o orifício ligado ao Fogo e, consequentemente, ao Coração – como se diz na MTC: "a língua é o broto do Coração". Tem uma comunicação direta com o próprio Coração, com o Fígado, com o Rim e com o Baço, por meio dos seus Meridianos e Colaterais, e os Meridianos TA, B e E penetram na língua. Indiretamente, os Meridianos ID, VB, IG, P e CS também se relacionam com a língua por meio dos pares nos Canais Unitários: **tái yáng** (Bexiga/Intestino Delgado), **shào yáng** (Triplo Aquecedor/Vesícula Biliar), **yáng míng** (Estômago/Intestino Grosso), **tái yīn** (Baço-Pâncreas/Pulmão), **jué yīn** (Fígado/Circulação-Sexo), **shào yīn**: (Coração/Rim), abrangendo todos os Meridianos Principais.

Por meio dessas relações, constatou-se ao longo da história da MTC que a língua é o espelho do estado interno do organismo, além de se enquadrar no conceito dos microssistemas, ou seja, das áreas do corpo, como também a orelha, entre outras, que representam sua totalidade, além de ter uma grande rede neural. Dessa maneira, todos os estados orgânicos e o **shén**, que são as capacidades cerebrais, mentais, psíquicas e da consciência, se exteriorizam na língua.

Na MTC, o exame da língua é um caminho fundamental no diagnóstico, pois permite a identificação dos Padrões de Desarmonia, da Etiopatogenia, do Excesso ou da Deficiência do **qì**, do estado energético dos **zàng fǔ** e do Sangue (**xuě**) e também a evolução do quadro clínico. Juntamente com a avaliação dos Pulsos, apresentada mais adiante, é fator fundamental e complementar no diagnóstico, por seu aspecto objetivo, já que é reconhecível visualmente. Os Pulsos têm um caráter mais subjetivo, pois seu exame é feito pela palpação das artérias e interpretações pessoais

---

[3] Estruturas que contêm as células gustativas, capazes de detectar o sabor.

do examinador, porém neles aparecem primeiramente o ataque dos Agentes Patogênicos do Exterior (**xié qì**), revelando o **qí**, enquanto a língua revela a Essência (**jīng**) e os **zàng fǔ**.

Exame da língua

Ao fazer o exame da língua, deve-se averiguar:

- O consumo de alimentos que possam alterar sua coloração
- Se a pessoa tem hábito de raspar a língua, o que altera a naturalidade da saburra
- Se a pessoa fuma, pois o cigarro deixa a saburra amarelada
- Se a pessoa usou medicamentos recentemente:
  - Antibióticos: deixam a língua parcialmente descascada até 2 semanas após a interrupção do uso
  - Corticosteroides orais: deixam a língua vermelha e aumentada
  - Broncodilatadores inalados (sulbutamol): deixam a ponta da língua vermelha após anos de uso
  - Anti-inflamatórios (fenilbutazona): deixam pontos vermelhos na língua
  - Drogas citotóxicas (para câncer): deixam a saburra amarelo-acastanhada ou espessa e podem deixar a língua vermelha.

Além disso, deve-se utilizar iluminação natural ou, se necessário, luz fluorescente. É importante não deixar reflexos de cores de objetos, portas e janelas. Ao pedir a exteriorização da língua, isto deve ocorrer de maneira natural, confortável e relaxada, para não haver alteração na circulação do sangue e no formato da língua. O exame deve ser breve e, se houver necessidade, repetido outras vezes.

As estações do ano também interferem na língua da seguinte maneira:

- No verão, a saburra aumenta em quantidade e torna-se espessa, por vezes ficando amarelo-clara
- No outono, a saburra tem grande quantidade, porém é mais fina e mais ressecada
- No inverno, a saburra torna-se mais úmida.

O exame se dá pela avaliação das regiões da língua, associadas aos Meridianos, pela saburra (Tabela 4.12), pela coloração da língua (Tabela 4.13), por sua forma ou corpo (Tabela 4.14) e por sua mobilidade (Tabela 4.15). Havendo algum sinal nas áreas destacadas na Figura 4.12, detecta-se uma Desarmonia no Triplo Aquecedor (Inferior, Médio ou Superior) e nos Meridianos correspondentes. A Tabela 4.16 apresenta uma síntese das associações dos Padrões de Desarmonia à condição da língua.

PALPAÇÃO

Pulsologia (Qiè zhěn)

A medição do pulso é praticada na medicina ocidental desde Hipócrates (460 a 377 a.C) e também na MTC, citada pelo Imperador Amarelo (**Huáng Dì**), no livro **Nèijīng**, no período aproximado de 2697 a.C. Na medicina ocidental, a palpação do pulso é usada para detectar a frequência cardíaca. O batimento normal varia de 60 a 100 por minuto (bpm), em um estado cotidiano sem alteração por exercícios físicos e estresse. Fora deste parâmetro, ocorre a arritmia (bradicardia, menos de 60 bpm; taquicardia, mais de 100 bpm) e a fibrilação, quando os átrios e ventrículos se contraem de maneira irregular e descoordenada. A aterosclerose é um fator que causa essa anomalia.

O pulso é uma onda que se inicia na contração sistólica, que impulsiona a massa sanguínea que corre pelas artérias. Fazendo uma analogia, seria como as ondas causadas em uma superfície aquosa atingida por um objeto sólido, como uma pedra. Assim, a percepção do pulso não é o movimento do sangue, mas a vibração causada pelo impacto da sístole. O sistema formado pela contração do coração, pelas artérias e pela massa sanguínea originam uma imensa margem de nuances no pulso. O volume e a qualidade do sangue são muito importantes para a manutenção da fluência desse processo sem interferências; neste caso, estrutura e função estão integradas.

Na MTC este diagnóstico é mais complexo, pois as nuances que podem ser percebidas nos pulsos incluem também os sistemas internos: o **zàng fǔ**. Além de ser visto como um sinal clínico do estado atual da pessoa, traz informações da funcionalidade da totalidade e das partes do organismo e até de sua constituição. Também sinaliza a alteração causada por fatores externos, como estações e altitude, e fatores de curta duração, como um choque emocional, falta de sono ou um movimento físico acelerado. Esse tipo de diagnóstico é um estudo que contém interpretações concretas, como o batimento, e subjetivas, pois a avaliação dos tipos de Pulsos é algo pessoal do examinador, o que a caracteriza como uma arte.

Ainda na visão da MTC, Sangue[4] (**xuě**) e vasos são conectados. O sangue está relacionado com as Substâncias Essenciais da alimentação, é governado pelo

---

[4] Conforme mencionado na introdução do livro, as palavras que estão relacionadas aos conceitos da MTC são usadas nesta obra com a primeira letra maiúscula. Neste caso, Sangue não é só a massa sanguínea, e Fígado e outros Meridianos, que levam o nome dos órgãos e vísceras, não estão representados somente no sentido bioquímico, mas também no de seu fluxo de energia (**qì**).

Capítulo 4 ❖ Avaliação das Manifestações e dos Sinais Energéticos e Físicos do Organismo   247

Tabela 4.12 Saburra* da língua.

Tipo	Características
Normal	Fina, mas não excessivamente O corpo da língua deve ser visível e a saburra branca, que sinaliza o **qì** do Estômago saudável
Ausente	Deficiência do **yīn** do Estômago e/ou do **yīn** do Rim
Acentuada	**Qì** patogênico no Estômago ou Baço Síndrome de Umidade
Fina	Fatores Patogênicos na Superfície ou sintomas de natureza benigna
Espessa	Invasão dos Fatores Patogênicos se aprofundando Estagnação de alimentos Umidade
Ressecada	Excesso de Calor Esgotamento dos Líquidos Internos (**jīnyè**) Desgaste do **yīn**
Descascada ou descamada	Deficiência do **yīn** Comprometimento do **qì** e do **yáng** do Estômago
Úmida	Estagnação de Umidade e Mucosidade Aumento dos Líquidos Internos (**jīnyè**)
Pegajosa ou turva	Excesso de Calor do **yáng** Estagnação de Alimentos e de Umidade Mucosidade turva
Sem brilho	Deficiência da Energia Defensiva (**wèi qì**)
Falsa ou suspensa (saburra não aderida à língua, sem raiz)	Síndrome de Deficiência Debilidade do **qì** do Estômago Insuficiência do **qì** verdadeiro (**zhèng qì**)
Branca	Síndrome do Frio ou do Exterior
Amarela	Síndrome Calor ou do Interior
Acinzentada e úmida	Síndrome Interior Pode ser Padrão Frio, Calor ou Umidade Estagnação Interna e dos Líquidos Internos (**jīnyè**) e Mucosidade
Acinzentada e seca ou acastanhada	Excesso do Calor com desgaste dos Líquidos Internos (**jīnyè**) ou Deficiência do **yīn** com Excesso de Fogo
Enegrecida e úmida	Síndrome do Frio e Umidade Estagnação e mucosidade Deficiência do **yáng**
Enegrecida e seca	Excesso do Calor com ressecamento dos Líquidos Internos (**jīnyè**)

* Placa bacteriana que se forma sobre a língua, decorrente da diminuição de produção de saliva. Na visão da MTC, este revestimento é formado quando uma parte dos fluidos na digestão do alimento (**qí** do Estômago) ascende ou evapora. O Baço e o Rim também são importantes na formação da saburra.

Tabela 4.13 Coloração da língua.

Coloração	Características
Normal	Levemente avermelhada e com certa umidade clara e brilhante
Pálida	Síndrome do Frio Deficiência do **yáng** do **qì** e do Sangue (**xuě**)
Vermelha	Invasão de Fatores Patogênicos Externos (**xiéqì**) Síndrome do Calor-Interno Pode haver Deficiência do **yīn**
Vermelho-escura	Calor extremo podendo penetrar na Energia de Nutrição (**yíng qì**) e no Sangue (**xuě**) Invasão de Fatores Patogênicos Externos (**xiéqì**) Consumo do **yīn**
Azul arroxeada	Estagnação do Sangue (**xuě**) Excesso de Frio

248 Caminhos de Energia

Tabela 4.14 Forma ou corpo da língua.

Forma/corpo	Características
Diminuída	Síndrome do Calor Deficiência dos Líquidos Internos (**jīnyè**) Deficiência do Sangue (**xuě**) Consumo da Essência (**jīng**)
Aumentada (macroglossia)	Acúmulo de mucosidade Deficiência do **qì** Deficiência do **yáng**
Magra, fina e pálida	Deficiência do **yīn** e do Sangue (**xuě**)
Magra, fina e vermelha	Deficiência do **yīn** e dos Líquidos Internos (**jīnyè**) com Fogo florescendo
Magra, fina e escura	Deficiência do **yīn** com Excesso de Fogo
Grossa e grande, flexível e pálida	Deficiência do **yáng**, BP e R
Grossa e inchada, vermelha	Calor no BP e C
Grossa, tumefata e roxa	Estagnação do Sangue (**xuě**) Intoxicação
Bordas inchadas	Deficiência do **yáng** e BP Estagnação do TA Médio, obstruindo o **qì** do F
Espinhosa	Síndrome do Calor Deficiência dos Líquidos Internos (**jīnyè**) Deficiência no Sangue (**xuě**)
Fissurada, gretada, rachada	Consumo da Essência (**jīng**) Deficiência Sangue (**xuě**) Deficiência do **yīn**
Pontos estrelados (língua de morango)	Calor Patogênico com invasão no Interior e no Sangue (**xuě**)
Pontos vermelhos	Síndrome de Calor
Pontos pálidos	Deficiência do **yáng**
Pontos acastanhados	Consumo da Essência (**jīng**)
Marcas de dente	Deficiência do **qì** e do Baço Deficiência no **yáng** Umidade
Manchas (3 mm) vermelhas	Calor afetando o Sangue (**xuě**)
Manchas (3 mm) púrpuras	Estagnação do Sangue (**xuě**) comprometendo a Essência (**jīng**)
Manchas (3 mm) enegrecidas	Calor ou Frio comprometendo a Essência (**jīng**) e o Rim
Manchas (3 mm) hemorrágicas	Calor nos **zàng fǔ**
Face inferior da língua	
Inchaço, como se parecesse uma outra pequena língua (língua dupla)	Fogo no Coração que pode ser causado por invasão de Fator Patogênico Externo (**xiéqì**)
Veias de base	
Dilatadas e pouco escurecidas	Estagnação do **qì** e do Sangue (**xuě**)
Dilatadas e escurecidas	Estagnação do Sangue (**xuě**) por consumo da Essência (**jīng**)
Dilatadas com petéquias (pequena hemorragia nos vasos sanguíneos causando um ponto avermalhado)	Calor no Sangue (**xuě**)
Veias pouco visíveis e quase sem sangue	Deficiência do Sangue (**xuě**)

Tabela 4.15 Mobilidade da língua.

Mobilidade	Características
Atrofiada e mole com palidez	Deficiência do **qì** e do Sangue (**xuě**)
Atrofiada e mole com cor vermelho-escura	Deficiência do **yīn**
Desviada	Ocorre em distúrbios neurovasculares cerebrais, paralisia dos nervos faciais e dos sublinguais, prenúncio de AVC
Encurtada e retraída com palidez ou com azul úmido	Síndrome de Frio Congelamento dos vasos sanguíneos e dos Meridianos Tendinomusculares
Encurtada e retraída com cor vermelho-escura e ressecada	Consumo nos Líquidos Internos (**jīnyè**) Enfermidades febris
Encurtada e retraída com inchaço	Síndrome do Interior Umidade e Mucosidade
Rígida	Invasão de Fatores Patogênicos Externos (**xiéqì**) Invasão de Calor no Meridiano Ciculação-Sexo Consumo nos Líquidos Internos (**jīnyè**)
Trêmula	Invasão de Fatores Patogênicos Externos (**xiéqì**) Excesso de Calor e Vento Deficiência do **qì** e do Sangue (**xuě**)
Paralisia	Deficiência do sangue (**xuě**) Vento no Fígado Mucosidade

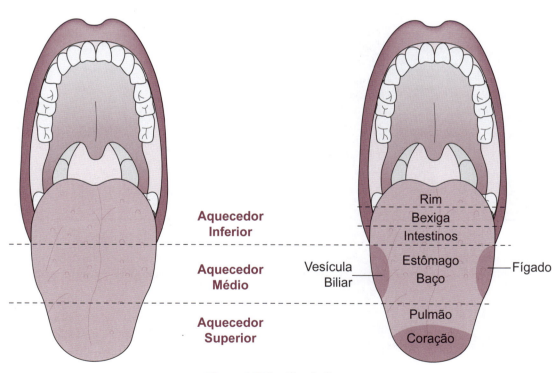

Figura 4.12 Regiões da língua.

Baço, sua circulação é dominada pelo Coração, é armazenado no Fígado e distribuído pelo **qì** do Pulmão. Durante esse processo, o Sangue (**xuě**) flui por todo o corpo através dos Meridianos e dos vasos, onde se percebe que as condições do Pulso estão intimamente ligadas à atividade funcional dos Órgãos e Vísceras: **zàng fǔ**.

Como as condições de formação do Pulso estão relacionadas com as condições do **qì**, do Sangue (**xuě**) e do sistema **zàng fǔ**, os diversos tipos de patologias do **qì**

Tabela 4.16 Associações dos Padrões de Desarmonia e da condição da língua.

Padrões de Desarmonia	Condição da língua
Deficiência	Saburra: falsa ou suspensa
Excesso	Saburra: espessa
Interior	Saburra: amarela ou acinzentada e úmida Cor: vermelha Corpo: pontos estrelados Mobilidade: encurtada e retraída com inchaço
Exterior	Saburra: branca Corpo: veias de base com inchaço (língua dupla) Mobilidade: rígida e trêmula
Frio	Saburra: branca ou enegrecida e fina Cor: pálida Mobilidade: encurtada e retraída com palidez ou azulada
Calor	Saburra: amarela, ressecada Cor: vermelho-escura Corpo: diminuída, manchas vermelhas ou hemorrágicas, espinhosa Mobilidade: pode estar trêmula
Calor Extremo no Sangue (**xuě**)	Cor: vermelho-escura Corpo: pontos estrelados, nas veias de base dilatadas com petéquias
Deficiência do **qì**	Saburra: fina e branca Cor: pálida Forma: amentada, pode ter marcas de dente Mobilidade: atrofiada, mole, trêmula
Deficiência do **xuě**	Saburra: fina, branca e ressecada Cor: pálida Forma: diminuída, fina, magra Mobilidade: atrofiada, mole, trêmula
Deficiência do **yīn**	Ausência de saburra ou ressecada Cor: vermelho-escura Forma: fina, magra Mobilidade: mole, atrofiada
Deficiência do **yáng**	Saburra: fina, enegrecida e úmida Cor: pálida Forma: aumentada, grossa, grande, marca de dentes e bordas inchadas
Deficiência dos Líquidos Internos (**jīnyè**)	Forma: diminuída, espinhosa, magra, fina e vermelha.
Estagnação-Umidade	Saburra: espessa e pegajosa

podem impedir que o Sangue (**xuě**) flua normalmente, resultando na mudança das condições do Pulso. Assim, durante a palpação, consegue-se verificar a condição dos desarranjos e seu prognóstico.

A avaliação do Pulso é feita em dois métodos: Pulsos das Nove Regiões e Pulsos Radiais, descritos a seguir.

Pulsos das Nove Regiões

A primeira descrição da palpação dos Pulsos consta no **Nèijīng Sù Wèn**:

> A natureza começa como uma e termina como nove... O primeiro é o Céu, a segunda é a Terra e o terceiro é o homem... O homem é composto por três regiões (inferior, média e superior) que se

subdividem em três, correspondentes às nove regiões... Servem para combater as influências nocivas e doenças.

O corpo é dividido em três regiões (Superior, Média e Inferior) e cada uma delas é dividida em três partes (Céu, Homem e Terra). Nessa descrição, os Pulsos são localizados nas artérias da cabeça (temporal e facial), das mãos/braços (radial e ulnar) e dos pés/pernas (femoral, dorsal do pé e tibial posterior), nos pontos dos Meridianos que passam pelas artérias, possibilitando a leitura do fluxo de energia nos Meridianos, sistemas e áreas do corpo.

A Tabela 4.17, além da descrição do **Nèijīng**, apresenta também a visão de Sussmann (1967) no livro

Tabela 4.17 Pulso das 9 Regiões.

Região	Subdivisões	Artérias	Pontos onde se apalpa o pulso		Leitura	
			Nèijīng	Sussmann	**Nèijīng**	Sussmann
Superior	Céu	Temporal	**Nèijīng**	Sussmann	**Nèijīng**	Sussmann
			Ponto Extra **tàiyáng**	VB4 e VB7	Laterais da cabeça	VB
	Homem	Temporal	TA21	TA21	Ouvidos e olhos	TA
	Terra	Facial Carótida	E3(6)*	E4(7)* E9	Dentes e boca	E
Média	Céu	Radial	P9	P9	P	P
	Homem	Ulnar	C7	C7	C	C
	Terra	Radial	IG4	IG4	Tórax, respiração	IG
Inferior	Céu	Femoral Dorsal do pé	F10 F3	F10 F3	F	F
	Homem	Femoral Dorsal do pé	BP11 E42	BP11	BP e E	BP
	Terra	Tibial posterior	R3 e R8	R3	R	R

*Existem dois tipos de numeração dos pontos no Meridiano do Estômago, indicam-se os dois.

Acupuntura – Teoria e Prática, que segue a linha europeia dos autores Chamfraut e Soulié de Morant, onde a leitura está relacionada exclusivamente aos Meridianos.

No **Nèijīng Sù Wèn**, são citadas as relações e os tipos de Pulsos:

- Relações:
  - As nove subdivisões devem reagir umas às outras. As superiores e inferiores devem funcionar como se fossem uma, não devem falhar umas às outras
  - Atraso (disparidade entre as subdivisões)
  - Irregulares como um martelo (a doença está localizada)
- Tipos de Pulsos:
  - Profundo, Fino, Delicado, Vagaroso, Pequeno, Parado ou Vazio, que são manifestações **yīn**, indicando pouca força vital e/ou pouca resistência. Têm a tendência de padrão de Deficiência
  - Abundante, Apressado, Ofegante, Irritado, Longo, Grande e Cheio, que são manifestações **yáng**, indicando uma concentração de energia e um confronto dos Fatores Patogênicos (**xié qì**) com a resistência do organismo (**wéi qì**)
  - Tenso, que indica dores, muitas vezes ligado à Síndrome do Frio
  - Longo e Escorregadio, que são próximos do pulso natural, indicando que há uma pequena alteração, mas com organismo resistindo, com vigor.

Pulsos Radiais

A prática da palpação sobre a artéria radial iniciou-se no **Nèijīng Líng Shu** e foi apresentada em diversos clássicos, principalmente nos citados na Tabela 4.18, e também por autores ocidentais referenciais, como Auteroche, no livro *O Diagnóstico na Medicina Chinesa*; Maciocia, nos livros *Os Fundamentos da Medicina Chinesa* e *Diagnóstico na Medicina Chinesa*; e Sussmann, em *Acupuntura – Teoria e Prática*. A Tabela 4.18 demonstra as áreas no punho na artéria radial, com seus diferentes termos utilizados e os Meridianos e regiões correspondentes.

Alguns autores não consideram que os sistemas **yáng** (Vésicula Biliar, Intestino Delgado, Estômago, Intestino Grosso e Bexiga) poderiam ser refletidos no Pulso, mas há o consenso sobre os sistemas **yīn** (Rim, Fígado, Coração, Baço e Pulmão) relacionados com as áreas do corpo (ventre, abdome e tórax) e dos sistemas relacionados com o Triplo Aquecedor Inferior (Rim), Triplo Aquecedor Médio (Baço e Fígado) e Triplo Aquecedor Superior (Pulmão e Coração), expostos na Tabela 4.19.

Considerando somente os sistemas **yīn**, as áreas com os respectivos Meridianos e suas posições ficam como se expõe na Tabela 4.20.

Alguns autores designam a relação dos sistemas **yīn** e **yáng** (Meridianos Acoplados) na mesma posição, como Coração/Intestino Delgado e Pulmão/Intestino Grosso; outros, como Sussmann, designam todos os acoplados incluindo os Meridianos Circulação-Sexo (Pericárdio) e Triplo Aquecedor.

A continuidade deste tema prosseguirá com essa referência.

Localização

No punho, na artéria radial, na região do processo estiloide do rádio, dividido em três áreas: proximal (**chī**), média (**guān**) e distal (**cùn**), cada uma com três camadas: superficial, profunda e média (Tabela 4.21 e Figura 4.13). As três áreas coincidem com os pontos P7, P8 e P9.

252 Caminhos de Energia

Tabela 4.18 Áreas no punho na artéria radial.

Obras/autores	Nèi Jīng de Huáng Dí, 2.697 a.C., em versões da China antiga e ocidentais no século 20		Mai Jīng, de Wang Shu He, aproximadamente 280		Bin Hu Mai Xue, de Li Shi Zhen, 1564		Jīng Yue Quan Shu, de Zhang Jīng Yue, 1642		O Espelho de Ouro da Tradição Médica de Wu Qian, 1742	
Áreas na artéria	Punho Direito	Punho Esquerdo	Punho Direito	Punho Esquerdo	Punho Direito	Punho Esquerdo	Punho Direito	Punho Esquerdo	Punho Direito	Punho Esquerdo
Chǐ Proximal, Pé ou Posterior 尺	Rim Abdome	Rim Abdome	Rim **Mìng mén**	Rim Bexiga	Rim Intestino Grosso	Rim Intestino Delgado	Rim Triplo Aquecedor Intestino Delgado	Rim Bexiga Intestino Grosso	Rim (**Yáng**) Intestino Grosso	Rim (**Yīn**) Bexiga Intestino Delgado
Guān Média, Barreira ou Média 關	Baço Estômago	Fígado Diafragma	Baço Estômago	Fígado Vesícula	Baço Estômago	Fígado Vesícula	Baço Estômago	Fígado Vesícula	Baço Estômago	Fígado Vesícula
Cùn Distal, Polegar ou Frontal 寸	Pulmão Tórax	Coração Tórax	Pulmão Intestino Grosso	Coração Intestino Delgado	Pulmão Tórax	Coração Tórax	Pulmão Tórax	Coração Pericárdio (CS)	Pulmão Tórax	Coração Pericárdio (CS)

Tabela 4.19 Relação entre as áreas do corpo, os sistemas **yīn** e o Triplo Aquecedor.

Áreas do corpo	Sistemas yīn	Aquecedor
Tórax	Pulmão, Coração	Aquecedor Superior
Abdome	Baço, Fígado	Aquecedor Médio
Ventre	Rim	Aquecedor Inferior

Os Pulsos estão na sequência de geração (**shēng**) dos 5 Movimentos ou Elementos, apresentada na Figura 4.14. Na tomada dos pulsos, o examinado:

- Não deve ter feito atividades físicas
- Deve estar com o punho na mesma altura do coração
- Deve sentar-se com os punhos sobre uma mesa ou almofada ou deitado em decúbito dorsal
- Fazer a medição preferencialmente pela manhã.

Já o examinador deve:

- Manter respiração regular, concentração, atenção exclusivamente voltada para a medição
- Sentar-se de frente para o examinado sentado, de forma que pegue o Pulso esquerdo com a mão direita e o Pulso direito com a mão esquerda

Tabela 4.20 Áreas dos Meridianos nos Pulsos Radiais.

Áreas/Meridianos	Mão Direita	Mão Esquerda
Proximal. Pé (Chǐ)	Rim (**yáng**)	Rim (**yīn**)
Média. Barreira (Guān)	Fígado	Baço-Pâncreas
Distal. Polegar (Cùn)	Coração	Pulmão

- Com o examinado deitado, posicionado lateralmente, verificar um lado por vez
- Colocar o seu dedo médio na linha do processo estiloide do rádio, o indicador na posição distal e o anular na posição proximal, de maneira que as polpas dos dedos pressionem e artéria radial (Figura 4.15). A proximidade ou afastamento dos dedos dependerá da estatura do examinado. No centro da polpa do dedo serão localizadas as posições superficiais, no nível da pele; nas laterais do dedo localiza-se as posições profundas, no nível dos tendões, e a média entre as duas anteriores, no nível dos músculos (Figura 4.16).

Qualidades do Pulso

A verificação da qualidade do Pulso se dá por frequência, ritmo, profundidade, força, amplitude, largura, extensão, consistência e profundidade, descritos a seguir.

Tabela 4.21 Camadas do punho.

Pulsos	Palpação	Reflete
Nível superficial	Na parede da artéria radial, na sua elasticidade, ligados à sístole	Meridianos **yáng** (**fǔ**), relativos às vísceras ocas
Nível profundo	No fluxo sanguíneo, dentro da artéria, ligados à diástole	Meridianos **yīn** (**zàng**), relativos aos órgãos cheios
Nível médio	Entre o superficial e profundo	Sangue (**xuě**)

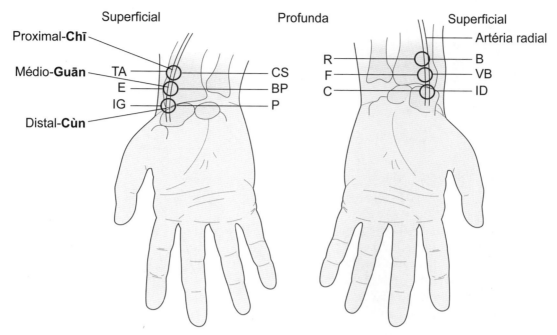

Figura 4.13 Localização dos pulsos radiais.

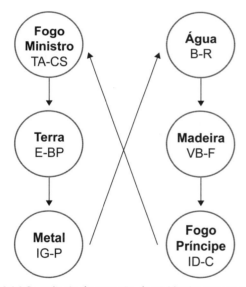

Figura 4.14 Sequência de geração dos 5 Movimentos nos pulsos radiais.

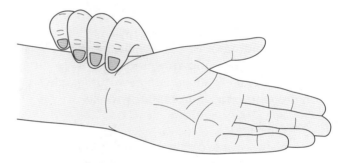

Figura 4.15 Tomada dos pulsos.

Frequência

Autores antigos citam 4 ou 4 a 5 batidas por 1 ciclo de respiração, o que corresponde à média de 60 a 100 bpm, que pode ser aferida com relógio: mede-se a quantidade de pulsos em 15 seg e multiplica-se por 4, chegando ao batimento por minuto (bpm). Na tradução e em comentários de Ming Wong do **Nèijīng Líng Shū**, há uma representação da Figura 4.17, com o esquema das pulsações relacionado à respiração do examinado (ou do próprio examinador): cinco batimentos em um ciclo de inspiração e expiração, incluindo a latência.

Idosos têm menor frequência, podendo estar com 50 bpm e o pulso mais fraco. Recém-nascidos têm entre 120 a 140 bpm e crianças têm frequência mais rápida. Jovens e adultos com boa saúde têm o pulso mais forte.

O Pulso Rápido excede 5 bpm, tendo as características das Síndromes de Calor e/ou Excesso e/ou Exterior, enquanto no Pulso Lento a frequência é inferior a 4 bpm, o que caracteriza Síndromes de Frio e/ou Deficiências com Estagnação.

Ritmo

O ritmo do Pulso refere-se à regularidade das batidas. O Pulso Normal é regular e tranquilo. O Pulso Arrítmico é irregular, o intervalo entre um batimento e outro não é o mesmo, ocorre em Estagnações de **qì** e/ou **xuě** – no Triplo Aquecedor Superior.

Profundidade

A profundidade, primeiramente, está relacionada com a localização dos Pulsos. Em cada Pulso, são verificadas

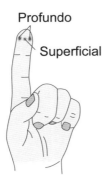

Figura 4.16 Percepções nos dedos das camadas superficiais e profundas dos Pulsos.

camadas, podendo-se detectar o Pulso Superficial/Flutuante (**fú**) ou o Pulso Profundo (**chén**). O Pulso Superficial é mais perceptível na região superficial das posições **cùn**, **guān** e **cùn** e ocorre em Síndromes do Exterior; já o Pulso Profundo exige que se aprofunde o dedo para senti-lo na sua maior intensidade e ocorre em Síndromes Internas.

Força

O pulso pode ser forte ou fraco. O Pulso Fraco é sentido debilmente e pode haver dificuldade para encontrá-lo; ocorre em Síndromes de Deficiência. No Pulso Forte ou Cheio, sente-se seu batimento empurrando fortemente o dedo do examinador, parece duro e difícil de deprimir; ocorre em Síndromes de Excesso.

Amplitude

O pulso pode ser pouco ou muito amplo. O Pulso pouco amplo é difícil de ser percebido e geralmente é necessário aprofundar muito o dedo; em geral, são Pulsos Profundos e ocorrem em enfermidades de Frio e/ou Deficiências. O Pulso muito amplo é aquele que chega a empurrar o dedo na posição superficial e ocorre em doenças de Calor e/ou Excesso.

Largura

O pulso pode ser fino ou largo. No Pulso Fino, a artéria está mais contraída e o Pulso é sentido em um calibre menor do que o da artéria. Já no Pulso Largo ou Espalhado, é difícil a identificação dos limites laterais da artéria, como se ele transpassasse seu calibre.

Comprimento

Refere-se ao comprimento longitudinal do Pulso. O Pulso Normal bate precisamente nas três posições **guān**, **chī** e **cùn**, já o Pulso Longo parece exceder o tamanho delas, avança na posição vizinha e ocorre nas Síndromes de Excesso, principalmente do **qì**. No Pulso Curto, as três posições ficam mais próximas, parecendo ocupar unicamente a posição central (**guān**), e

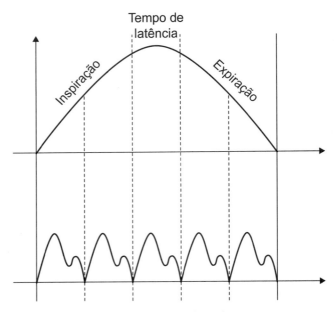

Figura 4.17 Esquema das pulsações.

ocorre em Síndromes de Deficiência, principalmente do **qì**.

Consistência

O pulso pode ser duro, ou tenso, e mole. O Pulso Duro parece ter uma consistência endurecida como metal ou madeira, ocorre em Estagnação de **qì** ou **xuě** e em enfermidades de Excesso; o Pulso Amolecido ou Mole tem a consistência diminuída, como uma bolsa cheia de água, é facilmente deprimível e passa suavemente pelos dedos, ocorre em Deficiência de **qì** do Baço-Pâncreas e em Síndromes de Umidade.

Aspectos para a medição

Pulso normal

Está no corpo da artéria, não se encontra em demasia na superficialidade nem na profundidade. É descrito tradicionalmente como:

- **Qì** do Estômago (**wèi**): calmo, suave, e relativamente lento
- Espírito (**shén**): forte e macio, sem estar demasiadamente grande ou pequeno; regular, não modifica sua qualidade e frequência e reflete um equilíbrio do Coração (**xīn**) e do Sangue (**xuě**)
- Raiz: sente-se nitidamente o Pulso na camada profunda e na posição proximal (**chī**); reflete o Rim (**shèn**) saudável.

Alterações nas estações do ano

- Primavera: ligeiramente mais Tenso (**jǐn**), Em Corda (**xián**) ou Rugoso (**sè**)

Capítulo 4 ❖ Avaliação das Manifestações e dos Sinais Energéticos e Físicos do Organismo **255**

- Verão: ligeiramente Superficial (**fú**) ou "em gancho"
- Quinta estação: ligeiramente Fraco (**rú**), Fino (**xì**) ou Móvel (**dòng**)
- Outono: ligeiramente Suave (**rú**) ou Superficial (**fú**)
- Inverno: ligeiramente Profundo (**chén**).

Gênero e faixa etária

- Nos homens, o Pulso é mais forte
- Nas crianças, o Pulso é mais rápido
- Nos idosos, o Pulso é mais lento.

Exame

1. Inicia-se a tomada apalpando as três posições de um braço e do outro, sentindo a média geral do examinado.
2. Mede-se a frequência (bpm).
3. Para avaliar cada área individual, deixa-se um dedo e levanta-se levemente os outros:
   - Verifica-se se o Pulso tem **qì** do Estômago (**wèi**), Espírito (**shén**) e raiz
   - Verifica-se cada uma das três camadas e detecta-se a qualidade do Pulso
   - Passa-se para as três posições de cada braço, retomando cada uma delas.

Os 28 Tipos de Pulsos

O que vários autores descrevem como 28 pulsos anormais ou patológicos são, na verdade, todas as variações descritas nos clássicos: do Pulso que não está no seu batimento natural, desde as pequenas alterações, outras com um prognóstico favorável, por exemplo o Pulso Escorregadio (**huá**) que apresenta uma sólida resistência do organismo aos fatores patogênicos, até grandes alterações e prognósticos desfavoráveis.

A Tabela 4.22 descreve o nome dos 28 Pulsos, com variações de traduções de autores: o nome em chinês na escrita **pīnyīn**, o ideograma, como é sentido na palpação e os sinais clínicos. Estão agrupados por semelhanças, o que será mais esclarecido após a tabela, e serão vistos individualmente, mas não se pode perder de vista a inter-relação de cada área, que está relacionada à um Elemento ou Movimento. Por exemplo, se houver um Pulso muito forte no punho direito na área distal, relacionada ao Metal, e um Pulso fraco na área medial, relacionada à Terra, conclui-se que há um Padrão de Desarmonia relacionado aos dois Elementos, onde o Excesso no Metal sustenta a Deficiência da Terra e vice-versa. Podemos fazer uma analogia com um relacionamento de uma mãe muito forte com uma filha muito frágil, ou vice-versa: se não há uma intervenção no padrão mútuo, a mais frágil não desenvolve sua força e a mais forte não cede, o que acarretará em dado momento em uma exaustão ou colapso – nesta analogia, seria um sintoma ou enfermidade severa.

Foram descritos 29 Pulsos e não 28, pois existem algumas variações nas publicações: Maciocia e Xinnong não citam o Pulso Grande (**dà**), Auteroche sim, mas não coloca outros. Os sinais clínicos apresentados na tabela sinalizam as alterações nas Substâncias Fundamentais. Na Tabela 4.23 podem-se encontrar os Pontos para trabalhá-las.

Agrupamento dos Pulsos

Pode-se agrupar os 28 tipos de Pulsos em análogos (semelhantes), porém existem visões diferentes entre os vários autores. A sequência dos 28 Pulsos foi elaborada separando-os em oito grupos (Tabela 4.24), o que ajuda o estudo do praticante. Na Tabela 4.25, os

Tabela 4.22 Os 28 tipos de Pulsos.

Superficial		
Pulso	**Palpação***	**Sinais clínicos****
1. Fú mài 浮脈 Superficial, flutuante	A pulsação é percebida na superfície. Bate forte com pouca pressão e bate fraco com muita pressão "Como uma madeira flutuando na água"	Indica que o agente patogênico está na superfície do corpo e nos Meridianos Colaterais. O **qì** protetor (**wèi qì**) opõe-se à sua penetração e assim ocorre o Pulso Superficial Sinaliza início de doenças causadas por fatores externos, como a gripe e as doenças crônicas (com ataque acentuado e diminuição do **yáng qì**)
2. Săn mài 散脈 Disperso, espalhado, intermitente	É superficial, grande, sem força e desaparece à mais leve pressão. É difícil perceber o pulso inteiro, difícil de ser contado "Como uma flor boiando no lago", "como as flores dos álamos, que não deixam rastros"	Indica exaustão da Energia Verdadeira (**zhèng qì**). A Energia Original ou da Fonte (**yuán qì**) está se esvaindo Sinaliza uma situação crítica, uma doença grave Na gestação, significa que o parto está próximo ou que há possibilidade de aborto

(continua)

256 Caminhos de Energia

Tabela 4.22 (*Continuação*) Os 28 tipos de Pulsos.

Superficial		
Pulso	**Palpação***	**Sinais clínicos***
3. **Kòu mài** 蔲脈 Cavo, tubular, oco	É superficial e, quando se exerce uma leve pressão, é consistente, porém vazio por dentro "O pulso oco vem rápido, com muita tensão na superfície, mas é oco como o cone da cebolinha"	Indica exaustão dos Líquidos Orgânicos (**jīnyè**) e Síndrome de Calor por Deficiência Sinaliza que o **yáng** está na superfície por um esgotamento do **yīn** Ocorre depois de perdas de sangue ou após grandes transpirações ou vômito
4. **Rú mài** 濡脈 Mole, suave, úmido, fraco	É superficial, fino, macio e sem força Desaparece quando a pressão é mais forte "É como um chumaço de algodão flutuando na água", "como uma bolha que explode à menor pressão"	Indica Deficiência da Essência (**jīng**) e do Sangue (**xuě**) Há um declínio do **yáng** e os vasos não têm força para gerar movimento, ficando obstruídos pela Umidade
5. **Gé mài** 革脈 Tira de couro, oco, em pele de tambor, timpânico	É consistente e tenso na superfície, mas oco como se apoiasse na pele de um tambor "É duro, mas enfraquece sob pressão, como uma tira de couro que cede sob o peso de uma pedra"	Indica Deficiência severa da Essência (**jīng**) do Rim e do **yīn** Com a exaustão da Essência e do Sangue (**xuě**), o **qì** não tem onde se fixar e, assim, vai em direção ao Exterior Ocorre em hemorragias uterinas, epistaxe, hematêmese, hematúrias, espermatorreia e aborto

Profundos		
Pulso	**Palpação***	**Sinais clínicos***
6. **Chén mài** 沉脈 Profundo	Só é sentido com uma pressão mais forte dos dedos "É como jogar uma pedra na água", "é como palpar uma bola de algodão sobre a areia"	Indica que o Agente Patogênico está no Interior O Pulso Profundo e Forte indica que o **qì** e o Sangue (**xuě**) estão estagnados Pulso Profundo e Fraco indica Deficiência do **qì** e do Sangue (**xuě**), que causa a diminuição na função dos **zàng fú** e na circulação dos Meridianos
7. **Fú mài** 伏脈 Escondido	Só é percebido com forte palpação, próximo do osso, e pode momentaneamente desaparecer. É difícil senti-lo "É como se estivesse escondido de baixo do osso e nos tendões. Com uma grande pressão e o dedo na profundidade, o pulso parece vir de baixo"	Indica invasão profunda dos Fatores Patogênicos que ficam escondidos no corpo, obstruindo o fluxo do **qì** e do Sangue (**xuě**) e a diminuição do **yáng** Ocorre na ascensão em contracorrente no **qì** em direção à região epigástrica, em enfermidades súbitas e severas
8. **Láo mài** 牢脉 Resistente, firme, confinado	É profundo, cheio, com força, grande, firme e estável "É firme e profundo, é difícil achá-lo como o pulso escondido, mas quando aparece é evidente e duro, como um pulso em corda"	Indica Excesso de Frio Interno e abundância de Fatores Patogênicos com diminuição do **yáng qì** e pela estagnação do Sangue (**xuě**) Ocorre em abcessos abdominais, hérnia inguinal e dores no peito e no abdome

Lentos		
Pulso	**Palpação***	**Sinais clínicos***
9. **Chí mài** 迟脈 Atrasado, lento, retardado	Este pulso tem três batidas em um ciclo respiratório, o que significa menos de 60 bpm "Vem devagar e bate três vezes ou menos em cada respiração"	Indica um Padrão de Frio. Com o frio, o **qì** se contrai e se condensa nos vasos e o **yáng** perde a capacidade de se movimentar, o que causa um retardamento da circulação dos vasos Este Pulso com força indica Síndrome de Excesso de Frio. É uma condição natural em atletas e trabalhadores braçais Este Pulso sem força indica Deficiência do **yáng qì**

(continua)

Capítulo 4 ❖ Avaliação das Manifestações e dos Sinais Energéticos e Físicos do Organismo

Tabela 4.22 (*Continuação*) Os 28 tipos de Pulsos.

Lentos		
Pulso	**Palpação***	**Sinais clínicos****
10. **Sè mài** 澀脈 Áspero, raspante, hesitante, rugoso	Batimentos finos, pequenos e lentos. Pode ir e vir e modificar sua forma a cada batida "Como uma lâmina que raspa levemente um bambu"	Indica estagnação de **qì** e insuficiência no Sangue (**xuě**), exaustão na Essência (**jīng**) Ocorre uma má circulação nos vasos sanguíneos e nos Canais e pode haver indigestão alimentar Se o Pulso Áspero estiver forte, mesmo com a estagnação, o **qì** verdadeiro (**zhèng qì**) não está alterado, mas se estiver fraco já acusa anemia Este Pulso na gestação indica que o sangue não está nutrindo o feto
11. **Huǎn mài** 緩脈 Moderado, compassado, lento	Pode ser considerado um pulso regular com a impressão de ser lento, mas se for mole, escorregadio, apresenta sinal patológico "Há quatro batidas por ciclo respiratório"	Indica Síndrome de Umidade e hipofunção do Baço e do Estômago Como a Umidade é viscosa, impede o fluxo de **qì** nos Canais e estorva o Sangue (**xuě**) Havendo diminuição da função do Baço e do Estômago, não há **qì xuě** suficiente, impedindo o fluxo sanguíneo
12. **Jiē mài** 結脈 Nodoso, enosado, em nó, atado	Pulsação lenta com paradas breves e irregulares "É lento e interrompe-se em intervalos irregulares"	Indica Excesso do **yīn**, estagnação do **qí** e acúmulo de Sangue (**xuě**), devido às Mucosidades do Frio Como o **yīn** está em excesso, o **yáng** não está harmônico e não tem força para circular o **qì** nos vasos Caracteriza-se Deficiência do **yáng** do Coração
13. **Dài Mài** 代脈 Alternante, intermitente, periódico	Seu batimento é lento e fraco, interrompe-se em intervalos regulares e relativamente longos "Para chegar à região do Pulso do Pulmão, o Sangue (**xuě**) deve fluir livremente, deste Pulso o Sangue (**xuě**) reflui, assim seu atraso"	Indica hipofunção dos Órgãos (**zàng**), Síndrome de Vento, dor intensa, susto, medo e traumatismo Sinaliza que pode haver enfermidades cardíacas com certa gravidade Ocorre no esgotamento da Energia Original (**yuán qì**) e da Energia Adquirida (**jīng qì** pós-natal), devido à circulação do **qì** dos vasos não ser contínua, com fraqueza no **yáng qì** e estagnação no Sangue (**xuě**)

Rápidos		
Pulso	**Palpação***	**Sinais clínicos****
14. **Shù mài** 數脈 Rápido, numeroso	O batimento por minuto está no limite máximo, mais do que 90 "Vem rápido e bate mais de 5 vezes por respiração", "a passagem está precipitada"	Indica Síndrome de Calor. Se for rápido e forte, significa Excesso de Calor; se for rápido e sem força, significa Deficiência do **yīn** Sinaliza que o Calor Plenitude está em Excesso no Interior, o **qì** Verdadeiro (**zhèng qì**) está em confronto contra o **qì** Perverso (**xiéqì**), causando a aceleração do fluxo do sangue e o Pulso Cheio Se estiver Vazio, os Líquidos Orgânicos (**jīnyè**) e o Sangue (**xuě**) estão consumidos por uma doença prolongada, causando uma produção interna do Calor
15. **Jí mài** 疾脈 Apressado, acelerado	É muito rápido, às vezes não se consegue contar, é agitado e urgente "Bate 7 ou mais vezes por respiração"	Como Pulso é muito rápido, acarreta agitação nas mãos Indica Excesso do **yáng** com o **xié** Fogo exaurindo o **yīn** Se estiver Rápido e fraco, sinaliza uma doença grave, como a tuberculose
16. **Cù mài** 促脈 Abrupto, corrediço	Bate aproximadamente seis batidas por respiração, com paradas irregulares "Vem rapidamente, mas perde batimentos irregulares, como uma pessoa andando que para subitamente e volta a andar"	Indica Excesso do **yáng** e Calor, estagnação do **qì** e do Sangue (**xuě**), Umidade-Mucosidade, acúmulo nos Três Aquecedores, Calor patológico afetando o Coração Quando está fraco, sinaliza esvaziamento do **qì** e do Sangue (**xuě**) e esgotamento do **yīn** e **yáng**
17. **Dòng mài** 动脈 Móvel, movente, trêmulo, agitado	Não tem uma forma definida, com ausência de início e fim "Surge de baixo, trêmulo, escorregadio, arredondado como ervilhas que correm pelos dedos"	Indica choque, ansiedade, medo ou dor extrema Sinaliza desequilíbrio do **yīn** e **yáng** e o **qì** bloqueando o Sangue (**xuě**)

(continua)

258 Caminhos de Energia

Tabela 4.22 *(Continuação)* Os 28 tipos de Pulsos.

Vazios		
Pulso	**Palpação***	**Sinais clínicos****
18. **Xū mài** 虛脈 Vazio, deficiente	Tem o batimento fraco, suave e amplo "Palpar o Pulso Deficiente é como tentar apoiar-se em uma bola parcialmente cheia de água: à medida que se aprofunda o dedo, não há qualquer resistência" O termo Vazio também é usado para englobar vários tipos de Pulsos com características de deficiência	Indica Deficiência do **qì** e do Sangue (**xuě**) A pulsação está fraca, pois o **qì** não tem força para pôr o sangue em movimento Os vasos estão vazios, pois o Sangue (**xuě**) não tem força para preenchê-los
19. **Xì mài** 細脈 Filiforme, fino, pequeno	Apesar de ser fino, é perceptível "É fraco e fino como se o dedo estivesse tocando uma pena, por isso é também chamado de pena de pássaro"	Indica Deficiência do **qì** e do Sangue (**xuě**) Sinaliza também que uma causa pode ser o fator patogênico Umidade, que obstrui os vasos Este Pulso está ligado a todas as fraquezas e ao esgotamento
20. **Wēi mài** 微脈 Débil, tênue, frágil, diminuído	É extremamente fino e mole, como se fosse parar quando é pressionado "Seu batimento é fraco e débil como um fio de cabelo. Quando se aplica pressão, ele desaparece, como um fio que se quebra"	Indica Deficiência do **yáng** e esgotamento do **qì** Sinaliza Vazio no **yáng** no Coração e nos Rins Em uma enfermidade recente, pode ser um colapso abrupto cardiovascular. Em uma enfermidade prolongada, há exaustão do **qì** vital Pode se apresentar em sintomas de anorexia, espermatorreia, diarreia, hemorragia, sudorese profusa, espontânea, vômito intenso
21. **Ruò mài** 弱脈 Fraco	Não é tão fraco como o débil, mas é mais profundo e extremamente mole "É um Pulso que aparece somente na profundidade e é suave e sem força como um córrego com pouca água"	Indica Deficiência do **qì** e Sangue (**xuě**) e a falência das vísceras (**fǔ**) Sinaliza que em doenças prolongadas, devido à diminuição da resistência corpórea, pode ser um bom prognóstico, mas, em distúrbios recentes causados por fatores patogênicos de Excesso, indica prognóstico desfavorável
22. **Duǎn mài** 短脈 Curto	Nas posições proximais (**Chǐ**, dedo anular) e distais (**Cùn**, dedo indicador) é pouco perceptível, provavelmente não preenchendo as três posições de exame de Pulso "É sentido de forma pouco satisfatória. Tem força, mas só na posição média (dedo médio), e vai embora rapidamente"	Indica Deficiência severa do **qì** e especificamente Deficiência do **qì** do Estômago Quando, além de ser curto, é fraco, sinaliza Deficiência do Sangue (**xuě**) e Estagnação
Cheios		
Pulso	**Palpação***	**Sinais clínicos****
23. **Shí mài** 實脉 Cheio, forte	Tem batimento sólido, rígido e longo "Vem com força e empurra o dedo em todas as posições e profundidades dos Pulsos" O termo Cheio também é usado para englobar vários tipos de pulsos com características de Excesso	Indica que há um Excesso devido a luta dos Fatores Patogênicos (**xiéqì**) com o **qì** Verdadeiro (**zhèng qì**), mas há abundância de **qì** e Sangue (**xuě**), assim o organismo reage bem a qualquer distúrbio Sinaliza que, se estiver Cheio e Rápido, há um padrão Calor-Cheio; se estiver Cheio e Lento, há um padrão Cheio-Frio
24. **Cháng mài** 長脈 Longo	Seu batimento ultrapassa a abrangência dos três dedos, por isso sente-se longo "Vem como uma tira de bambu"	É um Pulso praticamente normal, mas pode indicar Síndrome de Excesso de Calor no Interior Se estiver Longo e em Corda (**xián**), sinaliza excesso de **yáng** ou Estagnação no **qì** do Fígado Se estiver Longo e Escorregadio (**huá**), indica a presença de Mucosidade e Calor
25. **Huá mài** 滑脈 Escorregadio, deslizante	Seu batimento é suave, arredondado e escorregadio no toque, de maneira que não se sente claramente sua forma "Flui suavemente como pérolas rolando em um prato de porcelana"	Indica Mucosidade, retenção de alimentos e Excesso de Calor Este Pulso aparece em pessoas saudáveis com o **qì** Nutriente (**yíng qì**) e o **qì** Protetor (**wèi qì**) prósperos, resistindo aos fatores patogênicos Aparece também na gravidez, que é sinal de harmonia no **qì** e no Sangue (**xuě**)

(continua)

Capítulo 4 ❖ Avaliação das Manifestações e dos Sinais Energéticos e Físicos do Organismo **259**

Tabela 4.22 (*Continuação*) Os 28 tipos de Pulsos.

Tensos		
Pulso	**Palpação***	**Sinais clínicos****
26. **Jǐn mài** 緊脈 Tenso, apertado	Tem batimento sólido, forte e tenso "É como uma tira de pano amarrada sob tensão: ele resiste à pressão forte ou fraca do dedo e pode vibrar para a esquerda ou para a direita"	Indica um padrão de Frio: o **xiéqì** está na superfície, quando o Pulso está mais superficial, e no Interior, quando o Pulso está mais profundo Indica sintomas doloridos, pois o Frio contrai e prejudica a circulação nos Canais, o que gera a tensão no Pulso Sinaliza que pode haver retenção de alimentos com alteração no Estômago, asma decorrente do Frio no Pulmão e doenças febris
27. **Xián mài** 弦脈 Em corda	É forte, tem força nas pontas como o Pulso Longo (**cháng**), porém é mais fino e esticado que o pulso Apertado (**jǐn**) "É duro e tenso como uma corda de instrumento musical muito esticada"	Indica dores por Vento Interno e Externo, desarmonia no Fígado e Vesícula Biliar que também afetam o Baço Ocorre também em dores severas, devido à diminuição do fluxo do **qì** nos Canais e Colaterais e à insuficiência no Triplo Aquecedor Médio Quando o Pulso em Corda é Grande (**dà**) e Deslizante (**huá**), há sintomas por aquecimento do **yáng**; quando é Fino (**xì**), há sintomas de esfriamento do **yīn** Se estiver como o gume de uma faca, indica um mal prognóstico
Vastos		
Pulso	**Palpação***	**Sinais clínicos****
28. **Hóng mài** 洪脈 Vasto, transbordante, gigante, em onda, vigoroso, abundante	É largo e grande, como se fosse extravasar, mas desaparece gradualmente "Como a maré, que vem forte e vai se esvaindo"	Indica Excesso de Calor patogênico Como o Calor é abundante no interior do corpo, os vasos sanguíneos se dilatam, gerando uma onda de sangue que jorra. O Perverso (**xiéqì**) está crescendo e o **qì** Verdadeiro (**zhèng qì**) está enfraquecido. É um estado de Calor-Vazio Ocorre em febres, patologias crônicas, diarreia persistente, tuberculose
29. **Dà mài** 大脈 Grande	É maior que o Pulso normal, mas não chega a ser Vasto	Indica Excesso de Calor patogênico Quando não tem força indica Síndrome de Vazio, sinaliza que o **qì** não se conserva no organismo

* Os textos de palpação apresentam um final mais poético, pois descrevem as sensações ligadas à natureza que os sábios antigos percebiam para diferenciar um Pulso do outro, algo raro na realidade contemporânea, em que muitas pessoas têm pouco contato sensorial com a natureza e os diagnósticos clínicos são absolutamente ligados à ciência exata e a exames laboratoriais. Contudo, essa avaliação implica também subjetividade e arte como potencialidades.

** Os textos dos sinais clínicos trazem o Padrão de Desarmonia ou Síndromes.

Tabela 4.23 Pontos para trabalhar as alterações nas Substâncias Fundamentais.

Alterações nas Substâncias Fundamentais	Localização nesta obra
Deficiência de Sangue (**xuě**) e Essência (**jīng**), Líquidos Orgânicos (**jīnyè**), **Qì** Original (**yuán qì**) Diminuição de **yáng qì**, **zàng fǔ** Acúmulo de Sangue (**xuě**) Exaustão e Esgotamento de Sangue (**xuě**), Essência (**jīng**) Estagnação e obstrução do Sangue (**xuě**) Diminuição, estagnação e Obstrução do **qì** Contracorrente do **qì**	Tabela 5.1 (p. 269)
Síndromes de Calor, Umidade, Frio, Vento	Tabela 5.2 (p. 271)
Excesso do **yīn** Excesso do **yáng**	Tabela 4.8 (p. 238)

Pulsos foram organizados em seis grupos descritos por Xinnong; e, na Tabela 4.26, em 12 grupos descritos por Auteroche.

Algumas obras selecionam um grupo de Pulsos que, na sua visão, são os principais. Na versão castelhana do livro *Fundamentos de Acupuntura e Moxibustão da China*, são: Superficial, Profundo, Lento, Rápido, Débil, Forte, Em Corda, Escorregadio, Filiforme, Curto, Áspero e Intermitente, que se aproximam dos agrupamentos expostos. A Tabela 4.27 apresenta a relação dos Pulsos com os 8 Critérios (**bā gāng**).

Integração do diagnóstico pelo pulso e pela língua

A avaliação do pulso e da língua são complementares. O pulso pode sofrer alterações pontuais, ou seja, modifica-se rapidamente em situações variadas, como excesso

Tabela 4.24 Pulsos análogos.

Grupo	Análogos
1. Superficiais	1-1 Superficial (**fú**) 1-2 Disperso, Espalhado, Intermitente (**sǎn**) 1-3 Cavo, Tubular, Oco (**kòu**) 1-4 Mole, Suave, Úmido, Fraco (**rú**) 1-5 Tira de Couro, Oco, Em Pele de Tambor, Timpânico (**gé**)
2. Profundos	2-1 Profundo (**chén**) 2-2 Escondido (**fú**) 2- 3 Resistente, Firme, Confinado (**láo**)
3. Lentos	3-1 Atrasado, Lento (**chí**) 3-2 Áspero, Raspante, Hesitante, Rugoso (**sè**) 3-3 Moderado, Compassado, Lento (**huǎn**) 3-4 Nodoso, Enosado, Em Nó, Atado (**jiē**) 3-5 Alternante, Intermitente, Periódico (**dài**)
4. Rápidos	4-1 Rápido, Numeroso (**shù**) 4-2 Apressado, Acelerado (**jí**) 4-3 Abrupto (**cù**) 4-4 Móvel, Movente, Trêmulo (**dòng**)
5. Vazios	5-1 Vazio (**xū**) 5-2 Filiforme, Fino, Pequeno (**xì**) 5-3 Débil, Frágil, Diminuído (**wēi**) 5-4 Fraco (**ruò**) 5-5 Curto (**duǎn**)
6. Cheios	6-1 Cheio (**shí**) 6-2 Longo (**cháng**) 6-3 Escorregadio, Deslizante (**huá**)
7. Tensos	7-1 Tenso, Apertado (**jīn**) 7-2 Em Corda (**xián**)
8. Vastos	8-1 Vasto, Gigante, Em Onda (**hóng**) 8-2 Grande (**dà**)

Tabela 4.25 Pulsos Análogos descritos por Xinnong.

Grupo	Análogos
1. Superficial (**fú**)	1-1 Superficial (**fú**) 1-2 Disperso, Espalhado, Intermitente (**sǎn**) 1-3 Cavo, Tubular, Oco (**kòu**) 1-4 Mole, Suave, Umido, Fraco (**rú**) 1-5 Tira de Couro, Em Pele de Tambor, Oco, Timpânico (**gé**) 1-6 Vasto, Gigante, em Onda (**hóng**)
2. Profundo (**chén**)	2-1 Profundo (**chén**) 2-2 Escondido (**fú**) 2-3 Resistente, Firme, Confinado (**láo**)
3. Atrasado (**chí**)	3-1 Atrasado, Lento (**chí**) 3-2 Áspero, Raspante, Hesitante, Rugoso (**sè**) 3-3 Lento. Moderado (**huǎn**) 3-4 Nodoso, Enosado, Em Nó, Atado (**jiē**) 3-5 Alternante, Intermitente, Periódico (**dài**)
4. Rápido (**shù**)	4-1 Rápido, Numeroso (**shù**) 4-2 Apressado, Acelerado (**jí**) 4-3 Abrupto (**cù**) 4-4 Móvel, Movente, trêmulo (**dòng**)
5. Vazio (**xū**)	5-1 Vazio (**xū**) 5-2 Filiforme, Fino, Pequeno (**xì**) 5-3 Débil, Frágil, Diminuído (**wēi**) 5-4 Fraco (**ruò**) 5-5 Curto (**duǎn**)
6. Cheio (**shí**)	6-1 Cheio, Forte (**shí**) 6-2 Tenso, Apertado (**jīn**) 6-3 Longo (**cháng**) 6-4 Escorregadio, Deslizante (**huá**) 6-5 Em Corda (**xián**)

Tabela 4.26 Pulsos Análogos descritos por Auteroche.

Grupo	Análogos
1. Superficial (**fú**)	1-1 Superficial (**fú**) 1-2 Disperso (**sǎn**)
2. Profundo (**chén**)	2-1 Profundo (**chén**) 2-2 Escondido (**fú**) 2-3 Resistente (**láo**)
3. Retardado (**chí**)	3-1 Retardado (**chí**) 3-2 Lento (**huǎn**)
4. Rápido (**shù**)	4-1 Rápido (**shù**) 4-2 Apressado (**jí**)
5. Vazio (**xū**)	5-1 Vazio (**xū**)
6. Cheio (**shí**)	6-1 Cheio (**shí**)
7. Deslizante (**huá**)	7-1 Deslizante (**huá**) 7-2 Agitado (**dòng**)
8. Áspero (**sè**)	8-1 Áspero (**sè**)
9. Fino (**xì**)	9-1 Fino (**xì**) 9-2 Mole (**rú**) 9-3 Tênue (**wēi**) 9-4 Fraco (**ruò**)
10. Vasto (**hóng**)	10-1 Vasto (**hóng**) 10-2 Grande (**dà**)
11. Em Corda (**xián**)	11-1 Em Corda (**xián**) 11-2 Tenso (**jīn**) 11-3 Em pele de tambor (**gé**)
12. Periódico (**dài**)	12-1 Periódico (**dài**) 12-2 Acelerado (**cù**) 12-3 Atado (**jiē**)

de trabalho, transtorno emocional ou excesso de exercícios físicos, enquanto a língua não se modifica até que o Órgão esteja completamente equilibrado. Assim, é mais útil verificar o pulso antes de observar a língua, mas esta é um bom indicador sobre a duração de um desarranjo.

O pulso pode refletir mais o estado do **qì**, enquanto a língua reflete o estado do Sangue (**xuě**). Essa distinção pode ser útil em alterações emocionais, pois um pulso que esteja apresentando desarmonia em um Meridiano, com os Fatores Endógenos alterados, somado ao corpo da língua normal, indica que o problema emocional não é de longa data.

O pulso acrescenta especificidades à avalição feita pela língua, ajudando a localizar o Meridiano afetado. Por exemplo, quando a língua está toda púrpura, indica Estagnação do Sangue (**xuě**), mas não se sabe com precisão qual Meridiano está afetado.

Tabela 4.27 Classificações dos 8 Critérios com os Pulsos.

Classificação	Pulso
Deficiência	Vazio (**xū**), Fraco (**ruò**), Áspero (**sè**), Fino (**xì**), Débil (**wēi**), Curto (**duǎn**), Oco (**gé**), Escondido (**fú**), Superficial (**fú**), Disperso (**sǎn**), Mole (**rú**), Atrasado (**chí**)
Deficiência de **yīn**	Vazio (**xū**), Rápido (**shù**), Oco (**gé**).
Deficiência de **yáng**	Fraco, Atrasado (**chí**), Débil (**wēi**), Superficial (**fú**), Escondido (**fú**), Mole (**rú**),
Deficiência de **qì**	Vazio (**xū**), Fraco (**ruò**), Fino (**xì**), Curto (**duǎn**), Profundo (**chén**)
Deficiência de **xuě**	Vazio (**xū**), Fraco (**ruò**), Fino (**xì**), Profundo (**chén**), Mole (**rú**)
Excesso	Cheio (**shí**), Apressado (**jí**), Abrupto (**cù**), Deslizante (**huá**), Em Corda (**xián**), Rápido (**shù**), Vasto (**hóng**), Longo (**cháng**), Nodoso (**jiē**)
Excesso **yīn**	Nodoso (**jiē**)
Excesso **yáng**	Apressado (**jí**), abrupto (**cù**), Longo
Colapso de **yīn**	Cavo (**kòu**)
Colapso de **yáng**	Escondido (**fú**), Atrasado (**chí**), Alternante (**dài**), Disperso (**sǎn**)
Calor-Excesso	Rápido (**shù**), Vasto (**hóng**), Apressado (**shù**), Longo (**cháng**), Cheio (**shí**), Abrupto (**cù**)
Calor-Vazio	Transbordante (**jǐn**), Superficial (**fú**), Vazio (**xū**), Vasto (**hóng**)
Calor-Cheio	Cheio (**shí**), Rápido (**shù**), Vasto (**hóng**)
Frio-Excesso	Lento (**chí**), Nodoso (**jiē**), Tenso (**jǐn**), Profundo (**chén**), Cheio (**shí**), Apertado (**jǐn**)
Frio-Exterior	Superficial (**fú**), Tenso (**jǐn**)
Exterior-Excesso	Superficial (**fú**), Tenso (**jǐn**), Cheio (**shí**)
Exterior-Calor	Superficial (**fú**), Rápido (**shù**)
Interior	Profundo (**chén**)
Interior-Frio	Resistente (**láo**), Profundo (**chén**) e Atrasado (**chí**)
Interior-Calor	Profundo (**chén**), Vasto (**hóng**) e Rápido (**shù**)
Estagnação de **qì**	Profundo (**chén**), Em Corda (**xián**), Abrupto (**cù**), Áspero (**sè**), Corda (**xián**)
Estagnação de **xuě**	Profundo (**chén**), Áspero (**sè**), Firme (**láo**)
Umidade	Abrupto (**cù**)
Mucosidade	Deslizante (**huá**)

Registro da avaliação dos Pulsos

Embora haja certa crítica na simplificação, pode-se também avaliar os Pulsos de maneira mais simplificada, visto que dominar os 28 Pulsos talvez seja uma missão difícil. O estudo dos 28 Pulsos é promissor, mas se um terapeuta já conseguir ter uma boa percepção deles com referência no batimento (bpm), no reconhecimento dos 12 Meridianos e de sua força (forte ou fraco), já se tem uma boa avaliação energética, somada aos outros recursos de avaliações e à sua prática clínica. Algumas opções são apresentadas a seguir.

Com referência nos opostos **yīn** e **yáng**

O Pulso mais Fraco e Vazio apresenta o estado de Deficiência, característica **yīn**; o Pulso mais Forte e Cheio apresenta o estado de Excesso, característica **yáng**. O método é focar nos Canais Principais (12 Meridianos) através das suas posições na artéria radial: ao detectar o Pulso mais Vazio ou Cheio, estimula-se o Meridiano e os Pontos, aquecendo e tonificando quando se encontra a predominância **yīn** e dispersando e sedando quando se encontra a predominância **yáng**.

Neste método, pode-se usar a visão sistêmica dos 5 Movimentos ou Elementos, avaliando a relação dos Doze Canais e o uso dos Pontos **Shù** Antigos para o equilíbrio do sistema **zàng fǔ**. Isso tem um bom resultado na massoterapia e no **tui ná**.

Para registrar a leitura, usa-se a sinalização apresentada na Figura 4.18, inserida na planilha 1 para leitura do Pulso (Figura 4.19).

Na Tabela 4.28 encontram-se os Pulsos com característica **yīn** e **yáng**. Ao longo da prática, o terapeuta vai discernindo detalhadamente qual é o Pulso, pois cada um tem seus aspectos próprios para refinamento no tratamento, e não somente os aspectos de Deficiência e Excesso generalizadamente.

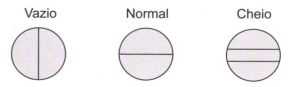

Figura 4.18 Sinalização de leitura do Pulso.

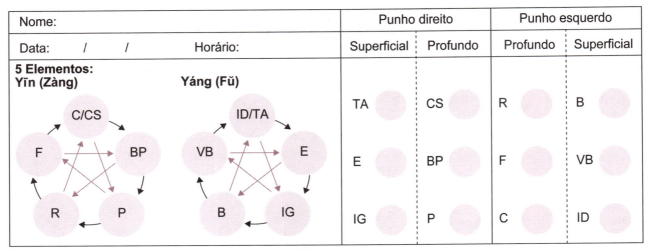

Figura 4.19 Planilha 1 para leitura do Pulso.

Tabela 4.28 Características dos pulsos **yīn** e **yáng**.

Yīn (Deficiência)	Yáng (Excesso)
Vazio (**xū**)	Cheio (**shí**)
Fraco (**ruò**)	Longo (**cháng**)
Débil (**wei**)	Deslizante (**huá**)
Curto (**duǎn**)	Abrupto (**cù**)
Fino (**xì**)	
Curto (**duǎn**)	
Rugoso (**sè**)	
Nodoso (**jiē**)	

Qualidades dos Pulsos

Um caminho para explorar gradativamente os outros Pulsos é o uso de algumas das qualidades do Pulso. Recomenda-se a sequência:

- Frequência: Rápido e Lento
- Ritmo: pode ser Regular ou Irregular nos Pulsos Nodoso e Intermitente
- Profundidade: Superficial e Profundo
- Força: Forte ou Fraco
- Consistência: Mole e Duro, ou Tenso, e Em Corda

Grupos dos Pulsos Análogos

Outro caminho é o uso dos agrupamentos dos Pulsos, quando já se consegue discernir os tipos: Superficiais, Profundos, Lentos, Rápidos, Vazios, Cheios, Tensos e Vastos.

Os tópicos "Qualidades dos Pulsos" e "Grupos dos Pulsos Análogos" possibilitarão as avaliações dos outros Critérios (dois dos 8 Critérios), que são Frio/Calor e Interior/Exterior, e do fluxo e da estagnação do **qì** e do Sangue (**xuě**), além da condição das Substâncias Fundamentais: **yuán qì**, **jīng**, **zhèng qì**, **wèi qì** e **yíng qì**.

Para registro, uitliza-se a planilha 2 para leitura do Pulso (Figura 4.20), onde se anota, nos círculos, se está Vazio, Normal e Cheio, e, nas linhas, as outras qualidades.

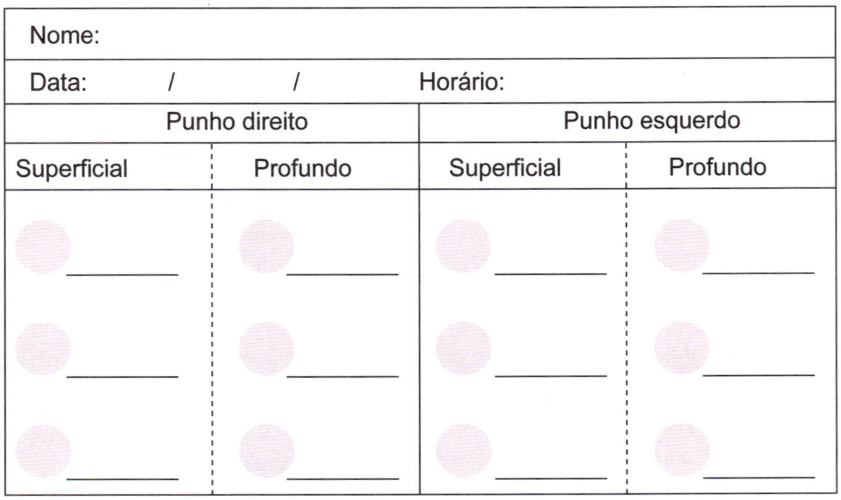

Figura 4.20 Planilha 2 Para leitura do pulso.

Tecidos moles

A palpação nos tecidos moles se dá a partir da pele e abrange fáscias, músculos e tendões irrigados pelos vasos sanguíneos e linfáticos, que sustentam os ossos. Uma anomalia nessas estruturas sinaliza uma desarmonia no Movimento ou Elemento e nos Meridianos correspondentes, conforme descrito na Tabela 4.29.

Pele

A textura da pele, quando está diferenciada em alguma área, indica alteração dos Meridianos e Pontos que ali transitam, e sua umidade está detalhada na Tabela 4.30. A sinalização da temperatura está descrita na Tabela 4.31.

Fáscias

O tecido conjuntivo, quando envolve os músculos, é denomidado "fáscias". Estas formam uma grande rede que dá o formato do corpo (interno e externo), transmite força e fornece a armação para todos os outros sistemas. Em sua boa funcionalidade, deve estar hidratada e solúvel para permitir a movimentação dos múculos e das estruturas internas.

Na palpação, pode-se detectar um endurecimento e dor nas fáscias, que estariam restritas ou aderidas, sinalizando uma estagnação do **qì** na área e do fluxo do Meridiano e Pontos que ali transitam.

No Capítulo 3, em cada Ponto, consta a indicação para a liberação miofascial.

Músculos

Na palpação nos músculos percebe-se o seu estado hipotônico (característica **yīn**), hipertônico (característica **yáng**) e o seu enrigencimento, com endurecimento, nódulos e dor. A área enrijecida sinaliza um excesso de energia tópica nos Pontos da região e consequentemente uma ausência do fluxo do **qì** nos Meridianos que ali transitam.

Meridianos e Pontos

O conceito da "Lei da Dor" é o parâmetro onde a sensibilidade e a dor espontânea, ou quando o corpo é tocado em um contexto terapêutico, servem como a sinalização de alguma alteração no organismo, e não uma invasão nos tecidos do receptor. Na cultura milenar do

Tabela 4.29 Desarmonias nos tecidos moles.

Tecidos moles	Elementos	Meridianos
Tendões, ligamentos	Madeira	Fígado
Vasos	Fogo	Coração
Músculos, fáscias	Terra	Baço
Pele	Metal	Pulmão
Ossos	Água	Rim

Tabela 4.30 Alterações nos Meridianos relacionadas com a textura da pele.

Textura da pele	Alterações nos Meridianos
Úmida sem excesso	Líquidos Orgânicos (**jīnyè**) saudáveis
Úmida com excesso	Padrão Vento-Frio ou Vento-Calor
Úmida com sudorese espontânea, sem outros sintomas	Deficiência do **qì** do Pulmão
Seca	Deficiência do Sangue (**xuě**) ou do **yen** do Pulmão
Seca e escamada	Exaustão dos Líquidos Orgânicos (**jīnyè**)
Áspera	Pode indicar Síndrome de Obstrução Dolorosa decorrente do Vento Patológico
Saliência inchada sem estar quente, com contornos difusos	Manifestação **yīn**
Saliência inchada, provavelmente quente, ardente, com a base reduzida	Manifestação **yáng**

Tabela 4.31 Alterações nos Meridianos relacionadas com a temperatura da pele.

Temperatura da pele	Alterações nos Meridianos
Fria	Declíneo do **yáng qì** Padrão Frio Deficiência do **yáng** do Rim, principalmente do baixo-ventre e da região lombar e costas
Quente	Padrão Calor ou Calor-Umidade
Quente, mas diminui em seguida	Padrão Calor-Vento Fator Patogênico no Exterior
Quente e, em seguida, mais intensa	Padrão de Calor-Interno que se difunde para o Exterior
Quente com uma pressão média do toque	Padrão Calor-Interior no Triplo Aquecedor Médio ou Coração
Quente com uma pressão profunda do toque	Padrão Calor-Vazio Deficiência do **yīn**
Mãos e pés frios	Padrão Frio Deficiência do **yáng**
Mãos e pés quentes	Padrão Calor Excesso do **yáng**
Calor intenso nas palmas das mãos	Padrão Calor-Vazio Ataque do Fator Patogênico Interno Deficiência do **yīn**
Calor intenso no dorso das mãos	Padrão Calor- Cheio Ataque do Fator Patogênico Externo

Oriente, a dor era bem-vinda, sem a menor propensão ao masoquismo, pois permitia a consciência de que algo não estava bem e deveria ser tratado antes de ocorrer uma enfermidade. Na medicina ocidental mais antiga, e bem menos na atualidade, também se usa a palpação no corpo do paciente para detectar os desarranjos. Já na MTC, através dos Canais de Energia e seus Pontos, a sensibilidade e a dor trazem uma especificidade apurada para a avaliação terapêutica e o uso destes Pontos na aplicação na massagem e na acupuntura.

> Onde o Meridiano se encontra, procurar o lugar doloroso, à direita, à esquerda, no alto, no baixo: procurar onde está quente. (**Nèijīng Líng Shū**)

Meridianos e Pontos em geral

Qualquer área ou ponto do corpo traz uma sinalização para o diagnóstico, porém, nas regiões dos Meridianos e Pontos de Energia ou da Acupuntura há um detalhamento. Quando a região do trajeto do Meridiano apresenta dor espontânea ou ao ser tocada, indica uma alteração no fluxo do **qì** do próprio Meridiano.

A sensibilidade e a dor em todos os Pontos de todos os Canais trazem uma especificidade para o diagnóstico, conforme descrito nos Capítulos 2 e 3.

Pontos específicos para a verificação do fluxo do **qì**

Os Pontos de Alarme (**mù**) e de Assentamento (**beì shù**) têm o maior potencial para a verificação do fluxo do **qì** no Meridiano e nos **zàng fǔ** correspondentes.

Os Pontos Fonte (**yuán qì**) também servem para essa verificação e cada um deles têm outras especificidades, descritas no Capítulo 2.

Pontos Ā shì

Esta denominação foi desenvolvida por Sun Mi Miao (581-682). Trata-se de qualquer Ponto, de Meridianos ou não, que ao ser pressionado manifesta dor e sinaliza uma alteração no fluxo do **qì**. Isso justifica a puntura e o toque em uma abordagem terapêutica, ou seja, trabalha-se onde há sensação de dor, excluindo-se os pontos e áreas onde há uma ferida, cicatriz recente ou lesão de ruptura de tecido.

Em todos os Pontos, de maneira geral, a dor aguda indica uma condição de Cheio ou Excesso e a dor surda indica uma condição de Vazio ou Deficiência. Logo após serem pressionados, se o centro fica esbranquiçado e a periferia avermelhada, é um estado **yīn**. Se o centro fica avermelhado, é um estado **yáng**.

Mãos e pés

A palpação nas mãos e nos pés permite a observação da temperatura e seus sinais, microssistemas que correspondem a todo o corpo. No Ocidente, foi desenvolvida a técnica da reflexologia, na qual as áreas das mãos e dos pés servem para a avaliação terapêutica e também para a aplicação do toque. Há visões diferenciadas nas áreas correspondentes. Maciocia, no livro *Os Fundamentos da Medicina Chinesa*, descreve o esquema apresentado na Figura 4.21.

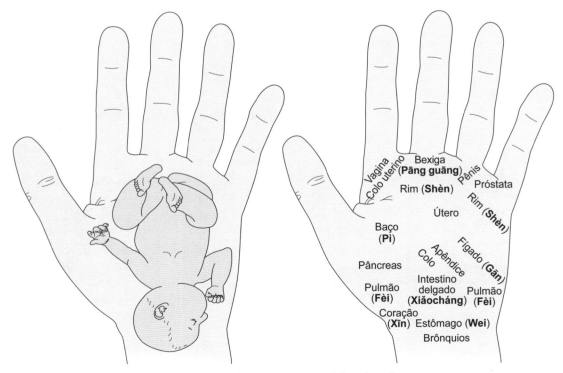

Figura 4.21 Microssistema na visão oriental.

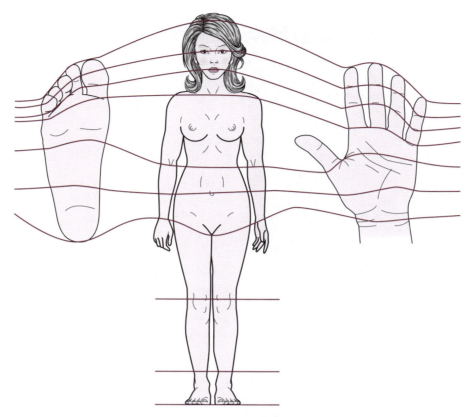

Figura 4.22 Reflexologia ocidental.

Na Figura 4.22 a abordagem é da reflexologia ocidental, em que cada área grifada nas mãos e nos pés corresponde às áreas do corpo tanto externa (músculos) quanto internamente (órgãos), para diagnóstico e aplicação do toque. Os conceitos e o detalhamento da reflexologia constam no livro *A linguagem do toque: massoterapia oriental e ocidental* (Donatelli, 2015).

FICHAS PARA O ATENDIMENTO

Todos os dados observados devem ser registrados em fichas de observação, inspeção e palpação, no histórico do paciente e no andamento nas sessões. Esses registros são confidenciais e ficam sob a responsabilidade do terapeuta; em termos clínicos, recebem o nome de anamnese.

Para abarcar todas as informações, dividem-se as fichas em:

- Dados do paciente: preenchida pelo paciente na recepção do consultório ou virtualmente (Tabela 4.32)
- Histórico (anamnese): preenchida pelo terapeuta quando recebe o paciente, em momento social, que é importante, pois ocorre interação interpessoal quando se constrói a imagem do outro. A ficha pode ser preenchida aos poucos, durante a conversa inicial de cada atendimento (Tabela 4.33)
- Sessão: preenchida pelo terapeuta em cada sessão (Tabela 4.34)
- Estudo de caso: importante para o terapeuta concluir um processo de atendimento (Tabela 4.35).

Tabela 4.32 Ficha de dados do paciente.

Ficha de Dados	
Nome:	Data de nascimento:
Endereço: Bairro: Estado:	Cidade: CEP:
E-mail:	Telefone:
Escolaridade:	Profissão:
Estado civil:	Reside com:
Soube do atendimento por:	
Procurou atendimento devido a:	

Tabela 4.33 Ficha de histórico (anamnese).

Ficha de histórico

Nome:

Motivo da consulta:

Histórico (cirurgias/outros tratamentos/medicamentos):

Sistema respiratório
1. Como sente sua respiração?
2. Tem ou teve distúrbios respiratórios? Com que sintomas? Como reage aos sintomas?

Sistema digestório
1. Como é seu apetite?
2. Horários em que se alimenta:
3. O que, basicamente, come nesses horários?
4. Gosta muito de algum sabor ou alimento? (ácido, amargo, doce, picante, salgado etc.)
5. Não gosta de algum sabor ou alimento?
6. O que predomina na sua alimentação?
7. Sua alimentação se altera nas diferentes estações do ano? ( ) Sim ( ) Não
   Em quê? _____
8. Come doce junto (ou logo após) o salgado? ( ) Sim ( ) Não
9. Bebe líquido nas refeições? ( ) Sim ( ) Não
10. Bebe café? ( ) Sim ( ) Não Quanto?
11. Bebe chá? ( ) Sim ( ) Não Qual?
12. Bebe líquidos ou água durante o dia? Qual? Quanto?
13. Consome bebidas alcoólicas? ( ) Sim ( ) Não
    Quais? _____ Quanto?_____
    Com que frequência? _____
14. Utiliza alguma droga? Qual?
15. Como sente sua digestão? (gases, boca amarga, enjoo, dores abdominais)

Excreção
1. Quantas vezes o intestino funciona ao dia?
2. Qual a consistência das fezes?
3. Qual o odor das fezes?
4. Tem tendência a intestino preso ou solto? ( ) Sim ( ) Não
   Quando?_____

Sistema urogenital
1. Com que frequência urina?
2. Qual a coloração da urina?
3. Qual o odor da urina?
Mulheres
1. Como é sua menstruação? (ciclo, fluxo, sintomas pré-menstruais)
2. Adota algum método anticoncepcional? Qual? Há quanto tempo?
Homens
1. Sente algum desconforto nos órgãos genitais?

Sistema circulatório
1. Apresenta distúrbios circulatórios? (varizes, dormências, pressão, tonturas)

Sistema endócrino
1. Apresenta distúrbios hormonais? (tireoide, ovário)

Sistema térmico
1. É mais sensível em algum clima? (vento, calor, umidade, secura, frio?)
2. Da temperatura interna, sente calores, secura, frio ou outras sensações? Em que áreas?

Gerais
1. Como é seu sono? (horários, qualidade). Tem insônia? Sudorese?
2. Dores de cabeça?
3. Atividades físicas? (quais e frequência)
4. Quais posições e posturas mais frequentes no dia a dia?
5. Aspectos emocionais: como se sente? Algum destes fatores é proeminente?
   Irritação | Raiva | Falta de iniciativa | Euforia | Falta de prazer | Ansiedade | Excesso de pensamentos | Tristeza | Preocupação | Dissimulação | Medo | Autoritarismo
6. Aspectos sexuais: como se sente?
7. Aspectos sociais: convivência, humores
8. Aspectos espirituais: como se sente? Tem alguma prática regular?

Tabela 4.34 Ficha da sessão.

Ficha da sessão
Data: Horário: Sessão nº:
Nome:
Retorno do massageado (como esteve desde a última sessão):
Avaliação energética Olfação Audição Face Olhos Coloração Língua

Meridianos e pontos sensíveis

P_____   B_____
IG_____ R_____
E_____ CS_____
BP_____ TA_____
C_____ VB_____
ID_____ F_____

Pulsos

5 Elementos:
Yīn (Zàng)   Yáng (Fǔ)

C/CS   ID/TA
F   BP   VB   E
R   P   B   IG

	Punho direito		Punho esquerdo	
	Superficial	Profundo	Superficial	Profundo
	TA	CS	R	B
	E	BP	F	VB
	IG	P	C	ID

Postura e áreas do corpo sensíveis

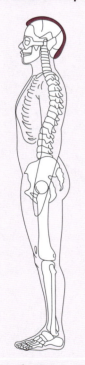
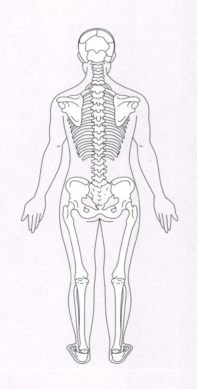
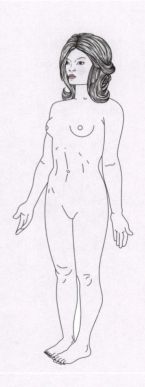

Descrições do terapeuta
a) Da aplicação (Meridianos, Pontos, estratégias)
b) Impressões do estado físico e anímico
c) Observações de reações
d) Indicações de alongamentos, movimentos, posições etc.
e) Perspectiva na continuidade do tratamento

Tabela 4.35 Ficha de estudo de caso.

Ficha de estudo de caso
Nome do terapeuta:
Nome do paciente:
Período dos atendimentos De _____ a _____ Frequência _____
1. Motivo da procura por massagem:
2. Síntese do histórico:

3. Avaliações:
   Leitura física:
 	
   Leitura anímica:
 	
   Leitura energética:

4. Encaminhamento/tratamento:
5. Alterações e transformações do quadro geral e aspectos específicos:
6. Conclusões:

5 Utilização dos Pontos a partir dos Sinais e Sintomas

PONTOS PRINCIPAIS PARA O EQUILÍBRIO DAS SUBSTÂNCIAS FUNDAMENTAIS

No Capítulo 3 foram abordadas as Funções Energéticas e as Substâncias Fundamentais. A Tabela 5.1 apresenta os Pontos que atuam na fisiologia do **qì**, segundo os clássicos da Medicina Tradicional Chinesa (MTC).

Tabela 5.1 Pontos que atuam na fisiologia do **qì**.

Consciência (shén)	
Acalma	P11, IG5, IG7, E40 a E42, E45, BP1, BP4, C3 a C7, ID3, ID7, ID8, ID19, B5, B10, B14, B15, B38(43)*, B39(44)*, B64, B65, B66, R1, R4, R6, R9, R25, CS2 a CS7, TA10, TA18, VB12, VB13, VB19, VB44, F1, F2, F3, VC3, VC4, VC13, VC14, VC15, VG1, VG11, VG12, VG13, VG14, VG15, VG19, VG24, EX1, EX3, EX9
Harmoniza	P7, CS8, F1, VG20
Desperta	IG19
Essência (jīng)	
Harmoniza	IG11, CS6
Nutre	B23, B38(43)*, VC1, VC2
Reúne na cabeça	VB13
Tonifica	P1, E30, E36, BP6, B47(52)*, R1, R3, R4, R13, VB39, VC7, VG4
Qì original ou fonte (yuán qì)	
Tonifica	Todos os pontos Fonte, B23, VC5, VC6, VC8
Tonifica e nutre	VC4, VC15, VG4
Líquidos orgânicos (jīnyè)	
Estimula a formação	E36, B17
Produz	E25
Sangue (xuě)	
Aquece	VG3
Dispersa o Calor	B54(40)*, BP10, C9, CS3, P6, R3, R6, R8, R10
Harmoniza	E30, BP6, BP21, C2, C3, B18, B20, BP21, B24, R5, CS6, F1, F2, F3, F5, F8, VB31, VB34, VB37, VG2, VG4
Fortalece	BP8, BP10, C6, CS6, CS2, TA14
Nutre	B11, B17, B23, BP1, R2, VC4, VC7
Regulariza	IG13, E16, BP1, BP18, E9, B50(36)*
Revigora	B15 a B17, B57, B60, B67, TA1, EX27
Promove a circulação	IG3, IG4, IG11, IG15, E1(4)*, E5(8)*, E26, E29, E31, E38, BP1, BP6, BP8, BP10, BP12, BP13, BP18, BP21, C1, C9, ID6, ID9, B17, B54(40)*, B56 , R5, TA16, VB2, VB9, VB20, VB31, VB31, VB34, F14, VG2, VG28, EX12
Tonifica	B17, E36, BP6, P9, VB30, VB37, VC4, VC6,

(continua)

Tabela 5.1 Pontos que atuam na fisiologia do **qì**. (*continuação*)

Qì defensivo (wèi qì)	
Afasta energias perversas	IG15
Aumenta	R27, VC5
Regulariza	IG11, B12, B13, TA10
Tonifica	Todos os pontos **shù**, dos Pontos **Shù** Antigos, P7, IG4, E36, B1, R7, VG13, VG14
Qì nutritivo (yíng qì ou yong qì)	
Harmoniza	E25, E30, B20
Fortalece	BP10
Regulariza	B12, B13, TA10, VG14
Tonifica	BP21, E36, VC12
Qì dos alimentos (gú qì)	
Harmoniza	B57
Regulariza	IG11
Qì torácico (zōng qì)	
Desbloqueia	VC17
Harmoniza	B11, B16, B17, B37(42)*, E13, E15
Harmoniza (promove a entrada e saída do **Qì**)	E13
Tonifica	P9, BP21
Qì	
Ativa a circulação	IG4, IG11, IG13, E1(4)*, E9, E31, BP6, BP12, BP13, C9, B18, B19, B61, TA15, VB8, VB14, VB22
Desobstrui e Restaura	IG4, IG10, IG11, BP2, B38(43)*, B45(50)*
Tonifica	BP6, B17, R9
Regula e harmoniza	BP18, B50 (36)*, BP21, ID3, B14, B24, B64, B65, B66, TA8
Contracorrente	F3, IG4, E36, VC17, VG27 Canais Unitários (**liù jìng**)
Ativa a Circulação nos Tendinomusculares	ID4, ID5, B62, B64
Ativa a Circulação nos Colaterais	B61, B62, B63, B65, B66, TA7, TA15, TA23, VB6, VB7, VB8, VB14, VB30, VB37, VB38, VB40
Qì dos órgãos (yīn qì)	
Fortalece	B17, R7, F5, VC4
Nutre	B1, R6
Tonifica	R1, VC17
Qì das vísceras (yáng qì)	
Estabiliza	VB20, VG20
Promove a circulação	TA6, VG16
Fortalece	VC2, VC3, VC4, VC5, VC6, VC7, VC8
Restaura	E36, CS9, VG25, VG26
Via das águas	
Harmoniza	B22, B23, B27, B53(39)*. R7. VB25. VC5, VC6 , VC8

* Existem dois tipos de numeração para alguns Pontos dos Meridianos do Estômago e da Bexiga; indicam-se os dois.

PONTOS PRINCIPAIS PARA O EQUILÍBRIO ORGÂNICO, A PARTIR DOS FATORES PATOGÊNICOS OU 6 EXCESSOS (Lìu yín)

No Capítulo 4 foram apresentadas as características dos Fatores Patogênicos Exógenos (**xiéqì**) e os sintomas relacionados. A Tabela 5.2 apresenta os Pontos principais utilizados para desfazer os Padrões de Desarmonia.

Capítulo 5 ❖ Utilização dos Pontos a partir dos Sinais e Sintomas

Tabela 5.2 Pontos para desfazer os padrões de Desarmonia.

Dispersa o Calor	Geral: **P**1, 3, 5. IG 2, 20, 15. **E**6 (3)*, 35, 40, 42, 45. **BP**2. **C**1, 2, 3, 8, 9. **ID**4, 5, 7, 15, 17, 18. **B**1, 2,13,15, 27, 28, 37(42*), 39(44)*, 41(46)*, 48(53)*, 54(40)*, 55, 58, 60, 62, 63, 64, 65, 66. **R**1, 2, 12, 14, 16. **CS**3, 5, 7, 9. **TA**1, 2, 3, 4, 6, 8, 10, 17, 18, 19, 20, 21, 23. **VB**1, 2, 3, 4, 8, 14, 15, 19, 25, 28, 37, 38, 40, 41, 42. **F**9, 10, 11, 12, 13, 14. **VC**23. **VG**1, 9, 13, 14, 23, 24, 25. **EX**2, 3, 8, 21, 27, 28 Do P: **P**6, 10, 11, **IG**1, 6. **E**11. **BP**20. R4, 25 Do IG: **IG** 1, 11. **E**1, 8 (1)* Do E: **E**1, E8 (1)* Do TA M: **E**21. **VB**34 Do F: **VB**23, 27, 28, 34. **EX**4 Da VB: **B**42(47)*, 43(48)* Do C: **R**20. **CS**9. **VC**14
Dispersa o Fogo	Geral: **B**58, 62. **R**2. **VC**23. **VG**9. **EX**2 Do C: **CS**5, 7, 8 Do F: **F**2
Dispersa o Frio	Geral: **E**2, 3, 6(3)*, 31, 32, 36, 38. **ID**12, 14, 18. **B**10,11,12, 13, 29, 36(41)*, 51(37)*, 62. **R**13. **TA**14. **VB**12, 13, 20. **VC**24. **VG**4. **EX**22 Do E: **E**4 (7)*, Do IG: **E**4 (7)*
Dispersa o Vento	Geral: **P**7, 9. **IG**4, 5, 6, 8, 9, 10, 15, 19, 20. **E**2, 3, 6(3)*, 31, 32, 33, 34, 35, 36, 38, 42, 43. **C**5, 9. **ID**3, 4, 5, 9, 10, 11, 12, 13, 14, 18. **B**1, 2, 3, 4, 5, 6, 7, 8, 9, 10,11, 12, 13, 18, 29, 36(41)*, 53(39)*, 54(40)*, 60, 61, 62, 63, 64, 65, 66, 67. **CS**8, 9 . **TA**1, 2, 3, 4, 6, 10, 12, 14, 17, 18, 20, 21, 22, 23. **VB**1, 2, 3, 4, 6, 7, 8, 9, 10, 12, 13, 14, 15, 17, 18, 19, 20, 21, 29, 31, 32, 33, 34, 35, 36, 37, 38, 39, 41, 43. **F**2, 3, 7, 8. **VC**15, 23, 24. **VG**2, 6, 8, 11, 12, 14, 16, 17, 18, 19, 20, 21, 22, 26, 27. **EX**1, 2, 3, 8, 11, 22, 28 Do IG: **IG**1, 11, 14. **E**1, 4(7)*, 7(2)*, 8 (1)* Do E: **E**1, 4 (7)*, 7 (2)*, 8 (1)* Do F: **VB**20, 21. **EX**2
Dispersa o Vento-Calor	Geral: **P**5. **IG**2, 5, 20. **ID**1, 2, 4. **B**13. **TA**1, 5, 6. **VB**20, 44. **VG**24 Do TA inferior: **E**28 Do TA superior: **P**5, 10, 11, 14, Do IG: **E**7(2) Do E: **E**7(2)
Dispersa o Vento-Frio	Geral: **IG**20. **B**10, 13. **VB** 20
Dispersa o Vento-Umidade	Geral: **EX** 27
Transforma a Umidade	Geral: **IG**5, 18. **E**25, 31, 32, 33, 36, 40, 41, 43, 45. **BP**3, 6, 12. **C**8. **ID**3. **B**20, 22, 23, 26, 27, 28, 40(45)*, 47(52)*, 54(40)*. **R**7, 8, 14, 17, 21, 27. **TA**10, 14. **VB**30, 33, 37, 39. **VC**6, 7, 8, 9, 10, 12, 24. **VG** 2, 3, 4, 6. **EX**22 Do IG: **IG**11. **E**37 Do E: **E**37. **BP**4 Do BP: **BP**4 F: **B**18, 19 VB: **B**18, 19
Transforma a Umidade-Calor	Geral: **P**9. **IG**3, 5. **E**25, 36, 39, 40, 43. **BP**3, 5, 6, 9, 12, 15, 17. **C**4, 5, 8. **ID**4, 5, 8, 15, 16, 17, 16. **B**12, 26, 32, 33, 34, 40(45)*, 44(49)*, 49(54)*. **R**1, 7, 8. **CS**8. **VB**9, 12, 13, 15, 19, 24, 29, 34, 38, 40, 41, 43. **F**1, 2, 3, 5, 6, 8. **VC**1, 3, 4, 6, 9, 10, 11, 12, 13, 15, 17,22. **VG** 1, 9. **EX**21, 33. Do BP: **BP**4 Do E: **BP**4, **VB**2 Do F: **B**18, 19, **VB**2, 36. **F**4 Do VB: **B**18, 19, 36. **EX**34. **F**4 Do IG: **B**25 Do TA inferior: **B**35, **R**11. **VB**26, 27. **F**7
Transforma a Umidade-Frio	Geral: **F**12. **VC** 4, 8, 17. **VG** 4
Umedece a Secura	Geral: **R**7
Dissolve a Mucosidade	Geral: **E**40. **C**3, 6, 7. **ID**15. **B**12. **CS**5, 6. **TA**6, 19. **VB**4. **VC**17, 22, 24. **VG**11, 26.
Dissolve a estagnação alimentar	Geral: **E**20, 21, 22, 23, 25, 27, 45. **BP**2. **TA**10

EX: Pontos extras.

* Existem dois tipos de numeração para alguns Pontos dos Meridianos da Bexiga e do Estômago; indicam-se os dois.

PONTOS PRINCIPAIS PARA O EQUILÍBRIO A PARTIR DOS SINAIS ORGÂNICOS

Nas origens da cultura chinesa, onde se cunhou a MTC, partia-se do princípio de preservar a saúde e curar as doenças por meio da percepção dos sinais do corpo e do comportamento das pessoas, caracterizando-se uma visão profilática. Ao longo das dinastias e com as transformações dos paradigmas culturais, os "terapeutas" ou "médicos" passaram a elaborar estratégias para a aplicação nos Pontos de Energia visando ao tratamento de desequilíbrios e doenças e, com isso, tem-se hoje um vasto legado, dos livros antigos até os recentes.

Tabela 5.3 Pontos principais para o equilíbrio a partir dos sinais orgânicos.

Sinais orgânicos	Canais *yáng* do braço			Canais *yáng* da perna		
	IG	TA	ID	VB	B	E
Abdome, distensão (aumento do volume devido a estados fisiológicos)				25 a 27, 39	19, 20, 22, 25 a 27, 43(48)* a 45 (50)*, 48(53)*, 53(39)*	20 a 25, 33, 36, 43, 44
Abdome, dor	4, 7 a 11	6		25 a 27	16, 19, 27, 35, 43(48)* a 46 (51)*, 54(40)*	21, 22, 24, 25 a 28, 30, 34, 37 a 39, 41, 43, 44
Acidente vascular cerebral, coma		1		15		
Acidente vascular cerebral, prevenção em idosos				39		
Acidente vascular cerebral, sequelas				30, 31, 34		
Afasia				5, 6		
Afonia	4, 17, 18	6, 8, 9	16, 17	35		
Amigdalite	17 a 19	4, 10	1, 16 a 18	10		9 a 11, 45
Anemia					17, 20, 23	
Anorexia					20, 21, 44(49)*, 45(50)*	19 a 24
Ânus, prolapso (queda)					30, 32, 54(40)*	
Apendicite						25, 26, 27
Arritmia					14, 15	
Articulação temporomandibular, artrite			19	2		7 (2)*
Articulação temporomandibular, dor		21	19	3, 7		7 (2)*
Articulações, dores	3	3		39		
Artrite	13	TA5 (sedar) junto com VB41 (tonificar)		33	11	
Asma	5, 18		11, 15, 17	18, 19, 23, 44	12, 13, 23, 37 (42)*, 38(43)*, 39 (44)*, 40 (45)*, 60	9 a 16, 18, 36, 40
Audição, afecções		2 a 10, 16 a 19, 21	16, 19	43		
Boca e garganta, secura				34		

Capítulo 5 ❖ Utilização dos Pontos a partir dos Sinais e Sintomas **273**

A Tabela 5.3 serve como referência para o estudo das estratégias, e não como um protocolo para tratar os desequilíbrios. Todos os pontos citados têm um conteúdo que os justifica, principalmente pelos conceitos dos Cinco Movimentos, das Substâncias Fundamentais e dos Fatores Patogênicos descritos ao longo desta obra, os quais devem ser pesquisados para a elaboração da estratégia terapêutica. Vale ressaltar também que não se deve esquecer que uma pessoa é um ser sensível e dinâmico, e não um conjunto de Pontos a serem estimulados.

Sinais orgânicos	Canais *yīn* do braço			Canais *yīn* da perna			Pequena circulação		Pontos extras
	P	CS	C	BP	F	R	VC	VG	EX
Abdome, distensão (aumento do volume devido a estados fisiológicos)				1 a 9, 17	5, 13, 14	16 a 20	7, 8, 10 a 15		19
Abdome, dor				1 a 5, 8, 9, 12, 13, 15, 16	2, 4, 6, 9	5, 8, 13 a 20	5 a 13	4, 5, 7	6C
Acidente vascular cerebral, coma		8	9		1		8	16, 17	28
Acidente vascular cerebral, prevenção em idosos									
Acidente vascular cerebral, sequelas								15, 16, 20	
Afasia		5	5				23	15, 20 e 26	
Afonia	10		4, 5		1	1	18, 20 a 22	16, 17	
Amigdalite	8, 9		8		7		21 a 23		7, 28
Anemia				10			12		
Anorexia				2, 3, 5, 6	14	17, 23	10 a 12		
Ânus, prolapso (queda)							1	1, 4, 5, 6, 20	
Apendicite				13				4	33
Arritmia		4	8						
Articulação temporomandibular, artrite									
Articulação temporomandibular, dor									
Articulações, dores	6, 9	7	7	3					
Artrite									
Asma	1, 2, 6, 8	1, 2	4	5, 18, 21	13	3, 4, 19 a 27	15 a 22	9 a 14	10, 11, 12B, 17, 27
Audição, afecções									
Boca e garganta, secura		3, 5	1, 6		2, 3	1, 2	24	27	

(continua)

274 Caminhos de Energia

Tabela 5.3 (*Continuação*) Pontos principais para o equilíbrio a partir dos sinais orgânicos.

Sinais orgânicos	Canais *yáng* do braço			Canais *yáng* da perna		
	IG	TA	ID	VB	B	E
Boca, enfermidades	7					7(2)*
Boca, gosto amargo				34	19	
Bochecha, inflamação e dor		17	11, 12, 16, 17	12		5(8)*, 6(3)*
Braço, dor	4, 6, 8, 11 a 15	2 a 14	1 a 14	22	36(41)*, 60, 64	14
Braço, inchaço	12				36(41)*	
Bronquite				10, 11	13	
Bursite, articulação coxofemoral				29, 30	50(36)*	
Bursite, articulação glenoumeral	15, 16	14	10			
Cãibras musculares				34, 35	53(39)*	38
Cardíaca e precordial, região, dor					14 a 17, 39(44)*	
Cefaleia geral	4, 5, 7 a 9	1 a 5, 9 a 12, 16	1, 2, 4, 7, 8	3, 5, 6, 7, 9 a 20, 41, 44	5 a 7, 11, 12, 58 a 60, 64 a 67	8(1)*, 9, 10, 36, 40, 41, 44
Cefaleia, região do occipital			3, 6	11,12, 20	9, 10, 62	
Cefaleia, região do vértice					7	
Cefaleia, região frontal	4			14	1 a 4	1(4)*, 8(1)*
Cefaleia, região lateral (temporal e parietal)		5, 18, 19, 21 a 23	3	1, 5 a 10, 41, 43		
Cervical, região, dor	13 a 15			4, 11, 20	9 a 11	
Cervicobraquialgia	11, 16	10	11, 13		11	
Ciatalgia				30, 32, 33, 38 a 40	25 a 29, 49(54)*, 50(36)*, 51(37)*, 54(40)*, 57, 60	
Cistite				28, 29, 41	22, 48(53)*, 52(38)*, 53(39)*, 65, 66	28
Conjuntivite		1 a 3, 20, 23	3	1, 7, 10, 14 a 16, 20, 37, 41, 44	1 a 3, 9	1(4)*, 2(5)*, 8(1)*, 43
Consciência, perda	1, 19	1	1			
Constipação intestinal	4	6		27, 28, 34	25, 27, 28, 31, 33, 34, 46(51)*, 50(36)*, 52(38)*, 54(40)*, 57	24 a 28, 36, 37, 40, 41
Convulsão	1			5, 9, 10, 12, 13, 15, 19, 20	5, 7, 8, 10	
Convulsão infantil				3, 4, 7, 20		
Cordas vocais, enfermidades	18					10

Capítulo 5 ❖ Utilização dos Pontos a partir dos Sinais e Sintomas   275

Sinais orgânicos	Canais *yīn* do braço			Canais *yīn* da perna			Pequena circulação		Pontos extras
	P	CS	C	BP	F	R	VC	VG	EX
Boca, enfermidades			8					26	6
Boca, gosto amargo			5		2, 3				
Bochecha, inflamação e dor									
Braço, dor	2 a 6, 8, 9	2 a 6	1 a 5						22, 23
Braço, inchaço									
Bronquite	1 a 3, 5, 7 a 9					22 a 27	17 a 22	10, 12 a 14	11, 12, 13, 17
Bursite, articulação coxofemoral					11				
Bursite, articulação glenoumeral									22
Cãibras musculares					3, 11, 14				
Cardíaca e precordial, região, dor		2 a 9	2, 3, 5 a 7, 9				14, 15	11	
Cefaleia geral	6, 7, 9, 11	6	2, 3, 5, 9		1, 2, 3, 7			13, 14, 20 a 23	1, 2, 3, 8, 26, 36
Cefaleia, região do occipital								15 a 19	
Cefaleia, região do vértice					2	1		19, 20	1
Cefaleia, região frontal								24	2, 3
Cefaleia, região lateral (temporal e parietal)					3				2
Cervical, região, dor								17	9, 11
Cervicobraquialgia								14	
Ciatalgia								2 a 4	13, 15, 16
Cistite				6	5, 6	2, 3, 5, 9, 15	2		21
Conjuntivite								17	2, 4
Consciência, perda	11	9	8, 9			1		25, 26	28
Constipação intestinal				2, 3, 5, 15, 16	2, 10, 11	4, 8, 15 a 20	1	1, 4	
Convulsão	11				1	20	14	2, 6, 8, 11 a 13, 17, 19 a 22, 26, 27	1, 3, 28
Convulsão infantil	5				2, 3	1, 2		12, 17, 19 a 22, 26	1, 3, 28
Cordas vocais, enfermidades							22, 23		

(continua)

276 Caminhos de Energia

Tabela 5.3 (*Continuação*) Pontos principais para o equilíbrio a partir dos sinais orgânicos.

Sinais orgânicos	Canais *yáng* do braço			Canais *yáng* da perna		
	IG	TA	ID	VB	B	E
Costas, dor				21	12, 13, 42(47)*, 45(50)*, 47(52)*, 58, 65	
Cotovelo, dor	8, 11 a 13	10, 15	1, 3, 6 a 8, 10 a 12, 14		36(41)*	
Coxa, dor				29, 30, 32		31, 33
Dentes, dor	1 a 5, 10, 11, 16, 19, 20	8, 9, 11, 12, 20 a 23	3, 9, 18, 19	2 a 5, 7, 10 a 12, 16, 17		3(6)* a 7(2)*, 42, 44, 45
Desmaio	1, 19			15	67	45
Diabetes		4				
Diarreia	10, 11	18		25, 26	20, 22, 25, 26, 28, 33, 35, 42(47)*, 43(48)*, 44(49)*	16, 18 a 23, 25, 28, 34, 36, 37, 44
Diarreia com sangue						39
Disenteria	4, 11	7, 18			20, 22, 25, 27, 29, 35	25, 36, 37, 44
Dispneia						9, 10, 12, 13, 14
Ejaculação precoce						27
Enjoo			5			19 a 21, 41
Enxaqueca	4	12, 22, 23		3 a 6, 8, 9, 12, 16, 20, 37, 38, 43, 44	10	
Epicondilite	10 a 12		8			
Epilepsia	7	7, 10, 23	2, 8	3, 4, 9, 10, 12, 13, 15, 16	5, 7, 8, 10, 15, 18, 61 a 65	40
Escápulas, dor	9		6, 8, 10 a 15		37(42)*, 38(43)*, 39(44)*	39
Espirros						
Estômago e cólon, afecções agudas e crônicas						25
Estômago, espasmos (epigastralgia)					16 a 21, 41(46)*, 45(50)*	24, 34, 36
Face, edema		16		16		42, 43
Face, paralisia	6, 19, 20	17, 22, 23	18	1 a 4, 12, 14	1, 2	1(4)* a 6(3)*, 8, 42
Fadiga (lassitude)					16, 20, 23, 38(43)*, 61	27, 36
Faringite						
Febre	1, 2, 4, 11	1 a 3, 5, 6	1, 2, 4, 7, 9, 15	20, 25	6, 10, 11, 13, 17, 40(45)*, 66	43, 44
Feto, posição incorreta					67	
Fezes com sangue					57	
Fezes, incontinência fecal					30	
Flancos, dor (laterais do abdome)				27, 28, 30, 44		

Capítulo 5 ❖ Utilização dos Pontos a partir dos Sinais e Sintomas 277

Sinais orgânicos	Canais *yin* do braço			Canais *yin* da perna			Pequena circulação		Pontos extras
	P	CS	C	BP	F	R	VC	VG	EX
Costas, dor								5 a 13, 26	11, 12A, 12B, 12C, 12D
Cotovelo, dor	5, 6	3, 5, 6	1, 3 a 5						
Coxa, dor				10	1, 10 a 12		2, 3		29
Dentes, dor	7		3	19		3, 7	24	27, 28	26
Desmaio	11	9	9	1	1			15, 25	28
Diabetes									
Diarreia				2 a 6, 8, 9, 12, 14, 15	6, 13	7, 8, 13, 14, 16, 17, 20, 21	4 a 6, 8, 10, 12	1, 2, 4 a 6	18, 27
Diarreia com sangue									
Disenteria				2 a 4, 9, 14 a 16	3, 8	13, 14, 16, 17, 21	4 a 6, 8 a 10, 12	5	
Dispneia	1 a 7, 9								10
Ejaculação precoce				6, 8			2, 3	4	
Enjoo		6							19
Enxaqueca					3			16, 20	2, 8
Epicondilite		6	3, 6						
Epilepsia		5 a 8	3, 6, 7		1 a 3	1, 6, 9, 19	13 a 15	1, 2, 6, 8, 12 a 17, 19 a 24	1, 3, 28
Escápulas, dor									
Espirros	7								
Estômago e cólon, afecções agudas e crônicas									
Estômago, espasmos (epigastralgia)				5			13, 15	8	18, 19, 33
Face, edema				19				26	5, 6
Face, paralisia				19	3		24	27	2, 4, 6
Fadiga (lassitude)				21	10	3, 4	1, 3 a 6, 8, 12	4	14
Faringite									7
Febre	10, 11	3, 5, 6, 8, 9	8, 9	2				4, 11, 13, 14, 23	13, 26, 28
Feto, posição incorreta									13
Fezes com sangue									
Fezes, incontinência fecal									
Flancos, dor (laterais do abdome)									

(*continua*)

Tabela 5.3 (*Continuação*) Pontos principais para o equilíbrio a partir dos sinais orgânicos.

Sinais orgânicos	Canais *yáng* do braço			Canais *yáng* da perna		
	IG	TA	ID	VB	B	E
Garganta, afecções			2, 3			9, 10, 41
Garganta, dor	1 a 7, 11, 17, 18	1 a 3, 5, 9, 17	1, 3, 5, 16, 17	1, 44	10, 11	9 a 12, 45
Gastralgia				24, 29	21	18 a 24, 34, 36, 41, 42, 44
Gastrite				23	41(46)*	36
Gengivite		20, 21	18	9, 10		7(2)*
Genitais, dor nos órgãos					48(53)*, 49(54)*	28 a 30, 39
Geniturinárias, afecções				26, 30, 41	28, 30	26, 28
Hálux, dor						
Hemorroida				39	24, 25, 30, 35, 49(54)*, 50(36)*, 56 a 58	
Hepatobiliares, afecções				34	42(47)*, 43(48)*	
Hérnia e dor na região inguinal				26 a 29	29, 30, 32	26, 29, 30, 33
Hipertensão arterial				20, 21, 34, 43, 44		9
Hipocôndrios, dor		3, 5, 6	4	22 a 26, 34, 37 a 41, 43, 44	18, 19, 21, 42(47)*, 43(48*)	14 a 16, 18, 19
Hipotensão arterial						
Icterícia			4	24, 34	18, 19, 20, 44(49)*	
Impotência sexual					23, 24, 31 a 35, 38(43)*, 47(52)*	27 a 30
Indigestão	4, 8 a 10					45
Infertilidade feminina					31 a 34	
Insônia				12, 13, 17, 44	1, 10, 15, 39 (44)*, 42(47)*, 62	12, 44
Intercostal, nevralgia na região				22 a 24, 43		19
Intercostalgia				22 a 24, 40, 44	14, 15, 18	
Intestino, afecções e dor	7					23, 25, 26
Intestino, desarranjos gastrintestinais	11		8	34	54(40)*	18, 19, 36
Intestino, excesso de gases (meteorismo)						
Intestino, ruídos no (borborigmo)				25	16, 21, 22, 25, 27, 44(49)*, 48(53)*	

Capítulo 5 ❖ Utilização dos Pontos a partir dos Sinais e Sintomas   279

Sinais orgânicos	Canais *yīn* do braço			Canais *yīn* da perna			Pequena circulação		Pontos extras
	P	CS	C	BP	F	R	VC	VG	EX
Garganta, afecções			1				22, 23		
Garganta, dor	5 a 11		5		7	1, 3, 6	19 a 23	16	26, 28
Gastralgia		5 a 7		2 a 4, 19		10, 16 a 19, 21	10 a 13	6 a 8, 10	36
Gastrite					2, 14	21, 22, 24, 25	10 a 14	7, 8	
Gengivite							24	27, 28	6
Genitais, dor nos órgãos				9	1 a 3, 5, 8, 12	8, 11, 12	1, 2		
Geniturinárias, afecções				6	1 a 5, 8	2, 3, 5 a 16	1 a 4	1	14
Hálux, dor				2	1, 2, 3				
Hemorroida	6			3, 5, 6, 8, 12	8	7	1	1 a 3, 6, 20, 28	
Hepatobiliares, afecções					3, 4, 8, 13, 14			7 a 10	34
Hérnia e dor na região inguinal				11 a 14	1 a 6, 8, 11, 12	10, 11	2 a 7	2	
Hipertensão arterial		CS6 (sedar) + BP4 (tonificar)			2 a 4		12		3, 8, 22
Hipocôndrios, dor		1, 7	1 a 3, 7, 9	18 a 21	3, 13, 14	21 a 24, 26	16, 20	9	24, 34
Hipotensão arterial		9				3			
Icterícia					2 a 4			6, 7, 9, 27, 28	
Impotência sexual		9 (tonificar)		6	5, 8, 11	2, 3, 10 a 12	2 a 4, 6	1 a 4	
Indigestão				2, 4 a 6, 9, 16	13	19, 20, 21, 24, 25	10 a 12	6	18, 27, 37
Infertilidade feminina						13, 14, 18	3, 4, 6, 7	4	20, 21
Insônia		5 a 7	1, 3, 5 a 7, 9	5, 6	2, 3	1, 3, 6	4, 12, 14	17 a 20, 22, 24, 26	1, 2, 3
Intercostal, nevralgia na região			2	17, 20	13, 14	22 a 25	16	8, 9	17
Intercostalgia			1	21		21, 26	18, 20	11	
Intestino, afecções e dor							8		
Intestino, desarranjos gastrintestinais	5	3	3	9	8				12C
Intestino, excesso de gases (meteorismo)				2, 8					
Intestino, ruídos no (borborigmo)					13	17	8 a 10		

(continua)

280 Caminhos de Energia

Tabela 5.3 (*Continuação*) Pontos principais para o equilíbrio a partir dos sinais orgânicos.

Sinais orgânicos	Canais *yáng* do braço			Canais *yáng* da perna		
	IG	TA	ID	VB	B	E
Joelho, afecções e dor				30 a 33, 37, 38, 41	23, 31 a 33, 47(52)*, 52(38)*, 53(39)*, 54(40)*, 56, 61, 64	33 a 37, 40
Joelhos, sensação de frio						31 a 33
Leite, escassez após o parto			1	21		18
Lombalgia			3, 6	21, 25 a 31, 38, 42	11, 12, 22 a 29, 33, 47(52)* a 51(37)*, 54(40)* a 60, 62 a 64	25, 30 a 32, 36, 37, 39
Lombossacral, dor					27 a 34, 48(34)* a 50 (36)*, 54(40)*, 59	39
Mamas, displasia						18
Mamas, dor				37, 43		
Mamas, inflamação (mastite)	8		1, 2, 11	21, 41 a 43	46(51)*	15, 16, 18, 34, 39
Mamilos, enfermidadades e dor						17, 18
Mãos, calor nas palmas						
Mãos, dor		2, 8	1, 3, 4, 7			
Mãos, frio						
Membros inferiores, atrofia muscular				28 a 32, 34, 35, 40	49(54)*, 54(40)*, 58, 61	31, 39 a 42
Membros inferiores, paralisia				29 a 32, 34, 36 a 39	31 a 34, 47(52)*, 49(54)*, 55, 57, 59 a 61	31 a 33, 35, 38 a 41
Membros inferiores, transtornos motores					32	38
Membros superiores, fraqueza muscular			10, 12	21, 22		
Membros superiores, paralisia	14	3, 7, 14	6, 9, 10, 14			
Membros superiores, transtornos motores	8 a 11, 15, 16	5, 9 a 12, 14	9			
Memória debilitada				20	10, 23, 38(43)*	
Menstruação, ausência de fluxo (amenorreia)	4	4		26, 43		29, 40
Menstruação, cólica (dismenorreia)				26, 41	24, 31 a 33	25 a 30
Menstruação, excesso de fluxo (menorragia)						
Menstruação irregular				25, 26, 40, 41	18, 23, 24, 30 a 33, 47(52)*	25 a 30
Menstruação, tensão pré		6		41	20, 23	20, 36
Músculos, atrofia					32	

Capítulo 5 ❖ Utilização dos Pontos a partir dos Sinais e Sintomas 281

Sinais orgânicos	Canais *yin* do braço			Canais *yin* da perna			Pequena circulação		Pontos extras
	P	CS	C	BP	F	R	VC	VG	EX
Joelho, afecções e dor				9, 10	7, 8	10			30, 31, 32
Joelhos, sensação de frio									
Leite, escassez após o parto							17		
Lombalgia				3, 8, 9	4, 9, 11, 12	3, 4, 7 a 9, 15		3 a 8, 26	14, 21, 35
Lombossacral, dor					9		1	1 a 3	12D, 13, 15,16
Mamas, displasia									
Mamas, dor		1							
Mamas, inflamação (mastite)	5			18	3	23, 24	17		
Mamilos, enfermidadades e dor									
Mãos, calor nas palmas		9	7, 8						
Mãos, dor		8, 9	8						26, 27
Mãos, frio			2, 3						
Membros inferiores, atrofia muscular				19	5			2, 3	12D, 32, 33, 34
Membros inferiores, paralisia				3, 6, 7, 11		3		2, 3	12D, 30, 33, 34
Membros inferiores, transtornos motores								4	12D
Membros superiores, fraqueza muscular			2, 3						12A
Membros superiores, paralisia			1						12A, 22, 23, 24
Membros superiores, transtornos motores									12A, 23,24
Memória debilitada			7					11	1
Menstruação, ausência de fluxo (amenorreia)	P7 + R6			6, 10	1, 2	3, 5, 6, 13, 14	1, 3 a 5, 7	1	
Menstruação, cólica (dismenorreia)		5, 6		1, 6, 8 a 10	3, 8, 9	5, 14 a 16, 18	2 a 4, 6	4	13, 21
Menstruação, excesso de fluxo (menorragia)				1, 8	1 a 3				21
Menstruação irregular				4, 6, 8 a 10	1 a 3, 5, 6, 9, 11	2, 3, 5, 6, 8, 12 a 15	2 a 7	2 a 4	21, 36
Menstruação, tensão pré		5, 6		6	3	6, 13			
Músculos, atrofia				6, 11	5	7	12		

(continua)

282 Caminhos de Energia

Tabela 5.3 (*Continuação*) Pontos principais para o equilíbrio a partir dos sinais orgânicos.

Sinais orgânicos	Canais *yáng* do braço			Canais *yáng* da perna		
	IG	TA	ID	VB	B	E
Nariz, obstrução	19, 20			15, 16, 18	3, 4, 6, 7, 9, 10, 67	3(6)*
Nariz, sangramento (epistaxe)	4, 6, 19, 20		3	18 a 20	4, 5, 7, 18, 58, 60, 66	3(6)*
Náusea				23, 24, 33, 34, 40	17, 19 a 21, 41(46)*	
Nuca, dor	14	10, 11, 15, 16, 20, 21	8, 14 a 17	12, 19, 36, 39	8 a 10	11
Olhos, afecções	2, 5, 6, 11, 14	5, 11, 16, 18, 20, 23	1 a 3, 5, 6, 15, 18	1, 4, 5, 6, 8, 14, 15, 18 a 20, 37, 41, 42, 44	1 a 10, 18, 23, 40(45)*, 58, 60, 62, 66, 67	1(4)*
Olhos, dor	5, 8, 14			5, 6, 8, 14, 15, 18, 20	1, 2, 9	1(4)* a 3(6)*
Olhos, nevralgia	3			14		
Ombro, dor	4, 7, 9, 10, 12 a 16	1, 4, 6, 10 a 15	2, 4 a 6, 8 a 15	21 a 23	10, 12, 36(41)*, 37(42)*, 40(45)*, 60	14, 39
Ossos, degeneração em idosos					11	
Ouvido, dor	1	1 a 3, 7, 17 a 19	2, 16, 17, 19	2, 3, 6, 11, 12, 17		8(1)*
Ouvido, inflamação (otite)		19, 21		2, 3, 12		
Pálpebras, tique		23	18	14	2	3(6)*, 4(7)*, 8(1)*
Palpitação				9, 19	14, 15	
Paralisia infantil				30		
Parto prolongado	4			21	60, 67	18, 30
Pé, dor				31, 35, 36, 39, 41, 42, 43	53(39)*, 61, 64, 67	41 a 44
Pele, afecções		6, 10		31	54(40)*	
Pelve, dor				29, 30	30, 50(36)*, 51 (37)*, 54(40)*, 63	32, 39
Perna, dor				31 a 38, 40	23, 49(54)* a 57, 62, 63, 65	35, 36, 38, 43
Pés, calor						
Pés frios				39, 43		44
Pescoço, edema		22	5, 17			
Pescoço, rigidez (torcicolo)	16, 17	14 a 16	1, 3, 4, 7, 8, 12 a 16	20, 21, 36, 39	10 a 12, 37(42)*, 60	11
Pneumonia					11, 13	
Pranto noturno das crianças						
Preguiça (ligada à energia densa)	15					
Prostatite				VB 41 (tonificar) + TA5 (sedar)	31 a 34	
Punho, dor	5	4	5, 6			

Capítulo 5 ❖ Utilização dos Pontos a partir dos Sinais e Sintomas 283

Sinais orgânicos	Canais *yīn* do braço			Canais *yīn* da perna			Pequena circulação		Pontos extras
	P	CS	C	BP	F	R	VC	VG	EX
Nariz, obstrução								20, 21, 25 a 28	5
Nariz, sangramento (epistaxe)	3, 11	4	6					15, 16, 23, 25	
Náusea		2, 3, 5	1, 4	2, 3	14	18, 20 a 22, 24, 26, 27	2, 9, 11, 13 a 16		3
Nuca, dor			3					14, 15, 17 a 19	
Olhos, afecções					1 a 3	6, 19, 20		16 a 18, 20 a 23, 26	2, 3, 4, 6, 26
Olhos, dor								23	26
Olhos, nevralgia									4
Ombro, dor	2	2	1, 2						11, 21
Ossos, degeneração em idosos									
Ouvido, dor									
Ouvido, inflamação (otite)									
Pálpebras, tique									
Palpitação		3 a 7, 9	5 a 9			20	17	24	
Paralisia infantil									35
Parto prolongado				6		1	1	1	
Pé, dor									32, 33, 36
Pele, afecções		3, 4							
Pelve, dor				13	6	15	2	4	
Perna, dor				3, 4, 7	3, 5, 11	8, 9			33
Pés, calor						1			
Pés frios						2		4	
Pescoço, edema									
Pescoço, rigidez (torcicolo)		6						10, 13 a 16	11, 26
Pneumonia	1, 2, 5, 11							10, 12, 13, 14	
Pranto noturno das crianças		9							
Preguiça (ligada à energia densa)									
Prostatite				6			1		20
Punho, dor	8, 9	7	4 a 7						23, 25

(*continua*)

Tabela 5.3 (*Continuação*) Pontos principais para o equilíbrio a partir dos sinais orgânicos.

Sinais orgânicos	Canais *yáng* do braço			Canais *yáng* da perna		
	IG	TA	ID	VB	B	E
Punho, dor, DORT (distúrbio osteomuscular relacionado ao trabalho)	5, 11	4 a 7	5, 6			
Regurgitação				23, 24, 40		44
Reprodutor, enfermidades no sistema						26, 30
Resfriado	4	2, 3, 5, 6, 11, 15, 19, 21	1, 5, 16	5, 6, 19, 20	4, 6, 10 a 12, 36, 37(42)*	43
Respiração, dificuldade (dispneia)	18				13, 37(42)*, 38(43)*, 39(44)*	9, 10, 12 a 16
Ressuscitação após afogamento						
Ressuscitação, estímulo					17	
Reumáticas, afecções	3	3	3	30, 41	32, 65	43
Rinite	19, 20			4, 6, 20	5 a 8	2(5)*, 3(6)*
Sacroilíaca, dor					25 a 29, 51(37)*	
Sêmen, emissão involuntária					23, 27, 38(43)*	
Síndrome da obstrução dolorosa da cabeça (**bì zhèng**)					60	
Síndrome da obstrução dolorosa do braço (**bì zhèng**)	4, 10, 15	4, 5, 8				
Síndrome da obstrução dolorosa do cotovelo (**bì zhèng**)		10	4, 8			
Síndrome da obstrução dolorosa do joelho (**bì zhèng**)				41		36
Síndrome da obstrução dolorosa do ombro (**bì zhèng**)	4, 15	4, 5, 8	9 a 14	21	60	
Síndrome da obstrução dolorosa do pé (**bì zhèng**)						42
Síndrome da obstrução dolorosa do pescoço (**bì zhèng**)		5, 8	8, 13, 14		60, 65	
Síndrome da obstrução dolorosa do punho (**bì zhèng**)			4			36
Síndrome da obstrução dolorosa do quadril (**bì zhèng**)				29, 30, 41		
Síndrome da obstrução dolorosa dos dedos da mão (**bì zhèng**)		2, 3				

Capítulo 5 ❖ Utilização dos Pontos a partir dos Sinais e Sintomas 285

Sinais orgânicos	Canais *yīn* do braço			Canais *yīn* da perna			Pequena circulação		Pontos extras
	P	CS	C	BP	F	R	VC	VG	EX
Punho, dor, DORT (distúrbio osteomuscular relacionado ao trabalho)	8, 9	7	4						25, 26
Regurgitação				17	14		9, 10, 13 a 16, 22		
Reprodutor, enfermidades no sistema				6					
Resfriado	3, 7, 9, 11							10, 14, 16, 19	2, 3
Respiração, dificuldade (dispneia)	1 a 7, 9			21			17, 22		12B
Ressuscitação após afogamento							1		
Ressuscitação, estímulo							24	20, 26	
Reumáticas, afecções	9	7	7	3	3	3			28
Rinite	7					22		21 a 25, 28	3, 5
Sacroilíaca, dor								2	
Sêmen, emissão involuntária				4, 10	2, 3, 7, 11	6		3, 4	13
Síndrome da obstrução dolorosa da cabeça (**bì zhèng**)								16	
Síndrome da obstrução dolorosa do braço (**bì zhèng**)									22
Síndrome da obstrução dolorosa do cotovelo (**bì zhèng**)									
Síndrome da obstrução dolorosa do joelho (**bì zhèng**)					7				
Síndrome da obstrução dolorosa do ombro (**bì zhèng**)	2								
Síndrome da obstrução dolorosa do pé (**bì zhèng**)				19					
Síndrome da obstrução dolorosa do pescoço (**bì zhèng**)									
Síndrome da obstrução dolorosa do punho (**bì zhèng**)									
Síndrome da obstrução dolorosa do quadril (**bì zhèng**)									
Síndrome da obstrução dolorosa dos dedos da mão (**bì zhèng**)									26, 27, 28

(continua)

Tabela 5.3 (*Continuação*) Pontos principais para o equilíbrio a partir dos sinais orgânicos.

Sinais orgânicos	Canais *yáng* do braço			Canais *yáng* da perna		
	IG	TA	ID	VB	B	E
Sinusite	19, 20				2, 3	2(5)*, 3(6)*
Soluço	17			24, 44	17, 19, 21, 41(46)*	10, 11, 13, 14, 18, 34, 36
Sonhos, transtornos				44	42(47)*	45
Sudorese		5, 10				
Sudorese noturna					13, 15, 17, 38(43)*	
Supraespinhal, inflamação no músculo	15	15	13	21		
Taquicardia					14 a 16	
Testículos, dor						30, 32
Tinido	5, 6	2, 3, 5, 6, 17 a 19, 20, 22	5, 9, 16, 17, 19	2 a 4, 8, 10, 11, 19, 20, 41 a 44	8, 23	
Tontura			1, 7	9, 19, 20, 43	8(1)*	40, 41
Tórax, dor				23, 24, 38, 41	11, 16, 17, 19 a 21, 36(41)* a 42(47)*	13 a 16, 18, 19, 40
Tórax, opressão				8, 22, 23, 35, 36, 40, 43		14 a 16
Tornozelo, dor				40, 43	53(39)*, 59 a 61, 63	41
Tosse	5, 11, 16 a 18		2, 15, 17	8, 44	11 a 17, 37(42)* a 40(45)*	9 a 16, 18
Trigêmeo, nevralgia		17	18	1, 4, 5, 14	2, 3	2(5)* a 4(7)*, 7(2)*, 44
Túnel do carpo, síndrome						
Urina, dificuldade de urinar					47(52)*, 48(53)*, 53(39)*, 60, 63, 64	
Urina, incontinência urinária (enurese)					26 a 28, 30, 53(39)*	
Urina, retenção de (disúria)					22, 27, 28, 31, 33, 34, 47(52)* a 49(54)*, 53(39)*	
Útero, hemorragia uterina (metrorragia)				21, 27	24, 55	25, 30
Útero, pontos para o equilíbrio						
Útero, prolapso (queda)				28	20, 31 a 34	
Vagina, corrimento vulvovaginal (leucorreia)				26 a 28	23, 27, 30 a 35	
Ventre, distensão (aumento do volume devido a estados fisiológicos)						26 a 29, 41

Sinais orgânicos	Canais *yin* do braço			Canais *yin* da perna			Pequena circulação		Pontos extras
	P	CS	C	BP	F	R	VC	VG	EX
Sinusite	7							22, 23, 25	5
Soluço		6				16 a 18	13 a 15, 17, 22	9	
Sonhos, transtornos			4, 6 a 8	1	2, 3				3, 8
Sudorese		8			2	2			
Sudorese noturna			1, 6	6		7		14	
Supraespinhal, inflamação no músculo									
Taquicardia		1, 3 a 7	3, 4 a 9		2	23	16		
Testículos, dor				6					
Tinido								20	
Tontura				6	2			15 a 17, 20, 21, 24	1, 2, 3, 8
Tórax, dor	1, 2, 5, 8, 9	2, 4 a 7	7 a 9	17, 18, 20, 21	14	6, 10, 21 a 27	14 a 21	13	12A, 12B
Tórax, opressão		7	9	1, 2, 18, 19			16, 17, 20	9	
Tornozelo, dor				5, 7	4	3			
Tosse	1 a 11	2		5, 18 a 20		7, 23 a 27	17 a 23	9, 10 a 12, 14	11, 27
Trigêmeo, nevralgia									2, 4
Túnel do carpo, síndrome	7	7	4						25
Urina, dificuldade de urinar							1 a 4		
Urina, incontinência urinária (enurese)			8	6, 9, 11	1 a 3, 5, 9	10, 11	1 a 3, 6	2, 4	7, 8, 9, 13, 14, 20
Urina, retenção de (disúria)			8	7, 9, 11	1 a 6, 8 a 10	1, 4 a 6, 8, 10, 11	1 a 5, 9		
Útero, hemorragia uterina (metrorragia)				1, 6, 10, 12	1 a 3, 6	3, 7, 8, 10, 13, 14	3 a 7	3	13, 14, 20, 21
Útero, pontos para o equilíbrio				6, 8					21
Útero, prolapso (queda)					1, 12	2, 5, 6, 12	1 a 4, 6, 7	20	
Vagina, corrimento vulvovaginal (leucorreia)				1, 6, 10, 12	2, 5, 11	6, 7, 12 a 14	1 a 7	3, 4	
Ventre, distensão (aumento do volume devido a estados fisiológicos)					12, 13	3, 4			

(continua)

Caminhos de Energia

Tabela 5.3 (*Continuação*) Pontos principais para o equilíbrio a partir dos sinais orgânicos.

Sinais orgânicos	Canais *yáng* do braço			Canais *yáng* da perna		
	IG	TA	ID	VB	B	E
Ventre, dor				28, 34, 35	22, 26, 29, 33, 34, 53(39)*	26, 30, 31
Vertigem	8		1, 3, 7, 19	2 a 4, 8, 10, 16, 17, 19, 20, 41, 44	1 a 9, 18, 58, 62	8(1)*, 9, 40, 41
Vômito	11	6, 18, 19		8, 10, 17, 23, 24, 33, 34	8, 12, 14, 17, 19 a 22, 41(46)*, 42(47)*, 54(40)*	18 a 25, 30, 34 a 36
Vômito com sangue (hematêmese)			15			

* Existem dois tipos de numeração para alguns Pontos dos Meridiano da Bexiga e Estômago; indicam-se os dois.

PONTOS PARA O EQUILÍBRIO DAS MANIFESTAÇÕES EMOCIONAIS, PSÍQUICAS E MENTAIS

Na Tabela 5.4 foram agrupadas diversas manifestações específicas das alterações emocionais, além de transtornos psíquicos e distúrbios mentais descritos na MTC e com uma visão psicológica, embasados nas colocações apresentadas no Capítulo 3, p. 26.

Tabela 5.4 Alterações emocionais.

Sinais orgânicos	Canais *yáng* do braço			Canais *yáng* da perna		
	IG	TA	ID	VB	B	E
Agitação						
Agitação mental						
Alegria excessiva					11, 64	45
Alterações decorrentes de rompimento de relacionamento						
Angústia	11	10	7		18	23
Ansiedade	4		7	23, 24	15, 39(44)*, 64	23, 25, 36, 40, 44, 45
Cólera			7		42(47)*	
Desânimo						
Dificuldade de concentração					44(49)*	
Dificuldade de discriminar			3, 5			
Dificuldade de planejar					42(47)*	
Dificuldade de tomar decisões			5		42(47)*	
Emoções reprimidas						
Entusiasmo			7			
Estado depressivo	11	3		36, 40	23, 37(42)*, 42(47)*, 47(52)*	24, 40
Estresse						
Euforia					15, 39(44)*	

Capítulo 5 ❖ Utilização dos Pontos a partir dos Sinais e Sintomas 289

Sinais orgânicos	Canais *yīn* do braço			Canais *yīn* da perna			Pequena circulação		Pontos extras
	P	CS	C	BP	F	R	VC	VG	EX
Ventre, dor			8	6, 11, 13 a 15	1, 3, 4, 5, 9 a 12	10, 11	3, 4, 6, 7		21
Vertigem			5		2, 3	1		13, 16, 17, 19 a 24	2, 3
Vômito		3, 5 a 8		2 a 5, 14	13, 14	9, 17 a 27	2, 9 a 14, 16 a 19	18, 27	
Vômito com sangue (hematêmese)	4	5, 7	5, 6	16					

Sinais orgânicos	Canais *yīn* do braço			Canais *yīn* da perna			Pequena circulação		Pontos extras
	P	CS	C	BP	F	R	VC	VG	EX
Agitação				1	7			6	
Agitação mental						24, 25			
Alegria excessiva		5					14		
Alterações decorrentes de rompimento de relacionamento		7							
Angústia			3			9	17		
Ansiedade	9	3, 7	6, 7, 9	1, 6		9, 24, 25	4, 14, 15	6, 11, 18	
Cólera									
Desânimo	9								
Dificuldade de concentração									
Dificuldade de discriminar									
Dificuldade de planejar									
Dificuldade de tomar decisões									
Emoções reprimidas	7								
Entusiasmo									
Estado depressivo	3, 5, 7		1, 3, 5, 9				17		
Estresse			7		3				
Euforia									

(*continua*)

290 Caminhos de Energia

Tabela 5.4 (*Continuação*) Alterações emocionais.

Sinais orgânicos	Canais *yáng* do braço			Canais *yáng* da perna		
	IG	TA	ID	VB	B	E
Fala incessante				24		
Falta de força mental					47(52)*	
Falta de iniciativa		3,10	3		23	
Falta de vontade				6	47(52)*	
Frustrações					42(47)*	
Fúria reprimida						
Indecisão				40		
Inquietação						
Instabilidade emocional				15		
Introspecção e introversão excessiva						
Irritabilidade	4			44	15	23, 25, 36
Lamentações						
Mágoa					37(42)*	
Medo			7	17	64	40
Mudanças de humor		10				
Negatividade					23	
Obsessividade					18, 44(49)*	23, 24, 25, 40, 44
Oscilação entre alegria e tristeza						
Pensamentos obsessivos				15, 24	17	
Preocupação						
Prolongamento do pesar					37(42)*	
Raiva					42(47)*	
Ressentimento				36	42(47)*	
Sentimento de culpa					17, 18	
Timidez					42(47)*	
Tristeza					37(42)*, 42(47)*	
Distúrbios mentais						
Demência						
Distúrbios mentais generalizados			1	20	15, 66	36, 40, 45
Insanidade			7			
Retardamento						
Retardamento infantil					15	
Transtornos psíquicos						
Ansiedade severa						
Claustrofobia						
Confusão mental						

Capítulo 5 ❖ Utilização dos Pontos a partir dos Sinais e Sintomas **291**

Sinais orgânicos	Canais *yīn* do braço			Canais *yīn* da perna			Pequena circulação		Pontos extras
	P	CS	C	BP	F	R	VC	VG	EX
Fala incessante		5							
Falta de força mental		3							
Falta de iniciativa									
Falta de vontade									
Frustrações									
Fúria reprimida					3				
Indecisão									
Inquietação			6						
Instabilidade emocional									
Introspecção e introversão excessiva	7,9								
Irritabilidade	5	3	7, 9	6	2, 3				
Lamentações	7								
Mágoa									
Medo		3	5			2	4, 15		
Mudanças de humor									
Negatividade									
Obsessividade		5							
Oscilação entre alegria e tristeza			5						
Pensamentos obsessivos							14		
Preocupação	5, 6, 7		7	1			15	11	
Prolongamento do pesar	6								
Raiva					2				
Ressentimento									
Sentimento de culpa									
Timidez									
Tristeza	3, 5, 6, 7		4					11	
Distúrbios mentais									
Demência			7			4			
Distúrbios mentais generalizados		9	3, 4, 7, 9		1, 2	1	14, 15	11, 15, 16, 18, 23	EX1, EX3
Insanidade									
Retardamento			3						
Retardamento infantil			7						
Transtornos psíquicos									
Ansiedade severa								19	
Claustrofobia	3								
Confusão mental	3								

(continua)

Caminhos de Energia

Tabela 5.4 (*Continuação*) Alterações emocionais.

Sinais orgânicos	Canais *yáng* do braço			Canais *yáng* da perna		
	IG	TA	ID	VB	B	E
Depressão severa			3		15, 39(44)*	23, 42
Esquizofrenia			1, 5, 7, 8	13	10, 15	24, 40, 42
Fobias					39(44)*	40
Histeria			1, 5, 7	9	10, 15	36, 42, 45
Manias			3	9		23, 44
Neurastenia			1, 7		10, 15	36, 45
Paranoia				13		
Pavor						
Persistência na sensação de ciúmes				13		
Psicose			8		15	24, 42, 44
Síndrome do pânico				17		
Transtorno bipolar (transtorno maníaco-depressivo)			5			

* Existem dois tipos de numeração para alguns Pontos dos Meridianos da Bexiga e do Estômago; indicam-se os dois.

Capítulo 5 ❖ Utilização dos Pontos a partir dos Sinais e Sintomas   293

Sinais orgânicos	Canais *yīn* do braço			Canais *yīn* da perna			Pequena circulação		Pontos extras
	P	CS	C	BP	F	R	VC	VG	EX
Depressão severa		5	3		3	4	6	4, 11, 19, 20, 24, 26	
Esquizofrenia		5	5, 9		3	4, 9	12	1, 15, 24, 26	
Fobias	3								
Histeria		8	3, 4, 5, 7, 8, 9	1			12	11, 15, 18, 20, 24, 26	8, 14
Manias			3, 8, 9			1		1, 18, 19, 24	
Neurastenia			3			3, 4	6, 12		
Paranoia									
Pavor			7						
Persistência na sensação de ciúmes									
Psicose		5, 7, 8	3, 4, 5, 7, 8			1		1, 11, 18, 26	
Síndrome do pânico									
Transtorno bipolar (transtorno maníaco-depressivo)	3, 7	5, 7, 8	5, 9	1		9			

6 Aplicação Terapêutica nos Meridianos e Pontos

INTRODUÇÃO

Segundo a Medicina Tradicional Chinesa (MTC), a manutenção da saúde depende do fluxo de Energia (**qì**) nos Meridianos, responsáveis pela reserva, pelo abastecimento e pela transformação das substâncias vitais ao organismo. Estimulando-os, obtém-se a desobstrução do Canal Energético, o equilíbrio do **yīn** e **yáng**, o fortalecimento da resistência do corpo e a eliminação dos Fatores Patogênicos. Os métodos tradicionais para essa estimulação são a massagem (toque), a acupuntura (inserção de agulhas), a moxabustão (aproximação de calor) e as ventosas; já os métodos mais recentes incluem estimulação elétrica com magnetos, *laser*, fitoacupuntura, coloracupuntura, entre outros.

A aplicação desses métodos exige que o praticante tenha formação comprovada e atualizações periódicas em instituições ou com profissionais da área.

PRINCÍPIOS PARA UTILIZAÇÃO DOS MERIDIANOS E PONTOS

Escolha dos Pontos no próprio Meridiano ou no Meridiano Acoplado

Para desequilíbrio de Órgãos (**zàng**) e Vísceras (**fǔ**) ou de um sistema correspondente, faz-se a estimulação do(s) Meridiano(s) através dos Pontos de Comando e Pontos **Shù** Antigos a partir da propedêutica[1] clínica oriental (observação, inspeção, palpação e identificação dos Padrões de Desarmonia).

Escolha dos Pontos nos outros Canais

Feita a partir da propedêutica clínica oriental (ver Capítulo 4).

Escolha dos Pontos à distância

Para algia ou distúrbios funcionais no percurso do Meridiano e nos Canais Tendinomusculares e Unitários, faz-se a estimulação nos Pontos do Canal que passa pela região, porém distantes da região afetada (ver Capítulos 3 e 4).

Escolha dos Pontos locais

Em caso de um distúrbio regional ou lesão, faz-se a estimulação nos Pontos dos Meridianos que passam na região afetada.

Escolha dos Pontos mais sensíveis ou doloridos na apalpação (Pontos āshì)

Faz-se a estimulação nos Pontos que apresentam maior sensibilidade, mas isentos de qualquer lesão nos tecidos.

APLICAÇÃO EM MASSOTERAPIA

A massoterapia abrange diversos recursos que se organizam por meio do toque nas camadas do corpo. Este tema é abordado em sua grande variedade de recursos no livro *A linguagem do toque: massoterapia oriental e ocidental* (Donatelli, 2015).

Nesta obra, porém, aborda-se o toque nos tecidos miofasciais com foco nas descrições dos Pontos e na massagem oriental da China (**tuīná**), também chamada de digitopuntura, que atua nos Pontos e tem as premissas e estratégias apresentadas nas Tabelas 6.1 e 6.2.

APLICAÇÃO EM ACUPUNTURA

Os Meridianos e Pontos também podem ser utilizados em acupuntura.

Antigamente, as agulhas eram feitas de pedra afiada; depois, passaram a ser produzidas com bambu, osso e

---
[1] Conjunto de procedimentos para examinar um paciente, evidenciando os sinais e sintomas.

296 Caminhos de Energia

Tabela 6.1 Premissas da digitopuntura.

Tipos de toque	Pressão com a polpa ou a ponta do(s) dedo(s) ou nos ângulos ungueais com a ponta da unha	
Para harmonizar	Fricção circular (aproximadamente 1 s/rotação), intercalando-se três rotações no sentido horário e três no sentido anti-horário Com as eminências da mão, promovendo uma leve vibração	
Para tonificar	Pressão intermitente e rápida Fricção circular rápida no sentido horário	
Para sedar	Manter pressão constante Fricção circular lenta no sentido anti-horário	
Objetivo	**Tempo de permanência**	
Para harmonizar	6 s (uma respiração) a 18 s	
Para tonificar	18 s, no mínimo	
Para sedar	De 18 s até 6 min	
Sensibilidade	**Qualquer Ponto dos Meridianos que apresente sensibilidade ou dor indica que deve ser trabalhado**	
Se o ponto está	Como se apresenta	Como deve ser trabalhado
yīn	Frio, mole e esbranquiçado ao toque	Tonificar
yáng	Quente, duro e, ao toque, vermelho no centro e esbranquiçado ao redor	Sedar

Tabela 6.2 Estratégias da digitopuntura.

Ponto dolorido	Como estimulá-lo	Circunstância
Alarme	Harmonizar	Verificar os Pontos de tonificação e sedação
	Tonificar ou sedar	De acordo com o estado do Ponto e dos sinais orgânicos
Tonificação	Tonificar	Em geral
	Harmonizar	Se o Ponto estiver duro
Sedação	Sedar	Em geral
	Harmonizar	Se o Ponto estiver mole
Tonificação e Sedação	Harmonizar	Em geral
	Toque de deslizamento médio e profundo: Método **Shiatsu**	Verificar a sensibilidade do corpo para dosar a profundidade
Fonte	Harmonizar ou tonificar	De acordo com o estado do Ponto
Horário	Harmonizar	Em qualquer horário
	Sedar	No horário do Meridiano
Assentamento	Harmonizar	Em geral
	Sedar ou tonificar	De acordo com o estado do Ponto e dos sinais orgânicos
Acúmulo (**xī**)	Sedar	Em geral
	Harmonizar	Se o Ponto estiver mole
Conexão (**luò**)	Sedar	Se o Canal estiver em Excesso e o Acoplado Vazio
	Tonificar	Se o Canal estiver Vazio e o Acoplado em Excesso
Shù Antigos	Harmonizar	Em geral
	Sedar ou tonificar	Verificar na Tabela 2.16 (p. 18) o tipo de estímulo que deve ser aplicado, observando-se as prioridades em cada situação

cerâmica, até chegarem ao metal (ferro, bronze, prata e ouro). Atualmente, são confeccionadas em aço inoxidável. O **Nèijīng Líng Shū** cita nove tipos de agulhas:

- Cabeça de flecha
- Borda afiada
- Longa
- Redonda
- Forma de espada
- Grande
- Rombuda
- Redonda afiada
- Filiforme.

A agulha filiforme (fina e alongada) é a mais utilizada atualmente e divide-se em quatro partes: cabo, raiz, corpo e ponta (Figura 6.1). A Tabela 6.3 apresenta suas principais características.

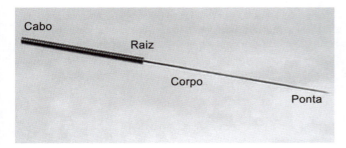

Figura 6.1 Agulha filiforme.

Tabela 6.3 Características da agulha filiforme.

Espessura × tamanho	15 × 10 para face, com aplicador 25 × 15 para face, mãos, orelhas 25 × 30 geral 30 × 40 grande 30 × 60 muito grande
Tamanho em distâncias (cùn)	0,5 a 5 distâncias
Espessura em milímetros	De 0,22 mm a 0,45 mm

Obs.: recomenda-se a utilização de agulhas descartáveis. Agulhas de prata ou de ouro devem ser de uso individual.

Sensibilidade – dé qì
Após a punção da agulha, o receptor tem uma sensação na pele descrita como parestesia (dormência, coceira, queimação ou dolorimento), denominada **dé qì**. É por meio desta sensação que se localiza a profundidade ideal da agulha.

Os métodos para aplicação e os ângulos de inserção da agulha em acupuntura são apresentados na Tabela 6.4 e na Figura 6.2, respectivamente.

A maneira de aplicar e o tempo de duração da agulha em determinados Pontos têm diferentes objetivos, como apresentado na Tabela 6.5.

APLICAÇÃO EM MOXABUSTÃO OU MOXATERAPIA

O emprego da moxabustão consiste em cauterizar os Pontos de acupuntura a fim de regularizar a circulação de energia e estimular a função dos órgãos. Aplica-se na pele um cone ou um cigarro de artemísia, tratando "o vazio e o frio", diminuindo a asma, diarreia, indigestão etc. (**Nèijīng Líng Shū**)

As indicações para utilização dessa técnica são:

- Doenças por Padrão de Frio
- Prevenção de doenças
- Condições de fraqueza e exaustão
- Recaídas de doenças tratadas
- Doenças crônicas e degenerativas
- Doenças em idosos com biotipo fraco
- Paralisias
- Lombalgias.

Os efeitos da moxabustão podem ser muito benéficos, incluindo:

- Estimulação do fluxo de Sangue (**xuě**)
- Expulsão do Frio e da Umidade
- Fortalecimento do **yáng**
- Eliminação de estagnações e dispersão de nódulos
- Promoção de livre circulação do **qì**.

A aplicação da moxabustão pode ser direta ou indireta, como mostrado na Tabela 6.6.

São contraindicações ao uso da técnica:

- Paciente com o corpo da língua vermelho, saburra amarela e espessa
- Paciente com Pulso Rápido (**shù**)
- Pacientes com ausência de sensibilidade
- Pacientes diabéticos
- Regiões abdominal e sacral em gestantes
- Síndromes de Excesso/Calor
- Pontos específicos discutidos nesta obra.

298 Caminhos de Energia

Tabela 6.4 Métodos para aplicação da agulha.

Inserção	Imagem	Como aplicar	Áreas no corpo
Direta com agulha		Segurar o cabo da agulha com os dedos indicador e polegar e, com o dedo médio, dar a direção desejada	Qualquer região, exceto se houver contraindicações
Com tubo-guia (cânula ou mandril)		Inserir a agulha no tubo pela raiz e deixar a extremidade do cabo para fora; pressionar o tubo no Ponto. Segurando com os dedos polegar e médio, pressionar a agulha com o indicador	Qualquer região, exceto se houver contraindicações
Superficial		Fazer uma prega na pele com os dedos polegar e indicador da mão não dominante para inserção com a mão dominante	Regiões com pouco tecido subcutâneo, áreas com estrutura óssea (p. ex., osso frontal)
Pele esticada		Esticar a pele ao redor do Ponto com a mão não dominante para inserção com a mão dominante	Tecidos moles (p. ex., abdome)
Com o aplicador de agulha (somente com agulhas pequenas)		Inserir a agulha no aplicador, pressioná-la no Ponto com os dedos médio e polegar e, com um toque no aplicador, pressionar com o dedo indicador	Face, mãos
Com moxa na agulha		Colocar o bastão na agulha inserida	Qualquer região, exceto se houver contraindicações

Capítulo 6 ❖ Aplicação Terapêutica nos Meridianos e Pontos

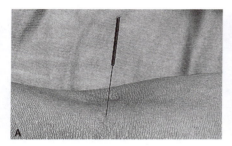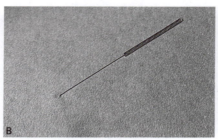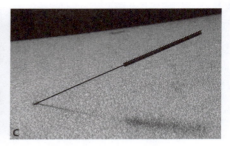

Figura 6.2 Ângulos de inserção da agulha em acupuntura. **A.** Perpendicular (90º). **B.** Oblíquo (45º). **C.** Horizontal (15º a 25º).

Tabela 6.5 Tipos de inserção.

Objetivo	Como aplicar	Duração
Harmonizar	Punturar a agulha, atingindo o **dé qì** no ângulo de 90°	15 a 30 min
Tonificar	Inserir no sentido do fluxo do Meridiano Girar a agulha inserida (no **dé qì**) em sentido horário Inserir a agulha na expiração e puxá-la ligeiramente na inspiração Com a agulha inserida, vibrá-la Agulha de ouro	2 a 10 min
Sedar	Inserir no sentido inverso do fluxo do Meridiano Girar a agulha inserida (no **dé qì**) em sentido anti-horário Inserir a agulha na inspiração e puxar ligeiramente na expiração Com a agulha inserida, pontuá-la Agulha de prata	15 a 30 min

Tabela 6.6 Aplicação da moxabustão.

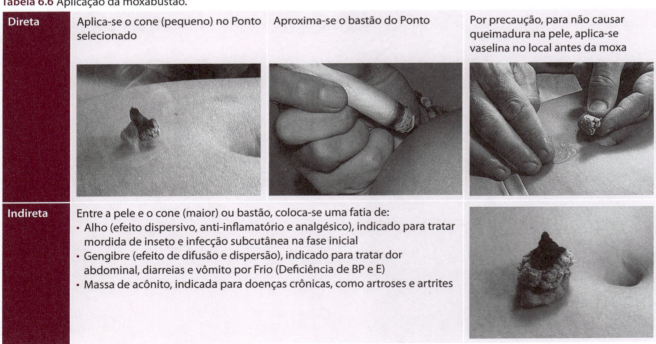

Direta	Aplica-se o cone (pequeno) no Ponto selecionado	Aproxima-se o bastão do Ponto	Por precaução, para não causar queimadura na pele, aplica-se vaselina no local antes da moxa
Indireta	Entre a pele e o cone (maior) ou bastão, coloca-se uma fatia de: • Alho (efeito dispersivo, anti-inflamatório e analgésico), indicado para tratar mordida de inseto e infecção subcutânea na fase inicial • Gengibre (efeito de difusão e dispersão), indicado para tratar dor abdominal, diarreias e vômito por Frio (Deficiência de BP e E) • Massa de acônito, indicada para doenças crônicas, como artroses e artrites		

 Preventivo, Terapêutico e Curativo

O procedimento preventivo foi cunhado naturalmente nas culturas ancestrais, nas quais os seres tinham a percepção de sua suprassensibilidade e divindade. Com o passar do tempo, com a tendência à hipervalorização da vivência física, adotou-se a conduta de procurar o equilíbrio após a constatação concreta do desequilíbrio, chegando à não percepção da desarmonia nos sentimentos como sinal de saúde abalada. Assim, dissimulamos desequilíbrios na ingênua esperança deles se esvaírem, esperando uma doença física para mudar o nosso procedimento desequilibrado causador. E, às vezes, mesmo constatada a doença física, insiste-se em proceder da mesma maneira, adotando algum método que encubra a expressão da doença, fingindo que ela **não é nossa.**

A fusão do conhecimento da milenar civilização oriental com a postura das civilizações posteriores resulta na utilização dos Meridianos, Pontos e centros energéticos, a princípio como leitura do estado da pessoa, e posteriormente em caráter preventivo, terapêutico e de cura. As culturas antigas tinham intrínsecas ao seu conteúdo, e consequentemente à sua medicina, a preservação do equilíbrio do ser humano e a consciência como ser potencialmente saudável. Hoje, reconhecendo a degeneração dessa preservação, ao trabalhar com as bases das culturas antigas, estabelece-se uma ponte com os seus preceitos. **Não podemos esperar que se** volte a proceder como em outras épocas, mas não devemos esquecer que temos o mesmo potencial.

Com as referências no preventivo, terapêutico e curativo, pode-se traçar um estudo proporcional da instalação da "doença" nos níveis físico, anímico e suprassensível e observar sua possibilidade de reversão por meio da regulação energética. Como uma mancha negra de óleo se alastra em águas cristalinas, assim a "doença" se prolifera pelos mundos suprassensível, anímico e físico, independentemente de onde se originou o distúrbio.

> *Saúde e cura designam o processo de adaptação e de integração das mais diversas situações, nas quais se dá a saúde, a doença, o sofrimento, a recuperação, o envelhecimento e o caminhar tranquilo para a grande passagem da morte. Saúde, portanto, não é um estado nem um ato existencial, mas uma atitude face às várias situações que podem ser doentias ou sãs. Ser pessoa não é simplesmente ter saúde, mas é saber enfrentar saudavelmente a doença e a saúde. Ser saudável significa realizar um estado de vida que englobe a saúde, a doença e a morte. Alguém pode estar mortalmente doente e ser saudável porque, com esta situação de morte, cresce, se humaniza e sabe dar sentido àquilo de que padece.*
> (Boff, 2004)

O movimento de reordenação energética é inerente ao estímulo nos Meridianos, porém sua proporção e o alcance de uma "recuperação razoável" é um conjunto peculiar a cada pessoa em cada situação. Com o mesmo princípio dos medicamentos homeopáticos, o trabalho nos Meridianos reverte a situação de proliferação do distúrbio conforme seu estágio de desenvolvimento. **Não existe** uma mesma "doença" em pessoas diferentes, evidentemente guardando as proporções das semelhanças e aproximações.

Na prática, o tempo de reversão pode durar desde uma sessão de estímulo nos Meridianos até dezenas de anos de estímulo diário. Dando-se os primeiros passos e observando-se as reações é que a equação vai se formulando e, depois de formulada, pode-se agir de duas maneiras: no sentido da extinção do distúrbio e no sentido da convivência produtiva com os sintomas, em um movimento lento de reversão ou simplesmente de estacionamento.

Assim, tudo que temos foi criado por nós, e o fato de não estarmos equilibrados com o que temos não implica necessariamente deixar de ter de modo abrupto, mas, em alguns casos, estar caminhando com consciência para a abstenção daquilo que não nos serve, mesmo que isso demore muito, pois esse tempo é proporcional à energia que empregamos para adquirir tal condição. Se nos empenharmos conscientemente no trabalho de abstenção, independentemente da intensidade do desequilíbrio que portamos ou do quanto haverá de reversão, a energia da vida prevalecerá em relação ao progresso do foco do distúrbio.

A tomada de consciência deve ser simultânea ao estímulo dos Meridianos, pois a conscientização é a ponte para um nível em que prevalece a lei da transformação e evolução. Quanto mais explícito concretamente for o desequilíbrio, aguçada e discernida deverá ser a tomada de consciência em relação ao processo e ao significado do distúrbio no presente, além da orientação que a situação traz para o futuro.

Separando por níveis:

1. Se um desequilíbrio for percebido por uma leitura da energia dos Meridianos e centros energéticos extrafísicos, sem se apresentar no físico e nos sentimentos, a tomada de consciência deverá prevalecer no sentido de se perceber as propensões do passado e cuidar dos passos no futuro. Nesse caso, por meio do estímulo nos Meridianos, a consciência também poderá se dar no nível suprassensível, ou seja, trazendo informações não intelectuais objetivas, mas no estado de espírito ou nas vivências dos sonhos ou mesmo na sensação do fluxo de energia no corpo.

2. Se o desequilíbrio for percebido por intermédio dos sentimentos, a conscientização deverá ocorrer também no reconhecimento das impressões daquilo que nos cerca na atualidade: desejos, rancores, paixões, realizações, medos, angústias, ansiedades, euforias, culpas etc. Nesse caso, permitindo a passagem livre para a manifestação das emoções e a sensação da somatização após ou durante o estímulo nos Meridianos. Os sentimentos são mediadores entre o potencial energético e o corpo físico; assim, um desequilíbrio anímico pede um canal de contato para o que o corpo se presta.

3. No caso de o desequilíbrio ser reconhecido em nível somático, a consciência deve prevalecer na percepção e no detalhamento do que simboliza a situação presente: em que nos restringe, como reagimos em relação aos sintomas e quais os seus movimentos (se o corpo expele ou internaliza, se o sintoma persiste igual ou se transforma, se a dor é maior ao acordarmos ou no fim do dia, enfim, tudo quanto se possa detectar). O sintoma somatizado é como um quebra-cabeça expresso no corpo, de acordo com a região afetada e o tipo de manifestação, o histórico e até a origem do desequilíbrio. Nesse caso, o desaparecimento do sintoma está vinculado à aceitação do seu significado junto com uma gradual mudança de atitude. Assim, deve-se tentar não "brigar" com o sintoma, pois, se isso ocorrer, a canalização da nossa energia focará na dor e no sofrimento. Khalil Gibran cita em *O Profeta*: "Vossa dor é o rompimento do invólucro que encerra vossa compreensão".

A separação das situações apresentadas serve como um estudo, pois os três níveis estão em interação constante. Deve-se considerar a totalidade do ser e observar as oscilações e predominâncias de cada nível para, assim, criar uma relação dinâmica e interativa no ato de cuidar e sustentar os potenciais. Conclui-se, então, que a massoterapia, a acupuntura e os outros métodos de estímulos nos Meridianos atuam em aspecto terapêutico, trabalhando os elementos em desarmonia, e, concomitantemente, em aspecto preventivo, fortalecendo as defesas naturais do organismo. Procurou-se não se fixar em um ou outro aspecto, evitando, de um lado, a simples remediação de um processo em desarranjo e, de outro, o desprezo a um sintoma que se faça presente.

Percebe-se, assim, que um ciclo interativo vai se estabelecendo entre ambos os aspectos ao longo do processo terapêutico, em que o remediar e o prevenir se fundem no tratar, no "dar assistência a", que é o que está à altura do ser humano para a viabilização da cura – e a efetivação desta, cremos, se dará de acordo com o nosso "ato de caminhar", o qual é efeito dos empreendimentos passados, assim como está sendo traçado pelas causas atuais.

Glossário dos Termos Chineses

Termo em *pīnyīn*	Ideograma	Definição do termo em português
Ā shì xué	阿是穴	Ponto sensível ou doloroso no corpo
Ànmó	按摩	Método de massagem chinesa
Bā gāng biànzhèng	八綱辯証	8 Princípios ou Critérios
Bā huì	八會	Pontos de Reunião ou Influência
Beì shù	背腧	Pontos dorsais (Assentamento ou Assentimento)
Biǎo	表	Externo ou Superficial
Bìzhèng	痺症	Sintomas causados por frio, vento e umidade. O autor Maciocia traduziu como "síndrome da obstrução dolorosa"
Chá	茶	Chá
Cháng mài	長脈	Pulso Longo
Chén mài	沉脈	Pulso Profundo
Chéngzhōnglíng	程鐘齡	Nome próprio, viveu no início da dinastia **Qīng** (1644-1712) e cunhou o termo **bā gāng**, traduzido como "8 Princípios" ou "8 Critérios"
Chǐ	尺	Proximal, pé ou posterior: uma das áreas para medição do Pulso radial
Chí mài	遲脈	Pulso Lento
Chōng mài	衝脈	Vaso Penetrador
Cù mài	促脈	Pulso Abrupto, Corrediço
Cùn	寸	Distância. Distal, polegar, frontal: uma das áreas para medição do Pulso radial
Dà mài	大脈	Pulso Grande
Dài mài	带脈	Vaso da Cintura
Dài mài	代脈	Pulso Intermitente, Alternante, Periódico

Termo em *pīnyīn*	Ideograma	Definição do termo em português
Dào	道	Caminho. Também conhecido como Tao. Conceito fundamental do Taoismo
Dé qì	得氣	Sensibilidade do corpo à inserção da agulha ou à pressão
Dòng mài	動脈	Pulso Móvel, Movente, Trêmulo
Dū mài	督脈	Vaso Governador
Duǎn mài	短脈	Pulso Curto
Fēng	風	Vento
Fǔ	腑	Vísceras. Parte de uma concepção não anatômica e bioquímica, mas energética e funcional
Fú mài	浮脈	Pulso Superficial ou Flutuante
Fú mài	伏脈	Pulso escondido
Fúxī	伏羲	Primeiro Imperador da China, no período considerado o início da civilização, aproximadamente 5.500 a.C.
Gé mài	革脈	Pulso Pele de tambor, Tira de Couro, Timpânico
Gú qì	穀氣	Energia dos Alimentos
Guān	關	Média, barreira: uma das áreas para medição do Pulso Radial
Hán	寒	Frio
Hé	合	Convergência. Pontos específicos na MTC
Hóng mài	洪脈	Pulso Vasto, Vigoroso, Transbordante, Em Onda
Huá mài	滑脈	Pulso Escorregadio, Deslizante
Huǎn mài	緩脈	Pulso Moderado
Huángdì	黃帝	Imperador Amarelo. Viveu no período aproximado de 2.700 a.C. Mentor e organizador dos ensinamentos do Taoismo
Huì	會	Pontos de Reunião Inferior
Hún	魂	Alma etérea
Huǒ	火	Fogo
Jí mài	疾脈	Pulso Apressado, Acelerado
Jiē mài	結脈	Pulso Nodoso, Atado, Em Nó
Jǐn mài	緊脈	Pulso Tenso
Jǐng	井	Poço. Pontos específicos na MTC

Glossário dos Termos Chineses 305

Termo em *pīnyīn*	Ideograma	Definição do termo em português
Jīng	經	Passagem ou via (da seda). Meridianos ou Pontos específicos da MTC
Jīng	精	Essência
Jīng bíe	經別	Meridianos Distintos ou Divergentes
Jīng jīn	經筋	Meridianos Tendinomusculares
Jīngluò	經絡	Rede das vias. Meridianos e Colaterais
Jīngmài	經脈	Meridianos Principais ou Regulares
Jīnyè	津液	Líquidos orgânicos ou Fluidos corpóreos
Jīu	灸	Moxabustão
Kè	剋	Dominância
Kòu mài	蔲脈	Pulso Cavo, Tubular, Oco
Láo mài	牢脈	Pulso Firme, Resistente, Confinado
Lǐ	裡	Profundo ou Interno
Líng shū	靈樞	Tratado *Eixo Espiritual*. Segunda parte do **Nèi Jīng**
Liù biàn	六變	6 mudanças. Padrões de Desarmonia
Liù jīng	六經	Meridianos Unitários
Liù yín	六淫	6 excessos, fatores patogênicos
Luò	絡	Ponto de Conexão
Luòmài	絡脈	Canais Colaterais ou Ramificações
Mùxuè	募穴	Pontos de Alarme
Nán jīng jiào shì	難經校釋	Livro *Clássico das Dificuldades*, primeira publicação no ano 100 d.C.
Nèijīng	內經	Tratado do Interior, autor **Huáng Dí**. Base da MTC
Nèiyīn	內因	Causas internas
Pí bù	皮部	12 Regiões Cutâneas
Pīnyīn	拼音	Sistema de transliteração dos caracteres chineses para o alfabeto latino
Pò	魄	Alma corpórea
Qì	氣	Fluxo de energia

Termo em *pīnyīn*	Ideograma	Definição do termo em português
Qí jīng bā mài	奇經八脈	Meridianos Extraordinários chamados também de Vasos Maravilhosos
Qī qíng	七情	7 sentimentos
Qìbó	岐伯	Conselheiro do Imperador **Huáng Dí**
Qiè zhěn	切诊	Pulsologia
Qìgōng	氣功	Método de prática corpórea chinesa para o equilíbrio da energia
Rè	熱	Calor
Rèn mài	任脈	Vaso da Concepção
Rú mài	濡脈	Pulso Mole, Suave, Úmido
Ruò mài	弱脈	Pulso Fraco
Sǎn mài	散脈	Pulso Disperso, Espalhado, Intermitente
Sè mài	澀脈	Pulso Áspero, Rugoso, Raspante
Shén	神	Consciência, espírito ou mente
Shēng	生	Geração
Shénnóng	神農	Imperador da China Antiga. Viveu no período entre os anos 2.700 e 5.400 a.C. É o autor do primeiro tratado sobre as plantas medicinais
Shénnóng Běncǎo Jīng	神農本草經	Tratado chinês sobre as ervas medicinais
Shí	實	Plenitude, Excesso ou Cheio
Shī	濕	Umidade
Shí mài	實脈	Pulso Cheio
Shǒu juéyīn xīnbāo jīng	手厥陰心包經	Circulação-Sexo ou Pericárdio, Meridiano mínimo **yīn** do braço
Shǒu shào yángsān jiāo jīng	手少陽三焦經	Triplo Aquecedor, Meridiano mínimo **yáng** do braço
Shǒu shào yīn xīn jīng	手少陰心經	Coração, Meridiano jovem **yīn** do braço
Shǒu tàiyáng xiāocháng jīng	手太陽小腸經	Intestino Delgado, Meridiano jovem **yáng** do braço
Shǒu tàiyīn fèi jīng	手太陰肺經	Pulmão, Meridiano velho **yīn** do braço
Shǒu yáng míng dá cháng jīng	手陽明大腸經	Intestino Grosso, Meridiano velho **yáng** do braço
Shù	俞	Abertura. Na MTC são Pontos específicos: Pontos **Shù** Antigos
Shǔ	暑	Verão. O termo é usado como fator patogênico (Calor do Verão) no final do verão. Também é chamado de Canícula

Glossário dos Termos Chineses 307

Termo em *pīnyīn*	Ideograma	Definição do termo em português
Shù mài	數脈	Pulso Rápido
Sìhái	四海	Pontos Quatro Mares
Sù wèn	素問	Tratado *Perguntas Essenciais*. Primeira parte do **Nèijīng**
Tuīná	推拿	Método de massagem chinesa
Tài jí	太極	Sublime polaridade. Conceito fudamental do Taoismo
Tàijí quán	太極拳	Método de prática corpórea chinesa para o equilíbrio da energia
Tán yǐn	痰饮	Mucosidade
Tiānchuāng	天窗	Pontos Janela do Céu
Wàng qiè	望切	Palpação
Wēi mài	微脈	Pulso Débil, Frágil, Diminuído
Wèi qì	衛氣	Energia Defensiva
Wú jí	無極	Polaridade inexistente. Conceito fundamental do Taoismo
Wǔ shù	五腧	Pontos **Shù** Antigos
Wǔ xíng	五行	5 Movimentos. Conceito fundamental da MTC
Wǔ zhì	五志	5 emoções
Xī	隙	Pontos de Acúmulo
Xì mài	細脈	Pulso Fino, Filiforme, Pequeno
Xián mài	弦脈	Pulso em Corda
Xiéqì	邪氣	Energia Perversa
Xīn	心	Coração, pensamento, sentimento
Xíng	榮	Reservatório. Pontos específicos na MTC
Xū	虛	Vazio ou Deficiência
Xū mài	虛脈	Pulso Vazio
Xuè	穴	Caverna, abrigo ou cova. Na MTC, Pontos
Xuě	血	Sangue, no seu aspecto energético, e não bioquímico
Yáng	陽	Caridade do sol. Uma das duas polaridades complementares, força ativa
Yáng qì	陽氣	Energia das Vísceras

Termo em *pīnyīn*	Ideograma	Definição do termo em português
Yáng qiào mài	陽蹻脈	Vaso **yáng** do calcanhar ou de motilidade
Yáng wéi mài	陽維脈	Vaso de ligação **yáng**
Yì	意	Pensamento ou intenção
Yì jīng	易經	Tratado das mutações, o livro mais antigo do Taoismo, seu primeiro autor foi **Fú Xī**. Princípios filosóficos do Taoismo e Oráculo
Yīn	陰	Ausência de claridade. Uma das duas polaridades complementares, força receptiva
Yīn Fú Jīng	陰符經	Tratado sobre a união oculta; autor, **Huángdí**. Princípios filosóficos do Taoismo
Yīn qì	陰氣	Energia dos Órgãos
Yīn qiào mài	陰蹻脈	Vaso **yīn** do calcanhar ou de motilidade
Yīn weí mài	陰維脈	Vaso de ligação **yīn**
Yíng qì	營氣	Energia nutriente ou de Reabastimento
Yīxué xīn wù	醫學心悟	Livro *Essencial Comprehension Studies*
Yuán	元	Original ou Fonte
Yuánqì	元氣	Energia Original ou da Fonte
Zàng	臟	Órgãos. Parte de uma concepção não anatômica e bioquímica, mas energética e funcional
Zào	燥	Secura
Zhēn	針	Acupuntura
Zhèng	证	Síndrome
Zhèng qì	正氣	Energia Verdadeira ou Correta
Zhì	志	Força de vontade
Zōng qì	宗氣	Energia Torácica
Zú juéyīn gān jīng	足厥陰肝經	Fígado, Meridiano mínimo **yīn** da perna
Zú shào yáng dan jīng	足少陽膽經	Vesícula Biliar, meridiano jovem **yáng** da perna
Zú shào yīn shèn jīng	足少陰腎經	Rim, Meridiano jovem **yīn** da perna
Zú táiyáng pángguāng jīng	足太陽膀胱經	Bexiga, Meridiano velho **yáng** da perna
Zú táiyīn pí jīng	足太陰脾經	Baço-Pâncreas, Meridiano velho **yīn** da perna
Zú yángmíng wèi jīng	足陽明胃經	Estômago, Meridiano máximo **yáng** da perna

Bibliografia

Austregésilo A. Massagem e sensibilidade. Rio de Janeiro: Ediouro; 1980.

Austregésilo A. Curso de massagem oriental – A linguagem do tato. Rio de Janeiro: Ediouro; 1988.

Auteroche B, Navailh P. O diagnóstico na Medicina Chinesa. São Paulo: Andrei; 1992.

Ball J. Compreendendo as doenças. São Paulo: Ágora; 1998.

Boff L. Saber cuidar. Rio de Janeiro: Vozes; 2004.

Borsarello J. Le Massage dans la Médecine Chinoise. Sainte-Ruffine: Maisonneuve; 1971.

Calais-Germain B. Anatomia para o movimento. São Paulo: Manole; 1991.

Campiglia H. Psique e Medicina Tradicional Chinesa. São Paulo: Roca; 2004.

Cançado J. Do-in para crianças. São Paulo: Ground; 1987.

Capra F. O ponto de mutação. São Paulo: Cultrix; 1982.

Capra F. O tao da física. São Paulo: Cultrix; 1993.

Capra F. Teia da vida. São Paulo: Cultrix; 1996.

Cherng WJ, Schwair L. Dào em sua essência. Rio de Janeiro: Mauad; 2006.

Cherng WJ. I Ching – A alquimia dos números. Rio de Janeiro: Objetiva; 1993.

Cherng WJ. Tao te ching – O livro do caminho e da virtude. São Paulo: Ursa Maior; 1996.

Cherng WJ. Iniciação ao taoísmo. Volume I. Rio de Janeiro: Mauad; 2000.

Cherng WJ. Iniciação ao taoísmo. Volume II. Rio de Janeiro: Mauad; 2006.

Cherng WJ. Meditação Taoísta. Rio de Janeiro: Mauad; 2008.

Chinese Traditional Medical College of Shanghai. Charts of acupunture points and meridians. Shanghai Scientific & Tech. Publ.; 1989.

Chonghuo T. Tratado de medicina chinesa. São Paulo: Roca; 1993.

Clay JH. Massoterapia clínica. Barueri: Manole; 2003.

Cooper JC. Yin yang. São Paulo: Martins Fontes; 1985.

Crema R. Introdução à visão holística. São Paulo: Summus Editorial; 1988.

Damásio A. O mistério da consciência. São Paulo: Schwarcz; 2005.

De Langre J. The second book of Do-in. Califórnia: Happiness Press; 1974.

De Morant S. Acupunctura chinesa. Paris: Maloine S.A Editeur; 1972.

Donatelli S. A linguagem do toque. Massoterapia oriental e ocidental. São Paulo: Roca; 2015.

Donatelli S. Macro e micro cosmos. 2. ed. São Paulo: SSua Editora; 2007.

Donatelli S. Massagem para gestantes. São Paulo: Ícone; 2013.

Donatelli S. Mapa dos meridianos. São Paulo: Andreoli; 2015.

Franceschini Filho S. Apostila da Casa da Terra. 2014.

Franceschini Filho S. Plantas terapêuticas. São Paulo: Andrei; 2004.

Guyton AC. Fisiologia humana. Rio de Janeiro: Guanabara; 1989.

Hawking S. O universo numa casca de noz. São Paulo: Mandarim; 2001.

Hirsch S. Manual do herói. Rio de Janeiro: Correcotia; 1990.

Houaiss A. Dicionário Houaiss da Língua Portuguesa. Rio de Janeiro: Objetiva; 2001.

Hsuan-an T. Ideogramas e a cultura chinesa. São Paulo: Realização; 2006.

Jarmey C, Mojay G. Shiatsu. São Paulo: Pensamento; 1991.

Kapit W, Élson, L. M. Anatomia: manual para colorir. São Paulo: Roca; 1987.

Keleman S. Anatomia emocional. São Paulo: Summus Editorial; 1982.

Leboyer F. Shantala. São Paulo: Ground; 1986.

Leonelli LB, Martins EIS. Do-in, Shiatsu e Acupuntura. São Paulo: Roca; 1998.

Levine PA. O despertar do tigre. São Paulo: Summus Editorial; 1993.

Lowen A. O corpo em terapia. São Paulo: Summus Editorial; 1977.

Lowen A. Bioenergética. São Paulo: Summus Editorial; 1982.

Maciocia G. A prática da Medicina Chinesa – Tratamentos de doenças com acupuntura e ervas chinesas. São Paulo: Roca; 1996.

Maciocia G. Os fundamentos da medicina chinesa. São Paulo: Roca; 1996.

Maciocia G. Diagnóstico na medicina chinesa. São Paulo: Roca; 2006.

Mann F. Acupuntura. São Paulo: Hemus; 1982.

Martins E, Garcia EG. Pontos de Acupuntura. São Paulo: Roca; 2003.

Martins M. Apostila Canais e Colaterais de Energia. 2012.

McIntyre A. Guia Completo de Fitoterapia. São Paulo: Pensamento; 2012.

Michio K. O livro do do-in. São Paulo: Ground; 1985.

Min LS, Darella ML, Pereira OAA. Acupuntura e Medicina Tradicional Chinesa. Florianópolis: Ipe; 2004.

Montagu A. Tocar. São Paulo: Summus Editorial; 1971.

Morant S. L chinoise acuponcture. Paris: Mercure de France; 1941.

Pradipto MJ. Zen shiatsu. São Paulo: Summus Editorial, 1986.

Ramos A. A massagem chinesa. Rio de Janeiro: Record; 1983.

Rodrigues FP. O livro de acupuntura do Imperador amarelo. Lisboa: Minerva; 1975.

Sacks O. O homem que confundiu sua mulher com um chapéu. São Paulo: Companhia das Letras; 1970.

Sussman D. Acupuntura teoria y practica. Buenos Aires: Kier; 1974.

Thorwald D. A doença como caminho. São Paulo: Pensamento; 1983.

Trungpa C. Shambhala. São Paulo: Cultrix; 1964.

Tzu C. Escritos básicos – Versão de Burton Watson. São Paulo: Cultrix; 1964.

Unschuld PU. Nan Ching – O clássico das dificuldades. São Paulo: Roca; 2003.

Wen TS. Acupuntura Clássica Chinesa. São Paulo: Cultrix; 2009.

Wilhelm R. I Ching. São Paulo: Pensamento; 1956.

Wilhelm R. Tao-te king – Lao Tzu. São Paulo: Pensamento; 1978.

Xinnong C. Acupuntura e Moxibustão chinesa. São Paulo: Roca; 2001.

Yamamura I. Acupuntura tradicional – A arte de inserir. São Paulo: Roca; 1995.

PÁGINAS RELEVANTES NA INTERNET

www.casadaterra.pro.br

www.escola-amor.com.br

www.taoismo.org.br